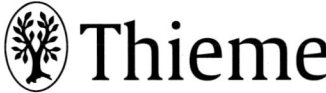

physio**lehrbuch** Krankheitslehre

# Traumatologie für Physiotherapeuten

Gert Krischak

317 Abbildungen
 13 Tabellen

Georg Thieme Verlag
Stuttgart · New York

Dr. med. Gert Krischak
Universitätsklinikum Ulm
Chirurgische Universitätsklinik
Abteilung für Unfallchirurgie, Hand- und
Wiederherstellungschirurgie
Steinhövelstraße 9
89075 Ulm

*Bibliografische Information Der Deutschen Bibliothek*
Die Deutsche Bibliothek verzeichnet diese Publikation in der Deutschen Nationalbibliographie; detaillierte bibliographische Daten sind im Internet über http://dnb.ddb.de abrufbar

Zeichnungen: Martin Hoffmann, Elchingen
Umschlaggestaltung: Thieme Verlagsgruppe
Umschlagfoto: Studio Nordbahnhof, Stuttgart

**Wichtiger Hinweis:** Wie jede Wissenschaft ist die Medizin ständigen Entwicklungen unterworfen. Forschung und klinische Erfahrung erweitern unsere Erkenntnisse, insbesondere was Behandlung und medikamentöse Therapie anbelangt. Soweit in diesem Werk eine Dosierung oder eine Applikation erwähnt wird, darf der Leser zwar darauf vertrauen, dass Autoren, Herausgeber und Verlag große Sorgfalt darauf verwandt haben, dass diese Angabe **dem Wissensstand bei Fertigstellung des Werkes** entspricht.

Für Angaben über Dosierungsanweisungen und Applikationsformen kann vom Verlag jedoch keine Gewähr übernommen werden. Jeder Benutzer ist angehalten, durch sorgfältige Prüfung der Beipackzettel der verwendeten Präparate und gegebenenfalls nach Konsultation eines Spezialisten festzustellen, ob die dort gegebene Empfehlung für Dosierungen oder die Beachtung von Kontraindikationen gegenüber der Angabe in diesem Buch abweicht. Eine solche Prüfung ist besonders wichtig bei selten verwendeten Präparaten oder solchen, die neu auf den Markt gebracht worden sind. **Jede Dosierung oder Applikation erfolgt auf eigene Gefahr des Benutzers.** Autoren und Verlag appellieren an jeden Benutzer, ihm etwa auffallende Ungenauigkeiten dem Verlag mitzuteilen.

© 2005 Georg Thieme Verlag
Rüdigerstraße 14
D-70469 Stuttgart
Unsere Homepage: http://www.thieme.de

Printed in Germany

Satz: A–Z Satztechnik GmbH, Mannheim
Druck: Grafisches Centrum Cuno, Calbe

ISBN 3-13-138231-7          1 2 3 4 5 6

Geschützte Warennamen (Warenzeichen) werden **nicht** besonders kenntlich gemacht. Aus dem Fehlen eines solchen Hinweises kann also nicht geschlossen werden, dass es sich um einen freien Warennamen handele.

Das Werk, einschließlich aller seiner Teile, ist urheberrechtlich geschützt. Jede Verwertung außerhalb der engen Grenzen des Urheberrechtsgesetzes ist ohne Zustimmung des Verlages unzulässig und strafbar. Das gilt insbesondere für Vervielfältigungen, Übersetzungen, Mikroverfilmungen und die Einspeicherung und Verarbeitung in elektronischen Systemen.

*Meinen Eltern
Renate und Gert Krischak
gewidmet*

# Vorwort

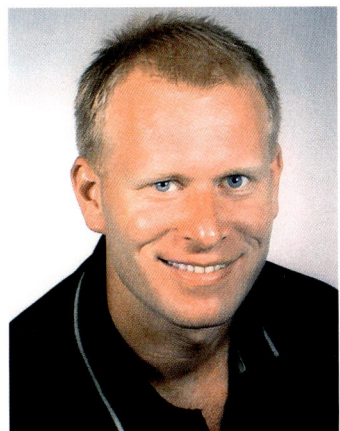

Dr. med. Gert Krischak

Ein Lehrbuch der Speziellen Krankheitslehre für das Fach „Traumatologie" zu erstellen, muss den Ansprüchen des Physiotherapeuten gerecht werden. Es ist gelungen, in dem Buch „Traumatologie für Physiotherapeuten" das medizinische Wissen kompakt und übersichtlich darzustellen, ohne es durch Oberflächlichkeit und „Halbwissen" zu verwässern. Ich denke, das ist insbesondere erst durch die zahlreichen Zeichnungen und Bilder möglich geworden.

Das Ziel dieses Buches ist es, für den Physiotherapeuten medizinisches Handeln nachvollziehbar zu machen, damit er dieses Wissen in die eigene Arbeit aktiv übertragen kann. Der Therapeut soll somit in die Lage versetzt werden, die Behandlung nicht als „Auftrag per Rezept oder Anordnung" zu verstehen, sondern aktiv und kritisch am Therapieplan mit zu arbeiten. Ich wünsche mir, dass die Physiotherapie in der Praxis die Wertschätzung und Anerkennung ihrer Arbeit erfährt, die sie verdient. Wenn dieses Buch einen kleinen Beitrag dazu liefern kann, ist das sicher das größte Kompliment, das man machen kann.

Gerade auch den in Ausbildung stehenden Physiotherapie-Schülern soll mit diesem Buch ein Hilfsmittel an die Hand gegeben werden, die Traumatologie verständlich und begreifbar zu machen. Der im Schulunterricht sehr spezifischen und detaillierten Lehre um die Arbeitstechniken des Physiotherapeuten stehen die oft lieblos und oberflächlich abgehandelten Fächer der Krankheitslehre gegenüber. Gerade deshalb wurde hier sehr viel Wert auf eine schlüssige und verständliche Systematik gelegt, ohne jedoch die Sicht auf die Problematik im Einzelfall zu verwischen. Ich hoffe, dass die vielen Fallbeispiele und Abbildungen neugierig auf das Arbeiten in der Klinik machen. Für die Prüfungsvorbereitung, aber auch zum Eigenstudium sind dann am Ende der Kapitel jeweils einige relevante Fragen zusammengestellt.

Dank sagen möchte ich Frau Rosi Haarer-Becker und Frau Eva Grünewald des Thieme Verlags, Programmbereich Physiotherapie, für die intensive Zusammenarbeit und Hilfestellung bei der Erstellung dieses Buches. Ein Dank geht auch an die Kollegen der Universitätsklinik Ulm, die bei der Bereitstellung der Bilder und Fälle geholfen haben. Nicht zuletzt möchte ich der Physiotherapeutin Steffi Schilf danken, die immer wieder den Blick für das Wesentliche geschärft hat, so dass am Ende ein Buch „für den Physiotherapeuten" entstanden ist. Allen nochmals ein herzliches Danke!

Prof. C. Burri hat einmal gesagt „Der Chirurg ist Künstler". Ich hoffe, dass der Leser beim Betrachten der Bilder und Fallbeispiele diesen Eindruck das ein oder andere Mal gewinnt. Ich wünsche beim Lesen auf jeden Fall viel Freude an der Traumatologie!

Ulm, Mai 2005          *Dr. med. Gert Krischak*

*Aufgabe der Physiotherapie ist es, Patienten, die in ihrer Bewegungsfunktion beeinträchtigt sind, zu ihrer ursprünglichen Leistungsfähigkeit zurückzuführen, oder aber zumindest eine bestmögliche Anpassung an bestehende oder verbliebene Defekte und Störungen zu erreichen. Die Techniken der Physiotherapie basieren auf den theoretischen Grundlagen aus Anatomie, Physiologie, Biomechanik und Trainingslehre.*

*In dem vorliegenden Buch hat mein Mitarbeiter Dr. Gert Krischak das notwendige Basiswissen meisterhaft in seiner allgemeinen und speziellen Krankheitslehre für Physiotherapeuten verarbeitet, und dabei speziell unfallchirurgische Aspekte berücksichtigt.*

*Ich kann ihm nur wünschen, dass sein kurz gefasstes Lehrbuch nicht nur von angehenden und praktizierenden Physiotherapeuten genutzt wird, sondern auch Unfallchirurgen und Orthopäden als hilfreicher Leitfaden für deren erfolgreiche Nachbehandlung dient.*

*Ulm 2005*          *Prof. Dr. L. Kinzl*

# Inhaltsverzeichnis

## Teil I  Allgemeine Traumatologie . . . . . . . . . . . . . . . . . . . . . . . . . . . . . 3

| | | | | |
|---|---|---|---|---|
| 1 | **Einleitung** . . . . . . . . . . . . . . . . . . . . . . . . . . . **4** | 6.1 | Definition und Einteilung von Frakturen . . . . . . . . . . . . . . . . . . . . . . . . . . . . . . . . . . . . 31 |
| 1.1 | Geschichte der Unfallchirurgie . . . . . . . . . . . 4 | | |
| 1.2 | Unfallarten . . . . . . . . . . . . . . . . . . . . . . . . . . . . . 4 | 6.2 | Diagnostik . . . . . . . . . . . . . . . . . . . . . . . . . . . . . 33 |
| 2 | **Wundheilung und Wundbehandlung** . . . **6** | 6.3 | Frakturheilung . . . . . . . . . . . . . . . . . . . . . . . . . 34 |
| 2.1 | Wunden – Definition und Einteilung . . . . . 6 | 6.4 | Besonderheiten kindlicher Frakturen . . . . 35 |
| 2.2 | Formen der Wundheilung . . . . . . . . . . . . . . . 8 | 7 | **Therapie knöcherner Verletzungen** . . . . **39** |
| 2.3 | Phasen der Wundheilung . . . . . . . . . . . . . . . 8 | 7.1 | Allgemeine Richtlinien . . . . . . . . . . . . . . . . . 39 |
| 2.4 | Wundversorgung . . . . . . . . . . . . . . . . . . . . . . . 9 | 7.2 | Konservative und operative Frakturbehandlung . . . . . . . . . . . . . . . . . . . . . . . . . . . 39 |
| 3 | **Physikalische und chemische Verletzungen** . . . . . . . . . . . . . . . . . . . . . . . . . . . **12** | | |
| 3.1 | Verbrennungen . . . . . . . . . . . . . . . . . . . . . . . . 12 | 8 | **Phlebothrombose und Embolie** . . . . . . . **50** |
| 3.2 | Kälteschäden . . . . . . . . . . . . . . . . . . . . . . . . . . 15 | 8.1 | Phlebothrombose . . . . . . . . . . . . . . . . . . . . . . 50 |
| 3.3 | Chemische Schädigung durch Säuren und Laugen . . . . . . . . . . . . . . . . . . . . . . . . . . . . . . . . 16 | 8.2 | Lungenarterienembolie . . . . . . . . . . . . . . . . 52 |
| | | 9 | **Komplikationen der Frakturheilung und -behandlung** . . . . . . . . . . . . . . . . . . . . . **53** |
| 4 | **Chirurgische Infektionen** . . . . . . . . . . . . . **18** | | |
| 4.1 | Wundinfektionen . . . . . . . . . . . . . . . . . . . . . . 18 | 9.1 | Pseudarthrose und verzögerte Knochenheilung . . . . . . . . . . . . . . . . . . . . . . . . . . . . . . . . 53 |
| 4.2 | Spezifische Infektionen . . . . . . . . . . . . . . . . . 20 | | |
| 5 | **Weichteilverletzungen** . . . . . . . . . . . . . . . **24** | 9.2 | Ostitis . . . . . . . . . . . . . . . . . . . . . . . . . . . . . . . . . 54 |
| 5.1 | Muskelverletzungen . . . . . . . . . . . . . . . . . . . 24 | 9.3 | Kompartment-Syndrom . . . . . . . . . . . . . . . . 59 |
| 5.2 | Sehnenverletzungen . . . . . . . . . . . . . . . . . . . 25 | 9.4 | Sympathische Reflexdystrophie (SRD) . . . 60 |
| 5.3 | Gefäßverletzungen . . . . . . . . . . . . . . . . . . . . 27 | 10 | **Gelenkverletzungen** . . . . . . . . . . . . . . . . . . **63** |
| 5.4 | Nervenverletzungen . . . . . . . . . . . . . . . . . . . 28 | 10.1 | Anatomische Grundlagen . . . . . . . . . . . . . . 63 |
| 6 | **Frakturlehre** . . . . . . . . . . . . . . . . . . . . . . . . . . **31** | 10.2 | Verletzungsarten . . . . . . . . . . . . . . . . . . . . . . 63 |

## Teil II  Spezielle Traumatologie . . . . . . . . . . . . . . . . . . . . . . . . . . . . . . . 75

| | | | | |
|---|---|---|---|---|
| 11 | **Schädelverletzungen** . . . . . . . . . . . . . . . . . **76** | 14.3 | Verletzungen des Urogenitaltraktes . . . . 104 |
| 11.1 | Schädel-Hirn-Trauma (SHT) . . . . . . . . . . . . . 76 | 15 | **Beckenverletzungen** . . . . . . . . . . . . . . . . . **105** |
| 11.2 | Hirnödem . . . . . . . . . . . . . . . . . . . . . . . . . . . . . 77 | 15.1 | Beckenfrakturen . . . . . . . . . . . . . . . . . . . . . . 105 |
| 11.3 | Intrakranielle Blutungen . . . . . . . . . . . . . . . 78 | 15.2 | Azetabulumfrakturen . . . . . . . . . . . . . . . . . 108 |
| 11.4 | Schädelfrakturen . . . . . . . . . . . . . . . . . . . . . . 81 | 16 | **Verletzungen der unteren Extremität** **111** |
| 11.5 | Hirntod . . . . . . . . . . . . . . . . . . . . . . . . . . . . . . . . 83 | 16.1 | Verletzungen von Hüfte und Oberschenkel . . . . . . . . . . . . . . . . . . . . . . . . . . . . . 111 |
| 12 | **Wirbelsäulenverletzungen** . . . . . . . . . . . **84** | | |
| 12.1 | Verletzungen der Halswirbelsäule (HWS) . . . . . . . . . . . . . . . . . . . . . . . . . . . . . . . . . 84 | 16.2 | Verletzungen des Kniegelenkes . . . . . . . . 123 |
| | | 16.3 | Verletzungen des Unterschenkels und des Sprunggelenkes . . . . . . . . . . . . . . . . . . 138 |
| 12.2 | Verletzungen der BWS und LWS . . . . . . . . 88 | | |
| 13 | **Thoraxverletzungen** . . . . . . . . . . . . . . . . . . **93** | 16.4 | Verletzungen des Mittel- und Vorfußes  151 |
| 13.1 | Verletzungen der Thoraxwand . . . . . . . . . . 93 | 17 | **Verletzungen der oberen Extremität**  **154** |
| 13.2 | Pleuraverletzungen . . . . . . . . . . . . . . . . . . . . 95 | 17.1 | Verletzungen des Schultergürtels und des Oberarmes . . . . . . . . . . . . . . . . . . . . . . . 154 |
| 13.3 | Verletzungen der Brustkorborgane . . . . . . 97 | | |
| 14 | **Verletzungen des Abdomens** . . . . . . . . **101** | 17.2 | Verletzungen des Ellenbogens . . . . . . . . . 172 |
| 14.1 | Stumpfes und spitzes Bauchtrauma . . . . 101 | 17.3 | Verletzungen des Unterarmes und des Handgelenkes . . . . . . . . . . . . . . . . . . . . . . . . 178 |
| 14.2 | Spezielle Verletzungen des Bauchraumes . . . . . . . . . . . . . . . . . . . . . . . . . . . . . . 102 | | |
| | | 17.4 | Handverletzungen . . . . . . . . . . . . . . . . . . . . 185 |

## Teil III  Polytrauma und Erste Hilfe .............................. 207

| | | | |
|---|---|---|---|
| **18** | **Polytrauma** .......................... **208** | 18.3 | Operative Polytraumaversorgung in der Klinik ................................212 |
| 18.1 | Akutphase ...........................208 | | |
| 18.2 | Erste Hilfe und fortführende Therapie ..209 | | |

**Literaturverzeichnis** ................................................................. **216**
**Sachverzeichnis** ..................................................................... **223**

# I Allgemeine Traumatologie

1  Einleitung  4

2  Wundheilung und Wundbehandlung  6

3  Physikalische und chemische Verletzungen  12

4  Chirurgische Infektionen  18

5  Weichteilverletzungen  24

6  Frakturlehre  31

7  Therapie knöcherner Verletzungen  39

8  Phlebothrombose und Embolie  50

9  Komplikationen der Frakturheilung und -behandlung  53

10  Gelenkverletzungen  63

# Teil I Allgemeine Traumatologie

Der erste Teil des Lehrbuchs stellt Ihnen die Allgemeine Traumatologie vor. Sie erhalten Grundlagenwissen für Ihre Arbeit mit Patienten in der Traumatologie. Dazu gehören genaue Kenntnisse über
- die Wundheilung und Wundbehandlung,
- physikalische und chemische Verletzungen,
- chirurgische Infektionen,
- Weichteilverletzungen,
- Phlebothrombose und Embolie.

Weitere wichtige Schwerpunkte sind die
- Frakturlehre und die konservative und operative ärztliche Therapie knöcherner Verletzungen,
- aber auch die Komplikationen der Frakturheilung und -behandlung
- sowie die Gelenkverletzungen.

Besonders das Verstehen von Osteosyntheseverfahren und/oder frühfunktioneller Behandlungen und der resultierenden Stabilität der heilenden Strukturen ist für Physiotherapeuten von großer Bedeutung.

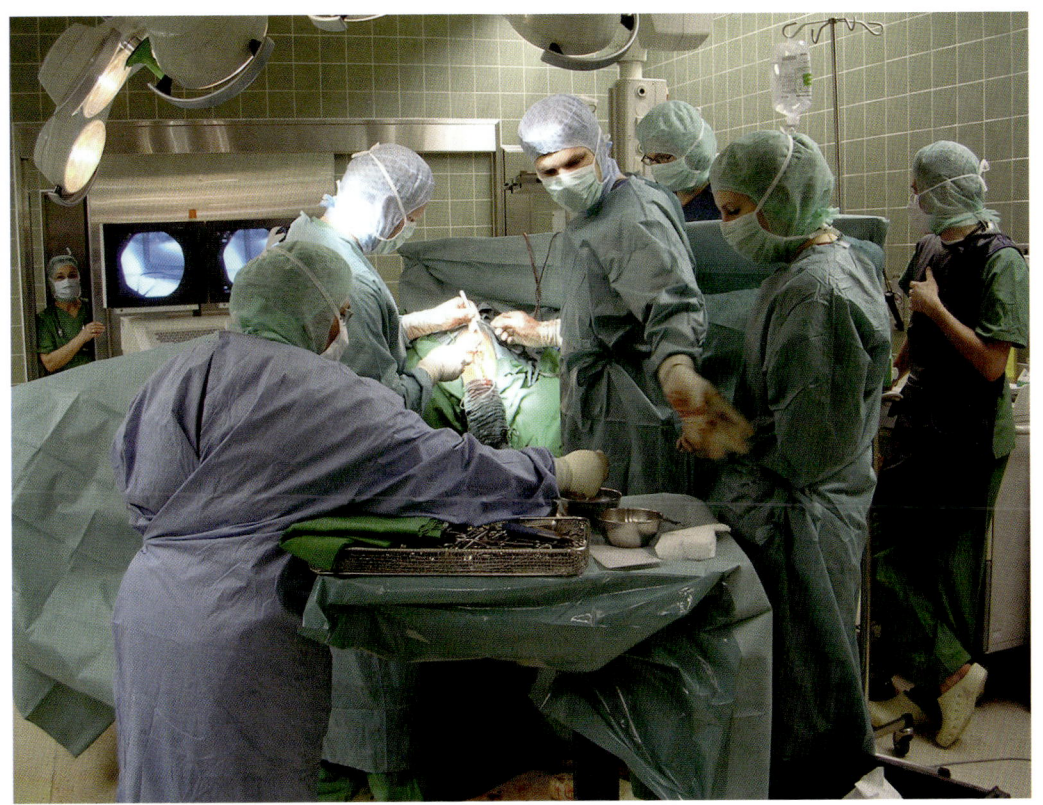

# 1 Einleitung

## 1.1 Geschichte der Unfallchirurgie

Die Behandlung von Verletzungen ist älter als die ersten Überlieferungen und Schriften, die davon berichten. Bereits aus der Steinzeit gibt es Knochenfunde mit vollständig geheilten Brüchen an Armen und Beinen. Die erste nachweisbare chirurgische Technik war die Schädeltrepanation (Schädeleröffnung), durch die eine Blutung im Schädel entlastet werden konnte. Die gefundenen Schädel belegen eindeutig, dass der Knochen mit Steinen aufgerieben wurde. Das erstaunliche daran ist, dass viele der so behandelten Steinzeitmenschen dieses Ereignis noch Jahre überlebt haben müssen, da der Knochen von der Seite bereits wieder einheilte. Eine erste Dokumentation eines systematischen Behandlungsregimes von Verletzungen stammt aus Ägypten um 1500 vor Christus. Die Griechen schafften schließlich eine Systematik in der Lehre und Behandlung der Chirurgie. Viele Grundsätze der Lehre des Hippokrates gelten noch heute.

Der Begriff *Chirurgie* kommt ebenfalls aus dem Griechischen und bedeutet „*mit der Hand arbeiten*". Gruppen sogenannter Chirurgen zogen lange Zeit als „Handwerker" durch die Lande, wobei die ständigen Ortswechsel durch die häufigen Komplikationen eher existenzieller Natur waren. Das schlechte Ansehen wurde über lange Zeit durch die große Zahl von Scharlatanen genährt, die sich nicht als behandelnde Chirurgen, sondern in der Kunst des Steinschneidens, Bruchbrennens oder Starstechens verdienten. Erst im 16. Jahrhundert erfuhren die Chirurgen eine Aufwertung ihres Ansehens. Als Kriegschirurgen und Stadtwundärzte wurden sie geachtet. Doch gab es weiterhin eine strikte Trennung zwischen dem Arzt (Medicus) und dem „Wundarzt". Erst nachdem im 17. und 18. Jahrhundert mit den anatomischen Kenntnisse auch das Wissen um die Chirurgie anwuchs, wurde der Chirurg mit dem Arzt gleichgestellt. Damit wurde letztendlich auch die *Wissenschaft der Chirurgie* begründet, die sich mit der Behandlung von Verletzungen und Brüchen auseinander setzt.

Die moderne *Traumatologie* (Trauma griech.: „die Verletzung") wurde 1895 mit der Entdeckung der Röntgenstrahlen durch Wilhelm Conrad Röntgen begründet. Nun waren Frakturen und Verrenkungen sichtbar, und die wissenschaftliche Forschung nahm einen rasanten Verlauf. Durch die ständige Weiterentwicklung haben wir heute ein modernes System, in dem Diagnostik, Therapie und Nachbehandlung als eine Einheit zur Behandlung von Verletzungen zur Verfügung stehen. Weil aber viele Probleme auch heute noch ungelöst sind, ist der Forscherdrang nach Verbesserungen bestehender und dem Einsatz neuer Techniken ungebrochen.

> *Traumatologie beinhaltet die Behandlung und Erforschung von Unfallverletzungen, deren Folgen und die Rehabilitation der Verletzten.*

Während die Akutbehandlung der Unfallfolgen primär Aufgabe des Arztes ist, erfolgt die Nachbehandlung und Rehabilitation durch Physio- und Ergotherapeuten. In einem modernen System gilt die *Kooperation und Kommunikation zwischen Arzt und Therapeut* als wesentliche Voraussetzung für den Behandlungserfolg.

## 1.2 Unfallarten

Vor allem aus versicherungsrechtlichen Gründen wird zwischen dem Arbeitsunfall und dem Freizeitunfall unterschieden.

### Arbeitsunfall

Der Arbeitsunfall wird definiert durch die Richtlinien der gesetzlichen Unfallversicherung (RVO = Reichsversicherungsordnung) von 1884. Hierunter fallen Unfälle durch arbeitende Erwachsene, Schul- und Kindergartenkinder, sowie einzelne gesondert geregelte Fälle. Ein Arbeitsunfall ist nur dann gegeben, wenn „ein unfreiwilliges, plötzliches, von außen auf den Körper einwirkendes Ereignis zu einem nachweisbaren Körperschaden" geführt hat. Es ist also immer der Zusammenhang zwischen Unfall und Verletzung gefordert (*Kausalität*).

Versicherungsträger sind die Berufsgenossenschaften und die Unfallkassen (öffentliche Unfallversicherungsträger). Die Behandlung von Arbeitsunfällen dürfen nur unfallchirurgische oder orthopädische Fachärzte ausführen, die eine spezielle

Weiterbildung nachweisen. Diese ermächtigt sie als Durchgangsarzt (D-Arzt) zur Behandlung. Ist aufgrund der Schwere der Verletzung eine stationäre Behandlung erforderlich, so darf auch diese nur durch ermächtigte Krankenhäuser und Kliniken erfolgen („§ 6-Fälle").

## Freizeitunfall

Zu den Freizeitunfällen gehören Sportunfälle, die meisten Verkehrsunfälle (ausgeschlossen Unfälle von oder auf dem Weg zur Arbeit, diese sind Arbeitsunfälle!), Unfälle zu Hause oder bei anderen Gelegenheiten. Diese gehen zu Lasten der gesetzlichen und privaten Krankenversicherungen.

Besonders die Straßenverkehrsunfälle sind in Deutschland über einen langen Zeitraum gut dokumentiert, sodass hierfür aussagekräftige Statistiken vorliegen. Laut dem Statistischem Bundesamt wurden ca. 2,3 Mill. Straßenverkehrsunfällen für das Jahr 2003 registriert – das sind 4,8% weniger als im Jahr 2001 – der Trend eines langsamen Rückganges wird somit fortgesetzt. Auch der Anteil an Personenschäden ist gesunken. 2003 wurden mit fast 355 000 Personen 5,5% weniger verletzt als 2001. Dieser Trend lässt sich vor allem auf technische Fortschritte im Fahrzeugbau und eine bessere Sicherheitsausstattung zurückführen.

Im Jahr 2003 wurden 6613 Menschen im Straßenverkehr getötet, 1970 waren es mit 21 000 mehr als drei Mal so viele. Dagegen stieg der Fahrzeugbestand seit der Einführung der Statistik im Jahr 1953 von 4,8 Mill. Fahrzeugen auf 20,8 Mio. im Jahr 1970, und bis auf 53,6 Mio. im Januar 2003 an. Hier spielt insbesondere die kontinuierlich verbesserte Qualität der medizinischen Versorgung, der medizinische Fortschritt und das immer dichter ausgebaute Rettungssystem eine Rolle.

# 2 Wundheilung und Wundbehandlung

Verschiedenartige Verletzungen führen zur Verwundung der Haut, tieferer Strukturen und der Organe. Während im Tierreich viele verschiedene Wundheilungsmechanismen existieren, z. B. das vollständige Nachwachsen verlorener Extremitäten, hat der menschliche Organismus überwiegend nur die Möglichkeit der Reparation, also der Defektheilung über Narbenbildung. Dies ist wichtig für das Verständnis der Wundbehandlung, die einen primären Wundverschluss erreichen will. Die sekundäre offene Wundbehandlung ist sehr viel langwieriger und erfordert oft eine Vielzahl von Operationen und eine differenzierte lokale Therapie.

## 2.1 Wunden – Definition und Einteilung

> Als Wunde wird jede Kontinuitätsunterbrechung der Haut, der Weichteile oder der Knochen bezeichnet

Wunden entstehen durch eine Gewalteinwirkung (Trauma). Ist mindestens die oberflächliche Haut- oder Schleimhautschicht verletzt, so handelt es sich um eine *offene* Wunde. Je nachdem wie tief die Verletzung reicht, liegen das Subkutangewebe, die Faszien oder der Knochen frei (**Abb. 2.1**). Liegen dagegen tiefere Gewebsverletzungen vor, ohne dass die oberflächliche Haut- oder Schleimhautschicht durchbrochen ist, spricht man von einer *geschlossenen* Wunde.

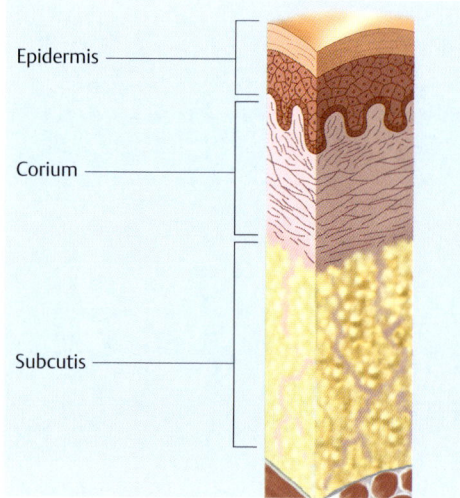

**Abb. 2.1** Histologischer Aufbau der Haut.

Nach den Ursachen werden die Wunden in mechanische, thermische oder chemische Wunden unterteilt.

### 2.1.1 Mechanische Wunde

Mechanische Wunden sind Folge eines Traumas oder der Behandlung durch den Arzt (iatrogen) und entstehen durch Gewalteinwirkung auf den Körper von außen. Je nach Ursache unterscheidet man unterschiedliche mechanische Wunden. Diese lassen sich jedoch selten eindeutig voneinander abgrenzen, sodass meist Kombinationsformen vorliegen.

#### Schnittwunde
Sie entsteht durch Einschneiden der Haut mit einem scharfen Gegenstand, z. B. einem Skalpell. Die Wundränder sind glatt und einer chirurgischen Versorgung gut zugänglich. Die Tiefenausdehnung wird auf den ersten Blick oft unterschätzt, da auch bei kleinen oberflächlichen Schnitten tiefergelegene Verletzungen der Organe, Nerven, Gefäße, Sehnen oder Muskeln vorliegen können.

#### Stichwunde
Die Verletzung erfolgt in der Regel mit Stichwerkzeugen, z. B. einem Messer. Während an der Oberfläche meist nur eine sehr kleine Wunde zu erkennen ist, können in der Tiefe erhebliche Verletzung vorliegen.

#### Schürfwunde
Sie entsteht durch Abschürfung, z. B. bei einem Sturz auf den Asphalt. Treten punktförmige Blutungen auf, so ist mindestens die Lederhaut (Corium) verletzt (siehe **Abb. 2.1**).

#### Platzwunde
Durch direkt auftreffende Gewalteinwirkung, z. B. bei einem Sturz auf den Kopf, kommt es zu einem Zerplatzen des Gewebes. Die Wundränder sind zerfetzt und häufig stark verschmutzt.

*Risswunde*
Treffen spitze Gegenstände horizontal auf die Körperoberfläche, so führt dies zu einer lokalen Überdehnung mit Einreißen der Haut. Die Wundränder sind in der Regel zerfetzt.

*Quetschwunde*
Diese entsteht beim Einklemmen, z.B. in einer Autotür. Häufig sind die Wunden geschlossen, doch wird durch die tiefe Gewebequetschung das Ausmaß der Wunde meist unterschätzt. Ist die Wunde offen, sind die Wundränder meist zerfetzt. Bilden sich Blutergüsse oder tiefe Wundtaschen, besteht zusätzlich die Gefahr einer Infektion mit Anaerobiern, z.B. Tetanus und Gasbrand (siehe Kap. 4).

*Bisswunde*
Die Bissverletzung entspricht je nach Zahnform einer Stichwunde, z.B. beim Schlangenbiss, oder einer Quetschwunde, z.B. beim Hundbiss. Da durch den Biss Keime tief in das Gewebe eindringen können, besteht immer die Gefahr der Infektion! Diese ist dann besonders tückisch, wenn – wie bei der Stichwunde – die oberflächliche Hautverletzung nur sehr gering ist.

*Kratzwunde*
Diese erfolgen durch Tiere oder Menschen. Durch die eingebrachten Verschmutzungen sind Infektionen ebenfalls häufig.

*Schusswunde*
Schussverletzungen weisen typischerweise unregelmäßige Wundränder mit Schmauchspuren an den Rändern auf. Bei Durchschüssen findet man die Einschusswunde als kleines Loch, der Ausschuss dagegen ist meist wesentlich größer mit zusätzlichen Zeichen der Weichteilverletzung (Quetschungen und Blutergüsse in Wundnähe).

*Décollement*
Wirken große, stumpfe Gewalten auf den Körper, ohne dass es zur Kontinuitätsunterbrechung der Haut kommt, entsteht das Décollement (Loslösung, Abscherung). Hierbei werden die oberflächlichen Hautschichten von tieferliegenden Strukturen (z.B. den Muskelfaszien) abgeledert. Diese meist großflächigen Ablösungen sind schwere Verletzungen.

*Iatrogene Wunde*
Jede Wunde, die durch einen Arzt, auch im Rahmen einer Operation, zugefügt wird, nennt man „iatrogen". Da diese im Allgemeinen unter sterilen Maßnahmen durchgeführt werden, sind Wundheilungsstörungen und Infektionen auf ein Minimum reduziert. Dennoch erfüllt jede – auch ärztlich – zugefügte Wunde den rechtlichen Tatbestand einer Körperverletzung, sodass vor jedem Eingriff zwingend eine ärztliche Aufklärung mit schriftlicher Einwilligung des Patienten in den Eingriff erfolgen muss. Ausgenommen davon sind lebensrettende Notfalleingriffe bei bewusstlosen oder nicht mündigen Patienten, für die keine schriftliche Einwilligung erforderlich ist.

## 2.1.2 Thermische Wunde

Thermische Wunden entstehen durch das Einwirken von Hitze oder Kälte. Sie sind besonders im Rahmen von Berufsunfällen, z.B. bei Arbeiten in Schmelzöfen oder in Kühlkammern häufig. Bei Hitzeverletzungen treten Verbrennungen und Verbrühungen (durch Flüssigkeiten) an den Orten der Schädigung auf, bei Erfrierungsverletzungen sind besonders die peripheren Körperpartien (Hände, Füße, Ohren) betroffen. Neben den lokalen Verbrennungs- und Erfrierungswunden geht eine große Gefahr durch die allgemeinen Auswirkungen der Schädigung auf den Organismus aus (siehe Kap. 3).

## 2.1.3 Chemische Wunde

Chemische Wunden entstehen durch die Einwirkung von chemischen Stoffen auf die Haut. Je nach Art der Chemikalie unterscheiden sich die Wunden (siehe Kap. 3.3):
- Verletzungen mit Säuren führen zu Hautverätzungen,
- Laugen verursachen Gewebezerstörung mit Aufquellen der Gewebeschichten.

## 2.2 Formen der Wundheilung

Wundheilung ist die Defektauffüllung der Wunde mit Narbengewebe, und anschließender Reepithelisation der Haut, Schleimhaut und Gefäßinnenwand. In einigen wenigen Geweben (z.B. Knochen) erfolgt anstatt der Defektheilung ein Wiederaufbau des Gewebes. Für die Klinik ist die Unterscheidung zwischen primärer und sekundärer Wundheilung von Bedeutung:
- Die schnelle, reizlose Heilung der Wunde mit nur wenig, für das Auge kaum sichtbarer Narbenbildung nennt man *primäre Wundheilung*. Chirurgische Eingriffe bei gut durchbluteten Wundverhältnissen heilen typischerweise primär (**Abb. 2.2**).
- Im Fall von Defektwunden mit klaffenden Wundrändern, Infektionen oder tiefen Gewebeuntergängen kommt es zur Ausheilung mit einer für das Auge gut sichtbaren, oft breiten Vernarbung. Diese Form nennt man *sekundäre Wundheilung* (**Abb. 2.3**). Auch chirurgische Wunden können, z.B. im Rahmen einer Wundinfektion, nach einem zunächst reizfreien Verlauf eine Eröffnung durch Nahtentfernung erforderlich machen, und somit in die sekundäre Wundheilung übergehen.

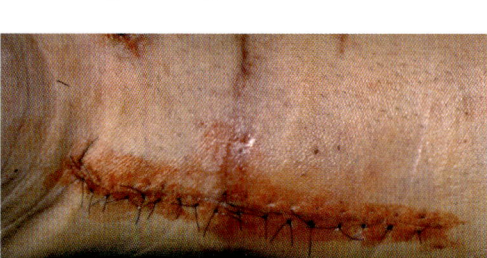

**Abb. 2.2** Primäre Wundheilung nach chirurgischer Naht im OP.

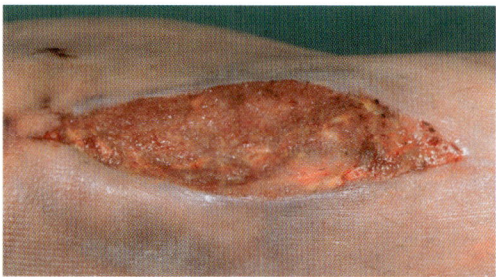

**Abb. 2.3** Sekundär heilende Wunde nach offener Fraktur.

## 2.3 Phasen der Wundheilung

Die Phasen der Wundheilung kann man in 3 Stadien unterteilen (**Abb. 2.4**):
- Exsudationsphase (bis 2. Tag),
- Granulationsphase (3.–10. Tag),
- Reparationsphase (bis mehrere Wochen).

### Exsudationsphase

Zunächst erfolgt die Auffüllung des Wundgrundes über Wundsekret aus den eröffneten Blut- und Lymphgefäßen. Die in dem Wundsekret vorhandenen Gerinnungsfaktoren und Blutplättchen führen über eine Aktivierung der Gerinnungskaskade zur Bildung von Fibrin. Die Wundflächen werden verklebt und vorhandene Blutungen gestillt. Aus den durchlässigen Gefäßwänden treten Makrophagen aus, die zugrundegegangenes Gewebe abtransportieren und vernichten. Oberflächlich wird das Wundsekret als Schorf sichtbar und schützt die Wunde gegen Austrocknung und Infektionen. Bei sehr großen Wunden kommt es an Stelle der Schorfbildung auch zur verstärkten Wundsekretion.

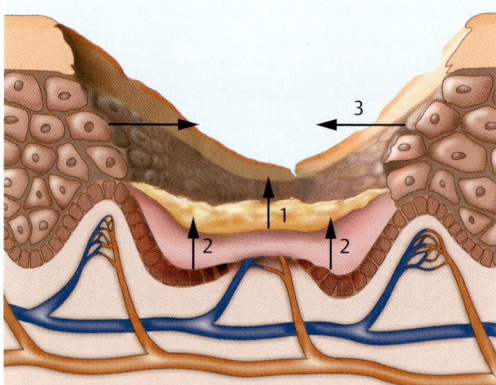

**Abb. 2.4** Phasen der Wundheilung: (**1**) Zunächst Austritt von Sekret, Blutstillung und Schorfbildung (Exsudationsphase). (**2**) Bildung von Granulationsgewebe und Kollagen, Beginn der Wundschrumpfung (Granulationsphase). (**3**) Narbenbildung bzw. Epithelisation von den Wundrändern (Reparationsphase).

## Granulationsphase

Kapillaren und Bindegewebszellen wachsen von den Wundrändern her in den Wundgrund ein und bilden ein festes Netzwerk. Hierzu wird das in der Exsudationsphase gebildete vernetzte Fibrin aufgelöst. Dieses sogenannte Granulationsgewebe bildet eine sichere Barriere gegen Bakterien und bereitet den Boden für die spätere Epithelisation vor. Die Bindegewebszellen bilden Vorstufen von Kollagen, welche eine Schrumpfung des Gewebes bewirken. Dadurch kann die erforderliche Menge des neugebildeten Bindegewebes und Epithels erheblich vermindert werden.

## Reparationsphase

Nach weiterer Vernetzung des Kollagengewebes kommt es zur Ausbildung einer festen Narbe. Die zunächst rötliche Farbe weist auf frisches, gut durchblutetes Granulationsgewebe hin. Nach mehreren Monaten verblasst die Narbe und ist schließlich von weißlicher Farbe. Ist ein Epitheldefekt vorhanden, so erfolgt die Epithelisation, indem das Epithel von den Wundrändern aus auf dem Granulationsgewebe einwächst.

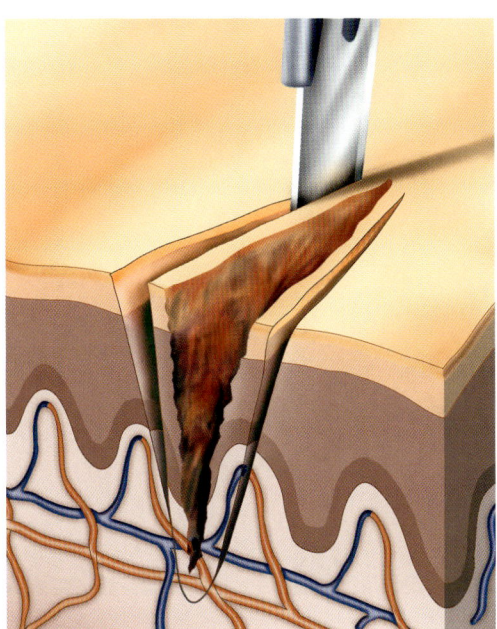

**Abb. 2.5** Wundversorgung nach Friedrich.

## 2.4 Wundversorgung

Nicht jede Wunde kann und soll chirurgisch verschlossen werden, auch wenn dies auf den ersten Blick als einfachste Möglichkeit erscheint. Entscheidend ist, dass die *Voraussetzungen* für eine primäre Wundversorgung gegeben sind:
- Saubere Wundverhältnisse: Oberflächliche Schnitt-, Stich-, Riss- und Platzwunden, sterile iatrogene Wunden (z. B. OP-Wunden). Potentiell infizierte Wunden (z. B. Bisswunden) dürfen nicht primär versorgt werden!
- Wundrand: Die Wundränder liegen (auch nach möglicherweise notwendigem chirurgischen Ausschneiden) noch so weit aneinander, dass ein spannungsfreier Verschluss möglich ist.
- 6-Stunden-Regel: Die Wunde ist nicht älter als 6 Stunden. Heute wird mancherorts nach sorgfältiger Säuberung und Wundrandausschneidung das Zeitintervall auf bis zu 8–10 Stunden ausgedehnt, abhängig von Lokalisation und Verschmutzungsgrad der Wunde.

> Im Zweifelsfall wird eine Wunde nicht primär vernäht, sondern eine sekundäre Wundheilung eingeleitet

### 2.4.1 Wundversorgung (nach Friedrich)

Sind die Voraussetzungen für eine primäre Wundversorgung gegeben, so erreicht man durch die Wundrandexzision nach Friedrich (**Abb. 2.5**) glatte und saubere Wundränder. Hierbei wird verschmutztes, stark gequetschtes oder zerfetztes Gewebe unter sterilen Kautelen 1–2 mm im Gesunden ausgeschnitten. Ausnahmen sind Gesicht, Hals und Hände, da hier ein Ausschneiden zu nicht adaptationsfähigen Wundrändern führt.

Anschließend muss eine mehrfache Wundspülung mit Ausreiben der Wunde erfolgen, um die potentielle Keimzahl zu reduzieren. Es muss darauf geachtet werden, die Wundränder nicht mit Pinzetten zusätzlich grob anzufassen, da jede Quetschung zu einem zusätzlichen Anstieg des Risikos für Wundheilungsstörungen führt.

Lassen sich die Wundränder spannungsfrei aneinander legen, kann der Wundverschluss erfolgen. Ist dies nicht möglich, kann versucht werden, die Wundränder durch sparsames Unterfahren der Haut zu mobilisieren. Der Wundverschluss erfolgt schließlich durch Nähte, möglich sind jedoch auch Klammerverschlüsse. Bei oberflächlichen und spannungsfreien Wunden können auch Gewebekleber oder spezielle Pflasterstreifen verwendet werden.

Die Wundabdeckung erfolgt durch einen sterilen Pflasterverband. Im Regelfall kann das Nahtmaterial am 10. Tag entfernt werden, im Gesicht und bei Kindern bereits wesentlich früher ab dem 5. Tag.

## 2.4.2 Offene Wundbehandlung

Ist der primäre Wundverschluss nicht möglich, wird die Wunde offen belassen (**Abb. 2.6**). Hierdurch wird ein anaerobes Milieu verhindert, das für Erreger des Tetanus oder Gasbrand notwendig ist (siehe Kap. 4). Auch bei der offenen Wundbehandlung muss zunächst sämtliches verschmutzte und nekrotische Gewebe scharf entfernt werden. Anschließend erfolgt eine ausgiebige Spülung der Wunde mit mechanischem Ausreiben, um eine Keimreduktion in der Wunde zu erreichen. Neben einer Ruhigstellung sind tägliche Verbandswechsel und die Entfernung des sich abgrenzenden nekrotischen Gewebes mit Ausspülen notwendig.

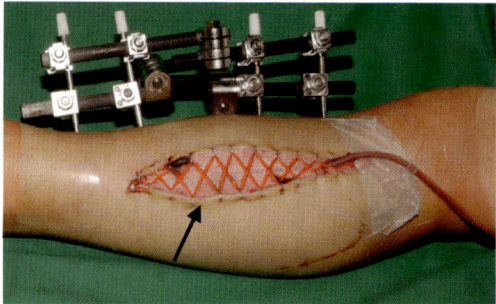

**Abb. 2.7** Vakuumversiegelung nach Kompartmentspaltung (Pfeil).

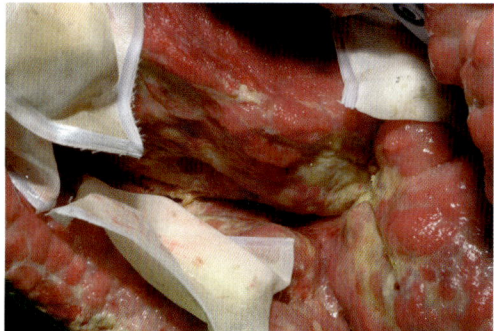

**Abb. 2.6** Offene Wundbehandlung mit Maden.

Wieder in Mode gekommen ist die Behandlung mit Fliegenmaden. Diese wurden bereits im Ersten und Zweiten Weltkrieg systematisch zur Wundreinigung eingesetzt, waren jedoch wieder in Vergessenheit geraten. Die Maden fressen ausschließlich nekrotisches und verschmähen gesundes Gewebe, daneben scheiden sie auch keimtötende Substanzen (z. B. Harnstoff) aus.

Die Ausheilung nach offener Wundbehandlung erfolgt meist unter kosmetisch wenig ansprechenden Narbenplatten, auch können tieferliegende Strukturen wie Sehnen, Muskeln und Knochen dauerhaft zerstört werden.

In günstigen Fällen wird gelegentlich eine adaptive Hautnaht angelegt, d. h. die Haut wird über der Wunde nicht verschlossen, sondern die Wundränder durch wenige lockere Nähte punktuell aneinander gebracht. Dabei wird in der Regel zugleich eine Drainage in die Wundtiefe eingelegt, um ein freies Abfließen des Sekretes zu gewährleisten.

Unter OP-Bedingungen kann ein zeitweiliger Oberflächenverschluss mit dem Vakuumversiegelungssystem erfolgen (**Abb. 2.7**). Hierbei wird das Wundsekret über eingelegte Schaumstoff-Platten (z. B. Coldex), in denen Drainagen verlaufen, abgesaugt. Das Vakuum, das an den Drainagen angelegt ist, wird durch einen luftdichten Folienverband über der Wunde aufrecht erhalten. Somit kann meist in kurzer Zeit eine Wundkonsolidierung erreicht werden, sodass sekundär ein früher Wundverschluss erfolgen kann (Sekundärnaht). Häufig müssen jedoch mehrere Operationen durchgeführt werden. Ein Wechsel des Vakuumversiegelungssystems ist nach spätestens 5 Tagen notwendig, da dann die Poren der Platten durch das Sekret verstopft sind.

**Fallbeispiel:** Ein 11-jähriger Schüler wird beim Aussteigen aus dem Schulbus von einem Auto angefahren und erleidet hierbei eine Unterschenkelfraktur. Beim Eintreffen in der Klinik zeigen sich die typischen Zeichen eines Kompartmentsyndroms. Daher erfolgt neben der Frakturstabilisierung mit einem Fixateur externe die Spaltung der Muskellogen. Ein Wundverschluss ist bei der ausgeprägten Schwellung nicht möglich. Daher werden Coldexplatten eingelegt und mit luftdichter Folie abgedeckt. Über die Drainagen wird ein Vakuum angelegt. 3 Tage später wird die Vakuumversiegelung gewechselt, die Spannung der Weichteile hat bereits deutlich abgenommen. Erst weitere 5 Tage später sind diese so weit abgeschwollen, dass die Wunde sekundär vernäht werden kann.

## 2.4.3 Wundverbände

Verbände sollen zum einen Schutz vor Infektionen bieten, zum anderen sollen sie die Wundheilung unterstützen. Die frisch versorgte Wunde kann in den ersten Stunden noch ein wenig nachbluten, daher wird ein *steriler Kompressenverband* angelegt. Dieser darf nicht zu fest sein, um die Durchblutung nicht zu gefährden. Regelmäßige Verbandswechsel ab dem 1. postoperativen Tag sind unerlässlich, da eine feuchte Kammer unbedingt vermieden werden muss. Eine solche Kammer stellt das ideale Milieu für die Vermehrung von Bakterien dar, die in der Hautumgebung immer vorhanden sind.

Bestehen noch diffuse Blutungen aus der Wunde, z. B. bei Gerinnungsstörungen, kann kurzfristig ein *Kompressionsverband* angelegt werden. Dieser muss jedoch zwingend spätestens nach 1 Stunde entfernt werden, da in der frühen Phase der Wundheilung eine ausreichende Blutversorgung wichtig ist. Nicht verwechselt werden darf der Kompressionsverband mit der *elastischen Wickelung* der Extremitäten, der unter mäßigem Druck – immer von der Peripherie beginnend nach zentral – angelegt wird. Diese wirkt dem postoperativen Ödem und der Hämatombildung entgegen und kann das Risiko der Entstehung einer Thrombose (siehe Kap. 8) reduzieren.

Bei der offenen Wundbehandlung und in der Therapie von Ulzera wird der sogenannte *Hydrokolloidverband* verwendet. Dieser kann meist für mehrere Tage auf der Wunde belassen werden. Das Prinzip besteht in der Verbindung des Wundsekrets mit den Hydrokolloidanteilen unter Bildung einer gelartigen Masse, welche als Blase unter dem Verband sichtbar wird. Eine abgeschlossenen Kammer wird durch das atmungsaktive Verbandsmaterial verhindert. Neueren Materialien sind zudem Stoffe zugesetzt, die eine Granulation beschleunigen sollen.

## Zusammenfassung

- Wunden sind Kontinuitätsunterbrechungen der Haut, der Weichteile oder des Knochens. Ist die obere Hautschicht verletzt, handelt es sich um eine offene Wunde. Ist sie intakt, handelt es sich um eine geschlossene Wunde.
- Wunden entstehen traumatisch und lassen sich nach der Art der Gewalteinwirkung unterscheiden in
    - mechanische Wunden (z. B. Schnitt-, Platz- oder Schürfwunden),
    - thermische Wunden (z. B. Brandwunden),
    - chemische Wunden (z. B. Verätzungen).
- Wunden heilen beim Menschen unter Narbenbildung aus (Reparation). Je nach Ausmaß der Verletzung und der Wundheilung verbleibt ein mehr oder weniger großer Defekt. Man unterscheidet zwei Arten der Wundheilung:
    - Bei der primären Wundheilung werden die Wundränder unter bestimmten Voraussetzungen adaptiert und chirurgisch mit einer Naht, Klammern, Pflasterstreifen oder Gewebekleber verschlossen.
    - Bei der sekundären Wundheilung erfolgt eine offene Wundbehandlung. Die Wunde wird gesäubert und muss „von unten" heraus heilen. Dabei sind tägliche Verbandwechsel erforderlich und es bilden sich größere Narben.
- Wundverbände bieten Schutz vor Infektionen und fördern die Wundheilung.

# 3 Physikalische und chemische Verletzungen

## 3.1 Verbrennungen

In Deutschland gibt es nach Schätzung der Deutschen Gesellschaft für Verbrennungsmedizin (GDV) pro Jahr ca. 12000 Schwerbrandverletzte. Davon sind 10% intensivpflichtig. Seit 1981 werden die Spezialbetten für Schwerbrandverletzte über eine Zentrale in Hamburg registriert. Zurzeit gibt es in Deutschland insgesamt 179 Verbrennungsbetten, davon 52 für Kinder.

### 3.1.1 Lokale Verbrennungsschäden

Die Tiefe und Ausdehnung beeinflussen, abhängig vom Lebensalter, die Therapie und die Prognose von Verbrennungsverletzungen.

### Tiefe der Verbrennung

Die Tiefe der Verbrennung orientiert sich an den zerstörten Schichten der Haut (**Abb. 3.1a**) und wird entsprechend in Schweregrade eingeteilt (**Tab. 3.1**). Der Grad II wird unterteilt in Grad IIa und IIb. Bei Grad IIa sind die Epidermis und nur oberflächliche Anteile des Coriums betroffen, klinisch findet man die typischen Brandblasen.

Von Bedeutung ist diese Unterteilung für die Prognose, denn bis zum Grad IIa heilen Brandverletzungen ohne Narbenbildung aus. Ab Grad IIb, bei dem die Zerstörung bis in tiefe Schichten des Coriums reicht, erfolgt die Defektheilung über Narbenbildung. Verbrennungen mit Schweregrad III (**Abb. 3.1b**) führen immer zur Abheilung unter Narben.

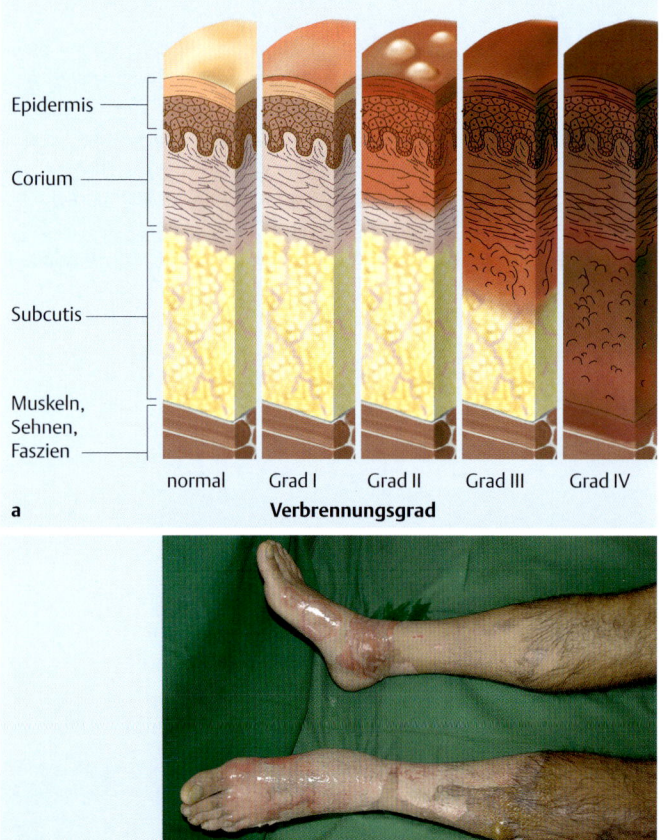

Abb. 3.1a–b Schweregrade der Verbrennung. a Einteilung nach der Verbrennungstiefe (Grad I-IV). b III-gradige Verbrennung beider Füße, im Übergang zum Unterschenkel Grad II (Blasenbildung).

**Tabelle 3.1** Einteilung der Verbrennungstiefe in Schweregrade

| Grad | Struktur | Symptome |
|---|---|---|
| I | Epidermis | • Rötung<br>• Schmerz<br>• Schwellung |
| IIa | bis obere Anteile des Coriums | • Rötung (wegdrückbar)<br>• starke Schmerzen<br>• Blasenbildung |
| IIb | bis tiefe Schichten des Coriums | • Rötung (nicht wegdrückbar)<br>• nur wenig Schmerzen<br>• Haar- und Nagelausfall |
| III | bis Subkutis | • weiß-graue Haut<br>• keine Schmerzen (Nadelstichprobe nicht schmerzhaft)<br>• Nekrosen |
| IV | Muskeln, Knochen | • Verkohlung |

## Ausdehnung der Verbrennung

Die Ausdehnung kleinerer Verbrennungsareale lässt sich einfach nach der *Handregel* bestimmen:

> Die Handfläche des Patienten einschließlich der Fläche der Finger entspricht ca. 1% seiner Körperoberfläche.

Größere Verbrennungsflächen werden dagegen nach der Neuner-Regel abgeschätzt, bei der die Fläche einzelner Körperpartien ein Vielfaches von 9 beträgt (**Abb. 3.2**). Die Neuner-Regel erfasst nur Verbrennungen ab Grad III, Verbrennungen Grad II gehen zur Hälfte in die Bewertung ein. Bei Kindern gelten aufgrund der anderen Proportionen etwas andere Ausdehnungen pro Körperpartie.

Lebensbedrohung besteht ab einer Verbrennungsausdehnung von über 15% beim Erwachsenen, über 10% beim Kind, und über 8% beim Kleinkind aufgrund Schockgefahr und der Entwicklung einer Verbrennungskrankheit. Verbrennungsflächen von 50%–70% der Körperoberfläche bei Kindern, über 50% beim Erwachsenen, und 30%–40% bei Senioren über 65 Jahren enden fast immer tödlich.

### 3.1.2 Systemische Verbrennungsschäden

> Systemische Schäden betreffen im Gegensatz zur lokal begrenzten Verletzung den gesamten Körper. Hierbei können einzelne Organsysteme mehr oder weniger schwer betroffen sein.

Für die Prognose von Bedeutung sind die Auswirkungen und der Verlauf der systemischen Verbrennungsschäden auf den Organismus. Diese betreffen beinahe alle Körpersysteme und erfordern in der Regel eine intensivmedizinische Behandlung. Es lässt sich ein phasenförmiger Verlauf beobachten:

**Stadium 1: Verbrennungsschock**
Durch die großen Verbrennungsflächen und Schäden an den Blutgefäßen kommt es in den ersten 48 Stunden zu erheblichen Flüssigkeits- und Elektrolytverlusten. Das Maximum wird meist nach 8 Stunden erreicht. Hierbei gehen mehr Elektrolyte als Wasser verloren, wodurch es an verschiedenen Organen – insbesondere dem Gehirn – zu Verschiebungen des Wassers in die Organe und somit zu Ödemen kommen kann. Die Ödembildung wird zusätzlich durch den Eiweißverlust über die großen Wundflächen gefördert.

**Stadium 2: Verbrennungskrankheit**
Diese Phase ist vor allem durch das Einschwemmen von Verbrennungstoxinen gekennzeichnet. Verbrennungstoxine entstehen in erster Linie durch den Zerfall von körpereigenen Eiweißen. Die Toxine führen zu Organschäden, v.a. an Leber und Nieren, Fieber und schwerem Krankheitsgefühl. In dieser Phase besitzt der Körper durch die katabole (d.h. Körpersubstanz-abbauende) Stoffwechsellage eine schlechte Immunabwehr, sodass die Gefahr von schweren Infektionen mit zahlreichen Erregern droht. Diese Phase kann mehrere Wochen andauern.

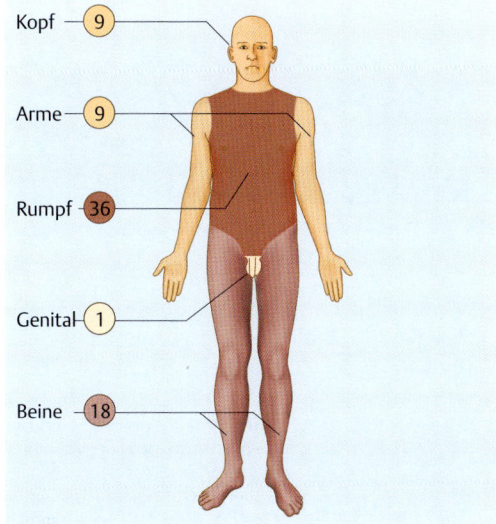

**Abb. 3.2** Abschätzung der Verbrennungsfläche nach der Neuner-Regel für Erwachsene.

***Stadium 3: Reparationsphase***
Mit dem Abklingen der Verbrennungskrankheit tritt die Reparationsphase ein, die durch eine anabole (d. h. Körpersubstanz-aufbauende) Stoffwechsellage gekennzeichnet ist. Dementsprechend verbessert sich die Immunabwehr und die Gefahr schwerer Infektionen sinkt. Die tiefen Verbrennungen zeigen nun eine Granulation. Diese Phase kann mehrere Wochen bis Monate andauern.

### 3.1.3 Therapie der Verbrennung

#### Sofortmaßnahmen

> Die wichtigste Maßnahme der Ersten Hilfe besteht in der sofortigen Kühlung mit kaltem Wasser. Ist kein Wasser vorhanden, so können auch in Tücher eingewickelte Kühlaggregate aufgelegt werden. Jedes Auftragen von Salben sollte streng unterlassen werden.

Nach der Kühlung, die nicht über 20 min. andauern soll, muss der Patient so rasch wie möglich in die Klinik transportiert werden. Hierbei ist eine Abdeckung der Verbrennungsfläche mit sterilen Tüchern wünschenswert. Begleitend soll so früh wie möglich mit der Schmerztherapie und der Flüssigkeitsersatztherapie begonnen werden. Die intravenöse Therapie ist – falls möglich – immer der peroralen vorzuziehen, da ein gefüllter Magen bei einer eventuell notwendigen Narkose für den Patienten ein Risiko darstellt. Der Arzt kann die intravenöse Schmerztherapie besser steuern und die Wirkung setzt schneller ein.

#### Behandlung in der Klinik

*Therapie lokaler Verbrennungsschäden*

Die lokale Behandlung richtet sich nach dem Grad der Verbrennung.

***Verbrennung Grad I***
Nach der Wundreinigung wird eine dicke Schicht Silber-Sulfadiazin-Salbe (z. B. Flammazine) aufgetragen, über die man eine Fettgaze legt. Die Gaze verhindert das Verkleben mit den darauffliegenden sterilen Kompressen.

***Verbrennung Grad II***
Große Blasen trägt man unter steriler Vorgehensweise mit chirurgischem Besteck (Skalpell, Pinzette) ab. Kleinere Blasen können abpunktiert und ein lokales Antiseptikum eingespritzt werden. Der Wundverband entspricht dem der Verbrennung Grad I. Bei tieferen Verbrennungen (Grad IIb) ist die Nekrosenentfernung notwendig.

***Verbrennung Grad III***
Auch hier gilt, dass alles nekrotische Gewebe chirurgisch entfernt werden muss. Kleinere Verbrennungen können noch ambulant versorgt werden. Bei größeren Verbrennungsarealen ist eine Narkose notwendig. Im OP erfolgt die Nekrosektomie mit dem sogenannten Dermatom, einem speziellen Instrument, mit dem die zerstörten Gewebeanteile auf eine vorher eingestellte Schichtdicke tangential entfernt werden können.

***Verbrennung Grad IV***
Auch hier gilt, dass sämtliche Nekrosen entfernt werden müssen. Versucht man eine betroffene Extremität zu erhalten, sind meist mehrere Nachoperationen notwendig, bei denen sich weiter demarkierende Nekroseareale entfernt werden. Oftmals ist die Amputation jedoch die einzig sinnvolle und sichere Therapieoption!

Nach Entfernung der Nekrosen muss der Defekt grundsätzlich mit transplantierter Eigenhaut gedeckt werden. Dies verhindert das Entstehen kosmetisch störender Narbenzüge. Die Transplantation mit Spalthaut ist bei kleineren Defekten die Methode der Wahl, bei größeren Defekten kann aber auch entnommene Eigenhaut in Meshgraft-Technik bearbeitet werden (**Abb. 3.3**). Dabei

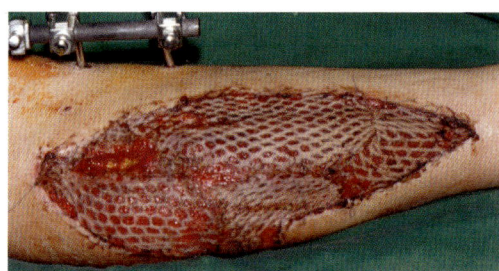

**Abb. 3.3** Defektdeckung mit Meshgraft-Hauttransplantat nach Kompartmentspaltung am Unterschenkel.

gewinnt man durch eine Stichelung mit einem speziellen Gerät – ähnlich einem Gartenzaun – eine Vergrößerung der Auflagefläche bis zum 6-fachen der Entnahmegröße. Von Vorteil ist zudem, dass anfallendes Sekret zwischen den Löchern des Transplantats abfließen kann. Die Epithelisation erfolgt von den Hautbrücken in den Defektbereich.

Andere Möglichkeiten der Defektdeckung sind die temporäre Deckung mit Kunst- oder Fremdhaut (von Schweinen oder Leichen), bis sich die eindeutige Tiefe der Verbrennung abschätzen lässt. Anschließend erfolgte die Deckung mit Eigenhaut. Steht nicht genügend eigene Haut zur Verfügung, so kann aus ca. 10 cm² entnommener Eigenhaut eine Zuchthaut angefertigt werden. Hierzu werden die Hautzellen auf einem „Kunstrasen" über 3 Wochen gezüchtet und anschließend auf den Defekt transplantiert. Allerdings ist dieses gezüchtete Hautgewebe mechanisch nur wenig belastbar und das Verfahren sehr teuer.

Eine besondere Bedeutung kommt der frühzeitig einsetzenden Physiotherapie zu. Durch das z. T. täglich mehrfache Durchbewegen der angrenzenden Gelenke intensivpflichtiger Patienten wird verhindert, dass sich Narbenkontrakturen entwickeln (Kontrakturprophylaxe). Dies gilt insbesondere für gelenkübergreifende Narben. Ist das Bewegen einer Extremität nicht möglich, wirken isometrische Spannungsübungen einer drohenden Muskelatrophie entgegen.

## Therapie des systemischen Verbrennungsschadens

Die intensivmedizinische Behandlung der Verbrennung ist primär auf den Erhalt der Vitalfunktionen ausgerichtet. Eine ausgeglichene Flüssigkeitszufuhr gewährleistet die Organfunktionen und stabilisiert den Kreislauf. Schmerzmittel (Opiate) müssen in ausreichend hoher Dosierung verabreicht werden.

Die Schmerzbehandlung mit Opiaten ist häufig in der Diskussion. Da mit zunehmender Tiefe und Schwere der Verbrennung die Schmerzen abnehmen, scheint in solchen Fällen eine Schmerzbehandlung weniger wichtig zu sein. Im Vordergrund steht dann die medikamentöse Beruhigung (Sedierung) des Patienten. Weil aber bei schweren Verbrennungen meist auch größere Hautbezirke geringgradig verbrannt (Grad I und II) sind, sollte auf die Schmerztherapie auf keinen Fall verzichtet werden.

Eine parenterale Ernährung (d. h. über Venenkatheter oder Sonde) erfolgt erst in der Phase der Verbrennungskrankheit. Diese muss bei kataboler Stoffwechsellage hochkalorisch sein. Ohne die Zufuhr von ausreichend Elektrolyten und Mineralien wird die körpereigene Immunabwehr zusätzlich geschwächt. Verbrennungsverletzte haben ein hohes Risiko für die Infektion mit sogenannten Hospitalismuskeimen (Krankenhaus-typische Keime). Deshalb ist die Vermeidung von Infektionen oberstes Gebot! Erst wenn sich im späteren Verlauf eine Infektion manifestiert wird ein möglichst zielgenaues Antibiotikum verabreicht.

## 3.2 Kälteschäden

### 3.2.1 Lokale Erfrierungen

Bei örtlichen, sogenannten lokalen Erfrierungen kommt es aufgrund der Käteeinwirkung in peripheren Körperabschnitten (Hände, Füße, Ohren, Nase) zu Zellschäden, nachfolgend zu Gefäßverschlüssen und schließlich zu Gewebsnekrosen.

Zunächst treten Schmerzen an den betroffenen Stellen auf, anschließend tritt Gefühllosigkeit und weißliche Verfärbung ein. Erst nach dem Auftauen lässt sich der Grad der lokalen Erfrierung abschätzen (**Tab. 3.2**).

**Tabelle 3.2** Gradeinteilung der lokalen Erfrierung

| Grad | Struktur | Symptome |
|---|---|---|
| I | Epidermis | ▪ nach Erwärmen Rötung (Hyperämie)<br>▪ Juckreiz<br>▪ leichter Schmerz |
| II | gesamte Epidermis | ▪ Blasenbildung mit blutigem/serösem Inhalt<br>▪ Schmerz |
| III | bis Subkutis | ▪ Nekrosen<br>▪ selten blutige Blasen<br>▪ Mumifikation von Fingern, Zehen, etc. (Austrocknung abgestorbener Gewebe an der Luft) |

## Therapie

Bei einem lokalem Erfrierungsschaden muss ein rasches Aufwärmen in warmem Wasser von 38–42°C erfolgen. Hierbei wird mit lauwarmem Wasser begonnen. Zugleich ist eine adäquate Schmerztherapie unerlässlich.

Ab Erfrierungen Grad II muss eine stationäre Therapie erfolgen. Zur Erweiterung der Gefäße werden über einen zentralen Venenzugang gefäßerweiternde Medikamente verabreicht. Wichtig ist auch eine Tetanusprophylaxe, da eine große Gefahr für Tetanusinfektionen besteht. Erfrierungen Grad I und II heilen in der Regel spontan ab, wobei ab Grad II gelegentlich Narben verbleiben. Ab Grad III ist die chirurgische Entfernung der Nekrosen notwendig. Diese soll jedoch erst erfolgen, wenn sich die Nekrosen vollständig demarkiert haben. Die weitere Defektheilung und gegebenenfalls Deckung mit Hauttransplantaten entspricht der der Verbrennungschirurgie. Bei Mumifikationen von Fingern oder Zehen ist die Amputation in der Regel unvermeidbar.

### 3.2.2 Allgemeine Unterkühlung

Die Unterkühlung tritt häufig bei Lawinenopfern auf, aber auch Wind, Alkohol und Drogen können Faktoren sein, die eine Unterkühlung begünstigen. Im Gegensatz zu lokalen Erfrierungen kommt es bei der Unterkühlung zu einem Absinken der Körperkerntemperatur auf unter 35°C. Diese muss zuverlässig durch rektale Temperaturmessung ermittelt werden. Abhängig von der Körperkerntemperatur kann man 4 Hypothermiestadien feststellen (**Tab. 3.3**).

**Tabelle 3.3 Hypothermiestadien**

| Stadium | Körperkerntemperatur | Symptome |
|---|---|---|
| I | 35–32°C | - Muskelzittern<br>- schnelle Atmung<br>- schneller Puls<br>- Bewusstsein klar |
| II | 32–28°C | - Muskeln starr und rigide<br>- Atmung unregelmäßig<br>- Puls langsam und unregelmäßig<br>- Bewusstsein schläfrig und apathisch |
| III | 28–26°C | - Muskelstarre<br>- Atmung unregelmäßig mit Pausen<br>- Puls schwach und unregelmäßig<br>- Bewusstlosigkeit |
| IV | < 26°C | - Atem- und Herzstillstand<br>- lichtstarre Pupillen |

## Therapie

Als wichtigste Maßnahme gilt die rasche Erwärmung im warmen Bad, kombiniert mit der Gabe von warmen Infusionslösungen, sodass der Körperkern auch von innen erwärmt wird. Aktive Bewegungen müssen unbedingt vermieden werden, da durch das plötzliche Einströmen kalten Blutes aus der Peripherie ein Herzstillstand ausgelöst werden kann (sogenannter Bergungstod). Ist bei Unterkühlung eine Reanimation notwendig, muss diese bis zum Erreichen einer normalen Körperkerntemperatur fortgesetzt werden.

## 3.3 Chemische Schädigung durch Säuren und Laugen

Schädigungen durch Säuren oder Laugen führen zu Verätzungen. Nicht nur Hautverätzungen kommen vor. Durch das Trinken dieser Substanzen sind auch innere Verätzungen möglich. Pathophysiologisch führen Säureverletzungen durch Eiweißdenaturierung zu Koagulationsnekrosen (Gerinnungsnekrosen). Laugenverletzungen verursachen durch zusätzliche Ödembildung Kolliquationsnekrosen (Erweichungsnekrosen).

> *Laugen dringen tiefer in das Gewebe ein als Säuren, und sind somit für das Gewebe im Allgemeinen schädlicher.*

Verätzungen lassen sich in 3 Schweregrade einteilen:
- Grad I: lokale Rötung und Schwellung des schmerzhaften Areals,
- Grad II: tiefes Ödem und Bildung von Blasen,
- Grad III: tiefe Nekrosen und Bildung des sogenannten „Ätzschorfes".

### Therapie von Verletzungen mit chemischen Noxen

*Äußere Verätzungen*
Bei äußeren Verätzungen, wie der Haut oder eines Auges, ist die wichtigste Erstmaßnahme das Auswaschen unter Wasser, am besten unter einer Dusche.

Hierdurch soll eine Verdünnung der Säure oder Lauge erreicht werden. Bei Augenverätzungen muss immer vom inneren Augenwinkel nach außen gespült werden. Die Weiterbehandlung erfolgt durch den Augenarzt. Die lokale Behandlung der Hautschäden erfolgt nach den Prinzipien der Therapie von Verbrennungen.

*Innere Verätzungen*
Bei inneren Verätzungen wurde früher empfohlen, Erbrechen herbeizuführen. Dies führt jedoch dazu, dass die Chemikalie in erneuten Kontakt mit bereits passierten Haut- und Schleimhautpartien kommt. *Das Erbrechen sollte* daher *unbedingt vermieden werden.* Hilfreich ist eine sofortige Neutralisierung, die bei Säuren mit Milch und Magnesiumpulver, bei Laugen mit Essig durchgeführt werden kann. Ist die schädigende Chemikalie bekannt, so kann gegebenenfalls neben der Spülung mit Wasser die Gabe eines speziellen Gegenmittels (Antidots) erfolgen. Welches Antidot geeignet ist, erfährt man unter den bundesweiten Nummern der Giftzentralen.

> *Die bundesweite Nummer der Giftnotrufzentrale lautet 19240, als Vorwahl muss die Stadt der nächsten Universitätsklinik (z. B. München 089-, Berlin 030-, Göttingen 0551-) gewählt werden.*

Beim Schlucken von Säuren oder Laugen wird generell die frühe Endoskopie (Magenspiegelung) empfohlen. Hier kann das Ausmaß der Verätzungen und die Perforationsgefahr gut abgeschätzt werden und weitere entsprechende Maßnahmen (wie z.B. notwendige Teilresektionen von Magen oder Speiseröhre) sind rechtzeitig möglich.

Als Spätfolge bleiben bei den inneren Verätzungen oft narbige Verziehungen zurück. Diese können zu Schluckstörungen und Erbrechen führen. In diesen Fällen wird zunächst eine Aufdehnung (Bougierung) versucht. Zeigt diese Maßnahme keinen Erfolg, müssen Teilresektionen der Speiseröhre und gegebenenfalls des Magens in Betracht gezogen werden.

## Zusammenfassung

- Die Verletzung der Haut durch physikalische oder chemische Noxen (Schadstoffe) gehört je nach Ausmaß zu den schwersten Verletzungsarten. Durch die großflächige Zerstörung der Haut kommt es nicht nur zu lokalen Gewebezerstörungen, der gesamte Organismus wird durch die Schädigung beeinträchtigt. Letzteres ist in der Regel bestimmend für den gesamten Verlauf und die Prognose.
- Nach großflächiger Verbrennung tritt zunächst der sogenannte Verbrennungsschock mit der nachfolgenden, oft mehrwöchigen Verbrennungskrankheit ein, die eine intensivmedizinische Behandlung erfordert. Lokale Verbrennungsschäden können je nach Verbrennungstiefe folgenlos ausheilen, oder es sind spätere plastische Maßnahmen erforderlich.
- Auch bei Unterkühlung und Erfrierungen müssen später oft Hautplastiken die Defekte decken. Bei Mumifikation, besonders an Finger oder Zehen, bleibt oftmals nur die Amputation als letzte Therapieoption.
- Bei Säure- und Laugenverletzungen muss so rasch wie möglich die operative Entfernung der Nekrosen und plastische Deckung erfolgen. Bei Verschlucken bestimmter Chemikalien ist auch die Gabe eines Gegenmittels (Antidot) möglich.

# 4 Chirurgische Infektionen

## 4.1 Wundinfektionen

> Unter einer Infektion versteht man das Eindringen von Erregern (Mikroorganismen oder Parasiten) in den Körper, verbunden mit einer lokalen oder allgemeinen Körperreaktion.

Infektionen von unfallbedingten Wunden werden meist von Streptokokken oder Staphylokokken verursacht, aber auch Escherichia coli, Pseudomonas, Proteus und Enterokokken sind bevorzugte Keime. Diese Erreger sind nicht nur in der Umwelt vorhanden, sondern befinden sich physiologisch auch auf der Haut und im Mund-Rachenraum. Teilweise sind sie Bestandteil der normalen Darm- und Genitalflora. Einige Keime sind typische Erreger von Infektionen im Krankenhaus; diese werden „Nosokomialinfektionen" genannt.

Klinisch finden sich bei einer Infektion die 5 Kardinalsymptome einer Entzündung:
- Rubor (Rötung),
- Calor (Überwärmung),
- Dolor (Schmerz),
- Tumor (Schwellung, Ödem),
- Functio laesa (Funktionsstörung).

Mit der Infektion treten auch Fieber (Temperaturerhöhung >38,5 °C), Pulserhöhung und typische Laborveränderungen auf (Leukozyten und C-reaktives Protein CRP sind erhöht). Bei lokaler Infektion können die Keime auch in die Lymphbahnen eintreten, es besteht eine Lymphangitis (im Volksmund „Blutvergiftung"). Klinisch imponieren gerötete und schmerzhafte Stränge entlang der Lymphbahnen. Sind schon benachbarte Lymphknoten der Abflussregionen betroffen, spricht man von Lymphadenitis.

### 4.1.1 Abszess

> Als Abszess bezeichnet man die abgekapselte Eiteransammlung im Gewebe.

Die eingedrungenen Erreger – es handelt sich meist um Staphylokokken – dringen von außen in das Gewebe ein. Hier kommt es zur Bildung von Eiter, der durch eine bindegewebige Kapsel vom umgebenden gesunden Gewebe abgetrennt wird. Somit wird eine neue, vorher nicht vorhanden gewesene Höhle geschaffen.

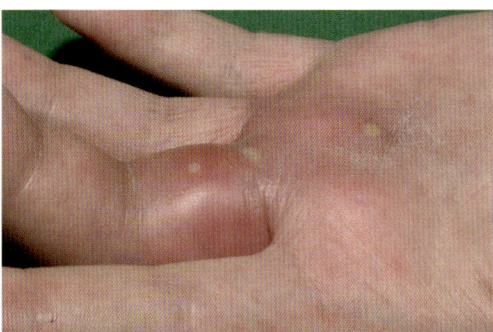

**Abb. 4.1** Typische Abszessformation mit phlegmonöser Ausbreitung in die Beugesehnen.

Klinisch finden sich am Ort des Abszesses die genannten Entzündungszeichen. Zentral grenzt sich gelegentlich der Eiterherd durch die Haut ab. Er schimmert dann weißlich durch (**Abb. 4.1**). Die Eiteransammlung erkennt man klinisch durch sanften Druck als so genannte Fluktuation.

**Fallbeispiel:** Ein drogenabhängiger 28 Jahre alter Patient wird mit einem seit mehreren Tagen bestehenden Infekt des linken Mittelfingers in die Klinik eingewiesen. Die Untersuchung ergibt neben massiv erhöhten Infektparametern den Verdacht auf eine Beteiligung der Beugesehnen.

Notfallmäßig wird eine Spaltung des Abszesses durchgeführt. Der Eiter hat bereits die Sehnenscheiden der Beugesehnen infiltriert und die Sehnen durchsetzt. Sämtliches infizierte Material und auch die Beugesehnen werden reseziert. Zugleich wird bereits während der Operation ein hoch-wirksames Breitbandantibiotikum verabreicht. Nun heilen die Weichteile sekundär über 6 Wochen gut ab, sodass in das Fach der Beugesehne ein Silikon-Platzhalter eingelegt werden kann. Erst nach weiteren 8 Wochen ersetzt eine Beugesehnentransplantation die alte Sehne.

### 4.1.2 Phlegmone

> Als Phlegmone bezeichnet man die diffuse, nicht abgegrenzte eitrige Entzündung im Gewebe.

Typische Erreger sind Streptokokken, die durch eigene Toxine (Exotoxine) das umliegende Gewebe zerstören und somit die Voraussetzung für die diffuse Ausbreitung schaffen. In der Regel lässt sich eine Verletzung als Eintrittspforte finden. Diese kann jedoch auch unscheinbar klein sein. Es kommt zur diffusen und flächenhaften Ausbreitung in den subkutanen, intramuskulären und subfaszialen Schichten.

Klinisch besteht eine sich rasch ausbreitende schmerzhafte Rötung und Schwellung (**Abb. 4.2**), ein Eiterherd kann nicht abgegrenzt werden.

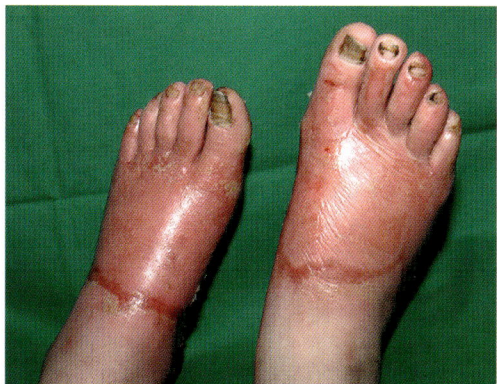

**Abb. 4.2** Erysipel (Wundrose) beider Füße mit typischem phlegmonösem Erscheinungsbild.

## 4.1.3 Empyem

> *Das Empyem ist die Eiteransammlung in einer vorgeformten, präformierten Körperhöhle.*

Die Erreger gelangen über den Blut- oder Lymphweg, aber auch direkt fortgeleitet in eine bereits bestehende Körperhöhle, z. B. Gelenk, Gallenblase oder Pleura. Als gefürchtete Komplikation kann das Empyem auch als Infektion nach einem chirurgischen Eingriff vorkommen, z. B. nach einer Arthroskopie. Verschiedenartige Keime kommen als Erreger in Betracht, häufig liegen auch Mischinfektionen vor.

Die Klinik ist je nach Lokalisation sehr unterschiedlich. Bei Organbefall findet sich meist ein heftiger Schmerz, Funktionseinschränkung der Organleistung und hohes Fieber. Sind Gelenke betroffen, so besteht zudem eine schmerzhafte Schwellung und Rötung über dem betroffenen Gelenk, verbunden mit einer erheblichen Bewegungseinschränkung.

## 4.1.4 Therapie der Infektionen

> *Eine Infektion mit Eiteransammlung muss immer chirurgisch saniert werden: „ubi pus, ibi evacua!"*

Hierzu wird die Wunde entweder ganz oder teilweise eröffnet und der Eiter ausgespült. Wichtig ist die Entnahme eines Abstriches, um den Erreger später mikrobiologisch sicher zu identifizieren. Beim Abszess sollte unbedingt die bindegewebige Abszesskapsel mit dem Skalpell ausgeschnitten werden. Eventuell vorhandene Fremdkörper müssen in jedem Fall entfernt werden. Anschließend erfolgt eine ausgiebige und mehrfache Spülung mit Kochsalz- oder einer desinfizierenden Lösung.

Bei infizierten Wunden darf niemals (!) ein vollständiger Wundverschluss erfolgen, da sonst für die noch verbleibenden Erreger eine erneute Höhle und somit die Voraussetzung für ein erneutes Aufflammen des Infektes geschaffen wird. Daher muss eine offene Wundbehandlung erfolgen (siehe Kap. 2.4.2), bei der neu gebildeter Eiter und Sekret gut abfließen können. Sind tiefere Geweberegionen betroffen, werden Drainagen eingelegt, um einen guten Abfluss sicherzustellen. Beim Empyem kann über die eingebrachten Drainagen ein Spül-Saug-System angebracht werden, das eine kontinuierliche Spülung ermöglicht. Bei abgekapselten Abszessen in großen Körperhöhlen, z. B. intraabdominell, kann unter sonographischer oder computertomographischer Kontrolle eine Drainage eingelegt werden.

> *Neben der chirurgischen Behandlung ist die konsequente Ruhigstellung der entzündeten Wunde unbedingt erforderlich.*

An den Extremitäten werden Gipsschienen oder Orthesen angelegt, die bis zur Ausheilung des Infektes angelegt bleiben müssen. Beim akuten Infekt ist soweit als möglich Bettruhe einzuhalten. Insbesondere in der Anfangsphase sind mehrfach tägliche Verbandswechsel unverzichtbar. Hierbei muss die Wunde jedes Mal chirurgisch begutachtet werden. Dabei wird darauf geachtet, ob die Behandlung zu einem Rückgang der Entzündung führt, oder ob sich die Infektion unter der Therapie verschlechtert hat und damit gegebenenfalls weitere Maßnahmen, wie z. B. ein erneutes Débridement der Wunde, erforderlich sind.

> *Nur selten kommt man in der septischen Chirurgie mit nur einem operativen Eingriff aus.*

Eventuell können antiseptische Salben beim Verbandswechsel eingebracht werden. Die lokale Therapie mit antibiotischen Salben ist jedoch aufgrund der Resistenzentwicklung, der Zerstörung der physiologischen Keimflora und der Ausbildung von Allergien umstritten. Besser ist die systemische Gabe eines Antibiotikums, d. h. entweder oral oder intravenös. Ist der Erreger anfangs nicht bekannt, macht man einen Abstrich und gibt zunächst ein Breitband-Antibiotikum. Nach Identifizierung des Erregers aus dem Abstrich lassen sich wirksame und unwirksame Antibiotika genau voneinander trennen. Die Anfertigung dieses Antibiogramms dauert ca. 3 Tage, anschließend wird auf das wirksame („testgerechte") Antibiotikum übergegangen. Allerdings müssen unnötige Wechsel des Antibiotikums vermieden werden, da hierdurch Resistenzen der Erregerstämme gegen das Medikament provoziert werden.

## 4.2 Spezifische Infektionen

Unter den spezifischen Erregern haben Tetanus- und der Gasbranderreger die größte Bedeutung in der Chirurgie.

### 4.2.1 Tetanus

Erreger des Tetanus (Wundstarrkrampf) ist das Clostridium tetani. Es zählt zur Gruppe der Anaerobier, d. h. die Vermehrung erfolgt ausschließlich unter Luftabschluss. Daher sind tiefe verschmutzte Wunden mit Taschenbildung besonders gefährdet. Der Erreger kommt im feuchten Erdboden und im Darm von Tieren und Menschen vor.

Clostridium tetani produziert verschiedene Neurotoxine, darunter auch das Tetanospasmin. Dieses führt durch seine Wirkung im Zentralen Nervensystem (ZNS) zu Muskelkrämpfen. Der Erreger, oder die sehr widerstandsfähige Form als Sporen, können in alle Wunden gelangen. Hier vermehren sie sich unter Luftabschluss und bilden das Tetanospasmin. Von der Wunde aus wird das Tetanospasmin v.a. über Nerven (und nur zum geringen Anteil über das Blut) in das ZNS (Vorderhörner des Rückenmarkes, Hirnstamm) geleitet, wo es sich anreichert. Durch eine Blockade hemmender Substanzen bewirkt das Tetanospasmin eine unkontrollierte Entladung motorischer Neurone, was sich in Muskelkrämpfen äußert (**Abb. 4.3a–c**).

### Klinik und Verlauf

Nach einer Inkubationszeit von 4–14 Tagen (Durchschnitt 1 Woche) entwickelt sich das typische klinische Bild (**Abb. 4.4a–h**). Erste Zeichen sind schmerzhafte Spasmen der Kau- und Gesichtsmuskulatur. Es kommt zum charakteristischen, unwillkürlich verkrampft grinsenden Gesicht (Risus sardonicus) und zur Unmöglichkeit, den Mund zu öffnen (Trismus). Die Krämpfe können sich bis zum Vollbild des Opisthotonus ausbreiten, bei dem es durch Überwiegen der Rückenstrecker zu einer Überstreckung des Rumpfes und Kopfes nach hinten kommt. Da das Bewusstsein komplett vorhanden ist, werden die schmerzhaften Krämpfe als quälend empfunden. Äußere Reize, wie Lärm oder Licht, führen zu einer Verstärkung der Symptome. Sind die Muskeln der Schlund- und Atemmuskulatur (Zwerchfell) betroffen, kommt es zur Ateminsuffizienz. Unbehandelt führen diese generalisierten Krämpfe fast immer zum Tod, aber auch unter Intensivbedingungen sterben noch bis zu 30% der Patienten!

### Therapie

Wichtigste Maßnahme nach Ausbruch der Tetanusinfektion ist die chirurgische Sanierung der infizierten Wunde. Das großzügige Wunddébridement schafft durch die Luftexposition aerobe Verhältnisse, sodass die Vermehrung der Erreger eingedämmt wird. Die weitere lokale Therapie entspricht den Prinzipien der offenen Wundbehandlung (siehe Kap. 2.5).

Zur Neutralisierung des im Blut vorhandenen Tetanospasmin erfolgte die Gabe von humanem Antitoxin (Tetagam). Auf Tetanospasmin im ZNS ist dieses jedoch wirkungslos. Die Gabe von Kortikoiden wirkt dämpfend auf die Toxinwirkung an der Nervenzelle. Zum Aufbau einer körpereigenen Immunität wird Tetanustoxoid (Tetanol) verabreicht. Muskelkrämpfe können symptomatisch mit Muskelrelaxanzien und Sedativa (z. B. Valium) behandelt werden. Häufig ist eine künstliche Beatmung unter Intensivbedingungen die einzige Möglichkeit, das Überleben der Patienten zu sichern. Um die zusätzliche Infektion mit nosokomialen Erregern zu vermeiden, wird prophylaktisch ein Breitbandantibiotikum gegeben.

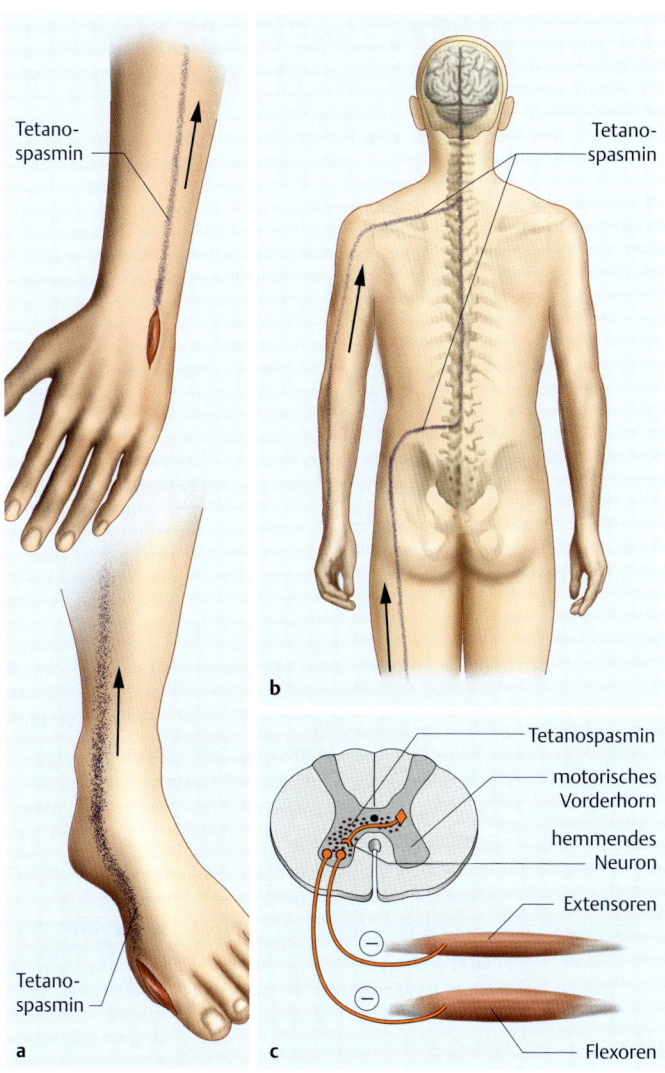

**Abb. 4.3a–c** Weg und Wirkungsweise der Tetanusinfektion. **a** Eindringen von Clostridium tetani in die Wunde. **b** Fortleitung über Nervenbahnen in das Rückenmark. **c** Wirkung auf motorisches Vorderhorn.

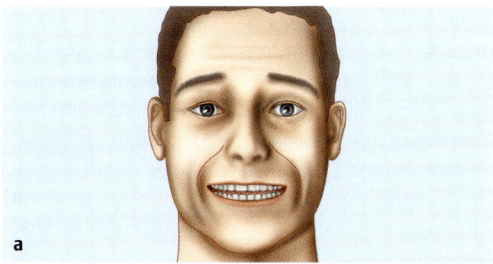
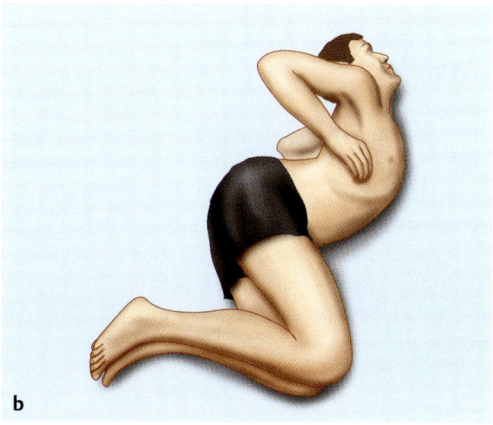

**Abb. 4.4a–b** Symptome des Tetanus. **a** Risus sardonicus. **b** Unkontrollierte Muskelspasmen mit Opisthotonus.

## Prophylaxe

*Passive Immunisierung*
Die passive Immunisierung erfolgt durch die Gabe von humanem Antitoxin (Tetagam). Sie wird bei nicht vorhandenem oder unklarem Impfstatus bei großen verschmutzten Wunden durchgeführt. In der Regel wird sie mit der aktiven Immunisierung kombiniert (Simultanimpfung), wodurch eine körpereigene Immunisierung erreicht wird. Ein wirkungsvoller Impfschutz ist jedoch erst nach 2–3 Wochen vorhanden. In dieser Phase wird durch die passive Impfung ein vorübergehender Schutz für die ersten 8–15 Tagen sichergestellt.

*Aktive Immunisierung*
Bei der aktiven Immunisierung wird Tetanustoxoid (Tetanol) verabreicht. Dieses hat dem Tetanospasmin sehr ähnliche Oberflächeneigenschaften, sodass das Immunsystem körpereigene Antikörper produziert, ohne dass der Körper eine manifeste Tetanusinfektion erleidet. Die Grundimmunisierung beginnt im 3. Lebensmonat, und beinhaltet vier Impfungen. Eine Immunität ist meist bereits nach der 2. Impfung vorhanden. Die vom Körper gebildeten Antikörper gewährleisten eine Immunität für ca. 10 Jahre, anschließend sind regelmäßige Auffrischimpfungen erforderlich.

Im Falle einer Verletzung ist im Zweifelsfall immer eine Auffrischung durchzuführen. Wurde noch nie eine Tetanusprophylaxe durchgeführt, muss sofort eine Grundimmunisierung begonnen werden. Kombiniert wird diese mit der passiven Immunisierung (Tetagam), um die Phase bis zum Beginn der körpereignen Immunität zu überbrücken. Nach neueren Empfehlungen genügt bei sauberen, geringfügigen Wunden die alleinige aktive Immunisierung, selbst wenn bisher noch keine Grundimmunisierung erfolgt war.

### 4.2.2 Gasbrand

Der Gasbranderreger ist das Clostridium perfringens. Wie der Tetanuserreger ist auch dieser ein Anaerobier, der sowohl im Erdboden als auch in der Darmflora vorkommt. Somit sind wiederum tiefe, erdverschmutzte Wunden besonders gefährdet. Clostridium perfringens bildet mehrere Toxine, die in der Lage sind, das Gewebe – insbesondere die Muskulatur – zu zerstören. Hierbei kommt es zur Verflüssigung und Gasbildung.

## Klinik und Verlauf

Die Inkubationszeit ist kurz und beträgt meist nur 1–2 Tage. Erstes Zeichen ist ein starker Wundschmerz, die Wunde ist ödematös aufgequollen. Aufgrund der zunehmenden Gasbildung findet man das charakteristische Knistern der Wunde, das Wundsekret zeigt eine typisch fleischwasserartige Farbe. Der Geruch ist süßlich-faulig. Meistens bleibt die Infektion auf eine umschriebene Stelle begrenzt. Breitet sich der Infekt jedoch durch Befall von gesundem Muskelgewebe aus, kommt es zu schweren Allgemeinsymptomen mit rascher Schocksymptomatik. Die Prognose hängt von einem raschen Einsetzen der Therapie ab. Ohne Therapie führt der Gasbrand innerhalb weniger Tage zum Tode, aber auch unter optimaler Behandlung beträgt die Sterblichkeit bis zu 30%.

## Therapie

Die Therapie muss so schnell wie möglich einsetzen und besteht in erster Linie in der breiten Eröffnung der Wunde. Sämtliches nekrotische und schlecht durchblutete Gewebe wird entfernt. Die Wunde wird offen weiterbehandelt. Hierdurch wird das anaerobe Milieu gestört und dem Erreger wird durch die Sauerstoffzufuhr die Lebensgrundlage genommen. Ist eine Wundkonsolidierung nicht zügig zu erreichen, muss man sich frühzeitig zur Amputation entscheiden!

Begleitend hat sich in den letzten Jahren die hyperbare Sauerstofftherapie etabliert. Der Patient wird stundenweise in eine Sauerstoff-Überdruckkammer (3 bar) gebracht, wodurch eine weitere Sauerstoffanreichung in der Wunde erreicht wird. Es hat sich gezeigt, dass die Sterblichkeit durch den Einsatz der hyperbaren Sauerstofftherapie deutlich gesenkt werden konnte. Um eine Infektion mit anderen Erregern in der immungeschwächten Wunde zu vermeiden, werden Antibiotika verabreicht. Bei Eintreten von Allgemeinsymptomen muss eine intensivmedizinische Überwachung und Schocktherapie erfolgen. Die Gabe von Antitoxinen ist zwar möglich, therapeutisch aber nicht von gesichertem Nutzen.

## Prophylaxe

Im Gegensatz zur Tetanusinfektion gibt es für den Gasbrand keine Möglichkeit der Immunisierung. Einzige prophylaktische Maßnahme ist daher bereits im Verdachtsfall die sofortige chirurgische Therapie! Eine überstandene Gasbrandinfektion führt nicht zur Immunität, sodass eine erneute Infektion möglich ist.

### Zusammenfassung

- Infektionen haben trotz immenser Fortschritte in der Klinikhygiene und der Antibiotikatherapie in der Chirurgie weiterhin große Bedeutung. Wundinfektionen können nach Verletzungen, aber auch nach Operationen auftreten, und müssen meist chirurgisch saniert werden. Je nach Art der Wundinfektion, der Lokalisation und des klinischen Verlaufes unterscheidet sich die Therapie.
- Bei Tetanus und Gasbrand ist die Prognose trotz intensiver Behandlung ungewiss. Deshalb hat die Prophylaxe einen sehr hohen Stellenwert. Diese besteht in erster Linie in der gewissenhaften chirurgischen Wundversorgung. Für Tetanus ist die Immunisierung durch Impfung möglich.

# 5 Weichteilverletzungen

Weichteilverletzungen können isoliert oder im Zusammenhang mit einer Fraktur auftreten. Muskeln, Sehnen, Gefäße und Nerven können unter äußerer Gewalteinwirkung reißen oder gequetscht werden. Im Kombination mit Knochenverletzungen können auch Knochenfragmente die Weichteile schädigen. Treten Weichteilverletzungen im Zusammenhang mit einer Fraktur auf, beeinflussen sie entscheidend den Heilungsverlauf und die Prognose der Knochenverletzung (siehe Kap. 6.2).

## 5.1 Muskelverletzungen

Muskelverletzungen entstehen entweder am Muskelursprung, am Muskelbauch, oder am Muskel-Sehnen-Übergang. Je nach Ausdehnung lassen sich verschiedene Formen der Muskelverletzung unterscheiden.

### Muskelprellung (-kontusion)

Bei einer Prellung, etwa durch Anstoßen an einem Gegenstand, kann es zur direkten Zerstörung des Muskelgewebes, aber auch der Blut- und Lymphgefäße kommen. Das Verletzungsausmaß und die Therapie sind je nach Schwere unterschiedlich. Die häufigsten oberflächlichen Kontusionen („blaue Flecken") betreffen kaum mehr als die Haut und müssen nicht behandelt werden. Tiefere Muskelprellungen können jedoch mit ausgeprägten Hämatomen bzw. einem Kompartmentsyndrom (siehe Kap. 9.3) einhergehen, was entstauende oder entlastende Maßnahmen erforderlich macht.

### Muskelzerrung

Bei der Muskelzerrung kommt es vor allem im Bereich des Muskel-Sehnen-Übergangs zu Verletzungen der Muskulatur, die nur unter dem Mikroskop erkennbar sind. Die ziehenden, krampfartigen Beschwerden treten langsam auf und schränken die (sportliche) Aktivität erheblich ein. Klinisch geben Patienten Schmerzen bei der Anspannung und Dehnung des betroffenen Muskels an. Die Zerrung kann als Zone mit erhöhtem Muskeltonus getastet werden.

### Muskelfaserriss

Beim Muskelfaserriss sind mehrere Muskelfasern oder -bündel betroffen, sodass bei der klinischen Untersuchung der Defekt als schmerzhafte Muskeldelle zu tasten ist. Muskelfaserrisse treten ebenfalls meist am Muskel-Sehnen-Übergang auf. Der plötzliche Schmerz und Funktionsverlust ist Folge der Zerstörung kontraktiler Elemente. Dadurch kommt es zu Schwellungen und Einblutungen in den Muskel, die zu schmerzhaften Entzündungen führen. Der Tonus des betroffenen Muskels und seiner Agonisten nimmt zu.

Über einen Zeitraum von 2 Wochen kommt es zu einem Umbau der Verletzung, bei dem teils neue Muskelfasern gebildet werden, teils der Defekt über elastisches Narbengewebe aufgefüllt wird. Ist diese Narbenbildung stark ausgeprägt, kann dies die Muskelfunktion beeinträchtigen.

### Muskelriss

Kommt es zum ausgedehnten Zerreißen von Muskelgewebe, spricht man von einem Muskelriss. Dieser kann partiell oder vollständig sein. Bei einer kompletten Riss tritt ein plötzlicher, und heftig stechender Schmerz auf, es kommt zur Einblutung in den großen Defektbereich. Klinisch ist der defekte Muskelbauch auch für den Laien sofort erkennbar. Durch einen ausgeprägten Bluterguss kommt es im Defektbereich zur Schwellung.

Im Zweifelsfall sind das Ausmaß der Muskelverletzung und das begleitende Hämatom in der Sonographie und im MRT eindeutig nachzuweisen.

### Therapie

Die Erstversorgung besteht in einer sofortigen Kühlung der betroffenen Muskelpartie und Schonung der Extremität. Die Muskelzerrung heilt meist nach einer schmerzbedingten Schonung aus, sodass Stützverbände nicht notwendig sind. Bei frischen Muskelfaserrissen erfolgt dagegen neben der körperlichen Schonung eine funktionelle Therapie mit fixierenden Verbänden (Zinkleim- oder Tapeverband). Bei größeren Faserrissen und Muskelrupturen ist meist eine Ruhigstellung in einer Orthese oder einem Gipsverband für 5–7 Tage erforderlich. Größere Hämatome sollten operativ ausgeräumt werden. Entschließt man sich zur konservativen Therapie, sind engmaschige Nachkontrollen unverzichtbar, um eine nicht seltene Infektion des Hämatoms auf dem Blutweg rechtzeitig zu erkennen. Begleitend sollte bei allen Muskelverletzungen eine antiphlogistische medikamentöse Therapie (z. B. Voltaren) erfolgen. Diese hat einen schmerzlindernde, abschwellende und entzündungshemmende Wirkung.

> In den ersten Tagen nach Muskelverletzungen sind Massagen und passive Bewegungen im Verletzungsbereich kontraindiziert! Ansonsten können Verknöcherungen im Muskelgewebe (Myositis ossificans) verursacht werden.

Dagegen haben Massagen mit Quer- und Längsverschiebung oberhalb und unterhalb der Verletzungsstelle einen positiven detonisierenden Effekt. Nach einer Woche kann mit Dehnungen im schmerzfreien Bereich und aktiven Bewegungsübungen begonnen werden.

Eine operative Therapie ist nur bei ausgedehnten Muskelrupturen indiziert. Nach der Naht der zerrissenen Muskelanteile ist eine Ruhigstellung bis zur vollständigen Heilung (4–6 Wochen) notwendig.

### 5.1.1 Myositis ossificans

Die Myositis ossificans ist eine Verknöcherung im Muskelgewebe, die nach Verletzungen und Operationen auftreten kann (**Abb. 5.1**). Die Ursache dieser Verknöcherung ist bis heute nicht geklärt. Als sicher gilt jedoch, dass die unsachgemäße Nachbehandlung bei Muskelverletzungen mit Massagen und passiver Bewegungstherapie die Entstehung einer

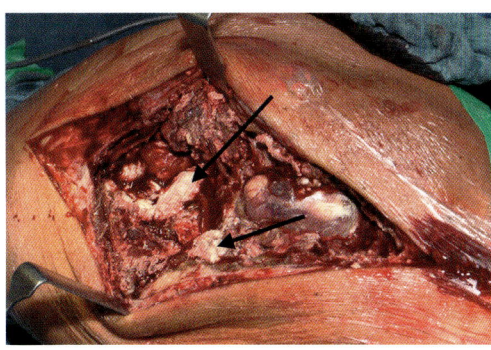

**Abb. 5.1** Operationssitus bei ausgeprägter Myositis ossificans in den Weichteilen (Pfeile).

Myositis ossificans fördert! Hierbei entstehen im Muskel ähnlich der Frakturheilung Keimgewebe mit Bindegewebszellen, welche die Funktion von Knochen aufbauenden Zellen (Osteoblasten) übernehmen können. Die Verknöcherungen im Muskelgewebe können so stark sein, dass Bewegungen in angrenzenden Gelenken kaum noch möglich sind. Die am häufigsten betroffenen Muskeln sind der M. brachialis, der M. quadriceps und die Adduktorengruppe.

Therapeutisch kommen im Frühstadium Unterspritzungen mit Kortison oder Hyaluronidase zum Einsatz, bei größeren Verknöcherungen ist die operative Entfernung meist die einzige therapeutische Option. Der Erfolg ist jedoch oftmals entmutigend, da häufig Rezidive auftreten.

## 5.2 Sehnenverletzungen

Sehnen können teilweise oder vollständig reißen. Die meisten Verletzungen treten spontan auf. Oft sind die Sehnen durch wiederholte Mikroeinrisse vorgeschädigt. Betroffen sind fast immer Zonen der geringsten mechanischen Festigkeit. Dies sind die Bereiche, die eine schlechte Gefäßversorgung aufweisen, wie z.B. der mittlere Anteil der Achillessehne. Auch der Übergangsbereich von Sehnen zum Muskel oder zum Knochen sind Prädilektionsstellen für Sehnenrupturen. Reißt mit der Sehne ein Knochenfragment aus, spricht man von einer Ausrissfraktur (siehe Kap. 6.1.2).

Ähnlich wie bei Muskelverletzungen kommt es auch bei Verletzungen von Sehnen zur Einblutung in den Defektbereich, der sich klinisch als Schwellung äußert. Bei einer Teilruptur treten bei Anspannung und Bewegungen Schmerzen auf. Ist der verletzte Bereich einer Untersuchung gut zugänglich, kann man eventuell den Defekt tasten. Bei einer kompletten Sehnenruptur ist die Diagnose wesentlich augenscheinlicher, da zu dem plötzlichen, schmerzhaften Zerreißen der Sehne ein sofortiger Funktionsausfall dieser Muskel-Sehnen-Einheit hinzukommt. Am häufigsten sind Verletzungen der Achillessehne, seltener der Bizeps-, Supraspinatus-, Quadrizeps und Patellarsehne. Unterstützt wird die Diagnose einer Sehnenverletzung durch die Sonographie, im Zweifelsfall gibt das MRT Gewissheit.

Die Therapie der Sehnenverletzung ist, je nachdem welche Sehne betroffen ist, sehr unterschiedlich. Daher wird die Therapie für einzelne ausgewählte Verletzungen gesondert besprochen. Zur Rotatorenmanschettenruptur siehe Kap. 17.1.6.

## 5.2.1 Achillessehnenruptur

Die Achillessehne reißt meist im mittleren Anteil, hier ist die Sehne nur schlecht mit Gefäßen versorgt. Die Delle ist gut sicht- und tastbar (**Abb. 5.2a**), der Zehenspitzenstand ist nicht möglich. Im Liegen hingegen ist die Plantarflexion noch erhalten! Bei einer vollständigen Ruptur haben Betroffene oft nur wenig Schmerzen.

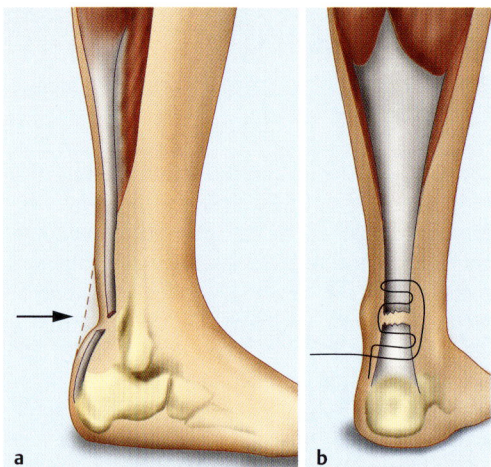

Abb. 5.2a–b Achillessehnenruptur. **a** Bei vollständiger Ruptur gibt es eine tastbare Delle. **b** Beispiel einer Durchflechtungsnaht der Achillessehne.

### Therapie

Bislang war die möglichst frühzeitige operative Therapie mit Sehnennaht die Methode der Wahl. Gute Ergebnisse der konservativen Therapie in den letzten Jahren haben dazu geführt, dass man Patienten immer öfter die nicht-operative Behandlung empfiehlt. Dabei wird der Fuß zunächst für die Dauer von 1 Woche in einer Gipsschiene in Spitzfußstellung ruhiggestellt. Anschließend trägt der Patient für weitere 6–8 Wochen einen Spezialschuh mit Absatzerhöhung (z.B. Vacoped-Schuh). Die Belastung wird kontinuierlich gesteigert, während die Absatzhöhe von anfangs 130° (Winkel zwischen Unterschenkel- und Fußlängsachse) sukzessive bis 90° (Nullstellung im Oberen Sprunggelenk) verringert wird. Nach 6 Wochen ist die Sehnennaht eingeheilt, für die Dauer von weiteren 6 Wochen sollte jedoch eine Absatzerhöhung von 2cm eingelegt werden. Ab der 2. Woche ist Physiotherapie möglich. Sie unterstützt die Wundheilung und verhindert Atrophien der Beinmuskulatur.

Die operative Therapie besteht in der Sehnennaht (**Abb. 5.2b**), die heute auch minimalinvasiv mit kleinen Inzisionen erfolgt. Anschließend ist die Ruhigstellung im Spitzfußgips für 2 Wochen, dann im Unterschenkelgehgips für weitere 4 Wochen notwendig. Komfortabler sind Schuhorthesen, wie z.B. der Vacoped-Schuh, der eine bequeme Regulierung der Sprunggelenksposition über Keile erlaubt. Bei alten Rupturen ist oft eine noch längere Ruhigstellungszeit erforderlich. Komplikationen der operativen Naht sind Wundheilungsstörungen und Re-Rupturen.

## 5.2.2 Bizepssehnenruptur

Bizepssehnenrisse können proximal oder distal auftreten. Proximal ist meist die lange Bizepssehne betroffen. Die Ruptur erfolgt, oft ohne große Krafteinwirkung (Bagatelltrauma), auf Höhe des Schultergelenkes im Sulcus intertubercularis. Sie führt zu einem gut sichtbaren Muskelwulst oberhalb der Ellenbeuge (**Abb. 5.3**), der Funktionsausfall ist gering. Distal kann die Bizepssehne durch große Gewalteinwirkung (z.B. Schlag) im Ansatzbereich am Caput radii reißen. Der Funktionsausfall des Muskels ist erheblich.

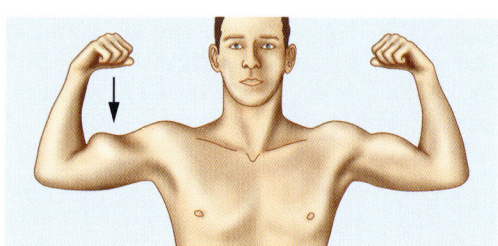

Abb. 5.3 Ruptur der langen Bizepssehne mit typischer Muskelbauchbildung.

### Therapie

Wegen des geringen Funktionsverlusts wird die Ruptur der langen Bizepssehne in der Regel konservativ behandelt. Nach initialer Schmerzbehandlung (Analgetika) und Ruhigstellung für 3–4 Tage beginnt die funktionelle Nachbehandlung mit dem Ziel, die Beweglichkeit zu erhalten und kompensatorische Muskelfunktionen zu trainieren. Eine operative Versorgung der proximalen Ruptur ist nur bei Patienten mit starker körperlicher Beanspruchung (z.B. Sportler, Arbeiter) indiziert. In diesem Fall ist das häufigste Vorgehen die Refixation an den Proc. coracoideus, aber auch die Adaptation an die kurze Bizepssehne oder an den Humerus sind möglich. Bevor mit der funktionellen Nachbehandlung begonnen werden kann, wird der Arm für 2–3 Wochen ruhig gestellt.

Bei einer Ruptur der distalen Bizepssehne ist wegen des erheblichen Funktionsausfalls immer eine operative Behandlung erforderlich. Die Sehne wird mit Nähten an ihrem Ansatz am Radius refixiert. Danach ist eine Ruhigstellung für 4–8 Wochen notwendig. Erst dann kann die physiotherapeutische Nachbehandlung beginnen.

### 5.2.3 Patellarsehnenruptur

Patellarsehnenrupturen treten meist nach dem Einwirken äußerer Gewalt (Sturz, Schlag) am Übergang zur Patella auf, häufig kombiniert mit einem knöchernen Abriss der Patellaspitze. Die Therapie muss operativ erfolgen. Hierzu wird die Sehne an die Patella vernäht. Anschließend ist eine Ruhigstellung in Streckstellung für die Dauer von 3–6 Wochen erforderlich. Vollbelastung ist von Beginn an möglich.

## 5.3 Gefäßverletzungen

### 5.3.1 Arterienverletzungen

Verletzungen der Arterien kommen als Begleitverletzung im Rahmen von Knochen- und Weichteilverletzungen oder als isolierte Verletzung bei Stich- oder Schnittwunden vor. Hierbei unterscheidet man zwischen der direkten und indirekten Arterienverletzung (**Tab. 5.1**).

**Tabelle 5.1 Direkte und indirekte Arterienverletzung**

| Art der Verletzung | Ursache |
|---|---|
| direkt | • scharfe, meist offene Verletzung (z. B. Messer, scharfe Frakturkante)<br>• stumpfe, meist geschlossene Verletzung (z. B. Anpralltrauma, Quetschung)<br>• iatrogen (z. B. bei Operationen) |
| indirekt | • durch Überdehnung (z. B. nach Gelenkluxation)<br>• durch Beschleunigung (z. B. Auffahrunfall) |

Scharfe Verletzungen führen zum Ein- oder Abriss des Gefäßes mit starker Blutung. Bei stumpfen oder indirekten Gefäßverletzungen dagegen wird die Innenwand der Arterie geschädigt, sodass hierdurch das Gefäßlumen von innen verlegt wird, ohne dass eine Blutung nach außen auftritt. Durch den hohen Druck vor der Verlegungsstelle kann es dann zur Bildung einer arteriellen Gefäßaussackung (Aneurysma) und zur Ruptur kommen.

### Diagnose

Eine nach außen offene Arterienverletzung imponiert als hellrot spritzende Blutung. Die betroffene Extremität wird distal der Verletzung blass. Ist die Blutung gedeckt (nach außen geschlossen), kommt es zu Einblutungen in das umliegende Gewebe oder in Körperhöhlen. Der Blutverlust kann bei Einblutungen in den Oberschenkel bis zu 3 l, bei Einblutungen in das Becken oder Abdomen sogar bis zu 6 l betragen, sodass mit dem raschen Auftreten eines lebensbedrohlichen Blutmangelschocks zu rechnen ist. Bei Bauchverletzungen wird deshalb sonographisch nach freier Flüssigkeit gesucht. Gibt es einen Hinweis auf freie Flüssigkeit im Abdomen, erfolgt unverzüglich die operative Blutstillung.

Beim Einbluten in Extremitäten kann es zum Kompartment-Syndrom (siehe Kap. 9.3) und ischämischen Muskelnekrosen (z. B. Volkmann-Kontraktur, siehe Kap. 17.3.1) kommen. Die Untersuchung bei Frakturen an den Extremitäten muss daher immer die Prüfung der peripheren Durchblutung beinhalten (Pulsstatus). Im Zweifelsfall lässt sich die Durchblutungssituation an den Extremitäten durch die Duplexsonographie rasch und zuverlässig bestimmen.

### Therapie

Bei der Erstversorgung erfolgt die Kompression der Blutung. In der Klinik werden arterielle Gefäßverletzungen dann operativ behandelt. Hierzu gibt es die Möglichkeit der direkten Gefäßnaht bei kleinen Verletzungen. Muss ein Stück des verletzten Gefäßes entfernt werden, so kommen Defektdeckungen mit aufgenähtem Patch (Venen- oder Kunststoffflappen) oder Interponate (zwischengesetzte Stücke aus einer Vene oder Kunststoff) zur Anwendung. Ist keine Rekonstruktion möglich, muss ein Bypass gelegt werden.

Komplikationen nach gefäßchirurgischer Rekonstruktion oder Bypassoperation sind:
- Nahtinsuffizienz mit Blutung aus dem Rekonstruktionsbereich,
- Gefäßverschluss durch Thrombosierung,
- arterielle Embolie.

## 5.3.2 Verletzungen der Venen

Für die Einteilung von Venenverletzungen gelten die gleichen Kriterien wie für Arterienverletzungen. Es werden direkte und indirekte Verletzungsarten unterschieden.

### Therapie

Bei offenen Venenverletzungen tritt dunkelrotes Blut langsam aus der Wunde aus. Oft kann die Blutung durch Kompression von außen beherrscht werden. Ist dies nicht erfolgreich, wird die Läsion übernäht. Eine Rekonstruktion ist bei dem immer vorhandenen guten Kollateralsystem der Venen in der Regel nicht notwendig.

Geschlossene Verletzungen führen zur Einblutung ins Gewebe (Hämatom) und Thrombosierung der Venen. Die Behandlung erfolgt zunächst konservativ, da der Körper das Hämatom selbst resorbieren kann. Allerdings müssen engmaschige Kontrollen erfolgen, da bei jedem Hämatom eine Infektion über fortgeleitete Erreger droht. In diesem Fall muss das Hämatom unverzüglich operativ entlastet und ausgespült werden.

Nach thrombotischem Verschluss einer Vene ist die Rekanalisation, oder sogar die vollständige Auflösung des Thrombus möglich. Ein chronischer Verschluss kann zur Entwicklung eines postthrombotischen Syndroms führen (siehe Kap. 8.6).

## 5.4 Nervenverletzungen

Da Nerven meist in Bündeln mit den großen Gefäßen durch den Körper verlaufen, ist eine Kombination der Verletzungen von Nerven und Gefäßen häufig. Die Einteilung in direkte und indirekte Verletzungsarten erfolgt ähnlich den Gefäßverletzungen (**Tab. 5.2**).

**Tabelle 5.2** Direkte und indirekte Nervenverletzungen.

| Art der Verletzung | Ursache |
|---|---|
| direkt | ▪ scharfe, meist offene Verletzung (z. B. Messer, scharfe Frakturkante)<br>▪ stumpfe, meist geschlossene Verletzung (z. B. Anpralltrauma, Quetschung)<br>▪ iatrogen (z. B. bei Operationen) |
| indirekt | ▪ durch Überdehnung (z. B. nach Gelenkluxation)<br>▪ durch Beschleunigung (z. B. Auffahrunfall) |

Je nach Schweregrad unterscheidet man (nach Seddon 1943) 3 Formen der Nervenverletzung (**Abb. 5.4a–c**):
- Grad I (*Neurapraxie*): Funktionsstörung des Nerven ohne Unterbrechung der Kontinuität. Es besteht ein Funktionsausfall, der innerhalb von 1–4 Monaten vollständig reversibel ist.
- Grad II (*Axonotmesis*): Das Axon ist unterbrochen, das Perineurium als Leitungsschiene für die Regeneration ist unverletzt. Eine Erholung des Funktionsausfalls ist nach 4–18 Monaten möglich, Restdefizite können lebenslang bestehen bleiben.
- Grad III (*Neurotmesis*): Es besteht eine komplette Nervendurchtrennung (Axon und Perineurium). Eine Regeneration ist ohne Operation unwahrscheinlich.

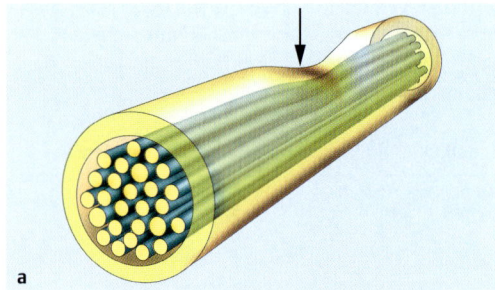

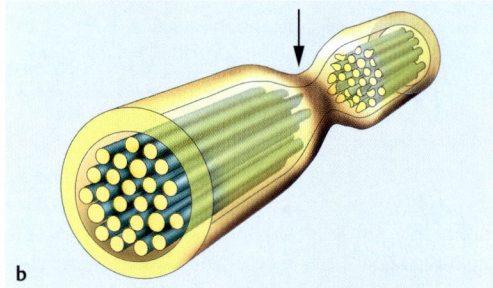

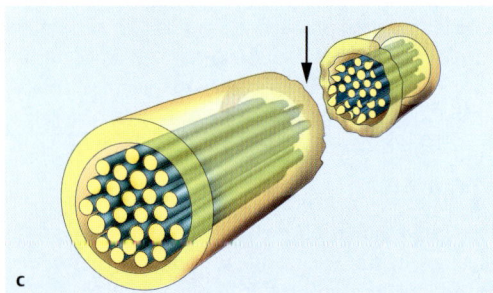

**Abb. 5.4a–c** Formen von Nervenverletzungen. **a** Neurapraxie. **b** Axonotmesis. **c** Neurotmesis.

## Diagnose

Die Prüfung der Sensibilität und der Motorik gibt den klinischen Hinweis auf eine Nervenverletzung. Die genaue Zuordnung eines neurologischen Defizits zu dem entsprechenden Nerven setzt die anatomischen Kenntnisse über den Verlauf der Nerven und dessen sensible und motorische Innervation voraus. Im Zweifel erfolgt eine neurologische Untersuchung.

*„Ich schwöre bei medianus ,...*
... wenn ich vom *Rad falle*, *kralle* ich der *Ulna* die Augen aus." An der Hand führen Verletzungen der drei großen Nerven aufgrund der komplexen motorischen Innervation der Handmuskeln zu einem charakteristischen klinischen Bild (**Abb. 5.5a–c**). Der „Merksatz" hilft, sich die typischen Schädigungsmuster einzuprägen.

- **N. medianus: Schwurhand.** Der N. medianus versorgt die meisten Flexoren der Hand, daher ist bei einer Nervenverletzung der Faustschluss unvollständig. Zeige- und Mittelfinger können im Mittel- und Endgelenk nicht mehr gebeugt werden, die Flexoren des Ring- und Kleinfingers werden durch den N. ulnaris versorgt und können gebeugt werden. Der Daumen kann nicht mehr im Grund- und Endgelenk gebeugt werden. Er steht in Adduktionsstellung (Affenhand), die Thenarmuskeln atrophieren.
- **N. ulnaris: Krallenhand.** Die Fingergrundgelenke sind überstreckt, die Mittel- und Endgelenke gebeugt, da die Mm. interossei und die ulnare Hälfte der Mm. lumbricales ausfallen. Diese beugen im Grundgelenk und strecken im Mittel und Endgelenk. Die Finger können in den Grundgelenken kaum mehr ab- und adduziert werden, auch der Daumen kann nicht mehr adduziert werden. Die Muskulatur des Daumen- und Kleinfingerballens atrophiert.
- **N. radialis: Fallhand.** Der N. radialis versorgt motorisch die Strecker des Ober- und Unterarmes. Daher fällt die Dorsalextension der Hand aus.

Die Zuordnung der sensiblen Ausfälle ergibt sich aus den sensiblen Innervationsgebieten der Hand (**Abb. 5.6a–b**).

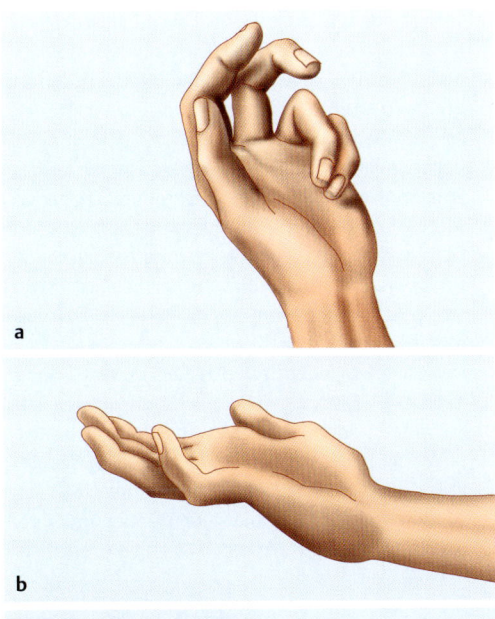
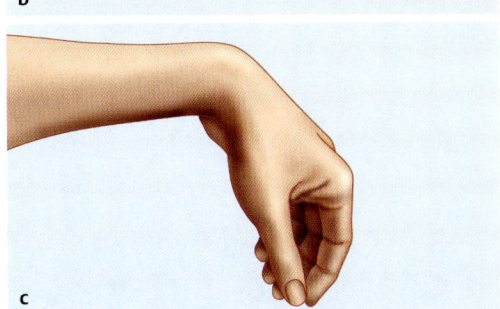
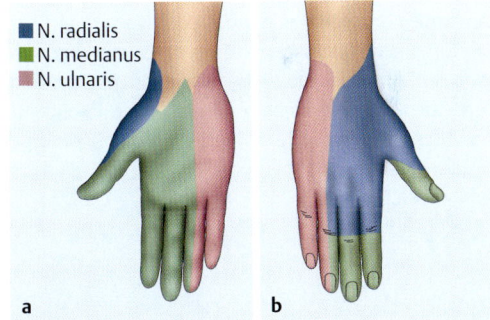

**Abb. 5.6a–b** Sensible Innervationsgebiete der Hand. **a** Ansicht von palmar. **b** Ansicht von dorsal.

**Abb. 5.5a–c** Typische Lähmungsmuster motorischer Nervenäste an der Hand **a** N. medianus: Schwurhand. **b** N. ulnaris: Krallenhand. **c** N. radialis: Fallhand.

## Therapie

Die Therapie von Nervenverletzungen richtet sich nach der Art der Verletzung. Die Prognose ist abhängig davon, welcher Teil des Nerven geschädigt ist und wann die Therapie einsetzt.

*Neurapraxie*
Die Nervenfunktion erholt sich von alleine, eine spezifische Therapie ist nicht erforderlich.

*Axonotmesis*
Meist erholt sich der Nerv ohne jede weitere Therapie, daher kann zunächst einmal abwartend vorgegangen werden. Wenn sich weder klinisch noch elektrophysiologisch eine Heilung abzeichnet, wird der Nerv operativ im Bereich der Schädigung dargestellt und ggf. von Narbengewebe gesäubert.

*Neurotmesis*
Liegt eine vollständige Durchtrennung des Nerven nach offener Verletzung vor (Neurotmesis), wird die *primäre Naht* des Nerven favorisiert, sofern glatte Schnittflächen die Rekonstruktion erlauben. Ist dies nicht möglich. sollte zunächst abgewartet werden, ob sich kurzfristig eine deutliche Tendenz zur Erholung des Nerven einstellt. Bleibt diese aus, erfolgt die *frühe Sekundärnaht* (2–4 Wochen nach Verletzung). Diese ist auch bei kontaminierten Wunden oder Verletzungen notwendig, bei denen zunächst ernste Begleitverletzungen versorgt werden müssen. Die *Spätnaht* (nach 4 Wochen bis mehreren Jahren) wird nach ungenügender oder ausbleibender Regeneration oder nach Ausheilung eines bestehenden Infektes angewendet. Die Prognose für eine vollständige Erholung des Nerven nach später Naht ist jedoch ungewiss.

Bei längerstreckigen Nervenverletzungen, oder falls aufgrund der Zerstörung des Nerven eine streckenweise Entfernung des Nerven notwendig ist, kann eine *Nerventransplantation* erfolgen. Nach Entnahme eines Nerven (meist N. suralis oder N. cutaneus antebrachii medialis) wird dieser in den Defektbereich eingeschaltet. Auch hier kann mit einer Besserung gerechnet werden, ein vollständige Wiederherstellung der Funktion wird meistens aber nicht erreicht.

## Zusammenfassung

- Verletzungen der Weichteile können bei Unfällen isoliert oder in Verbindung mit anderen Verletzungen (Frakturen, innere Verletzungen) auftreten. Das Ausmaß der Weichteilschädigung kann den Heilungsverlauf und die Prognose anderer Verletzungen wesentlich beeinflussen.
- Muskel- und Sehnenverletzungen sind zum großen Teil Sportverletzungen. Charakteristisch ist der schmerzhafte Funktionsausfall des betroffenen Muskels bzw. dessen Sehne. Je nach Lokalisation sind die therapeutischen Ansätze bei der Behandlung von Sehnenverletzungen sehr unterschiedlich. Muskelverletzungen werden nur selten und bei großer Ausdehnung operativ behandelt.
- Verletzungen von Arterien können zu einem erheblichen Blutverlust führen. Während offenen Arterienverletzungen sofort auffallen, können geschlossene arterielle Blutungen zunächst unentdeckt bleiben. Bei Verletzungen der Extremitäten gibt der periphere Puls Hinweis auf vorhandene Schäden an größeren Arterien. Nach Verletzung großer arterieller Gefäße entscheidet meist der Erfolg einer Rekonstruktion oder einer Bypassoperation über Erhalt oder Amputation einer Extremität. Dagegen sind die möglichen Konsequenzen nach venösen Gefäßverletzung meist weniger dramatisch, doch sind Hämatome, Thrombosen und in der Spätfolge das postthrombotische Syndrom ernst zu nehmende Komplikationen.
- Nervenverletzungen treten häufig in Verbindung mit Gefäßverletzungen auf. Es lassen sich je nach Schwere 3 Formen der Nervenverletzung unterscheiden: Neurapraxie, Axonotmesis und Neurotmesis. Bei der Neurotmesis, der kompletten Nervendurchtrennung, ist meist eine Operation erforderlich, wenn die Funktion des Nerven wiederhergestellt werden soll.

# 6 Frakturlehre

## 6.1 Definition und Einteilung von Frakturen

> Eine Fraktur ist eine Kontinuitätsunterbrechung des Knochens. Sie geht mit einer Einschränkung der Funktion und Schmerzen einher.

Die Einteilung der Frakturen erfolgt nach unterschiedlichen Gesichtspunkten. In der Klinik ist zunächst die Einteilung nach der Ursache entscheidend. Daneben lassen sich die Frakturen nach Form und Lokalisation sowie nach begleitenden Weichteilschäden unterteilen. Je nach Lokalisation des Bruches und Ausmaß des Weichteilschadens sollte eine Fraktur in 4 Wochen bis 4 Monaten verheilt sein.

### Traumatische Frakturen
Frakturen entstehen in der Mehrzahl traumatisch, also im Rahmen eines Unfalls. Hierbei kann die auftreffende Gewalt direkt auf den verletzten Bereich einwirken, es kann aber auch durch indirekte Gewalteinwirkung zur Fraktur eines Knochens kommen. Bei einem indirekten Bruch bewirken fortgeleitete Kräfte, dass dieser an einem anderen Ort bricht als dort, an dem die Kräfte auf den Körper einwirken. Art und Richtung der einwirkenden Kraft bestimmen die Frakturform.

### Nicht-traumatische Frakturen
Bei nicht-traumatischen Frakturen gibt es keinen relevanten Unfall, der zum Bruch des Knochens geführt haben kann. Bei *Ermüdungsfrakturen* bricht der Knochen als Folge einer Überlastung, die über einen langen Zeitraum kleinste Mikrofrakturen verursacht. Ein gutes Beispiel hierfür ist die Marschfraktur, bei der eine Fraktur des Mittelfußknochens durch die stetigen Gehbelastungen bei langen Märschen verursacht wird.

**Eine Sonderform** der nicht-traumatischen Frakturen sind *pathologische* Frakturen. Diese entsteht ohne adäquates Trauma bei krankhaft veränderten Knochen. Voraussetzung sind gut- oder bösartige krankhafte Prozesse am knöchernen Skelett. Zu den gutartigen Veränderungen zählt die *Osteoporose* beim alten Menschen, aber auch Knochenzysten beim Jugendlichen und Erwachsenen. Weitaus häufiger sind jedoch die bösartigen Veränderungen Ursache eines Knochenbruchs, in der Regel *Metastasen* von Karzinomen der Mamma, der Nieren, der Schilddrüse u.a. Selten kommen auch primäre Knochentumoren als Ursache von pathologischen Frakturen vor.

### 6.1.1 Frakturformen

Am Röntgenbild kann man die Fraktur nach der Form einteilen (**Abb. 6.1a–i**). Diese wird beeinflusst durch die Krafteinwirkung (direkt oder indirekt), deren Richtung, durch die auftreffende Energie und die mechanische Resistenz des Knochens.
- *Quer- und Schrägbruch*: entsteht durch direkte, kurze und heftige Krafteinwirkung. Ab einem Bruchwinkel von mehr als 30° spricht man von einer Schrägfraktur.
- *Biegungsbruch*: entsteht durch direkte Krafteinwirkung. An der Stelle, an der die Kraft auftrifft, kommt es zur Keilbildung, während man auf der Gegenseite einen queren Einriss durch Zugkräfte beobachtet.
- *Spiralbruch*: entsteht durch indirekte Krafteinwirkung. Auf den Knochen eingeleitete Drehkräfte werden fortgeleitet und führen zu Zugspannungen, die zu einer spiralförmigen Fraktur führen.

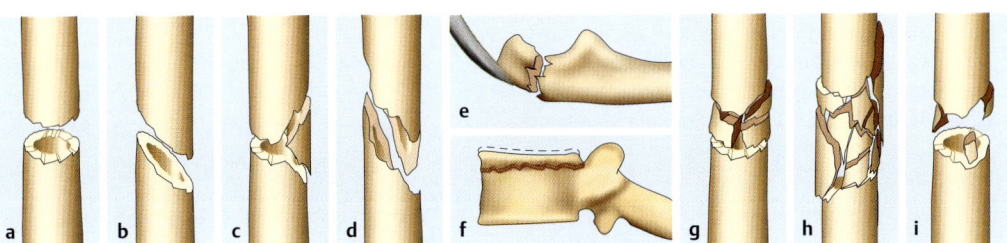

**Abb. 6.1a–i** Frakturformen. **a** Querfraktur. **b** Schrägfraktur (>30°). **c** Biegungsfraktur mit Biegungskeil. **d** Spiralfraktur. **e** Abrissfraktur. **f** Kompressionsfraktur. **g** Mehrfragmentfraktur. **h** Trümmerfraktur. **i** Defektfraktur.

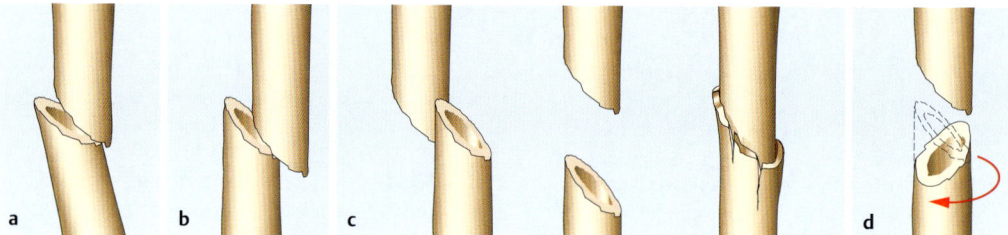

**Abb. 6.2a–d** Formen der Dislokation. **a** Achsverschiebung (Dislocatio ad axim). **b** Seitverschiebung (Dislocatio ad latus). **c** Längenverschiebung (Dislocatio ad longitudinem). **d** Verdrehung (Dislocatio ad peripheriam).

Ist die Drehkraft groß genug, können ein oder zwei Drehkeile (Butterfly-Fraktur) auftreten.
- *Abrissbruch*: entsteht durch Zugkräfte über ein Band oder eine Sehne. Die Bruchlinie läuft quer zur Zugrichtung.
- *Kompressionsbruch:* entsteht durch Stauchung im spongiösen Knochen. Betroffen sind die Meta- oder Epiphysen, Handwurzelknochen oder Wirbelkörper. Meist besteht durch den Substanzverlust ein irreversibler Schaden, der oft auch den Gelenkknorpel betrifft (Gelenkfraktur, siehe Kap. 10.2.5).
- *Mehrfragment- und Trümmerbruch*: entstehen durch große Gewalteinwirkung mit hoher Energie. Kombinationen verschiedener Bruchformen sind möglich. Sind 4–6 Fragmente vorhanden, spricht man von einer Mehrfragmentfraktur, bei mehr als 6 Fragmenten von einer Trümmerfraktur.
- *Defektbruch*: entsteht ebenfalls wie Mehrfragment- und Trümmerfrakturen durch große Gewalteinwirkung. Häufig offene Frakturen mit großem Weichteildefekt.

## Dislokationen

Wichtig für die Beurteilung einer Fraktur ist es, ob die Fragmente noch an ihrer angestammten, korrekten Stelle liegen, oder ob eine Dislokation vorliegt (**Abb. 6.2a–d**). Häufig bestehen Kombinationen der verschieden Dislokationsformen:
- *Achsverschiebung (Dislocatio ad axim)*: Achsenknick, die Fragmente stehen jedoch aufeinander.
- *Seitverschiebung (Dislocatio ad latus)*: Fragmente sind seitlich verschoben, die Achse steht gerade.
- *Längenverschiebung (Dislocatio ad longitudinem)*: Fragmente sind verkürzt oder verlängert, die Achse steht gerade.
- *Verdrehung (Dislocatio ad peripheriam)*: Drehfehler durch Rotation, die Achse steht gerade, die Fragmente aufeinander.

## 6.1.2 Weichteilschäden bei Frakturen

Die Weichteile umgeben das knöcherne Skelett und sind daher bei Frakturen immer mit betroffen. Das Ausmaß der Weichteilschädigung beeinflusst direkt die Frakturheilung. Einerseits ist die Gefäßversorgung essentiell für die Heilung des Knochens, andererseits besteht eine hohe Infektionsgefahr durch den Übertritt von Erregern durch das geschädigte Weichteilgewebe in den Knochen.

Der Weichteilschaden kann je nach Verletzung sehr unterschiedlich ausgeprägt sein. Daher ist die Abschätzung des Verletzungsausmaßes der Weichteile von Bedeutung für die Behandlung.

> Ist die Haut über dem frakturierten Knochen intakt, spricht man von einer geschlossenen Fraktur. Bei Eröffnung des Hautmantels liegt eine offene Fraktur vor.

### Geschlossene Frakturen

Geschlossene Frakturen werden nach Tscherne und Oestern (1982) in G 0 bis G III eingeteilt (**Tab. 6.1**). Die von der Arbeitsgemeinschaft für Osteosynthesefragen (AO) 1991 vorgeschlagene Einteilung für geschlossene und offene Frakturen (IO = integument open, IC = integument closed) hat sich in deutschen Kliniken bisher nicht durchgesetzt.

**Tabelle 6.1** Einteilung des geschlossenen Weichteilschadens nach Tscherne und Oestern (1982).

| Grad | Schädigung |
|---|---|
| G 0 | unbedeutender, geringer Weichteilschaden |
| G I | oberflächliche Schürfunde oder Kontusion durch Fragmentdruck von innen |
| G II | tiefe kontaminierte Schürfwunde oder schwere Kontusion, drohendes Kompartment-Syndrom |
| G III | ausgedehnte Hautkontusion, Ablederung, Zerstörung der Muskulatur, Verletzung großer Gefäße oder manifestes Kompartment-Syndrom |

## Offene Frakturen

Offene Frakturen werden in O1 bis O4 eingeteilt (**Tab. 6.2**). Daneben gibt es eine Klassifikation für offene Frakturen nach Gustilo und Anderson, die vor allem im angloamerikanischen Schrifttum verwendet wird. Hier wird im Wesentlichen der Grad O3 in drei weitere Untergruppen A–C unterteilt.

Tabelle 6.2 Einteilung des offenen Weichteilschadens nach Tscherne und Oestern (1982).

| Grad | Schädigung |
|---|---|
| O1 | Durchspießung eines Knochens von innen |
| O2 | Weichteileröffnung und Quetschung von außen |
| O3 | ausgedehnte Weichteilzerstörung (Mitverletzung von Nerven, Gefäßen, Sehnen,) und freiliegende Fraktur |
| O4 | subtotale Amputation |

## Therapie

Die Sanierung der geschädigten Weichteile muss *vorrangig* vor der Frakturversorgung erfolgen. Das zerstörte und schlecht durchblutete Gewebe muss vollständig entfernt werden. Dieses chirurgische Vorgehen nennt man *Débridement*. Eine vorübergehende Konsolidierung lässt sich mit der Vakuum-Versiegelungstechnik erreichen, anschließend kann die Deckung mit plastischen Verfahren erfolgen (siehe Kap. 2.5 und 3.1). Vor allem bei geschlossenen Weichteilen muss frühzeitig an ein Kompartment-Syndrom gedacht und die notwendige operative Therapie eingeleitet werden (siehe Kap. 9.3).

## 6.2 Diagnostik

### Klinische Zeichen

Bei der klinischen Untersuchung unterscheidet man sichere und unsichere Frakturzeichen.

#### Sichere Frakturzeichen
- abnorme Beweglichkeit
- hörbares Knirschen der Knochen bei Bewegung (Prüfung verboten!)
- groteske Fehlstellung
- sichtbare Knochenfragmente bei offenem Bruch

#### Unsichere Frakturzeichen
- Schmerz
- Schwellung
- Hämatom
- gestörte Funktionsfähigkeit

### Bildgebende Verfahren

#### Röntgen
Nach der klinischen Untersuchung steht die Röntgendiagnostik an erster Stelle. Röntgenaufnahmen einer verletzten Extremität werden immer in zwei senkrecht aufeinander stehenden Ebenen (in der Regel von vorne und seitlich) angefertigt. In manchen Fällen sind weitere Ebenen notwendig, z. B. bei V. a. Scaphoid-Fraktur. Bei der Beurteilung Epiphysen-naher Frakturen bei Kindern muss der Röntgenvergleich mit der unverletzten Gegenseite durchgeführt werden, um die Diagnose sicher zu stellen.

#### Computertomographie
Manchmal ist eine zuverlässige Diagnose zum Beweis oder Ausschluss einer Fraktur mit Röntgenaufnahmen schwierig, z. B. am Schädel. Daher erfolgt im Zweifelsfall eine Computertomographie *(CT)*, in der durch die Schnittbildtechnik Unterbrechungen der Knochenkontinuität sicher diagnostiziert werden können. Auch bei Überlagerungen von mehreren Knochen und Fragmenten, oder bei Frakturen im Gelenkbereich, bei denen die gelenkbildenden Fragmente genau lokalisiert werden müssen, ist das CT eine wertvolle diagnostische Hilfe.

> *CT und Kernspintomographie (MRT) haben eine unterschiedliche diagnostische Wertigkeit! Während im CT vor allem knöcherne Strukturen und Veränderungen exakt beurteilt werden können, liegt der Vorteil des (teureren) MRTs in der Darstellung von krankhaften Prozessen der Weichteilstrukturen.*

## 6.3 Frakturheilung

Die Frakturheilung ist einer der wenigen Heilungsprozesse des Organismus, der über eine vollständige Regeneration des verletzten Gewebes, also ohne Narbenbildung, verläuft. Dies wird abhängig von der Stabilität über zwei unterschiedliche Formen erreicht:
- primäre Frakturheilung,
- sekundäre Frakturheilung.

Absolute Voraussetzung für eine erfolgreiche Heilung ist bei beiden Formen:
- eine ausreichende Gefäßversorgung,
- Stabilität,
- Kontakt der Fragmentenden.

Sind diese Voraussetzungen nicht erfüllt, besteht die Gefahr, dass eine Pseudarthrose (Scheingelenk, siehe Kap. 9.1) entsteht.

### 6.3.1 Primäre Frakturheilung

Die primäre, direkte Frakturheilung ist nur bei absoluter Ruhe und direktem Kontakt der Fragmentenden möglich. Charakteristisch sind die fehlende Kallusbildung und fehlende Resorption. Die Knochenenden wachsen direkt über einwachsenden lamellären Knochen zusammen (**Abb. 6.3a–b**). Dies ist nur unter dem Schutz einer stabilen Osteosynthese möglich, daher beobachtet man die primäre Frakturheilung nur bei folgenden Behandlungsarten:
- stabile Plattenosteosynthese,
- stabile Zugschraubenosteosynthese,
- Fixateur externe mit interfragmentärer Zugschraube.

### 6.3.2 Sekundäre Frakturheilung

Die sekundäre, indirekte Frakturheilung ist die natürliche Form der Bruchheilung. Diese resultiert aus einer gewissen Unruhe (Beweglichkeit) zwischen den Fragmenten und ist charakterisiert durch die Bildung von Kallus. Zunächst wird das Frakturhämatom im Frakturspalt durch Bindegewebe ersetzt (**Abb. 6.4**). Anschließend erfolgt die Differenzierung zuerst in Faserknorpel und dann in Faserknochen. An den Fragmentenden kommt es zur Resorption. Nach Aushärtung (Mineralisation) des Kallus ist die Extremität wieder voll belastbar.

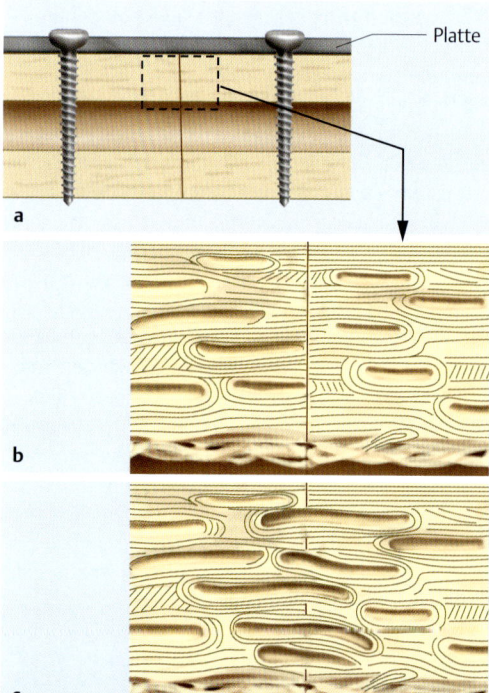

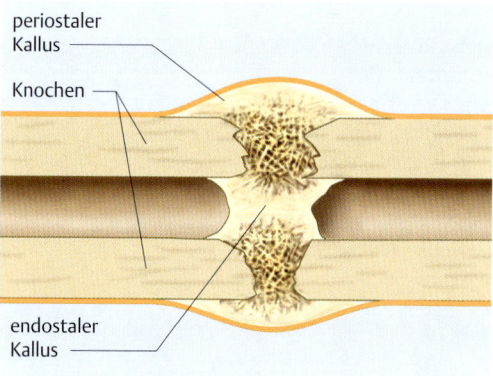

**Abb. 6.4** Sekundäre Frakturheilung über periostale und endostale Kallusbildung.

Der kräftige Kallus wird allmählich ab-, und schließlich in ursprünglichen Lamellenknochen umgebaut. Die sekundäre Frakturheilung wird bei folgenden Behandlungsarten beobachtet:
- konservative Bruchbehandlung,
- Marknagelosteosynthese,
- Fixateur-externe-Osteosynthese,
- biologische Osteosynthese (siehe Kap. 7.2.2).

**Abb. 6.3a–b** Primäre Frakturheilung. **a** Die Knochenenden haben direkten Kontakt. **b** Direkte Überbrückung des Frakturspaltes durch einwachsende Knochenbälkchen.

## 6.4 Besonderheiten kindlicher Frakturen

Der kindliche Knochen hat eine hohe Wachstumstendenz und weist daher ein sehr gutes Korrekturvermögen für Achsenfehlstellungen auf. Das Längenwachstum erfolgt in der Epiphysenfuge (Wachstumsfuge), während das sehr dicke und kräftige Periost für das Dickenwachstum des Knochens verantwortlich ist. Komplikationen können v. a. bei gelenknahen Frakturen von Röhrenknochen auftreten, wenn die Wachstumsfuge verletzt ist.

### 6.4.1 Schaftfrakturen langer Röhrenknochen

Die langen Röhrenknochen sind beim heranwachsenden Knochen durch den dicken Periostschlauch gut geschient. Das Periost ist so stabil, dass es bei einer Fraktur häufig nur einreißt, wodurch eine Periostbrücke bestehen bleibt. Diese Sonderform der Fraktur, die nur bei Kindern und Jugendlichen zu beobachten ist, nennt man *Grünholz-Fraktur* (**Abb. 6.5**). Beim Heranwachsenden kommen auch Frakturen vor, bei denen das Periost keine Kontinuitätsunterbrechung aufweist. Steht hierbei der Knochen in Achsfehlstellung, spricht man vom *Knickbruch*. Beim *Wulstbruch* ist der weiche Knochen meist im Bereich der Metaphyse eingestaucht und wird durch die dichtere Diaphyse bucklig aufgeworfen.

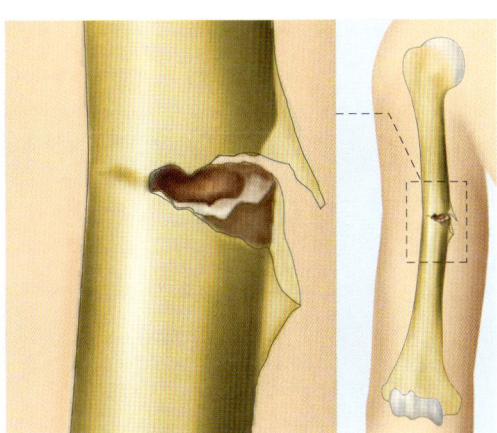

**Abb. 6.5** Grünholzfraktur.

Eine Besonderheit des kindlichen Knochens ist das hervorragende Korrekturvermögen von Achsfehlstellungen. Es resultiert daraus, dass sich die Epiphyse immer senkrecht zur Belastungsrichtung ausrichtet. Das Korrekturvermögen ist abhängig vom Alter und von der Lokalisation des Bruchs. So können z. B. bis zum 12. Lebensjahr Achsfehlstellungen des proximalen Oberarmschaftes bis zu 50° in der Frontal- und Sagittalebene sowie Seit-zu-Seit-Verschiebungen von bis zu einer Schaftbreite vollständig unter konservativer Therapie ausgeglichen werden. Später sind Achsfehlstellung bis 30° und Seit-zu-Seit-Verschiebungen bis zu einer halben Schaftbreite spontan (ohne Operation) korrigierbar. Die Korrekturfähigkeit des kindlichen Knochens gegenüber Rotationsfehlstellungen ist allerdings in jedem Lebensabschnitt nur sehr gering.

### Therapie

Die Frakturheilung des kindlichen Knochens verläuft aufgrund der großen Wachstumstendenz deutlich schneller als beim Erwachsenen. Frakturheilungsstörungen wie Pseudarthrosen kommen nur äußerst selten vor. Wegen der guten Wachstums- und Korrekturfähigkeit erfolgt die Therapie in aller Regel konservativ.

Bei Grünholzfrakturen muss die Fraktur zunächst entkeilt werden, da der intakt gebliebene Periostschlauch eine persistierende Fehlstellung provoziert. Meist wird bei diesem geschlossenen Manöver das Periost vollständig durchtrennt. Anschließend erfolgt eine Gipsruhigstellung für 3–4 Wochen.

### 6.4.2 Epiphysenfugenverletzungen

#### Aufbau und Funktion der Epiphysenfuge

Die Epiphysenfuge befindet sich zwischen Epiphyse und Metaphyse. Durch den strukturellen Aufbau wächst der Knochen hier von zentral nach peripher (**Abb. 6.6**). Der ruhende, vermehrungsfähige Knorpel (Zone des ruhenden Knorpels) teilt sich und ordnet sich säulenförmig an (Säulenknorpel). Es kommt zur blasenförmigen Auftreibung der Knorpelzellen (Blasenknorpel), wodurch die Nährstoffversorgung des Knorpels stark behindert wird. In der Folge mineralisiert der Knorpel und die Knorpelzellen gehen zugrunde (Resorptionszone). Durch einsprossende Gefäße gelangen Knochenzellen in die Knorpelhöhlen und führen durch Bildung von Osteoid zum Aufbau von Geflechtknochen (Verknöcherungszone). Dieser wird später zum ursprünglichen Lamellenknochen umgebaut.

Nach Erreichen des genetisch festgelegten Längenwachstums verschließt sich die Epiphysenfuge

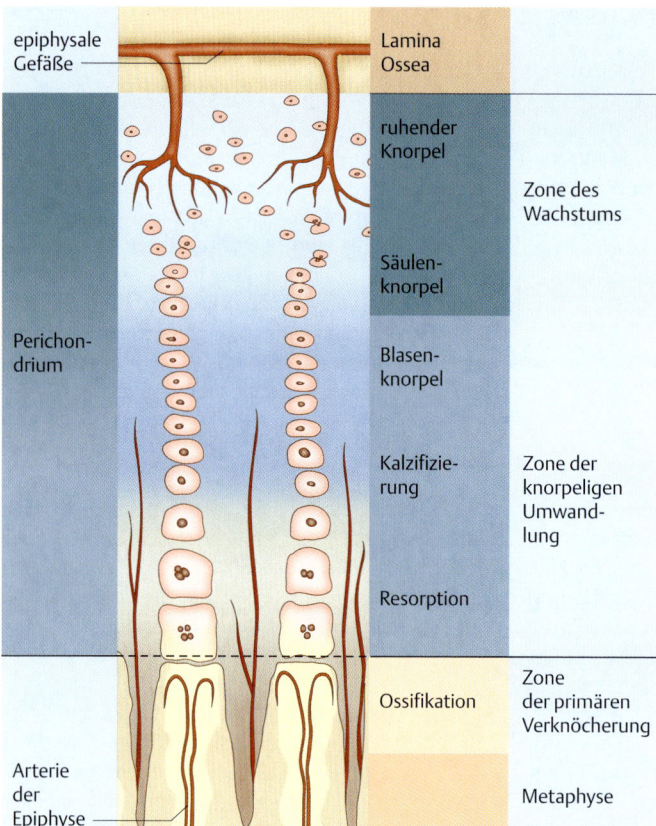

Abb. 6.6 Aufbau der Epiphysenfuge.

über Mineralisation. Der Zeitpunkt ist ebenfalls genetisch eindeutig bestimmt und von verschiedenen, individuellen Faktoren und vom Geschlecht abhängig. Bei Männern schließt sich die Epiphysenfuge im Alter von 20–22 Jahren, bei Frauen mit 18–20 Jahren.

## Klassifikation

Bei Frakturen im Kindesalter ist die Lage der Fraktur zur Epiphysenfuge für die Behandlung und die Prognose entscheidend. Die Einteilung erfolgt nach Aitken, oder nach Salter/Harris (**Abb. 6.7**). Beide Klassifikationen werden in der Klinik nebeneinander benutzt (**Tab. 6.3**).

Tabelle 6.3 Einteilung der Epiphysenfraktur nach Aitken und Salter/Harris, Prognose für das Längenwachstum

| Aitken | Salter/Harris | Lokalisation/Art der Verletzung | Prognose Längenwachstum |
|---|---|---|---|
|  | Salter/Harris I | Epiphysiolyse ohne Begleitfraktur | Wachstumsstörungen selten |
| Aitken I | Salter/Harris II | Epiphysiolyse mit metaphysärem Fragment | Wachstumsstörungen selten |
| Aitken II | Salter/Harris III | Epiphysiolyse mit epiphysärem Fragment | Fehlwachstum wahrscheinlich |
| Aitken III | Salter/Harris IV | Fraktur durch Epi- und Metaphyse | Fehlwachstum wahrscheinlich |
|  | Salter/Harris V | axiale Stauchung der Epiphysenfuge | Fehlwachstum wahrscheinlich |

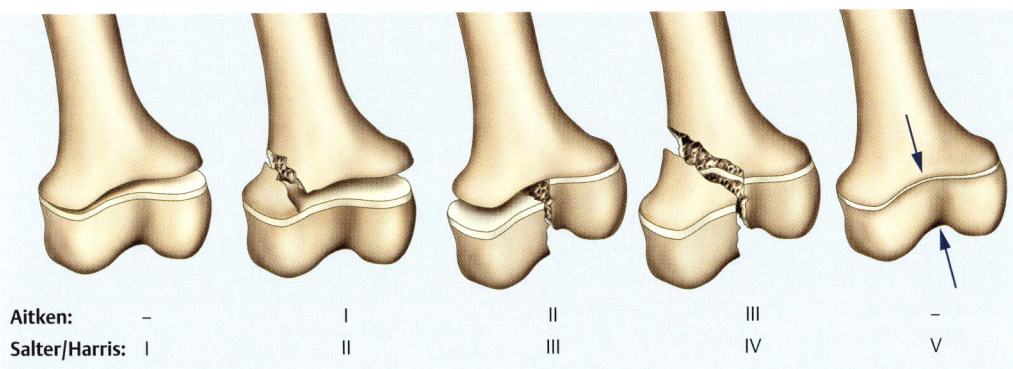

**Abb. 6.7** Epiphysenverletzungen. Einteilung nach Aitken und Salter/Harris.

## Gefahr von Wachstumsstörungen

Frakturen der Epiphysenfuge finden zwischen der Zone der Resorption und der beginnenden Mineralisation statt, sodass eine Schädigung der Wachstumszone nur bei Epiphysenfrakturen erfolgt, die durch die Epiphysenfuge nach peripher, also Richtung der Epiphyse, auslaufen. Dies ist bei Frakturen mit einem epiphysären Fragment der Fall (z. B. Aitken II und III). Es kommt zum Fehlwachstum durch die halbseitig intakte und halbseitig defekte Epiphysenfuge, wobei eine Wachstumshemmung, oder aber ein überschießendes Längenwachstum die Folge sein kann. Dagegen sind Wachstumsstörungen bei Salter/Harris I und II (bzw. Aitken I), bei denen die Fraktur die Epiphysenfuge nicht kreuzt, so gut wie nie zu beobachten. Eine Besonderheit ist die Stauchung der Epiphysenfuge (Salter/Harris V), bei der die Wachstumsfuge breit verletzt sein kann. Diese ist im Röntgenbild nur schwer zu erkennen und fällt oft erst durch spätere Wachstumsstörung auf.

## Therapie

Frakturen nach Salter/Harris I und II ohne wesentliche Dislokation können konservativ im Gips behandelt werden. Bei starker Dislokation und bei Frakturen Aitken II und III muss eine operative Therapie erfolgen (**Abb. 6.8**). Hierbei ist die Spickdrahtosteosynthese durch die Epiphysenfuge das schonendste Verfahren. Selten wird epi- oder metaphysär eine Zugschraube eingebracht. Diese darf die Epiphysenfuge nicht kreuzen.

> Verläuft eine Osteosynthese durch die Epiphysenfuge, kann durch die Schädigung sowohl eine Wachstumshemmung, oder aber auch ein vermehrtes Längenwachstum resultieren (**Abb. 6.9**).

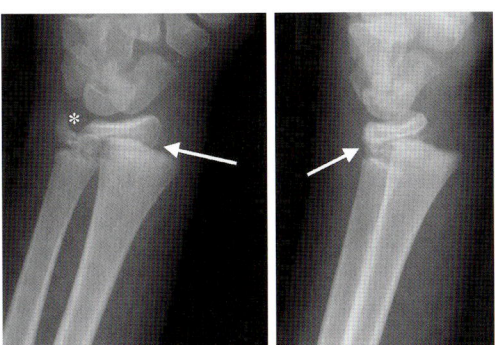

**Abb. 6.8** Kombinierte Epiphysenverletzung. Epiphysiolyse (Pfeil) des distalen Radius (Salter/Harris I) und Epiphysenfraktur (Stern) der distalen Ulna (Salter/Harris III bzw. Aitken II)

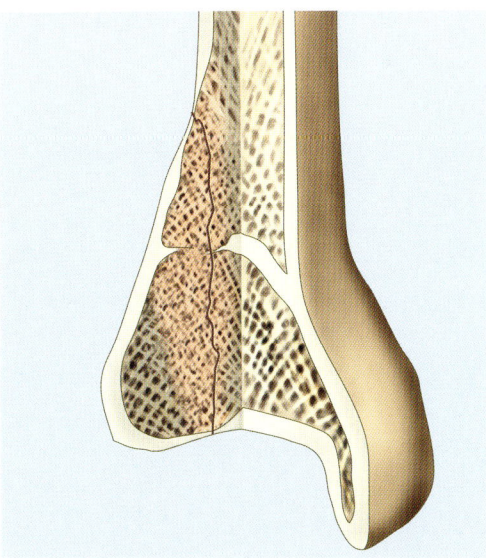

**Abb. 6.9** Fehlwachstum nach Epiphysenverletzung (Aitken III bzw. Salter/Harris IV).

**Fallbeispiel:** Ein 12-jähriger Junge stürzt beim Inlineskaten ohne Protektoren auf das linke Handgelenk. Das Handgelenk ist geschwollen und schmerzhaft. Bei der Vorstellung in der Notfallambulanz wird eine Röntgenuntersuchung durchgeführt. Da hierbei kein Bruch zu erkennen ist, wird der Junge mit der Maßgabe nach Hause geschickt, sich bei anhaltenden Schmerzen erneut vorzustellen.

Da keine Besserung der Schmerzen eintritt erfolgt 5 Tage später eine erneute Röntgenuntersuchung, die nun eine Epiphysiolyse des distalen Radius (Salter/Harris I) und eine Epiphysenfraktur der distalen Ulna nach Salter/Harris III bzw. Aitken II zeigt. Der Bruch wird reponiert und mit Kirschner-Drähten fixiert. 6 Wochen später werden die Drähte entfernt, die Fraktur ist vollständig verheilt. Eine Wachstumsstörung ist auch 2 Jahre später glücklicherweise nicht eingetreten.

## Zusammenfassung

- Ein Knochenbruch (Fraktur) entsteht entweder traumatisch oder spontan. Die Einteilung der Frakturen nach Form und Lokalisation gibt Hinweise auf die Therapie und den Behandlungsverlauf. Als Sonderformen müssen die pathologische Fraktur und die Grünholzfraktur abgegrenzt werden. Wichtig für den klinischen Verlauf ist der Grad des begleitenden Weichteilschadens, der das Therapieregime der Frakturbehandlung wesentlich beeinflusst.
- Zu Anfang muss eine gewissenhafte Diagnostik erfolgen, um die richtige Therapie einzuleiten. Das Ziel der Frakturheilung ist die völlige Wiederherstellung der Funktion der verletzten Extremität in anatomischer Stellung in möglichst kurzer Zeit. Je nach Lokalisation des Bruches und Ausmaß der Weichteilschädigung sollte eine Fraktur in 4 Wochen bis 4 Monaten verheilt sein.
- Knochenbrüche heilen bei Kindern wesentlich schneller als bei Erwachsenen. Achsenfehlstellungen können durch das Wachstum ausgeglichen werden. Schaftfrakturen von Röhrenknochen werden in der Regel konservativ behandelt. Verletzungen der Epiphysenfugen können je nach Lokalisation das Knochenwachstum beeinflussen. Trotz operativer Versorgung kann es zu Wachstumsstörungen des betroffenen Knochens kommen.

# 7 Therapie knöcherner Verletzungen

Die Behandlung von Frakturen muss individuell für jeden Patienten festgelegt werden. Grundsätzlich stehen konservative Therapieverfahren den operativen gegenüber. Während die konservative Therapie kein Operations- oder Infektionsrisiko aufweist, besteht jedoch die Gefahr von Immobilisationsschäden, die an den Gelenken bis zur Einsteifung führen können. Dagegen bietet die operative Therapie die Möglichkeit einer früh-funktionelle Therapie, zum Preis des Operations- und eines erhöhten Infektionsrisikos. Bei der operativen Therapie kommen verschiedene Osteosynthesetechniken zum Einsatz, die abhängig vom Frakturtyp, dem Ausmaß der Begleitverletzungen und des Weichteilschadens sorgfältig ausgewählt werden müssen.

## 7.1 Allgemeine Richtlinien

Das grundlegende Ziel der Frakturbehandlung ist die Wiederherstellung der anatomisch korrekten Position und Funktion. Daher gelten folgende allgemeine Richtlinien der Behandlung: Reposition – Retention – Nachbehandlung.

### Reposition

Im Falle einer Dislokation müssen die Fragmente zunächst durch ein entsprechendes Repositionsmanöver in möglichst achsrechte, anatomische Stellung gebracht werden. Dies geschieht in erster Linie durch Zug- und Gegenzug. Bei gelenknahen Frakturen sind jedoch oft zusätzliche komplexe Gelenkbewegungen und manuelle Manipulationen notwendig. Gelegentlich verhindert in den Frakturspalt eingeklemmtes Weichteilgewebe die erfolgreiche Reposition. Ist eine verlässliche Fixation des Repositionsergebnisses nicht zu erwarten oder ist eine achsrechte Reposition nicht möglich, muss eine offene Reposition im OP durchgeführt werden.

### Retention

Die Retention (Fixation und Ruhigstellung) erfolgt bei geschlossener Reposition in einem Gipsverband beziehungsweise mit geschlossen eingebrachten Osteosynthesen (z. B. Fixateur externe, Draht). Bei der offenen Reposition stehen für die Retention alle Osteosyntheseverfahren zur Verfügung. Der Arzt entscheidet im Einzelfall, mit welchem Verfahren er das beste Ergebnis erzielt.

### Nachbehandlung

Zur Vermeidung von Immobilisationsschäden ist eine möglichst frühe funktionelle Nachbehandlung anzustreben. Ziel ist die rasche Wiederherstellung der vollen Funktion. Die Möglichkeiten der Nachbehandlung hängen vom gewählten Behandlungsverfahren (konservativ – operativ) und der erlaubten Belastbarkeit beziehungsweise der Stabilität der Fraktur ab.

## 7.2 Konservative und operative Frakturbehandlung

Bei der Frakturbehandlung stehen konservative und operative Therapieverfahren zur Verfügung. Abhängig von einer Vielzahl von Faktoren, wie dem Alter, Typ und Lokalisation der Fraktur, Weichteilverletzungen, Begleitverletzungen oder der psychischen Verfassung des Patienten wird man die Behandlungsform sorgfältig abwägen. Es lassen sich einige allgemeine Vor- und Nachteile der beiden Therapieformen feststellen (**Tab. 7.1**).

**Tabelle 7.1** Vor- und Nachteile konservativer und operativer Verfahren

| Therapieverfahren | Vorteile | Nachteile |
|---|---|---|
| konservativ | - kein OP- und Narkoserisiko<br>- Infektionsrisiko vernachlässigbar<br>- keine Narbenbildung<br>- keine Metallentfernung notwendig | - Risiko von Immobilisationsschäden<br>- evtl. Fixierung benachbarter Gelenke<br>- Gefahr von Fehlstellungen<br>- Thromboserisiko erhöht |
| operativ | - achsrechte und anatomische Reposition<br>- frühe Mobilisation und Muskelkräftigung durch bewegungsstabile Fixation | - allgemeines OP- und Narkoserisiko<br>- Infektionsrisiko durch Operation<br>- Narbenbildung<br>- evtl. Metallentfernung notwendig |

### 7.2.1 Konservative Frakturbehandlung

Die konservative Therapie umfasst die Reposition und anschließende Ruhigstellung in einem Gips- oder Kunststoffverband. Heute erlauben spezielle Orthesen eine Ruhigstellung mit einem hohen Komfort. Zur konservativen Therapie zählt auch die Extensionsbehandlung.

### Ruhigstellung im Gips- oder Kunststoffverband

Die Ruhigstellung der verletzten Extremität kann durch einen Gips- oder Kunststoffverband oder eine Orthese erfolgen. Ein Gipsverband darf unmittelbar nach einer Verletzung nicht zirkulär angelegt werden. Die verletzungsbedingte Schwellung kann in den ersten Tagen zunehmen. Ein zu enger Gips verstärkt diesen Effekt, weil er den venösen Abfluss behindert. In der Folge kann es zu Druckläsionen wie Nekrosen oder Nervenschäden kommen. Deshalb modelliert der Arzt zunächst eine Schiene, oder ein zirkulärer Gips wird gespalten. Gipsverbände müssen außerdem gut gepolstert werden und der Arzt muss am Tag der Gipsanlage und am Folgetag den Verband und den Zustand der Extremität (Schwellung, Schmerz, Puls, Farbe der Haut) kontrollieren. Unterstützt wird die Behandlung durch abschwellende Maßnahmen, wie das Hochlagern der Extremität, und durch Medikamente (z. B. Voltaren).

> Der Patient mit Schmerzen im Gips- oder Kunststoffverband hat immer Recht! In jedem Fall muss der Verband abgenommen und kontrolliert werden, andernfalls können irreparable Nervenläsionen und Druckulzera entstehen.

Nach 5–6 Tagen kann meist auf einen geschlossenen, zirkulären Gips- oder Kunststoffverband übergegangen werden. Während der mehrwöchigen Gipsbehandlung müssen regelmäßige Röntgenkontrollen erfolgen. Diese sollen die ordnungsgemäße Stellung der Fraktur und das Fortschreiten der Frakturheilung dokumentieren. Zeigt sich in der Röntgenaufnahme, dass eine Fraktur, die bisher achsrecht im Gips fixiert war, nun eine relevante Achsabweichung (in der Regel mehr als 10°) aufweist, muss die Indikation zur operativen Versorgung überprüft werden.

### Funktionsstellung

Von Bedeutung für eine schnelle und erfolgreiche Rehabilitation nach Gipsabnahme ist die Ruhigstellung in Funktionsstellung.

> Die Funktionsstellung ist die Gelenkstellung, die durch die Ruhigstellung die geringsten Funktionseinbußen verursacht.

*Funktionsstellungen untere Extremität* (**Abb. 7.1**)
- Hüftgelenk 15° Flexion

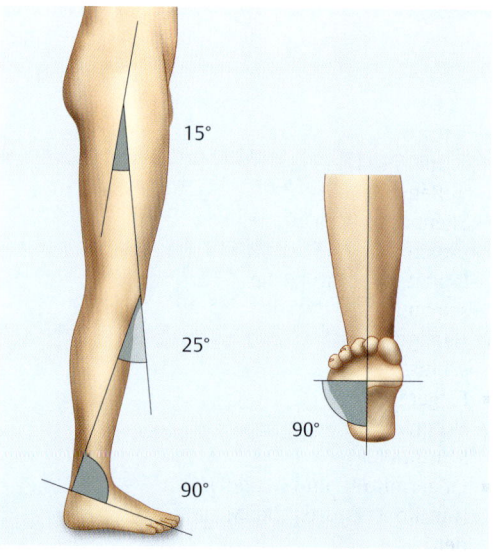

**Abb. 7.1** Funktionsstellung der großen Gelenke an der unteren Extremität.

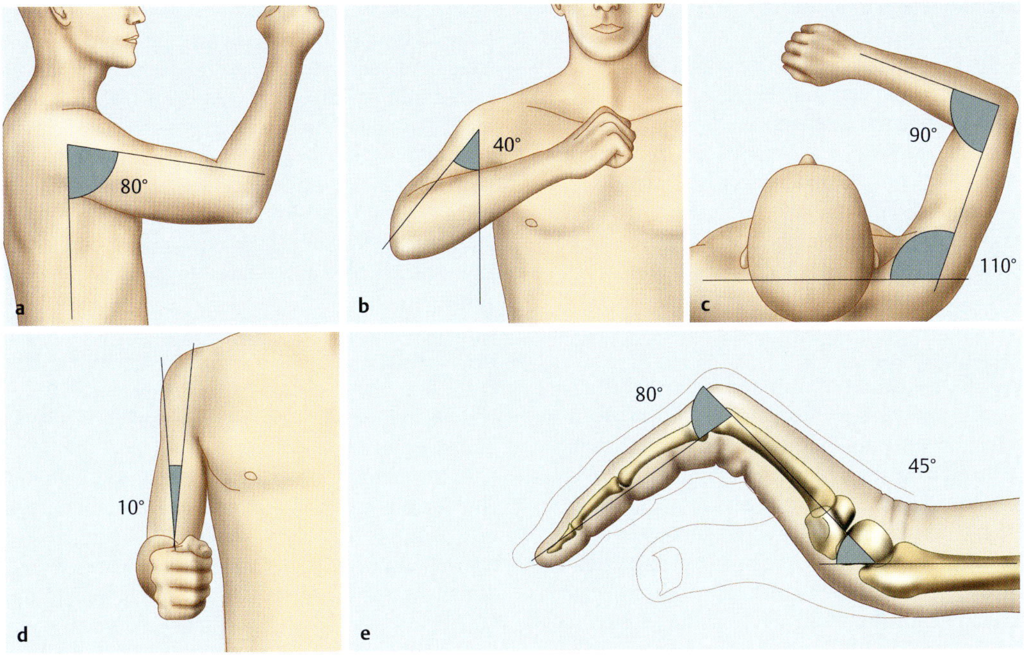

**Abb. 7.2a–e** Funktionsstellungen an der oberen Extremität. **a** Schultergelenk (Frontalebene). **b** Schultergelenk (Sagittalebene). **c** Schultergelenk (Transversalebene) und Ellenbogengelenk. **d** Unterarm. **e** Hand- und Fingergelenke.

- Kniegelenk
  - 25° Flexion im Liegegips (Kreuzband- und Muskelentspannungslagerung)
  - 15° Flexion im Gehgips (günstiger zum Abrollen)
- oberes und unteres Sprunggelenk: Nullstellung im oberen und unteren Sprunggelenk (entspricht 90° zwischen Fuß- und Unterschenkellängsachse. Vorsicht: Fuß fällt im Liegen immer in Spitzfußstellung!)

*Funktionsstellungen obere Extremität (Abb. 7.2a–e)*
- Schultergelenk 80° Flexion, 20° Abduktion, 20° Außenrotation
- Ellenbogengelenk 90° Flexion
- proximales und distales Radioulnargelenk 10° Pronation (natürliche Haltung beim Durchschwingen der Arme)
- Handgelenk 45° Dorsalextension (voller Faustschluss ist möglich)
- Fingergrundgelenke 70–80° Flexion (so sind die Seitenbänder gestreckt und können nicht schrumpfen)
- Fingermittel- und -endgelenke volle Streckung (um Kontrakturen der Mittelgelenke zu vermeiden)

## Nachbehandlung

Die Nachbehandlung kann noch während der Ruhigstellung beginnen. Patienten müssen angeleitet werden, die nicht ruhig gestellten Gelenke der betroffenen Extremität zu bewegen, wenn dadurch die Frakturheilung nicht gefährdet wird. Aktive Bewegungen verhindern Immobilisationsschäden der nicht betroffenen Gelenke und der Muskulatur.

Nach der Gipsabnahme muss die Gelenkbeweglichkeit wieder hergestellt und die Muskulatur gekräftigt werden. Dies ist Aufgabe der Physiotherapie. Physiotherapeuten müssen Patienten dabei auch dazu anleiten, selbstständig Übungen für die Verbesserung von Mobilität und Muskelkraft durchzuführen.

## Risiken

Das Risiko schwerwiegender Komplikationen ist bei der konservativen Frakturbehandlung relativ gering. Neben der Störung der Frakturheilung kann es zu Immobilisationsschäden und in seltenen Fällen zu Thrombosen kommen.

***Störungen der Frakturheilung***
siehe Kap. 9

## Immobilisationsschäden

Ein entscheidender Nachteil der konservativen Therapie ist die Gefahr von Immobilisationsschäden (siehe auch Münzing, Schneider 2004, Kap. 1). Durch die lang andauernde Ruhigstellung kommt es in den Muskeln, Sehnen und Bändern zur Atrophie und degenerativen Veränderungen. Durch Kapselschrumpfungen kann es in ruhig gestellten Gelenken zu Bewegungseinschränkungen bis zur vollständigen Einsteifung kommen. Daher soll die Ruhigstellung so kurz wie möglich andauern.

## Thrombose

Um die Gefahr der Entstehung einer Thrombose oder Embolie zu reduzieren, wird heute generell bei gelenkübergreifenden Gips- oder Kunststoffruhigstellungen an der unteren Extremität die medikamentöse Thromboseprophylaxe empfohlen. Diese erfolgt meist durch einmal täglich subkutan injiziertes niedermolekulares Heparin. Bei Ruhigstellung an der oberen Extremität besteht nach gängiger Lehrmeinung prinzipiell kein erhöhtes Thromboserisiko. In jedem Fall muss jedoch das individuelle Thromboserisiko (z. B. aufgrund einer angeborenen Gerinnungsstörung) berücksichtigt werden.

## Extensionsbehandlung

Bei der Extensionsbehandlung erfolgt die Ruhigstellung durch einen kontinuierlichen Längszug an der verletzten Extremität. Die Extension wurde früher häufig bei Oberschenkelfrakturen angewendet, heute erfolgte sie jedoch nur noch in Ausnahmesituationen, z. B. zur kurzzeitigen Überbrückung, bis eine definitive operative Versorgung mit einer Osteosynthese möglich ist. Allerdings gibt es einige Frakturen im Kindesalter, die mit einer Extensionsbehandlung erfolgreich therapiert werden können (**Abb. 7.3**).

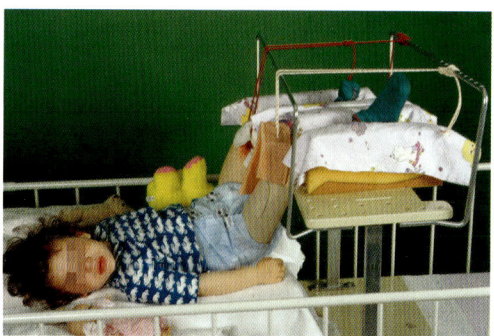

**Abb. 7.3** Extensionsbehandlung einer Oberschenkelfraktur beim Kind.

Zunächst wird distal der Fraktur ein Draht oder Nagel eingebracht. Über einen eingespannten Bügel kann ein Drahtsystem längs der Zugrichtung angebracht werden, mit einem Gewicht (ca. 3–5 kg) wird schließlich die Extension aufgebaut. Durch diesen kontinuierlichen Längszug am frakturierten Knochen wird eine grobe Reposition erreicht, die eine schmerzlindernde Wirkung hat. Das Gewicht darf nicht zu hoch gewählt werden, da sonst durch den Zug Schäden am Kapsel-Band-Apparat der Gelenke auftreten.

Angewendet wird dieses Verfahren insbesondere bei Frakturen der unteren Extremität, wobei der Draht bzw. die Schraube in die Kondylen des Oberschenkels, den Tibiakopf oder den Kalkaneus eingebracht werden können.

Problematisch ist die Behandlung der Fraktur mit einer Extension ohne Verfahrenswechsel. Durch die mehrwöchige Lagerung können Druckgeschwüre der Haut (Dekubiti), aber auch Nervendruckschäden durch die Schienenlagerung auftreten. Sobald die Fraktur durch einen Kallus anfixiert ist wird, wenn es die Weichteilverhältnisse zulassen, die Extension durch einen Gips ersetzt.

### 7.2.2 Operative Frakturbehandlung

Die operative Therapie hat heute einen festen Platz in der Frakturbehandlung. Entscheidend ist jedoch die richtige Indikationsstellung und Implantatwahl sowie eine weichteilschonende Operationstechnik.

> Unter einer operativen Frakturbehandlung mit einer Osteosynthese versteht man die Reposition, Adaptation und Fixation mit geeignetem Osteosynthesematerial.

## Zeitnahe Versorgung

Der Zeitfaktor spielt in der operativen Therapie, insbesondere an Frakturlokalisationen, an denen wenig Weichteildeckung besteht (z. B. am Sprunggelenk), eine große Rolle. Gelingt eine Versorgung nicht innerhalb von 6 Stunden, steigt aufgrund der posttraumatischen Schwellung die Gefahr für Wund- und Frakturheilungsstörungen (siehe Kap. 9) erheblich an. Zudem kann der spannungsfreie Wundverschluss über der Fraktur bei geschwollenen Weichteilen problematisch oder sogar unmöglich werden. Wenn die Begleitverletzungen des Patienten es ermöglichen, die definitive Versorgung der Fraktur aufzuschieben, wird deshalb bis zum Abschwellen der verletzten Extremität (ca. 3–10 Tage) gewartet. Das Abschwellen kann durch Hochlagern, medikamentöse Therapie und physikalische Anwendungen (Manuelle Lymphdrainage, leichte Kompression) gefördert werden.

## Stabilität

Der besondere Vorteil der operativen Therapie besteht in der unmittelbar postoperativ erreichten Stabilität. Hierbei wird unterschieden zwischen:
- *Lagerungsstabilität*: Die erreichte Stabilität kann nur in einer stabilen Lagerung gewährleistet werden. Aktives und passives Beüben birgt bereits die Gefahr der erneuten Dislokation.
- *Bewegungsstabilität*: „Bewegungsstabilität" ersetzt den herkömmlichen Begriff der „Übungsstabilität". Durch die erreichte Stabilität können angrenzende Gelenke aktiv oder passiv bewegt werden. Eine Belastung der fixierten Fraktur birgt jedoch die Gefahr der erneuten Dislokation.
- *Belastungsstabilität*: Die Stabilität ist soweit wieder hergestellt, dass bereits unmittelbar postoperativ zumindest eine Teilbelastung der Extremität erfolgen kann. Der Grad der Belastung wird durch den Operateur festgelegt.

> *Bei der operativen Versorgung wird mindestens die postoperative Bewegungsstabilität angestrebt.*

## Osteosynthesematerialien

Folgende Implantate werden bei der operativen Versorgung unterschieden:
- Schrauben,
- Platten,
- Drähte und Zuggurtung,
- Marknagel,
- Fixateur externe,
- Dynamische Schrauben- und Plattensysteme (z. B. DHS),
- Fixateur interne.

Die meisten Implantate werden aus rostfreiem Stahl hergestellt. Dieser hat eine hervorragende Stabilität. Es treten jedoch Korrosionsprozesse des dem Namen nach rostfreien Stahls auf, auch sind Allergien auf die Bestandteile des Stahls (Nickel, Kobalt, Chrom) problematisch. Daher finden zunehmend Implantate aus Titan Anwendung, denen praktisch keine allergische Potenz und ein hervorragendes Einwachsverhalten von Knochen nachgewiesen wurde. Nachteile des Titans sind die höheren Kosten, sowie seine relativ weiche Beschaffenheit.

In Erprobung, und zunehmend in der klinischen Anwendung, sind bioresorbierbare Implantate aus einem Zuckermolekül (Poly-L-Lactid). Die aus diesem Material hergestellten Schrauben, Stifte und kleine Platten lösen sich nach Wochen bis Monaten auf, sodass eine zweite Operation zur Metallentfernung nicht mehr notwendig ist.

Je nach Lokalisation und biomechanischer Notwendigkeit wird das Osteosynthesematerial zur Frakturstabilisierung gewählt. Hierbei können die verschiedenen Formen auch untereinander kombiniert werden (z. B. Zugschraube und Neutralisationsplatte).

### Biologische Osteosynthese

Moderne Operationstechniken erfordern eine möglichst sorgfältige Schonung der umgebenden Weichteile. Diese Form der Osteosynthese wird biologische Osteosynthese genannt. Dadurch sollen die für die Frakturheilung so wichtige Blutversorgung weitgehend erhalten bleiben und somit Komplikationen der Frakturheilung minimiert werden. Es gibt heute Implantatdesigns, die diese gewebeschonende Operationstechnik unterstützen.

### Verbundosteosynthese

Von einer Verbundosteosynthese spricht man, wenn das Osteosynthesematerial zusätzlich mit Knochenzement kombiniert wird. Dies kann bei schlechter Knochenqualität, z. B. beim osteoporotischen Knochen, bei pathologischen oder Defektfrakturen erforderlich sein (**Abb. 7.4**).

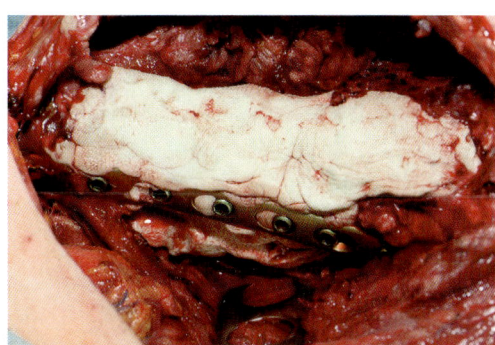

**Abb. 7.4** Verbundosteosynthese: Plattenosteosynthese mit Zementauffüllung.

## Schraubenosteosynthesen

Mit der Schraubenosteosynthese können knöcherne Fragmente fest miteinander fixiert werden. Je nachdem, ob die Fragmente im spongiösen (Metaphyse, Epiphyse) oder kortikalen (Diaphyse) Bereich liegen, wird eine *Spongiosa- oder Kortikalisschraube* verwendet. Im spongiösen Bereich wird zusätzlich eine Unterlegscheibe verwendet, um das Einsinken des Schraubenkopfes zu verhindern.

## Zugschraube

Sollen Fragmente fest gegeneinander fixiert werden, wird die Schraube als sogenannte Zugschraube eingebracht (Abb. **7.5**). Entweder wird dies durch das Schraubendesign erreicht, bei dem das Gewinde nur in dem gegenüberliegendem Fragment greift. Alternativ wird bei Schrauben, die ein durchgehendes Gewinde haben, durch eine besondere Technik des Bohrens die Kompressionseigenschaft hergestellt.

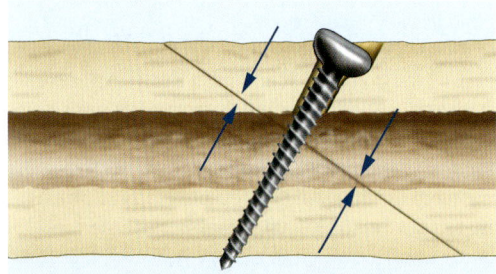

**Abb. 7.5** Prinzip der Zugschraube. Durch entsprechendes Vorbohren greift das Schraubengewinde nur auf der Gegenseite, während das Gewinde auf der Schraubenseite gleitet. Somit wird Kompression auf die Fraktur bewirkt.

## Stellschraube

Wird ein durchgehendes Schraubengewinde so eingebracht, dass es in beiden Fragmenten vollständig greift, wird diese Schraube als Stellschraube bezeichnet. Diese hat ihre Aufgabe in der *Aufrechterhaltung einer vorgegebenen Distanz* zwischen zwei Knochen oder Fragmenten, wie z. B. nach Syndesmosennaht bei Knöchelfrakturen (**Abb. 7.6**). Schrauben werden auch zur Fixation von Plattenosteosynthesen verwendet.

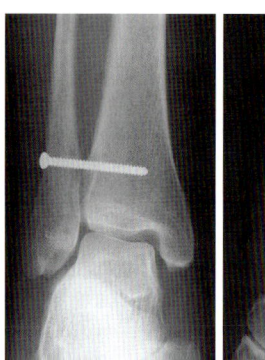 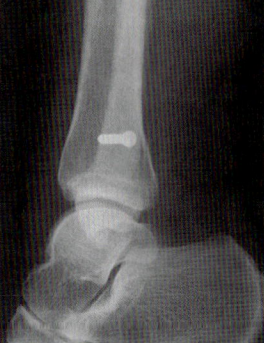

**Abb. 7.6** Stellschraube zwischen distaler Tibia und Fibula.

## Plattenosteosynthesen

Soll ein Bruch mit einer Plattenosteosynthese fixiert werden, muss er zunächst weitgehend freigelegt und die Platte der gesamten Länge nach aufgelegt werden. Die Platte wird der Form des Knochens durch Vorbiegen angepasst und dann mit Schrauben fixiert.

Durch ein spezielles Plattendesign, die Dynamic Compression Plate (DCP), kann eine Fraktur mit der entsprechenden OP-Technik unter Kompression gebracht werden (**Abb. 7.7a–b**).

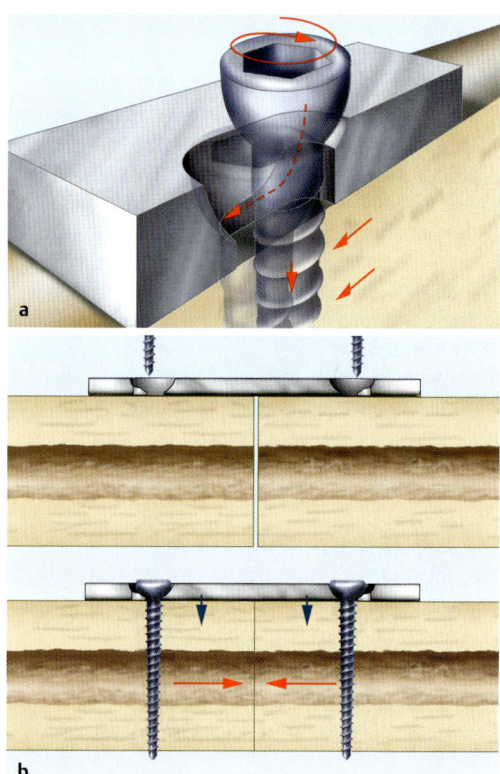

**Abb. 7.7a–b** Prinzip der DCP (Dynamic Compression Plate). **a** Konisches Plattenloch. **b** Beim Eindrehen des Schraubenhalses bewirkt das konische Plattenloch eine Seitverschiebung der Platte und erzielt somit Kompression auf die Faktur.

### Neutralisationsplatte

Häufig ist die Kombination mit vorher eingebrachten Zugschrauben zur anatomischen Reposition. Um zumindest Bewegungsstabilität zu gewährleisten, muss diese Fixation gegen einleitende Kräfte geschützt werden. Diese Funktion übernimmt eine aufgebrachte Platte, die dadurch zur Neutralisationsplatte wird (**Abb. 7.8**).

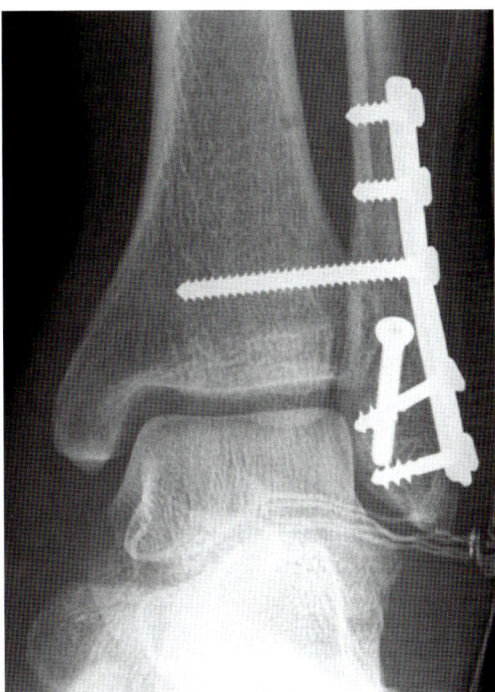

**Abb. 7.8** Neutralisationsplatte. Die Fraktur ist durch eine Zugschraube (Fibula) fixiert. Damit die Fragmente nicht bereits bei geringen Belastungen dislozieren, wird eine Neutralisationsplatte angebracht. Die 3. Schraube von oben ist als Stellschraube durch die Platte eingebracht.

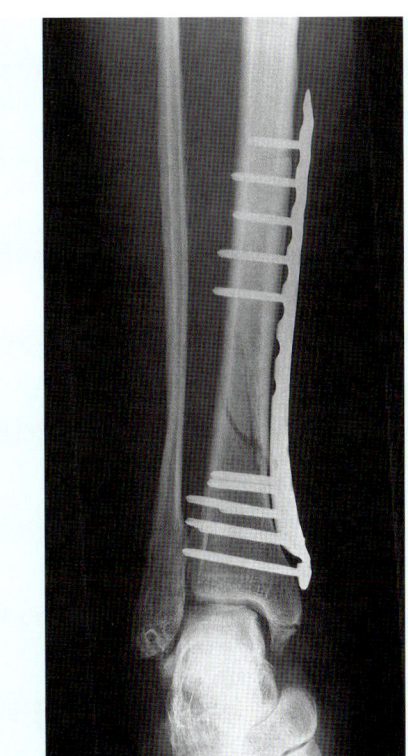

**Abb. 7.9** Überbrückungsplatte. Minimal-invasiv eingebrachte, winkelstabile Plattenosteosynthese an der distalen Tibia.

## Überbrückungsplatte

Soll die Platten in biologischer Osteosynthesetechnik eingebracht werden, wird eine Überbrückungsplatte verwendet (**Abb. 7.9**). Diese überbrückt den Frakturbezirk, ohne dass zuvor eine Freilegung des Frakturbereiches erfolgen muss. Hierdurch werden die umliegende Weichteile geschont, ein funktioneller Nachteil durch die nicht vollständig wiederhergestellte anatomische Rekonstruktion entsteht in der Regel nicht. Dieses Verfahren hat sich in der klinischen Anwendung bewährt und gewinnt zunehmend an Bedeutung.

## Winkelstabile Platte

Die aktuellste Entwicklung im Implantatdesign der Plattenosteosynthesen stellen die winkelstabilen Verfahren dar (**Abb. 7.10**). Die Schraubenköpfe sind hierbei fest mit der Platte verbunden, entweder durch ein Gewinde am Schraubenkopf oder durch Kaltverschweißen beim festen Eindrehen. Somit ist keine Bewegung der Schraubenköpfe im Plattenloch mehr möglich, wodurch eine hohe Stabilität erreicht wird. Die winkelstabilen Verfahren entsprechen biomechanisch somit einem Fixateur interne. Dadurch ist eine stabile Fixierung auch bei osteoporotischem Knochen möglich. Ein weiterer Vorteil ist, dass die Platte nicht über den Anpressdruck stabilisiert wird und somit die periostale Knochendurchblutung nicht vermindert wird. Nachteilig ist im Moment jedoch noch der relativ hohe Kostenaufwand.

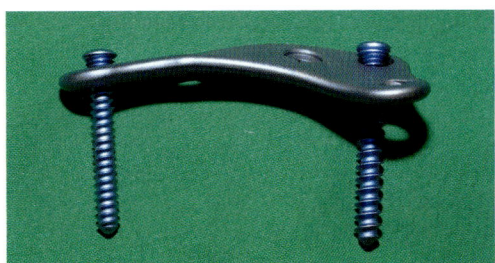

**Abb. 7.10** Winkelstabile Plattenosteosynthese.

## Drähte und Zuggurtung

### Spickdraht
Mit einem Spickdraht (häufig auch als Kirschner oder K-Draht bezeichnet) können Knochenfragmente gegeneinander fixiert werden (**Abb. 7.11**). Spickdrähte werden vor allem bei Epiphysenfugenverletzungen eingesetzt (siehe Kap. 6.4.2), oder wenn eine bereits eingekeilte Fraktur gegen Dislokation geschützt werden soll (z. B. distale Radiusfraktur). Mit diesem Verfahren kann bestenfalls Bewegungsstabilität erreicht werden.

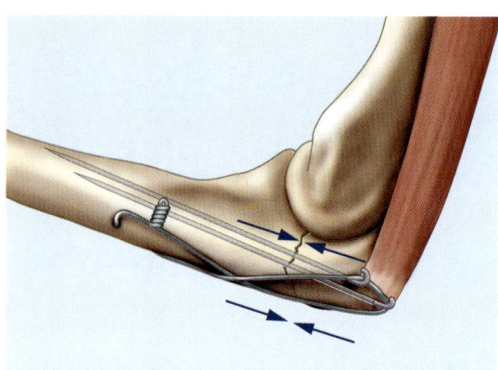

**Abb. 7.12** Zuggurtung bei Olekranonausrissfraktur. Bei Muskelzug wird durch die Drahtvorrichtung Kompression auf die Fraktur gebracht.

> Bei einer Zuggurtung ist aktive Bewegung Voraussetzung für die Knochenheilung.

## Marknagelung

Der Marknagel wird in den Markraum langer Röhrenknochen eingebracht, und stabilisiert die Fraktur somit von innen. Der große Vorteil gegenüber einer externen Fixation liegt in einer biomechanisch günstigen Kraftübertragung und somit in einer frühest möglichen Belastbarkeit (**Abb. 7.13a–b**). Da der Marknagel weit entfernt von der Frakturstelle eingebracht wird und die Frakturzone nicht eröffnet wird, sind zudem Frakturheilungsstörungen und Infektionen seltener. Eine nicht exakte anatomische Reposition wird hierbei in Kauf genommen, solange die volle Funktion wiederhergestellt wird und keine wesentlichen Rotations- und Längendifferenzen die Folge sind.

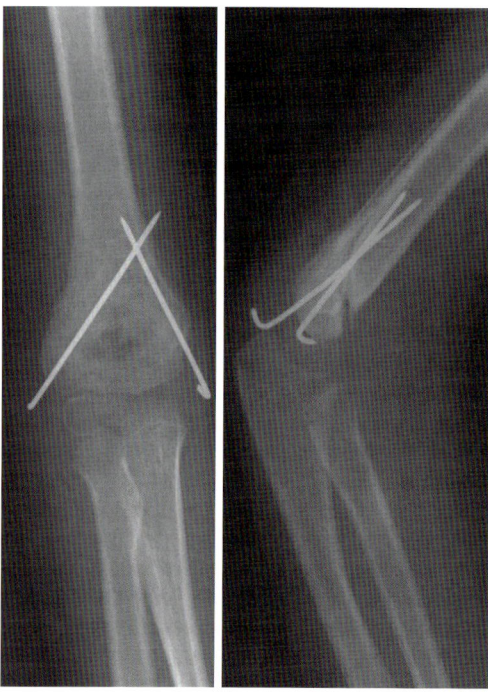

**Abb. 7.11** Spickdrahtosteosynthese bei kindlicher Fraktur.

> Bei der Marknagelung soll der Knochen belastet werden, damit die Heilung voranschreitet.

### Zuggurtung
Eine Kompression auf die Fraktur lässt sich bei der Spickdrahtosteosynthese nur erreichen, wenn man einen weichen Draht (Cerclage) zu Hilfe nimmt. Bei dieser Technik, der Zuggurtung, wird die Cerclage in Achtertouren um zwei parallel eingebrachte Spickdrähte gelegt und festgezurrt. Durch die transossäre Fixation des Drahtes im distalen Fragment kommt immer dann Kompression auf die Fraktur, wenn Zugkräfte (durch Muskelaktivität) am proximalen Fragment wirken (**Abb. 7.12**). Die Zuggurtung kann eingesetzt werden, wo ansetzende Sehnen oder Muskeln ein kleineres Fragment dislozieren (z. B. Olekranonfraktur).

Der klassische Marknagel wird nach Aufbohren des Markraums eingebracht, damit er möglichst stabil in der Markraumhöhle einliegt. Wenn möglich, verzichtet man heute auf das Aufbohren und bringt den weniger traumatisierenden *unaufgebohrten Marknagel* ein. Dieser solide, dünnere Nagel muss allerdings in der Regel durch Verriegelungsbolzen am oberen und unteren Nagelende verriegelt werden, damit Rotationsstabilität gewährleistet wird.

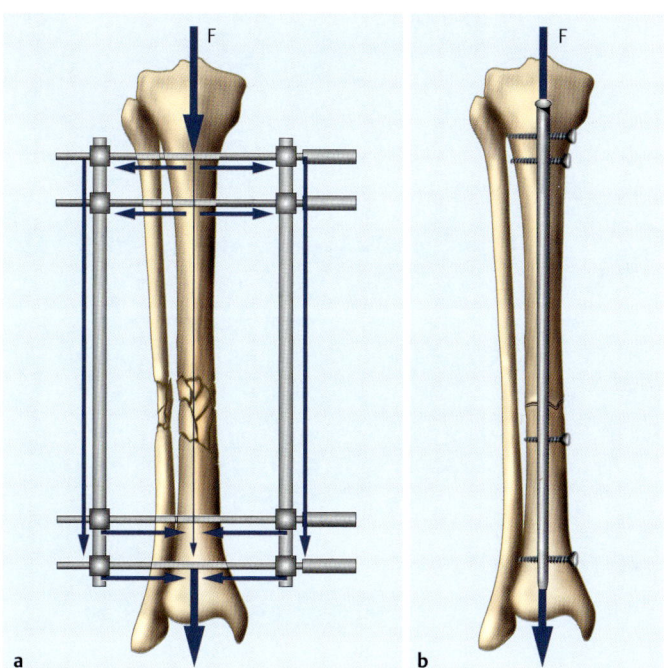

Abb. 7.13a–b Biomechanische Kraftübertragung a Fixateur externe: die Last wird über den externen Kraftträger verteilt, nur wenig Last erreicht die Fraktur. b Marknagel. die Lastverteilung entlang dem intramedullären Nagel entspricht eher der natürlichen Kraftübertragung.

## Verriegelungsarten

### Statische Verriegelung

Bei den meisten Marknägeln finden sich proximal und distal 2–3 Verriegelungslöcher. Wird ein rundes, statisches Verriegelungsloch besetzt, so erlaubt die Verriegelung der Fragmente keine axiale Bewegung bei Belastung. Zur Rotationssicherung ist somit Längensicherung gegeben.

### Dynamische Verriegelung

Wird hingegen nur ein ovales, dynamisches Loch besetzt, kann der Nagel bei Belastung in axialer Richtung gleiten. Lediglich die Rotationssicherung wird durch den Verriegelungsbolzen gewährleistet. Von einer dynamischen Verriegelung spricht man auch, wenn z. B. nur die Verriegelungen unterhalb der Fraktur besetzt werden, die Verriegelungslöcher oberhalb der Fraktur jedoch unbesetzt bleiben.

## Fixateur externe

Der Fixateur externe besteht aus dicken, sogenannten Schanz-Schrauben, die oberhalb und unterhalb der Fraktur nach Stichinzisionen durch die Haut in den Knochen eingedreht werden. Die nach außen austretenden Schrauben werden fest durch eine oder mehrere Querstangen miteinander verbunden (**Abb. 7.14a**). So wird die Fraktur sicher fixiert, ohne dass der Frakturbereich eröffnet und Metall im Frakturbereich eingebracht werden muss. Dies ist insbesondere bei Frakturen mit schwerem Weichteilschaden und bei infizierten Knochen (Ostitis) von Vorteil.

Die Anlage eines Fixateur externe erfolgt schnell und ist daher besonders in der *Notfallversorgung* ein wichtiges Instrument. Vor allem bei Polytraumatisierten müssen die unter Umständen zahlreichen Frakturen sicher und schnell versorgt werden. Eine Ausheilung der Fraktur mit dem Fixateur externe erfolgt mit längeren Frakturheilungszeiten und der Gefahr einer Infektion über die von außen in den Knochen penetrierenden Schanz-Schrauben. Meist wird deshalb nach Konsolidierung der Weichteile oder Stabilisierung des Allgemeinzustandes des Patienten auf ein internes Verfahren (Platte, Marknagel) übergegangen.

### Modelle

Durch die individuellen Variations- und Kombinationsmöglichkeiten des Fixateur externe gibt es zahlreiche verschiedene Modelle.

Beim *Ringfixateur nach Ilizarov* (**Abb. 7.14b**) werden die Schrauben durch gewebeschonendere Drähte ersetzt, und diese in feste Metallringe um die verletze Extremität eingespannt. Die Ringe werden durch zahlreiche Verbindungsstangen ebenfalls fest gegeneinander montiert, sodass das biomechanisch stabilste Fixateursystem entsteht. Der Ringfixateur hat sich insbesondere in der Ostitisbehandlung

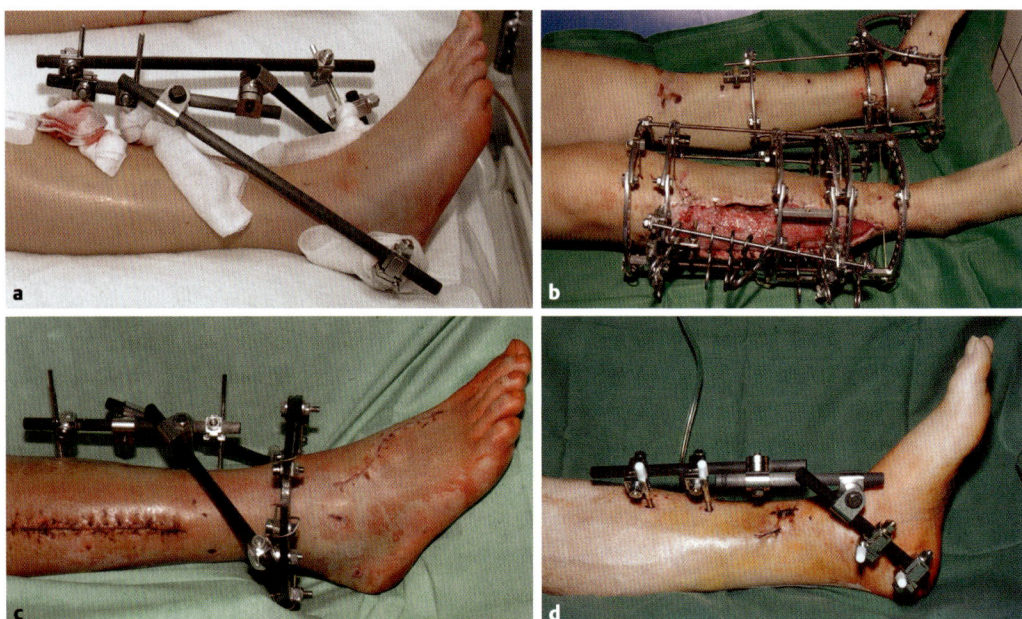

**Abb. 7.14a–d** Verschiedene Konstruktionen des Fixateur externe. **a** Zeltförmiger Aufbau eines AO-Fixateurs. **b** Ringfixateur nach Ilizarov. **c** Hybridfixateur. **d** Unilateraler Fixateur (Monofixateur).

bewährt. Bekannt geworden ist der Ringfixateur durch den Knochensegmenttransport nach Ilizarov (siehe Kap. 9.2), bei dem durch Verlängerung des Fixateurs von 1 mm pro Tag der Knochen bis zu 12 cm verlängert werden kann.

Der *Hybridfixateur* (**Abb. 7.14c**) kombiniert die klassische Fixateur-Technik mit dem Ringfixateur: Dieses Verfahren wird bei sehr proximalen oder distalen Unterschenkelfrakturen mit schwerem Weichteilschaden angewendet. An der frakturnahen Seite werden durch die eingebrachten Drähte und den Ring die Weichteile geschont, während an der gegenüberliegenden Seite der Fraktur die Stabilität durch die Schanz-Schrauben gewährleistet wird.

Beim unilateralen Fixateur (*Monofixateur*) werden die Schanz-Schrauben mit nur einer Querstange verbunden (**Abb. 7.14d**).

Eine Sonderform ist der *Pinlessfixateur*, bei dem der Knochen durch 4 spitze Zangen gefasst wird. Der Markraum wird hierbei nicht eröffnet.

### Dynamische Schrauben- und Plattensysteme

Die Dynamische Hüftschraube (DHS) hat sich als Implantat für pertrochantäre Femurfrakturen bewährt. Hierbei wird die Fraktur durch eine große eingebrachte Schraube fixiert, die am Femurschaft über eine Platte fixiert ist. Diese Verbindung erlaubt ein Gleiten der Schraube in der Plattenverbindung wodurch bei Belastung Kompression auf die Fraktur entsteht (**Abb. 7.15**).

> Die Wirkung der Dynamischen Hüftschraube entfaltet sich nur bei Belastung des Beins beim Gehen.

### Fixateur interne

Der Fixateur interne ist wie der Fixateur externe aufgebaut, nur dass er keine Verbindung nach außen besitzt. Dieses Implantat wurde speziell für Frakturen an der Wirbelsäule entwickelt. Die Schrauben werden in die Pedikel der Wirbelkörper eingebracht (je 2 pro Wirbelkörper) und mit je einer Querstange verbunden (siehe **Abb. 12.9** und **12.10**, **Kap. 12**, S. 91). Anschließend werden die Weichteile und die Haut über dem Implantat verschlossen.

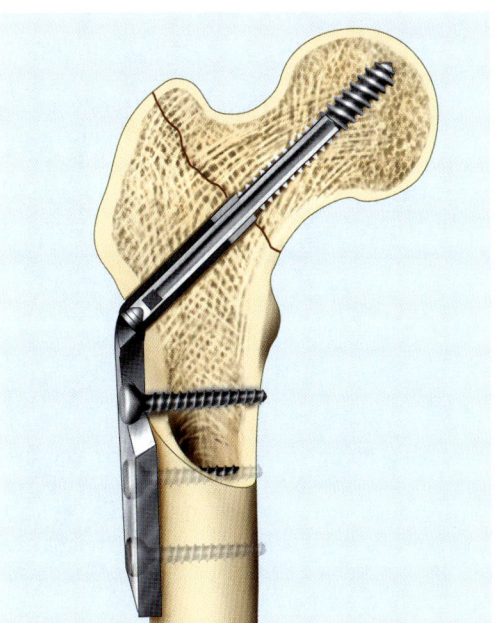

**Abb. 7.15** Prinzip der Dynamischen Hüftschraube (DHS). Die Schraube im Femurkopf stabilisiert die Fraktur und kann gleichzeitig entlang der physiologisch resultierenden Krafteinleitung beim Gehen Kompression auf die Fraktur ausüben.

## Zusammenfassung

- Die Behandlung von Frakturen erfolgt nach festgelegten Standards. Das anzuwendende Verfahren muss für jeden Patienten in Abhängigkeit von individuellen Faktoren, dem Frakturtyp, dem Ausmaß von Begleitverletzungen und des Weichteilschadens sorgfältig ausgewählt werden.
- Grundsätzlich unterscheidet man konservative und operative Behandlungsverfahren. Jedes Behandlungsverfahren strebt eine optimale Reposition der Fragmente, eine bestmögliche Ruhigstellung und die Möglichkeit einer frühfunktionellen Nachbehandlung an.
- Die konservative Frakturbehandlung erfolgt in fixierenden Verbänden (Gips, Kunststoff), in Ausnahmen mit Hilfe einer Extension. Vorteile sind u. a. das fehlende OP- und Narkoserisiko, ein geringes Infektionsrisiko und keine weitere Traumatisierung von Gewebe. Ein großer Nachteil ist das erhöhte Risiko für das Auftreten von Immobilisationsschäden.
- Für die operative Frakturbehandlung stehen unterschiedliche Osteosyntheseverfahren mit verschiedenen Implantaten zur Verfügung. Wesentliche Vorteile der operativen Behandlung sind die optimale Reposition und die frühe Mobilisation (Bewegungsstabilität). Nachteile der operativen Therapie sind neben dem OP- und Narkoserisiko ein erhöhtes Infektionsrisiko und die weitere Traumatisierung des Gewebes.

# 8 Phlebothrombose und Embolie

Thrombosen zählen zu den häufigsten Komplikationen in der chirurgischen Behandlung. Lange Operationen an den Extremitäten und lange Liegezeiten erhöhen das Risiko für die Ausbildung einer Thrombose des tiefen Venensystems. Spätfolgen wie das postthrombotische Syndrom und die durch die Thrombusablösung entstehende Lungenembolie sind für den Patienten lebensbedrohliche Komplikationen. Daher ist die postoperativen Thromboseprophylaxe sehr wichtig. Es stehen sowohl physikalische Maßnahmen als auch Medikamente zur Verfügung, durch die das Thromboserisiko erheblich gesenkt werden kann.

## 8.1 Phlebothrombose

### 8.1.1 Definition und Ursachen

> Eine Phlebothrombose ist eine Thrombose der tiefen Bein- und Beckenvenen. Im Gegensatz zu Gefäßverschlüssen oberflächlicher Beinvenen (Thrombophlebitis) ist die Phlebothrombose weniger schmerzhaft, kann aber schwerwiegendere Komplikationen verursachen.

Nach chirurgischen Operationen kommt es in 0,5%–2% der Fälle zu klinisch manifesten Phlebothrombosen, selbst trotz standardmäßig durchgeführter Thromboseprophylaxe. Man geht sogar davon aus, dass die Zahl der nicht bemerkten Phlebothrombosen etwa 10-mal so hoch ist.

Nach Virchow gibt es drei Risikofaktoren, die das Entstehen einer Thrombose begünstigen (Virchow-Trias):
- Veränderung der Blutzusammensetzung,
- Veränderung der Blutströmungsgeschwindigkeit,
- Beschädigung der Gefäßwand.

Nach Verletzungen und Operationen ist es in erster Linie die Veränderung der Blutströmungsgeschwindigkeit, die für das erhöhte Thromboserisiko verantwortlich ist. Durch die verletzungsbedingte Immobilisation fällt die Muskel-Venen-Pumpe (**Abb. 8.1**) weitgehend aus. Der Blutstrom in den Beinen verlangsamt sich.

Der zweite Faktor, der v. a. nach Operationen zum Tragen kommt, ist die Veränderung der Blutzusammensetzung. Lange Operationszeiten führen zu einer Vermehrung von bestimmten Gerinnungsfaktoren und der Thrombozyten. Das höchste Risiko haben hierbei Gelenkersatz-Operationen am Hüft- und Kniegelenk. Ohne Prophylaxe entwickelt hier immerhin jeder zweite Patient eine tiefe Beinvenenthrombose.

Daneben gibt es eine Vielzahl weiterer Faktoren, die das Risiko für das Entstehen einer Thrombose erhöhen. Dazu zählen u. a. Gerinnungsstörungen, Einnahme hormoneller Kontrazeptiva, Rauchen, Tumore, Übergewicht, Varizen und Kokainabusus. Weil man in den meisten Fällen das Risikoprofil nicht kennt, wird für alle orthopädisch-traumatologische Operationen die standardmäßige Thromboseprophylaxe empfohlen.

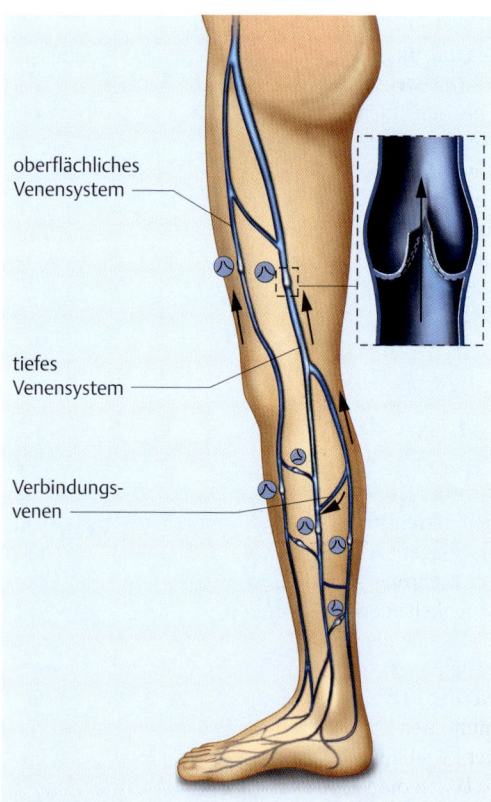

**Abb. 8.1** Funktion des Venensystems und der Venenklappen. Bei Muskelkontraktion wird das Blut in die von den Klappen vorgegebene Richtung zurück zum Körperstamm gepumpt.

## 8.1.2 Klinik und Diagnose

Die Diagnose einer tiefen Venenthrombose ist nicht immer einfach. Die meisten Thrombosen verlaufen „stumm", d.h. ohne die typischen klinischen Zeichen, und nicht selten ist es erst die Embolie, die auf die vorhandene Thrombose weist.

Häufig besteht lediglich eine Schwellung des Beines mit Überwärmung. Postoperativ sind diese Symptome leicht zu übersehen. Gelegentlich klagen Patienten auch über krampfartige Schmerzen in der Fußsohle und in der Wade. Erst bei einer stark ausgeprägten Thrombose sind Umgehungskreisläufe, eine deutliche Umfangsvermehrung und eine bläuliche Farbe sichtbar. Ein Verschluss aller aufsteigender Beinvenen, die sogenannten Phlegmasia coerulea dolens, ist zum Glück selten.

Die klinische Untersuchung umfasst neben der Umfangsmessung verschiedene Druckpunkte entlang der Venenverläufe. Die Diagnose allein aufgrund des klinischen Befundes zu stellen ist jedoch schwierig, sodass bereits bei dem geringstem Verdacht auf eine Thrombose eine weiterführende Diagnostik erfolgen muss.

Hier steht an erster Stelle die Duplex-Sonographie, die nicht-invasiv und schnell durchgeführt werden kann. Laborchemisch weist die Erhöhung der D-Dimere, einem Abbauprodukt des Fibrins, auf eine mögliche Thrombose. Der endgültige Beweis ist im Röntgen durch die Darstellung des Venensystems (Phlebographie) zu stellen.

## 8.1.3 Therapie

Bei nachgewiesener Thrombose erfolgt die sofortige Gabe von Heparin i.v. im Bolus, anschließend als Dauerinfusion (Full-dose-Heparinisierung). Unverzichtbar ist der Kompressionsverband der betroffenen Extremität. Eine konsequente Bettruhe und das Hochlagern der Extremität werden heute nur noch bei Mehretagenthrombose der Becken- und Oberschenkelvenen angeordnet. Bei einer isolierten Unterschenkelvenenthrombosen werden v.a. ältere Patienten mobilisiert und können ambulant betreut werden. Die medikamentöse Therapie zur Hemmung der Blutgerinnung (z.B. Marcumar) wird in der Regel für 6 Monate fortgeführt.

Durch die genannten Maßnahmen wird ein Weiterwachsen des Thrombus verhindert und somit die Gefahr einer Embolisierung weitgehend ausgeschlossen. Das verschlossene Gefäß wird hierdurch jedoch nicht wieder eröffnet.

Bei einer Thrombose der tiefen Becken- oder Oberschenkelvenen müssen verschlossene Gefäße wieder eröffnet werden. Zwei Verfahren stehen zur Auswahl. Die Indikation muss jeweils streng geprüft werden.

- *Thrombolyse:* Bei der Thrombolyse werden Thrombus-auflösende Substanzen verabreicht. Sie ist nur bei jungen Patienten mit einer frischen (weniger als 7 Tage alten) Thrombose indiziert, Mehretagenthrombosen sind nicht lysierbar.
- *Thrombektomie:* Bei der Thrombektomie erfolgt die Entfernung des Thrombus über einen vorgeschobenen Katheter. Indikationen sind Thromben mit großer Gefahr der Ablösung und Embolisierung, sowie die Phlegmasia coerulea dolens (s.o.).

## 8.1.4 Prophylaxe

Aufgrund des hohen Thromboserisikos wird die Thromboseprophylaxe nach Operationen heute standardmäßig eingeleitet.

> Als wichtigste Maßnahme der postoperativen Thromboseprophylaxe gilt die frühzeitige Mobilisation nach dem operativen Eingriff.

Weitere Basismaßnahmen sind die Anlage von Antithrombosestrümpfen bzw. Kompressionsverbänden und eine ausreichende Versorgung mit Flüssigkeit. Zur Gerinnungshemmung wird bereits am Vorabend der Operation mit der Gabe von niedrig-dosiertem Heparin s.c. (Low-dose-Heparinisierung) begonnen. Diese wird bis zur vollständigen Mobilisierung des Patienten fortgeführt. Wichtig sind regelmäßige Kontrollen der Zahl der Blutplättchen (Thrombozyten), die durch die Heparintherapie vermindert werden können.

## 8.1.5 Postthrombotisches Syndrom

In 80% der nicht behandelten, ausgedehnten Phlebothrombosen bildet sich das postthrombotische Syndrom aus. Durch ein nicht mehr funktionsfähiges tiefes Beinvenensystem muss der Rückfluss verstärkt über das oberflächliche Venensystem erfolgen. Durch diese Mehrbelastung werden die Venenklappen insuffizient (Varikosis) und es kommt zur chronischen Stauung des Beines mit Flüssigkeitsaustritt in das Gewebe (Lymphödem). Dadurch verschlechtert sich die Blutversorgung des Beins, neben den schmerzhaften Schwellungen kommt es zu

Hautveränderungen mit Wundheilungsstörungen bis zum Ulkus.

Wichtigste therapeutische Maßnahme ist die Behandlung mit Kompressionsverbänden oder -strümpfen, durch die die Stauung im Gewebe vermindert und die Pumpwirkung der Waden unterstützt wird. Im Stadium des Postthrombotischen Syndroms werden Kompressionsstrümpfe Klasse III empfohlen. Daneben sind allgemeine durchblutungsfördernde Maßnahmen, welche die Muskelpumpe aktivieren, hilfreich. Sind Krampfadern die Ursache des Postthrombotischen Syndroms, so sollte – falls möglich – deren operative Entfernung bzw. Sklerosierung empfohlen werden.

## 8.2 Lungenarterienembolie

> Bei der Lungenarterienembolie kommt es zur Verschleppung eines abgelösten Thrombus, der die Hauptstämme oder größeren Äste der A. pulmonalis (massive oder fulminante Lungenembolie) oder nur kleinere Arterienäste (Lungeninfarkt) verlegt. Eine zuvor erfolgte Thromboseprophylaxe schließt das Auftreten einer Lungenarterienembolie nicht aus!

### 8.2.1 Klinik

Charakteristisch ist der plötzliche thorakale Schmerz mit Atemnot (Dyspnoe) und Husten. In ca. der Hälfte der Fälle besteht ein Herzrasen (Tachykardie) und ein fortgeleiteter Schulterschmerz. In schweren Fällen kommt es zum Blutdruckabfall und Schock. Kleinere Embolien können jedoch auch klinisch „stumm" verlaufen.

### 8.2.2 Diagnose

Veränderungen im Röntgenbild, dem EKG und im Labor sind uncharakteristisch und keine zuverlässigen Hilfsmittel. Beweisend ist die Lungenperfusions- und -ventilationsszintigraphie (Messung der Lungendurchblutung und -belüftung). Diese sind jedoch zeitaufwendig und daher in der Praxis heute kaum noch anzutreffen. Heute erlauben die Gefäßdarstellungen in der Kernspintomographie (Angio-MRT) oder der Computertomographie (Angio-CT) den schnellen Nachweis des Gefäßverschlusses. Zur OP-Planung ist die genaue Lokalisierung dieses Verschlusses unbedingt erforderlich.

### 8.2.3 Therapie

Die Notfallmaßnahmen umfassen die Schmerzbekämpfung und Sedierung, die Gabe von Sauerstoff und den sofortigen Beginn einer Full-dose-Heparinisierung.

Handelt es sich um eine Lungenarterienembolie kleinen Ausmaßes, so erfolgt nach 10-tägiger Heparinisierung überlappend die Therapie mit oralen Gerinnungshemmern (Marcumar) für die Dauer von mindestens 6 Monaten. Bei ausgeprägter Embolie muss zwischen einer medikamentösen Lysetherapie oder der operativen Entfernung des Embolus abgewogen werden. Die Operation kann entweder offen oder mittels Katheter erfolgen. Auch nach erfolgreicher Thrombolyse oder Operation ist eine medikamentöse Gerinnungshemmung (Marcumar) für mindestens 6 Monate oder länger notwendig. Für weitere operative Eingriffe besteht in Zukunft ein deutlich höheres Thromboserisiko, auf das bei allen Folgeeingriffen hingewiesen werden sollte. Eventuell müssen Dosierung und Dauer der künftigen Prophylaxen angepasst werden.

# 9 Komplikationen der Frakturheilung und -behandlung

In diesem Kapitel sollen die Ursachen der wichtigsten Komplikationen in der Frakturbehandlung, deren Bedeutung für die Behandlung und die entsprechende Therapie besprochen werden.

## 9.1 Pseudarthrose und verzögerte Knochenheilung

Frakturen sollten, je nach Lokalisation, Dislokation, Frakturtyp und Begleitverletzungen, innerhalb von 3–4 Monaten verheilt sein.

> *Ist eine Fraktur nach 4 Monaten noch nicht knöchern durchbaut, spricht man von verzögerter Knochenheilung. Ist die Fraktur auch nach 8 Monaten noch nicht knöchern überbrückt, muss man davon ausgehen, dass der Frakturheilungsprozess zum Stillstand gekommen ist. Man spricht von einer Pseudarthrose („Falschgelenk").*

**Klinische Zeichen** für eine verzögerte Knochenheilung oder einer Pseudarthrose sind Belastungsschmerzen und Schwellneigung der betroffenen Extremität. Radiologisch ist der Frakturspalt noch gut einsehbar, es hat keine Überbrückung mit Kallusgewebe stattgefunden. Tatsächlich füllen Bindegewebe und Faserknorpel diesen „leeren" Raum zwischen der nicht verheilten Fraktur aus. Diese Defektauffüllung kann den knöchernen Durchbau verhindern.

### Ursachen

Störungen der Frakturheilung gehen auf 3 unmittelbare Ursachen zurück.
- **Fehlende Gefäßversorgung:** Jeder von der Blutversorgung abgeschnittene Knochen stirbt ab. Bei der Frakturheilung sind die Fragmente auf neu einsprießende Gefäße aus dem Knochenmark, dem Periost und der angrenzenden Muskulatur abhängig. Sind Teile dieser Gefäßquellen zerstört, können intakte Gewebe dies teilweise kompensieren. Ist keine Kompensation möglich, kommt die Frakturheilung zum Stillstand.
- **Instabilität:** Wenn ein heilender Knochen zu früh belastet wird, können keine Knochenbrücken gebildet werden, oder bereits gebildete Brücken brechen ab. Der Frakturspalt wird nicht durchbaut. Ist der Knochen bereits überbrückt, kann eine gewisse Instabilität jedoch die weitere Frakturheilung beschleunigen.

> *Die Instabilität ist nicht per se schädlich, sondern nur dann, wenn sie zum falschen Zeitpunkt besteht!*

- **Mangelnder Kontakt der Knochenbruchenden:** Jede knöcherne Verletzung löst Heilungsvorgänge aus. Sogar bei Amputationsverletzungen bildet sich kurzzeitig Kallusgewebe, dieses wird jedoch bald wieder resorbiert. Nur wenn das andere Partnerfragment in erreichbarer Nähe ist, werden Dehnungen als Triggerreiz im Bruchspalt wirksam, und bewirken eine knöcherne Überbrückung. Mangelnder Kontakt ist bei sekundärer Frakturheilung selten ein Problem. Bei stabiler Plattenosteosynthese und einem Bruchspalt >5 mm bleibt die Heilung dagegen meist aus.

### Klassifikation

Nach der Morphologie und der Ursache der Pseudarthrosen müssen zwei verschiedene Typen unterschieden werden.

#### Hypertrophe Pseudarthrose
Diese häufigere Form der Pseudarthrosen (über 90%) entsteht durch zu große Instabilität der Fragmente, die Gefäßversorgung ist dagegen ausreichend. Die Knochenenden versuchen vergeblich, durch eine Verbreiterung der Kontaktflächen die mechanische Instabilität auszugleichen. Diese *kolbenartige Verbreiterung* (**Abb. 9.1a**) ist im Röntgenbild gut sichtbar. Unter dem Mikroskop ist der Zwischenraum durch Faserknorpel aufgefüllt, der nicht verknöchern und von Gefäßen nicht durchwachsen werden kann. Bei diesem Pseudarthrosetyp genügt es meist, eine erneute Osteosynthese mit ausreichender Stabilität einzubringen, um selbst bei jahrelangem Bestehen eine Frakturdurchbauung zu erreichen.

## Atrophe Pseudarthrose

Diese Form der Pseudarthrose entsteht bei fehlender oder zu geringer Gefäßversorgung bei gleichzeitiger Instabilität, es kommt zur Resorption der Knochenfragmente. Im Röntgenbild erkennt man gut die *abgerundeten Fragmentenden* (**Abb. 9.1b**). Zur Behandlung muss zunächst die Stabilität über eine neue Osteosynthese hergestellt werden. Allerdings genügt die alleinige Stabilisierung der Fraktur nicht. Das avitale, schlecht durchblutete Gewebe muss entfernt und die Pseudarthrosezone „angefrischt" werden. Der entstandene Defekt wird dann aufgefüllt, z. B. durch eigenen spongiösen Knochen aus dem Beckenkamm (Spongiosaplastik). Die Prognose ist insgesamt schlechter als bei der hypertrophen Form.

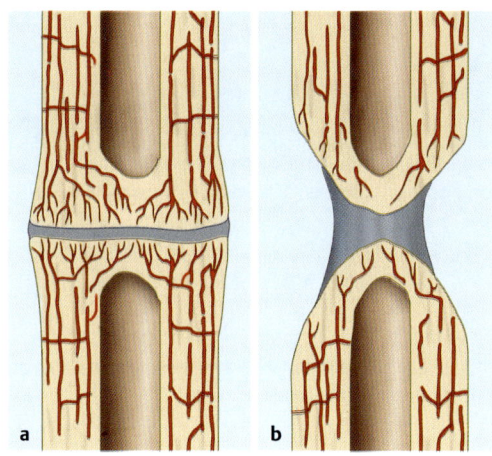

**Abb. 9.1a–b** Pseudarthrosen. **a** Hypertrophe Form. **b** Atrophe Form.

## 9.2 Ostitis

*Eine Ostitis ist eine Knochenentzündung, die durch eingedrungene Erreger hervorgerufen wird. Die Erreger können von außen durch ein Trauma oder eine Operation in den Knochen gelangen (exogene Ostitis), oder sie erreichen den Knochen auf dem Blutweg (endogene Ostitis).*

### Klassifikation

#### Endogene Ostitis

Die endogene Ostitis kommt v. a. bei Kindern und Jugendlichen vor. Die Erreger nehmen ihren Ausgang z. B. von Abszessen, von Entzündungen der Tonsillen oder des Mittelohres. Bei Säuglingen ist die Fortleitung einer Nabelschnurinfektion möglich.

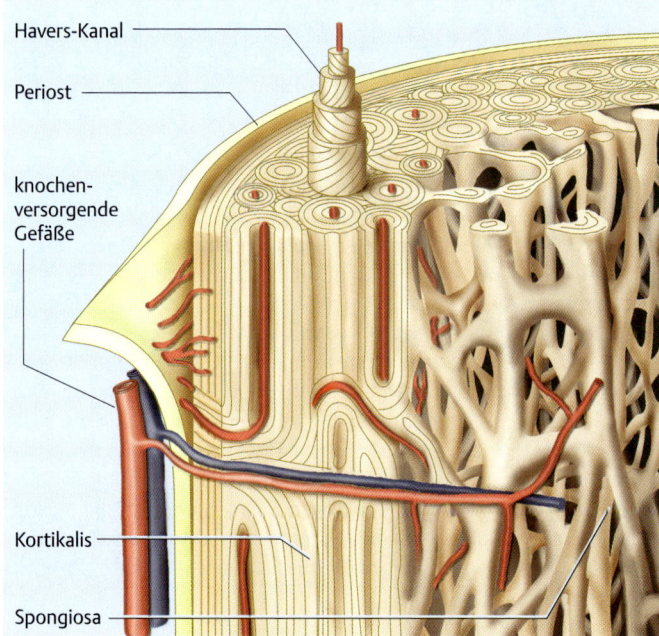

**Abb. 9.2** Aufbau eines Röhrenknochens.

Über den Blutweg erfolgt die Absiedlung der Erreger vor allem in lange Röhrenknochen. Je jünger das Kind, desto häufiger sind Gelenke beteiligt. Die endogene Ostitis beim Erwachsenen betrifft meist die Wirbelsäule oder den Schaft der langen Röhrenknochen.

*Exogene Ostitis*
Bei Erwachsenen kommt es häufiger zu einer exogene Ostitis. Die Erreger gelangen durch den eröffneten Schutzmantel der Haut tief in das Gewebe, entweder als Folge einer Verletzung (traumatisch) oder einer Operation (iatrogen). Sind die Keime einmal im Knochengewebe, so breiten sie sich in Längsrichtung entlang der Havers-Kanäle aus (**Abb. 9.2**). Dabei kommt es in den kleinen Blutgefäßen dieser Kanäle zu thromboembolischen Verschlüssen und schließlich zum Absterben von Knochengewebe (Knochennekrose).

## Pathogenese

Unter aseptischen Bedingungen wird ein nekrotischer Knochen abgebaut und durch neuen Knochen ersetzt. Bei einem Infekt wird der nekrotische Knochen jedoch durch einen Narbenwall von der Umgebung abgeschnitten und auf der Seite des gesunden Knochens durch einen harten, sklerosierten Knochen abgegrenzt. Somit entsteht der sogenannte Knochensequester, der auch als „Totenlade" im Röntgenbild sichtbar wird. Verschiedene Voraussetzungen begünstigen die Ausbildung einer Ostitis:
- besonders gefährdet sind Bezirke schlechter Durchblutung, wie z.B. der Bereich der distalen Tibia,
- besteht eine zusätzliche Weichteilschädigung, so muss auch bei geringer Keimbesiedlung mit der Ausbildung einer Ostitis gerechnet werden,
- besonders gefährdet sind Patienten mit einer geschwächten Immunabwehr, da hier selbst bei kleinsten Erregerzahlen bereits eine manifeste Infektion entstehen kann.

Eine erhöhte Infektanfälligkeit besteht auch nach Einbringen von Implantaten, wie z.B. Platten, Schrauben, Prothesen u. a. Entlang dieser Fremdkörper können sich die Erreger ungehindert ausbreiten, die körpereigene Abwehr ist durch die Gewebezerstörung und die schlechte Blutgefäßversorgung im Implantat-Weichteil-Bereich geschwächt. Somit ist auch die Erregerzahl, die notwendig ist, um eine manifeste Infektion zu verursachen, im Implantatbereich deutlich reduziert: sie beträgt $^1/_{1000}$ der Erregerzahl, die notwendig wäre, um an gleicher Stelle ohne Implantat eine Infektion zu erzeugen.

Die häufigsten Erreger sind Staphylokokken (in über 90% der Fälle). Es kommen jedoch auch Mischinfektionen mit Escherichia coli, Proteus, Pseudomonaden, Streptokokken u. a. vor.

## Klinik

Die Ostitis lässt sich nach ihrem klinischen Verlauf in eine akute und eine chronische Form unterteilen. Besteht die akute Ostitis über einen Zeitraum von 6 Wochen fort, so geht sie in die chronische Form über (**Abb. 9.3**).

Bei der akuten Ostitis ist das plötzliche hohe Fieber mit Schüttelfrost richtungsweisend. An der betroffenen Extremität besteht eine teigige, schmerzhafte Schwellung und Rötung. Dagegen ist

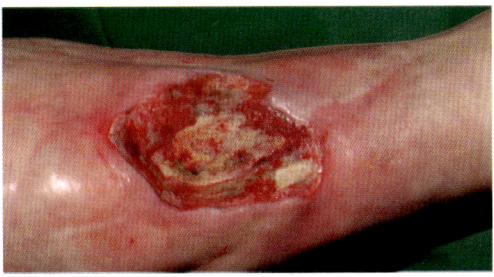

**Abb. 9.3** Chronische Ostitis mit freiliegender Tibia, ausgehend von einem Ulkus bei arterieller Verschlußkrankheit (AVK).

der klinische Verlauf bei der chronischen Ostitis weniger beeindruckend. Hier ist häufig nur eine druckschmerzhafte Rötung vorhanden. Gelegentlich können Fieberschübe auftreten. Das Allgemeinbefinden ist meist wenig beeinträchtigt. Typisch ist die Ausbildung von Verbindungsgängen vom Infektherd nach außen (Fisteln), über die sich der gebildete Eiter und Wundsekret entleeren.

## Diagnose

Laborchemisch sind die Entzündungswerte erhöht (Leukozyten, CRP, BSG). Veränderung im Röntgenbild sind erst nach ca. 1 Woche zu erwarten. Man erkennt dann die Zerstörung der Spongiosa oder der Kortikalis. Ein Sequester lässt sich im Röntgenbild meist gut erkennen. Ist eine Fistel vorhanden, so ermöglicht das Einspritzen von Kontrastmittel in den Fistelgang das Abschätzen der Lokalisation und Größenausdehnung des Infektes.

Das CT ermöglicht die genaue Darstellung der Knochenzerstörung, sodass eine genaue Beurteilung der Infektausdehnung möglich ist. Einen wichtigen diagnostischen Einblick erlauben auch die Szintigraphie und die PET-Untersuchung. Diese zeigen in der

Ganzkörperaufnahme nicht nur die Entzündungsbereiche, sie geben auch Hinweise auf die Ausdehnung der Weichteilentzündung.

Sehr wichtig ist die Punktion mit Bestimmung der Erreger für eine möglichst zielgenaue medikamentöse Therapie.

## Therapie

Das Therapieprinzip der Ostitis besteht in der:
- Reduktion der Keimzahl,
- Entfernung sämtlichen nekrotischen und toten Gewebes,
- Verbesserung der lokalen Durchblutung.

Eine medikamentöse Therapie mit Antibiotika ist nur begrenzt hilfreich. Sie dient in erster Linie dazu, eine Infektionsausbreitung zu verhindern.

### *Operative Ausräumung*

Die Ostitisherde müssen operativ vollständig ausgeräumt werden (**Abb. 9.4a–d**). Wichtig ist hierbei, dass sämtliches infiziertes Material, d. h. Knochen und Weichteile, durch die Operation entfernt werden. Erreger werden durch die intraoperative Spülung (Lavage) ausgespült. Ein primärer Wundverschluss ist nicht möglich, daher wird die Wunde entweder offen gelassen, oder es erfolgt eine temporäre Deckung mit einer Vakuumversiegelung (siehe **Abb. 2.7**, S. 10). Das Einlegen von Drainagen gewährleistet die Ableitung des anfallenden Sekrets nach außen. Ist die Stabilität nach der Entfernung des betroffenen Knochens nicht mehr gewährleistet, wird in der Regel ein Fixateur externe angelegt.

Postoperativ erfolgt in jedem Fall eine Ruhigstellung und Hochlagerung der Extremität. Oftmals sind mehrere operative Eingriffe notwendig, da die tatsächliche Infektionsausbreitung während einer Operation nur sehr schwer abzuschätzen ist. Sobald keine Keime mehr nachweisbar sind, erfolgt die Auffüllung des Defektes mit Spongiosa. Meistens muss bei ausgedehnten Defekten eine plastische Deckung erfolgen.

**Materialentfernung:** Ein besonderes Problem ist die Ostitis bei einliegendem Osteosynthesematerial

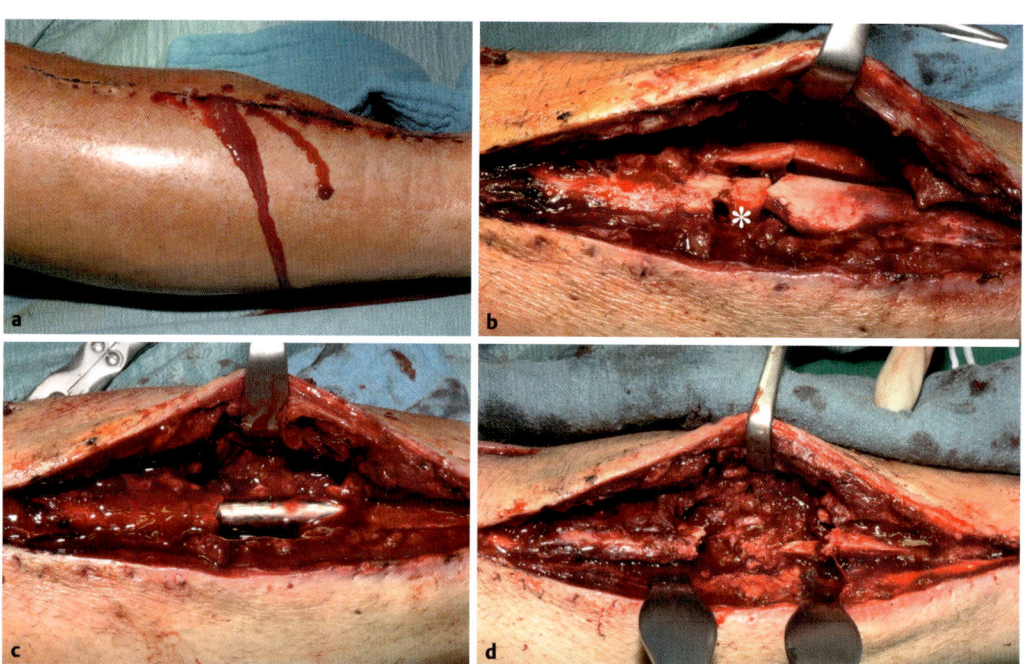

**Abb. 9.4a–d** Operative Therapie der Ostitis. **a** Bei Inzision entleert sich Eiter. **b** Infizierte Pseudarthrose mit Sequester (Stern). **c** Nach Sequesterentfernung liegt der Marknagel frei. **d** Situation nach Nagelentfernung, Débridement und Spülung.

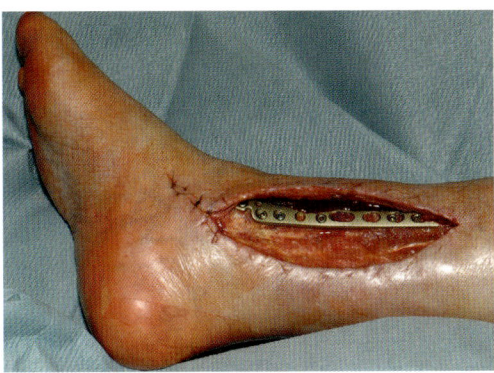

**Abb. 9.5** Freiliegende Plattenosteosynthese bei Ostitis.

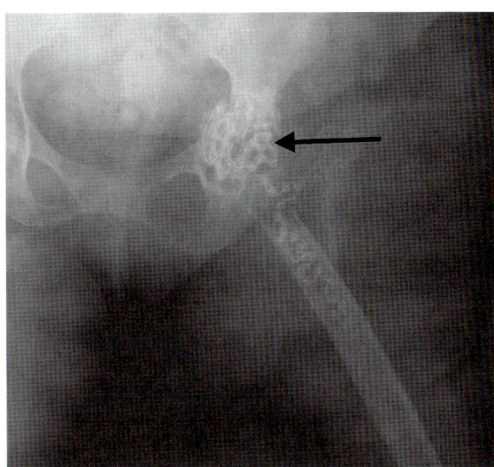

**Abb. 9.6** Girdlestone-Situation. Die infizierte Hüft-TEP ist entfernt und antibiotikahaltige PMMA-Ketten (Pfeil) sind eingelegt worden.

(**Abb. 9.5**). Prinzipiell sollte jedes Metall oder Fremdmaterial konsequent entfernt werden, will man eine Infektsanierung erreichen. Ist die Frakturheilung noch nicht abgeschlossen, schließt sich eine Ruhigstellung im Gips an.

Infizierte Prothesen müssen in der Regel ausgebaut werden, und erst nach sicherer Ausheilung des Infektes kann eine erneute Implantation erfolgen. Meist beträgt diese Zeitspanne viele Monate. Den Zustand nach Prothesenentfernung nennt man an der Hüfte Girdlestone-Situation (**Abb. 9.6**). Hier stützt der Restknochen auf Höhe des Trochanters direkt am Becken ab, wobei nach Beinlängenausgleich durch eine Schuherhöhung sogar eine Mobilisation des Patienten erreicht werden kann.

In ausgesuchten Einzelfällen kann versucht werden, nach konsequenter Entfernung des nekrotischen Materials und Spülung das Osteosynthesematerial oder die Prothese zu belassen. Immer sind mehrfache Revisionen zur Keimreduktion notwendig. Gelingt jedoch keine rasche Senkung der Entzündungszeichen, muss zügig die Entfernung der Fremdmaterialien erfolgen.

Bei örtlich begrenztem Infekt können lokale Antibiotika-Träger eingelegt werden (**Abb. 9.6**), z.B. Gentamicin-haltige PMMA-Ketten (PMMA = Polymethylmetacrylat). Der Nutzen dieser Maßnahme wird jedoch sehr unterschiedlich beurteilt.

### Segmentresektion und Kallusdistraktion

Hat der Infekt den Knochen langstreckig befallen, ist die Entfernung von größeren Knochensegmenten notwendig (Segmentresektion). Die stabile Fixierung wird über einen Ringfixateur erreicht. Nach Entfernung des bis zu 12 cm langen Knochens ist das Bein um diese Distanz kürzer, was eine erhebliche Beeinträchtigung der Lebensqualität darstellt. Um diesen Defekt auszugleichen, führt man eine Kallusdistraktion durch.

Bei der Kallusdistraktion wird der Knochen an einer Stelle, an der eine ausreichende Entfernung zum Infekt gewährleistet ist, mit einer Säge durchtrennt (Osteotomie) und in dem Ringfixateursystem fixiert. Nach Konsolidierung der Weichteile kann mit dem *Segmenttransport* (nach Ilizarov) begonnen werden (**Abb. 9.7a**). Die osteotomierten Fragmente werden mit einer Geschwindigkeit von 1 mm pro Tag auseinander gezogen (Kallusdistraktion). Der Knochen bildet zunächst einen bindegewebigen Kallus, der später mineralisiert (**Abb. 9.7b**). Dieses Verfahren, bei dem die vollständige Beinlänge wieder erreicht werden kann, dauert unter Umständen 12 Monate und länger.

**Fallbeispiel:** Ein 62 Jahre alter Dirigent stürzt von einem Podest und zieht sich eine III-gradige offene Unterschenkelfraktur zu. Zunächst wird die Fraktur mit einem Fixateur externe versorgt und 14 Tage später sekundär mit einer Plattenosteosynthese stabilisiert. Als der Patient nach weiteren 4 Wochen das Bein voll belastet, kommt es zum Plattenbruch. In einer erneuten Operation wird nun ein Marknagel eingebracht. Eine Woche später sind die Weichteile massiv geschwollen, gerötet und schmerzhaft. Wegen des Verdachts auf Markraumphlegmone erfolgt die Verlegung in ein Universitätsklinikum.

Bereits beim Einschneiden entleeren sich Massen von Eiter. Der Nagel wird entfernt, ein Stück der Tibia reseziert und die Stabilisierung mit einem Ilizarov-Ringfixateur vorgenommen. Nach 5 Monaten ist der Segmenttransport beendet, nach weiteren 3 Monaten kann der Ring abgenommen werden.

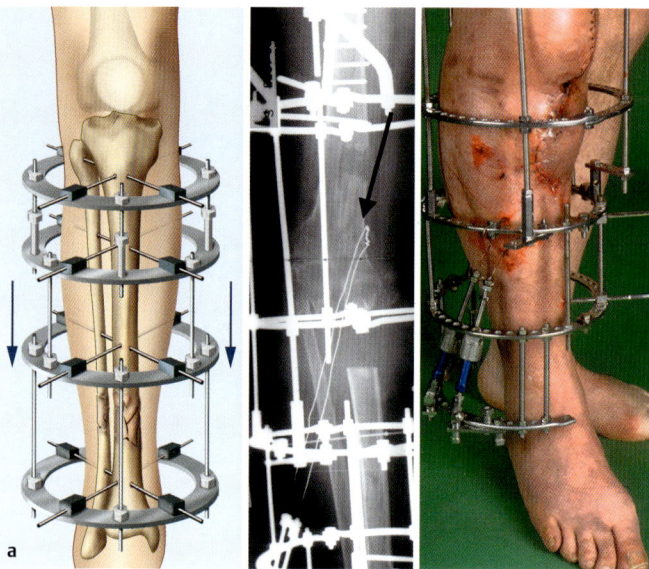

Abb. 9.7a–b a Segmenttransport. Über den Ilizarov-Ringfixateur wird der durchtrennte Knochen pro Tag 1mm auseinandergezogen, wodurch neuer Knochen nachwächst und Länge gewonnen werden kann. b Der gesamte Tibiakopf wurde bei Ostitis reseziert, es besteht ein großer knöcherner Defekt. Daher wird das distale Femur längs halbiert und über einen Segmenttransport die mediale Femurkondyle mit 1mm pro Tag nach distal gezogen (Pfeil), bis diese an der Tibia angeschlossen ist. Im Distraktionsbereich bildet sich neuer Knochen, die Lücke ist geschlossen und die Beinlänge ausgeglichen.

## Amputation

Die Rate der Amputationen bei Ostitis ist heutzutage deutlich zurückgegangen. Bei ausgedehnten Infektionen der Knochen und Weichteile, die auch unter dem heutigen Regime nicht beherrschbar sind, ist sie das letzte Mittel. Bei schlechtem Allgemeinzustand des Patienten oder beginnender Sepsis muss die Amputation auch heute noch frühzeitig durchgeführt werden.

> Ob und wann eine Amputation erfolgen soll, muss immer für den Einzelfall abgewogen werden. Im Zweifelsfall muss jedoch das Leben des Patienten geschützt werden, auch -und gerade dann- wenn eine Amputation damit unvermeidbar ist.

## Prognose

Auch nach konsequenter Therapie ist eine endgültige Ausheilung einer Ostitis nie zu gewährleisten. Aus den Kriegserfahrungen mit einer hohen Zahl von Ostitiden ist bekannt, dass selbst 30–40 Jahre nach einer behandelten Ostitis der Infekt plötzlich an gleicher Stelle wieder aufflammen kann. In der Erregerbestimmung finden sich dann die identischen Keime der ursprünglichen Infektion!

## 9.3 Kompartment-Syndrom

An den Extremitäten bilden unelastische Muskelfaszien abgeschlossene, kaum dehnungsfähige Muskellogen (Kompartimente). In diesen verlaufen die Muskeln sowie Nerven- und Gefäßbündel.

### Ursachen

Beim Kompartment-Syndrom kommt es durch ein Trauma zur Einblutung oder Schwellung innerhalb dieser Kompartimente, sodass der Gewebedruck durch die flüssige Raumforderung enorm ansteigen kann. Durch den hohen Gewebedruck werden kleinste arterielle und venöse Gefäße komprimiert. Diese Störung der Mikrozirkulation führt zu einer vermehrten Durchlässigkeit der Kapillaren für Wasser und somit zu einer Verstärkung des Ödems. Steigt der Druck weiter an, werden schließlich auch größere Gefäße und Nerven komprimiert, wodurch schließlich die Muskulatur nekrotisch wird und vernarbt. Auch ein zu enger Gips kann zu dieser Druckerhöhung in den Logen führen.

Am häufigsten kommt das Kompartment-Syndrom am Unterschenkel vor (**Abb. 9.8**). In der vorderen Loge (Tibialis anterior-Loge) verlaufen die Extensoren für Fuß- und Zehenhebung, die A. und V. tibialis anterior, sowie der N. peroneus. Ist diese Loge isoliert betroffen, spricht man vom Tibialis-anterior-Syndrom.

### Klinik

Wichtigstes Zeichen ist die knallhart gespannte Muskulatur in Verbindung mit bohrenden Schmerzen. Im weiteren Verlauf treten Sensibilitätsstörungen im Bereich der betroffenen Nerven auf, beim Tibialis-anterior-Syndrom im Raum zwischen der 1. und 2. Zehe. Erst sehr spät sind die peripheren arteriellen Pulse aufgrund der Gefäßkompression nicht mehr zu tasten.

> Klagen Patienten nach Extremitätenverletzung über andauernde und heftige Schmerzen, muss immer an ein Kompartment-Syndrom gedacht werden. Selbst wenn die peripheren Pulse noch tastbar sind, spricht dies nicht gegen ein Kompartment-Syndrom.

### Diagnostik

Entscheidend für die Diagnose ist die klinische Untersuchung. Typisch ist die Schwellung in Kombi-

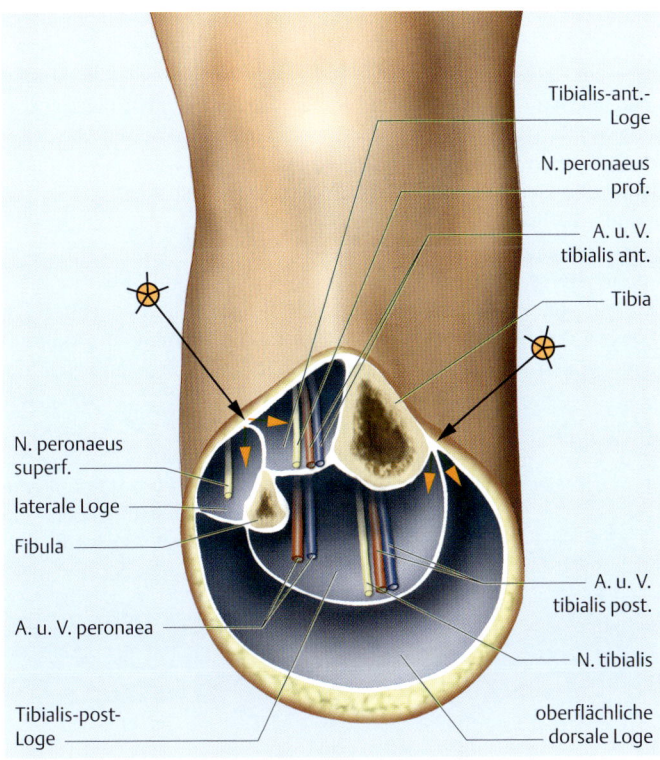

**Abb. 9.8** Unterschenkel-Kompartimente im Querschnitt. Über eine mediale und laterale Inzision (Sterne) erreicht man alle 4 Kompartimente (Pfeile).

nation mit vorhandenen Sensibilitätsstörungen. Charakteristisch ist auch eine Schmerzverstärkung durch Muskeldehnung.

*Kompartment-Druckmessung*
Nur im Zweifelsfall ist eine Kompartment-Druckmessung erforderlich. Hierbei wird eine Sonde nach lokaler Betäubung und Inzision in das Muskelkompartment eingeführt, und somit der tatsächlich vorhandene Druck im Kompartiment gemessen. Ab einem Druck von >20 mmHg (Norm <10 mmHg) besteht der Verdacht auf ein Kompartment-Syndrom, ein Druck >40 mmHg führt bereits zu ersten Gewebeuntergängen der Muskulatur.

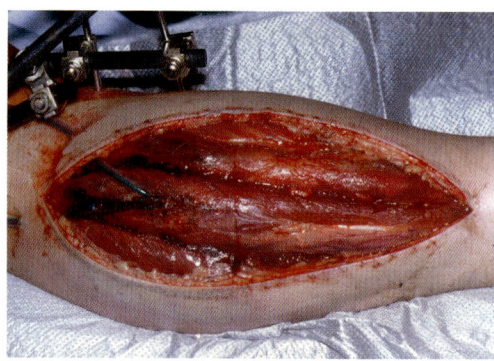

**Abb. 9.9** Kompartmentspaltung am Unterschenkel.

### Therapie

Bereits bei dem Verdacht auf ein manifestes Kompartment-Syndrom muss unverzüglich eine Spaltung der Muskellogen erfolgen (**Abb. 9.9**). Am Unterschenkel werden immer alle 4 Kompartimente eröffnet. Hierbei ist eine kleine Fensterung zur Druckentlastung nicht ausreichend, es muss eine vollständige Eröffnung der Loge erfolgen. Zunächst werden die großen Defekte temporär gedeckt, in der Regel mit der Vakuumversiegelung (siehe **Abb. 2.7**, S. 10), später dann durch Sekundärnaht verschlossen oder durch Hautplastik gedeckt.

## 9.4 Sympathische Reflexdystrophie (SRD)

> *Synonyme: Morbus Sudeck, Sudeck-Syndrom, komplexes regionales Schmerzsyndrom (CRPS = complex regional pain syndrome), neurodystrophisches Syndrom.*

Bei dem erstmals 1900 durch den Hamburger Chirurgen Paul Hermann Sudeck beschriebenen Syndrom handelt es sich um eine Erkrankung der Knochen und der Weichteilgewebe, die v. a. die obere Extremität befällt und in 3 Stadien verläuft.

Die Ursache der SRD konnte bis heute noch nicht vollständig geklärt werden, wahrscheinlich liegt eine Störung des vegetativen Nervensystems zugrunde. Die Diagnose erfolgt daher nur aufgrund der typischen klinischen Symptome. Einige Faktoren scheinen das Auftreten einer SRD zu begünstigen:
- die grobe und oft wiederholte Frakturreposition (besonders der Radiusfraktur) gilt als wichtigster Faktor in der Entstehung der Erkrankung,
- besonders betroffen sind Frauen im Alter zwischen 45 und 60 Jahren,
- lange Immobilisation,
- Verminderung der lokalen Blutversorgung,
- Rauchen.

### Klinik

Die Erkrankung verläuft typischerweise in 3 Stadien, die durch eine charakteristische klinische Symptomatik und Veränderungen im Röntgenbild geprägt sind (**Tab. 9.1**). Das Stadium I geht nach ca. 4 Wochen bis 3 Monaten in das Stadium II über. Dieses kann bis zu einem Jahr andauern, bis mit dem Stadium III das Endstadium erreicht ist.

### Therapie

Entscheidend für die Prognose ist das frühzeitige Erkennen der SRD. Setzt die Therapie im Stadium I oder II ein, lässt sich häufig eine vollständige Rückbildung erreichen. Das Stadium III ist ein irreversibler Zustand. Zur Verfügung stehen medikamentöse, physiotherapeutische und nur selten chirurgische Therapieoptionen. Einige Autoren propagieren eine begleitende Psychotherapie, wobei jedoch ein Zusammenhang zwischen Sudeck-Syndrom und einer speziellen Psychopathologie bisher nicht nachgewiesen werden konnte.

**Tabelle 9.1** Stadieneinteilung der Sympathischen Reflexdystrophie (in Anlehnung an Der Chirurg. 2002; 73: 582-4)

| Stadium | Klinik | Röntgen |
|---|---|---|
| Stadium I | • Stadium der Entzündung („rotes" Stadium)<br>• Ruhe-, Nacht- und Bewegungsschmerz der betroffenen Extremität und erhebliches Funktionsdefizit<br>• rötliche, geschwollene und gespannte Haut, meist feucht, kühl und schwitzig<br>• große Berührungsempfindlichkeit | • meist keine Veränderungen |
| Stadium II | • Stadium der Dystrophie („blaues" Stadium)<br>• chronisches Entzündungsstadium<br>  – abnehmende Schmerzsymptomatik<br>  – blasse, kühle und trockene Haut<br>  – dystrophe Störungen der Muskulatur mit beginnender Atrophie, Nagelwuchsstörungen, lokaler Haarwuchs oder auch Haarausfall | • fleckige Knochenentkalkung, Mottenfraß-ähnlich |
| Stadium III | • Stadium der Atrophie („weißes" Stadium)<br>• irreparabler Endzustand<br>  – schmerzhafte Bewegungseinschränkungen<br>  – atrophe, dünne und trockene Haut<br>  – Muskelatrophie und Gelenkkontrakturen | • diffuse Knochenentkalkung, Osteoporose |

## Medikamente

Bei den Medikamenten stehen an erster Stelle peripher (z. B. Voltaren) und zentral (Opioide) wirksame Schmerzmedikamente, aber auch intravenöse Blockaden der Nervenleitungen werden vorgenommen. Alternativ werden Kalzitonin, Kortikoide, Anabolika oder Psychopharmaka verabreicht. Aus der Masse der verschiedenen Wirkstoffe wird ersichtlich, dass eine zuverlässige, wirkungsvolle Substanz bisher nicht vorhanden ist.

## Physiotherapie

Die Physiotherapie hat in der Behandlung der SRD einen sehr hohen Stellenwert. Das physiotherapeutische Therapieregime erfolgt stadiengerecht (siehe auch Münzing, Schneider 2005).

> Schon beim geringsten Verdacht einer (sich entwickelnden) SRD sollte die Behandlung entsprechend der Therapie im Stadium I angepasst werden. Weniger ist hierbei oft mehr!

Im Stadium I muss die betroffene Extremität geschont und hoch gelagert werden. Milde Kälte- oder Wärmeanwendungen (entsprechend dem subjektiven Empfinden des Patienten) helfen den Schmerz zu lindern. Manuelle Lymphdrainage unterstützt die Ödemresorption. Bewegungen können innerhalb der Schmerzgrenze aktiv und passiv erfolgen. Sie dürfen auf keinen Fall forciert werden und die Schmerzen von Patienten verstärken! Grundsätzlich ist eine kurze Behandlungsdauer, u.U. 2-mal täglich, günstiger als zu lange und zu intensive Therapiesitzungen.

Im Stadium II steht das aktive Bewegungstraining mit Erweiterung des Bewegungsumfanges im Vordergrund. Begleitend können Wärme und Iontophoreseanwendungen erfolgen. Im Stadium III werden zusätzlich manuelle Therapie, Kontrakturbehandlungen und klassische Massagen angewendet.

## Operative Maßnahmen

Operative Maßnahmen erfolgen erst im Stadium III, wenn durch Kontrakturen die Gelenkbeweglichkeit behindert wird. Sehnenplastiken und Sehnendurchtrennungen können eine gewisse Beweglichkeit wiederherstellen, beeinträchtigen aber u.U. die Funktion der entsprechenden Muskeln.

## Zusammenfassung

- Die erfolgreiche Behandlung von Komplikationen der Frakturheilung setzt die Kenntnis der Ursachen und der entsprechenden Klinik voraus. Durch sorgfältiges und vernünftiges Handeln lässt sich der Anteil an Komplikationen in der Therapie auf ein Minimum reduzieren, aber nicht eliminieren. Von entscheidender Bedeutung ist das frühe Erkennen einer möglichen Komplikation, da oft nur durch eine rasch einsetzende Therapie langwierige Behandlungen und letztendlich lebenslang bestehende Behinderungen vermieden werden können.
- Ist eine Fraktur nach 4 Monaten noch nicht vollständig durchbaut, spricht man von einer verzögerten Frakturheilung. Besteht der Defekt noch nach 8 Monaten, spricht man von einer Pseudarthrose („Falschgelenk"). Dabei unterscheidet man 2 Formen:
  - Die häufigere hypertrophe Pseudarthrose, die durch zu große Instabilität der Fragmente entsteht und bei der die Heilungsaussichten gut sind.
  - Die seltenere atrophe Pseudarthrose, bei der eine mangelnde Gefäßversorgung für die Heilungsstörung maßgeblich verantwortlich ist und die eine schlechte Prognose hat.
- Bei der Ostitis kommt es durch exogenen oder endogenen Keimbefall zu Entzündung von Knochen und umgebenden Weichteilen. Die Behandlung ist langwierig und die Prognose ist auch bei optimaler Therapie ungewiss. Es kann zu erheblichen Knochendefekten kommen, die man bei langen Röhrenknochen durch Kallusdistraktion ausgleichen kann. Rezidive sind auch noch nach Jahrzehnten möglich.
- Das Kompartment-Syndrom ist eine schwerwiegende Komplikation bei Frakturen an den Extremitäten. Durch Einblutungen, aber auch durch einen zu engen Gips, kommt es zu inneren Druckschäden an Nerven und Muskeln. Werden diese nicht rechtzeitig erkannt, sind bleibende Lähmungen oder Gewebedefekte die Folge. Die Therapie muss unmittelbar operativ erfolgen. Die betroffenen Muskellogen werden gespalten.
- Die Sympathische Reflexdystrophie ist eine Wundheilungsstörung, deren Ursache bis heute nicht genau bekannt ist. Es wird angenommen, dass verschiedene Faktoren wie z.B. grobe, wiederholte Frakturreposition, weibliches Geschlecht, lange Immobilisation die vegetative Störung der Frakturheilung begünstigen. Die Krankheit läuft in 3 Stadien ab und erfordert eine besonders umsichtige Behandlung, in erster Linie mit Medikamenten und Physiotherapie. Die Prognose ist gut, wenn die SRD frühzeitig erkannt wird, ansonsten drohen dauerhafte Schäden mit erheblichen funktionellen Defiziten.

# 10 Gelenkverletzungen

Das Ausmaß von Gelenkverletzungen kann sehr unterschiedlich sein. Es reicht von der Bagatellverletzung bis zur Gelenkzerstörung. Je nach Lokalisation und Art und Schwere der Verletzung können einzelne oder mehrere gelenkbildende Strukturen betroffen sein. Für die Diagnose müssen nicht nur Knochen, sondern auch Knorpel, Kapsel, und Bänder beurteilt werden. Hierbei sind die diagnostischen Hilfsmittel meist begrenzt, sodass das volle Verletzungsausmaß oft erst durch eine Operation beurteilt werden kann. Die Heilungsaussichten sind gut, wenn der Gelenkknorpel intakt ist und die Stabilität des Gelenks erhalten bleibt. Ansonsten drohen Spätschäden an dem betroffenen Gelenk – von der schmerzhaften Arthrose bis zur vollständigen Gelenksteife.

## 10.1 Anatomische Grundlagen

> *Ein Gelenk ist eine bewegliche Verbindung zweier Knochen. Intakte Gelenke sind eine Voraussetzung für die uneingeschränkte Funktion des Bewegungsapparates.*

Alle Gelenke haben folgende anatomische Merkmale (**10.1**):
- Gelenkspalt,
- Gelenkflüssigkeit (Synovia),
- Gelenkkapsel (mit Synovialmembran),
- Gelenkknorpel,
- Bänder.

Über ein Gelenk ziehende Muskeln ermöglichen aktive Bewegungen. Periphere Nerven steuern die Muskelfunktion und versorgen mit Ausnahme des Gelenkknorpels alle Gelenkstrukturen. Manche Gelenke können weitere Strukturen aufweisen:
- Menisken (z. B. am Kniegelenk oder Akromioklavikulargelenk)
- Schleimbeutel,
- Gelenklippen (z. B. am Schultergelenk).

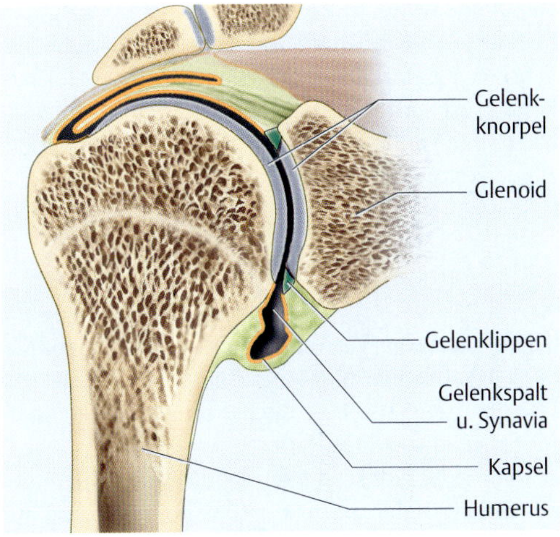

**Abb. 10.1** Aufbau eines Gelenks am Beispiel Schultergelenk (Art. glenohumerale).

## 10.2 Verletzungsarten

Je nach Art der Verletzung und den betroffenen Strukturen unterscheidet man verschiede Verletzungsarten.

### 10.2.1 Distorsion

Eine Distorsion (Zerrung) ist eine Überdehnung von Weichteilgeweben (z. B. Kapsel-Band-Apparat) durch ein indirektes Trauma, meist in Verbindung mit einer Drehbewegung. Durch das Trauma kommt es in leichten Fällen („Verstauchung") zu einer Überdehnung des Gewebes, in schwereren Fällen zu Mikro- oder Teileinrissen. Häufig sind Gelenkbänder, aber auch Muskeln und Sehnen betroffen.

Die Diagnose einer Distorsion ergibt sich aus der Schilderung des Unfallhergangs und dem klinischen Bild. Patienten klagen über diffuse Schmerzen, der betroffene Bereich ist druckschmerzhaft und in schweren Fällen findet man eine lokale Schwellung oder ein Hämatom. Die Stabilität des Kapsel-Band-Apparates kann gering vermindert sein. Mit gehaltenen Röntgenaufnahme im Seitenvergleich lässt sich dies in der Regel kaum nachweisen.

Nach einer Distorsion wird das Gelenk für kurze Zeit ruhig gestellt. Bei schwereren Verletzungen wird für wenige Tage ein fixierender Verband angelegt. Initiale Kühlung und Hochlagern der betroffenen Extremität unterstützen das Abschwellen. Bei Zerrungen großer, gewichtstragender Gelenke kann der Arzt in Abhängigkeit vom Befund Physiotherapie verordnen, um die Koordination und Gelenkfunktion wiederherzustellen.

### 10.2.2 Kontusion

Die direkte, stumpfe Gewalteinwirkung auf ein Gelenk führt zur Kontusion (Prellung), meist kombiniert mit einer Stauchung des Gelenkes. Einblutungen und Teileinrisse aller nicht-knöchernen Strukturen (Kapsel, Bänder, Knorpel) können die Folge sein. Auch die über das betroffene Gelenk hinweg ziehende Muskulatur kann verletzt werden.

Prellungen können sehr schmerzhaft sein, heilen aber meist folgenlos. Bei ausgedehnten Hämatomen helfen Salbenverbände und abschwellende Maßnahmen. Bei starken Schmerzen kann der betroffene Körperabschnitt ruhig gestellt werden. Problematisch sind Prellungen, wenn sie zu Knorpelverletzungen (s. u.) führen.

### 10.2.3 Luxation

Bei der Luxation (Verrenkung) liegen die Gelenkflächen der Knochen nicht mehr aufeinander. Hat ein Teil der Gelenkflächen noch Kontakt zueinander, spricht man von Subluxation.

Der Verletzungsmechanismus kann ein Trauma mit direkter oder indirekter Gewalteinwirkung auf das Gelenk sein. Zerreißungen des Kapsel-Band-Apparates sind typische Begleitverletzungen, auch eine Knorpelschädigung ist in den meisten Fällen nachweisbar. Besteht zusätzlich eine knöcherne Verletzung, spricht man von einer Luxationsfraktur.

Die Einteilungen und Therapien der häufigsten Luxationen werden im speziellen Teil einzeln besprochen.

### 10.2.4 Bandverletzungen

Bandverletzungen treten auf, wenn es durch indirekte Gewalteinwirkung zu einer unphysiologischen Belastung des Kapsel-Band-Apparates kommt. Es können 3 Grade der Bandverletzungen unterschieden werden (**Abb. 10.2a–d**)

- *Grad 1: Dehnung.* Das Band ist geschwollen, ein Riss ist mit dem Auge nicht erkennbar. Mikroskopisch findet man in Längsrichtung auseinandergezogene Faserstrukturen.
- *Grad 2: Zerrung.* Es finden sich kleine Teilrupturen mit Hämatomen im Bandverlauf, das Band ist jedoch in seiner Kontinuität erhalten.
- *Grad 3: Ruptur.* Die Kontinuität des Bandes ist unterbrochen, die Bandenden sind voneinander entfernt. Es besteht immer ein Hämatom und evtl. eine Instabilität des betroffenen Gelenkes. Meist reißen Bänder nahe ihrem knöchernen Ansatz, seltener in Höhe des Gelenkspaltes.

Als Sofortmassnahmen haben sich *P*ause (Schonung), *E*iskühlung, *C*ompression (Kompressionsbandagen), und *H*ochlagerung (= „PECH") bewährt. Die Bandagenbehandlung kann bei Verletzungen Grad 1 und 2 mit einem Tapeverband gegebenenfalls für einige Wochen fortgeführt werden. Bei einigen Gelenken (siehe spezieller Teil) empfiehlt sich bei kompletten Rupturen die operative Naht und anschließende Ruhigstellung mit einem Gipsverband für 4–6 Wochen.

Dass die optimale Behandlung bei einigen Bandverletzungen kontrovers diskutiert wird, zeigt sich exemplarisch bei der Behandlung von Außenbandverletzungen des oberen Sprunggelenks (siehe Kap. 16.3). Welche Bedeutung die längere Ruhigstellung für den Kapsel-Band-Apparat und andere Strukturen des Bewegungsapparates hat, ist im physiolehrbuch „Physiotherapie in der Traumatologie" nachzulesen (Münzing, Schneider 2005).

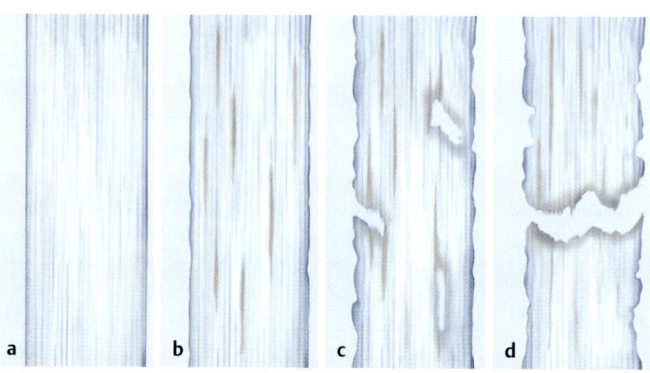

Abb. 10.2a–d Unterschiedliche Schwere von Bandverletzungen. **a** Intaktes Band. **b** Dehnung. **c** Zerrung. **d** Ruptur.

## 10.2.5 Gelenkfraktur

Endet eine Frakturlinie in einer Gelenkfläche, liegt eine Gelenkfraktur vor (Beispiele siehe **Abb. 16.3** u. **16.30**). Hierbei ist die Gefahr der Knorpelabscherung besonders groß. Begleitend kommt es durch den Austritt von Blut aus dem Markraum in das Gelenk zum blutigen Gelenkerguss (Hämarthros). Sowohl der Knorpelschaden als auch der Gelenkerguss beeinträchtigen die Gelenkfunktion und können zu dauerhaften Schäden am Gelenk führen. Deshalb ist die Behandlung einer Gelenkfraktur sehr sorgfältig zu planen und durchzuführen. In den meisten Fällen ist eine Rekonstruktion der Gelenkflächen nur operativ möglich. Dabei wird eine bewegungsstabile Osteosynthese angestrebt, um Immobilisationsschäden zu vermeiden.

In jedem Fall erhöht sich nach Gelenkfrakturen das Risiko für das Auftreten von Folgeschäden. Kann die Gelenkfläche nicht vollständig wiederhergestellt werden, und verbleibt eine Stufe an der Gelenkoberfläche, ist eine posttraumatische Arthrose (s.u.) bei gewichtstragenden Gelenken vorprogrammiert.

## 10.2.6 Knorpelverletzungen

Häufig unterschätzt werden Verletzungen des Gelenkknorpels. Durch Kontusion des Knorpels oder eine Gelenkfraktur kommt es zur Zerstörung von Knorpelzellen und einem blasig aufgetriebenem Knorpelödem. In der Folge entstehen Einrisse, später werden aufgefaserte und abgestorbene Knorpelzellen freigesetzt. Die bei dem Abbau dieser toten Zellen entstehenden Stoffe führen zur Reizung an der Gelenkinnenhaut und somit zum Gelenkerguss. Durch den erhöhten Innendruck wird wiederum die Zerstörung und der Abbau des Knorpels beschleunigt. Langfristig besteht wegen der schlechten Regenerationsfähigkeit des Knorpels ein erhöhtes Risiko für das Auftreten einer posttraumatischen Arthrose (**Abb. 10.3**).

Isolierte Knorpelverletzungen sind schwer zu diagnostizieren. Weder die klinischen Beschwerden noch das Röntgenbild geben richtungweisend Aufschluss über das Krankheitsbild. Mit dem MRT lassen sich jedoch größere Knorpelverletzungen darstellen. Mittelgradige Defekte können mit der MRT indirekt über ein Ödem des Knochenmarkes (das sog. „bone bruise") nachgewiesen werden.

### Therapie

Bei Gelenkfrakturen werden Knorpelverletzungen durch die Reposition der Knochenfragmente möglichst anatomisch wieder hergestellt. Sind größere Knorpelfragmente losgelöst, wird versucht, diese an ihrer anatomischen Stelle zu refixieren, kleinere Fragmente können entfernt werden. Zur Förderung der Regeneration kann der subchondrale Knochen angebohrt werden (Pridie-Bohrung oder auch Microfracturing), was zu einer Blutung führt und das Einwachsen von Blutgefässen provoziert. Hierdurch wird die Chance auf eine Regeneration der Knorpeldefekte erhöht. Allerdings kann sich durch diese Maßnahme nur ein minderwertiger Ersatzknorpel bilden, der den Defekt zwar bedecken, aber nicht die ursprüngliche Belastungsfähigkeit wieder herstellen kann. Zudem ist eine 6-wöchige Ruhigstellung erforderlich. Die langfristigen Ergebnisse dieser Methode stehen noch aus.

Eine neue Möglichkeit bietet die autologe Knochen-Knorpeltransplantation. Aus einem nicht belasteten Teil des Gelenkes wird ein knöcherner Zylinder mit gut erhaltener Knorpeloberfläche ausgestanzt und an die Stelle des Defektes gesetzt. Die künstliche Knorpelzüchtung im Labor und späteres Einbringen in den Defekt ist noch im Stadium der Erprobung, doch ist dieses Verfahren vielversprechend.

## 10.2.7 Gelenkerguss

Der Gelenkerguss ist eine Reaktion des Gelenkes auf ein Trauma, und führt zur schmerzhaften Bewegungseinschränkung. Er kann bei jeder Gelenkverletzung auftreten.

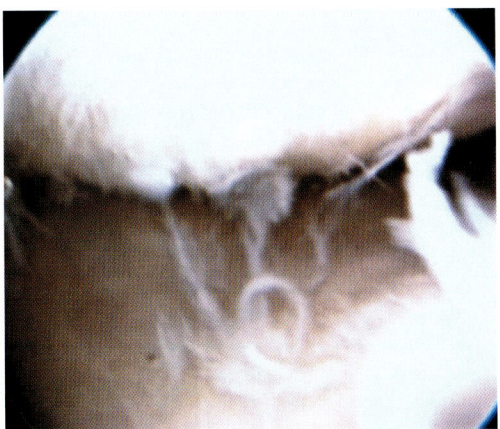

**Abb. 10.3** Posttraumatische Arthrose des Handgelenks nach einer Gelenkfraktur. Bei der Arthroskopie erkennt man, dass der Knorpel nicht mehr glatt, sondern eingerissen ist und lange Zotten aufweist.

Der Gelenkerguss entsteht durch eine Reizung der Gelenkinnenhaut mit nachfolgender Mehrproduktion von minderwertiger Synovia, und ist typischerweise klar (seröser Erguss). Treten durch das Trauma begleitende Verletzungen wie Meniskus- oder Kapseleinrisse, Verletzungen der Kreuzbänder oder Frakturen auf, kommt es zur Einblutung in das Gelenk. Es kommt zum blutigen Erguss (Hämarthros), der für den Knorpel besonders schädlich ist, da er über eine chronische Reizung zur Ernährungsstörung des Knorpels bis zur Gelenkzerstörung führen kann. Bei Frakturen sind dem Blut oft Fettaugen beigemengt. Das Fett stammt aus dem Knochenmark. Bei Infektionen im Gelenk besteht ein eitriger Gelenkerguss (*Gelenkempyem*).

Besteht ein ausgeprägter Gelenkerguss, erhöht sich der Druck im Gelenk. Dadurch wird die Mikrozirkulation und v. a. die Ernährung des Knorpels gestört. Langfristig kann ein bestehender Gelenkerguss zu einer Überdehnung der Gelenkkapsel führen und die Gelenkstabilität beeinträchtigen. Ist die Gelenkkapsel gleichzeitig noch durch das Trauma geschädigt und wird das geschwollene Gelenk nicht ausreichend geschont, kann sich eine Gelenkzyste bilden. Ein typisches Beispiel hierfür ist die Baker-Zyste am Kniegelenk.

## Therapie

Bei einem ausgeprägten Gelenkerguss ist die therapeutische Punktion und Entlastung des Gelenkes indiziert. Da jede Punktion rechtlich ein operativer Eingriff ist, müssen Patienten zuvor über die Risiken (insbesondere Infektionsgefahr) aufgeklärt werden. Die Punktion muss evtl. mehrfach wiederholt werden. Besteht ein chronischer, immer wiederkehrender Erguss, sollten weitergehende Untersuchung (rheumaserologisch, bakteriologisch, zytologisch) eingeleitet werden.

Konservativ können abschwellende Maßnahmen die Behandlung unterstützen. Neben Lagerungen und der Manuellen Lymphdrainage/Komplexen Physikalischen Entstauungstherapie können isometrische Übungen und elektrotherapeutische Verfahren durchgeführt werden. Manuelle Traktionen (Stufe 1) tragen zur Schmerzlinderung bei und fördern den Gelenkstoffwechsel. Bewegungen dürfen nicht über die Schmerzgrenze hinaus erfolgen.

### Zusammenfassung

- Gelenkverletzungen können alle gelenkbildenden Strukturen betreffen.
  - Bei Distorsionen ist in erster Linie der Kapsel-Band-Apparat betroffen, aber auch Muskeln und Sehnen können überdehnt werden.
  - Kontusionen führen zu Einblutungen und Einrissen im Weichteilmantel des Gelenks. Bei Stauchungen kann es zu Knorpelschäden kommen.
  - Bei Luxationen zerreißt häufig der Kapsel-Band-Apparat. Oft treten außerdem Schäden am Gelenkknorpel und am Knochen auf.
  - Bandverletzungen werden je nach Ausmaß der Schädigung in 3 Grade unterteilt: Dehnung, Zerrung und Ruptur. Bei einer vollständigen Bandruptur ist bei manchen Gelenken eine operative Rekonstruktion erforderlich, will man die Stabilität des Gelenks wieder herstellen.
  - Bei einer Gelenkfraktur endet die Frakturlinie in der Gelenkfläche. Dabei kann es zu Knorpelabscherungen und einem blutigen Gelenkerguss kommen. Durch die Fraktur ist das Arthroserisiko v. a. bei gewichtstragenden Gelenken deutlich erhöht. Eine gute Heilung ist in der Regel nur bei einer optimalen Rekonstruktion der Gelenkfläche zu erwarten.
- Knorpelschäden können erhebliche Auswirkungen haben. Durch Abscherungen oder Stauchungen wird die glatte Oberfläche zerstört, Knorpelzellen sterben ab. Beim Abbau abgestorbener Knorpelzellen entstehen Stoffe, welche die Synovialmembran reizen und einen Gelenkerguss hervorrufen. Die Gelenkfunktion wird mechanisch und biochemisch gestört, eine vorzeitige Degeneration ist kaum zu verhindern. Moderne Therapieverfahren unterstützen die Bildung von Ersatzknorpel oder versuchen, Defekte in Hauptbelastungszonen aufzufüllen und so die Entstehung einer Arthrose hinauszuzögern.
- Gelenkergüsse entstehen bei schwereren Gelenkverletzungen. Die vermehrte Produktion minderwertiger Synovia, hervorgerufen durch die Reizung der Gelenkinnenhaut (Synovialmembran) verursacht schmerzhafte Bewegungseinschränkungen und führt zu einer schlechteren Knorpelernährung. Unbehandelt kann ein Gelenkerguss eine Instabilität des betroffenen Gelenks verursachen. Neben der Punktion gibt es physiotherapeutische Verfahren, die das Abschwellen eines Gelenkergusses unterstützen. Man unterscheidet:
  - den klaren, serösen Erguss,
  - den blutigen Erguss (Hämarthros),
  - den eitrigen Erguss bei Infektionen (Gelenkempyem).

# Glossar zur allgemeinen Traumatologie

**Abstrich:** Entnahme von Untersuchungsmaterial von Haut- und Schleimhautoberfläche zur genaueren Diagnostik.

**Abszess:** abgekapselte Eiteransammlung im Gewebe.

**Adaptieren:** Wundränder operativ aneinander fügen.

**Anaerob:** ohne Sauerstoff.

**Anaerobier:** Lebewesen, das ohne Sauerstoff leben kann, z. B. die Erreger von Tetanus (Clostridium tetani) und Gasbrand (Clostridium perfringens).

**Antibiogramm:** Ergebnis bakteriologischer Untersuchungsmethoden zur Bestimmung der Wirksamkeit von Antibiotika gegen Bakterien.

**Antidot:** Gegenmittel.

**Antiphlogistisch:** entzündungshemmend.

**Arbeitsunfall:** Unfall, der gemäß der Reichsversicherungsordnung der gesetzlichen Unfallversicherung unterliegt und im Zusammenhang mit der Ausübung einer beruflichen Tätigkeit oder einem Schulbesuch steht (auch Wegeunfälle).

**Atroph:** durch Ernährungsstörung bedingt.

**Autolog:** auch autogen; vom gleichen Individuum stammend, körpereigen.

**Axonotmesis:** schwere Nervenschädigung mit Durchtrennung des Axons bei erhaltener Nervenhülle.

**Bagatelltrauma:** Verletzung, bei dem die Ursache in keinem Verhältnis zum Ausmaß der Schädigung steht.

**Baker-Zyste:** auch Poplitealzyste; Ausstülpung der dorsalen Gelenkkapsel am Kniegelenk.

**Bioresorbierbar:** vom Körper vollständig abbaubar, z. B. Implantate aus Zuckermolekülen für die operative Frakturbehandlung.

**Bolus:** Bissen, große Pille.

**Bone bruise:** trabekuläre, intraspongiöse Mikrofrakturen begleitet von einem Knochenmarksödem.

**Bougierung:** Aufdehnung, z. B. eines Organs nach Narbenbildung.

**Chirurgie:** gr.: „mit der Hand arbeiten", medizinisches Fachgebiet.

**Corium:** Lederhaut.

**Débridement:** Ausschneiden einer Wunde, Wundtoilette.

**Décollement:** Loslösung, Abscherung, z. B. oberflächlicher von tiefen Hautschichten.

**Dekubitus:** Druckgeschwür der Haut.

**Diaphyse:** Mittelstück eines Röhrenknochens.

**Dislokation:** Lageveränderung, Verschiebung von Knochenenden bei einer Fraktur.

**Distraktion:** das Auseinanderziehen von Knochen(-bruch)enden.

**Drainage:** Ableitung von Wundsekret oder anderen Flüssigkeiten.

**Druckläsion:** Gewebeschädigung durch Druck.

**Duplex-Sonographie:** Untersuchung, bei dem mit zwei getrennten Schallköpfen zwei verschiedene Verfahren der bildgebende Ultraschalldiagnostik kombiniert werden, um die Blutgefäße und den Blutstrom zu beurteilen.

**Durchgangsarzt (D-Arzt):** von der gesetzlichen Unfallversicherung für die Behandlung von Arbeitsunfällen zugelassener Arzt.

**Eiter:** bei einer eitrigen Entzündung abgesonderte Flüssigkeit, enthält abgesonderte Leukozyten und eingeschmolzenes Gewebe.

**Embolisierung:** Gefäßverschluss durch ein nicht im Blutplasma lösliches Gebilde, z. B. ein Blutgerinnsel (Thrombus).

**Empyem:** Eiteransammlung in einer vorgeformten, präformierten Körperhöhle.

**Entzündung:** Abwehrreaktion des Organismus gegen verschiedenartige schädigende Reize und der Versuch, den Auslöser und die Folgen unschädlich zu machen.

**Epiphyse:** Gelenkende, Endstück eines Röhrenknochens.

**Epiphysiolyse:** Ablösung einer Epiphyse in der Epiphysenfuge.

**Epithel:** oberste Zellschicht der Haut.

**Erfrierung:** schwerste Form der Kälteschädigung.

**Ermüdungsfraktur:** Fraktur infolge einer Überlastung, die über einen langen Zeitraum Mikrofrakturen verursacht, die selbst noch keinen Krankheitswert haben; z. B. Marschfraktur.

**Erreger:** pathogener Mikroorganismus (z. B. bestimmte Bakterien) oder Parasit.

**Erysipel:** Wundrose.

**Exsudation:** durch Entzündung bedingter Austritt von Flüssigkeit und Zellen aus Blut- und Lymphgefäßen.

**Fixateur externe:** von außen zugängliches Metallgestänge zur Stabilisierung von Knochenbrüchen an den Extremitäten.

**Fixateur interne:** implantierbares Metallgestänge zur Stabilisierung von Knochenbrüchen, v. a. im Bereich der Wirbelsäule und des Beckens.

**Fluktuation:** tastbare wellenförmige Bewegung einer abgegrenzten Flüssigkeitsansammlung, z. B. beim Abszess.

**Forciert:** gewaltsam, erzwungen.

**Fraktur:** Kontinuitätsunterbrechung des Knochens.

**Freizeitunfall:** Unfall, der nicht im Zusammenhang mit einer gesetzlich versicherten Tätigkeit ereignet; hierzu zählen die meisten Haushalts-, Sport-, Freizeit- und Verkehrsunfälle.

**Funktionsstellung:** die Gelenkstellung, die durch die Ruhigstellung die geringsten Funktionseinbußen verursacht.

**Geflechtknochen:** Knochen mit ungeordneten, kreuz und quer verflochtenen Kollagenbündeln, typisch in der frühen Phase der Knochenneubildung bei der Frakturheilung.

**Geschlossene Wunde:** tiefere Verletzung, bei der die obere Haut- oder Schleimhautschicht unverletzt ist.

**Granulation:** Körnelung, bildet sich im Rahmen der normalen Wundheilung.

**Granulationsgewebe:** gefäßreiches, tiefrot gefärbtes, feucht glänzendes und leicht verletzliches körniges Bindegewebe.

**Grünholzfraktur:** Frakturform bei Kindern und Jugendlichen, bei der eine Periostbrücke stehen bleibt, vergleichbar mit dem Abknicken eines jungen Asttriebs, bei dem die Rinde partiell intakt bleibt.

**Hämarthros:** blutiger Gelenkerguss.

**Handregel:** Regel zur Beurteilung der Schwere kleinerer Verbrennungen. Dabei gilt, dass die Handfläche des Patienten einschließlich der Fläche der Finger ca. 1% seiner Körperoberfläche entspricht.

**Havers-Kanäle:** in Längsrichtung des Knochens verlaufende Kanäle, die dünnwandige Blutgefäße zur Versorgung des Knochengewebes enthalten.

**Heparinisierung:** intravenöse Behandlung mit Heparin zur Hemmung der Blutgerinnung.

**Hyaluronidase:** Enzym, das Hyaluronsäure abbauen kann; Hyaluronsäure ist als Kittsubstanz ein wichtiger Bestandteil der Grundsubstanz des Bindegewebes.

**Hydrokolloidverband:** spezieller Verband für Behandlung offener Wunden und Ulzera.

**Hyperbare Sauerstofftherapie:** Therapie in einer Überdruckkammer mit erhöhtem Sauerstoffpartialdruck; dadurch wird eine höhere Sättigung von Sauerstoff im Blut und Gewebe erreicht.

**Hypertroph:** durch Zellwachstum vergrößert.

**Iatrogen:** durch den Arzt verursacht.

**Immobilisationsschäden:** degenerative Veränderungen und Schäden an Organsystemen durch eine lang andauernde Ruhigstellung, z. B. Atrophien der Muskulatur, Kapselschrumpfung an ruhig gestellten Gelenken, Lungenentzündung, etc. .

**Infektion:** Übertragung und Eindringen von Krankheitserregern in einen Organismus sowie deren Vermehrung in dem infizierten Organismus.

**Integument:** engl.: Decke, Hülle, äußere Haut.

**Interponat:** zwischengesetztes Stück.

**Intramedullär:** im Knochenmark gelegen, in das Knochenmark hinein.

**Kallus:** Keimgewebe des Knochens, das sich bei Frakturen im Frakturspalt entwickelt und die Fraktur überbrückt.

**Knickbruch:** Grünholzfraktur mit einer Achsverschiebung.

**Konisch:** kegelförmig.

**Lamellenknochen:** ausdifferenzierter Knochen mit geordneter Struktur der Kollagenbündel.

**Lavage:** Spülung, Ausspülung.

**Lymphadenitis:** Lymphknotenentzündung.

**Lyphangitis:** Entzündung der Lymphbahnen im Abflussgebiet eines lokalen Infektionsherdes mit sichtbarem roten Streifen (umgangssprachlich Blutvergiftung).

**Lysierbar:** auflösbar.

**Metaphyse:** Längenwachstumszone eines Röhrenknochens zwischen Epiphyse und Diaphyse.

**Microfracturing:** operative Behandlung einer Knorpelwunde, bei der die geschädigte Knorpeloberfläche mit feinen Instrumenten gezielt verletzt wird.

**Mumifikation:** Austrocknung abgestorbener Gewebe an der Luft (z. B. bei lokalen Erfrierungen).

**Nekrose:** abgestorbenes Gewebe.

**Nekrosektomie:** chirurgische Entfernung einer Nekrose.

**Neuner-Regel:** Regel zur Beurteilung der Schwere größerer Verbrennungen. Dabei wird berücksichtigt, dass die Fläche einzelner Körperpartien ein Vielfaches von 9 beträgt.

**Neurapraxie:** leichte Nervenschädigung mit vorübergehenden Ausfallerscheinungen.

**Neurotmesis:** vollständige Durchtrennung eines Nerven.

**Nosokomial:** zu einem Krankenhaus gehörend, Krankenhaus... .

**Nosokomialinfektionen:** Infektionen mit typischen Erregern (z. B. Staphylokokken), die im Zusammenhang mit einer Behandlung und Pflege Krankenhaus erfolgen, oft bedingt durch mangelnde Hygiene.

**Noxen:** Schadstoffe.

**Offene Wunde:** Wunde, bei der mindestens die obere Haut- oder Schleimhautschicht verletzt ist.

**Opisthotonus:** Überstreckung des Rumpfes und Kopfes nach hinten durch einen Starrkrampf der Rückenstrecker und Nackenmuskeln, z. B. bei Tetanus.

**Orthese:** Gerät zur Stabilisierung, Entlastung, Ruhigstellung, Führung oder Korrektur von Gliedmaßen oder Rumpf.

**Osteosynthese:** operatives Verfahren zur Verbindung von Knochenbruchenden durch mechanische Hilfsmittel (z. B. Schrauben, Platten).

**Parasit:** Mitesser, Schmarotzer; Sammelbezeichnung für Krankheitserreger und alle nicht symbiotisch lebenden Fremdorganismen des Körpers.

**Patch:** Haut- oder Kunststofflappen.

**Pathologische Fraktur:** Fraktur ohne adäquates Trauma bei krankhaft veränderten Knochen.

**Periost:** Knochenhaut.

**Phlegmone:** diffuse, nicht abgegrenzte eitrige Entzündung im Gewebe.

**Prädilektionsstelle:** bevorzugte Stelle, z. B. für das Auftreten von Sehnenrupturen.

**Pridie-Bohrung:** Eröffnung des subchondralen Markraums zur Knorpelanfrischung bei Knorpeldefekten.

**Primäre Wundheilung:** Wundheilung mit minimaler Gewebeneubildung zwischen gut durchbluteten, adaptierten Wundrändern mit kaum sichtbarer Narbenbildung.

**Reparation:** Erneuerung, im Zusammenhang mit der Wundheilung Umbau von Granulationsgewebe in Narbengewebe.

**Reposition:** Wiedereinrichtung von gebrochenen Knochen oder verrenkten Gliedern.

**Resektion:** operative Entfernung kranken Gewebes.

**Retention:** Ruhigstellung als Teil der Frakturbehandlung, z. B. mit einem Gipsverband.

**Risus sardonicus:** unwillkürlich verkrampft grinsendes Gesicht, verursacht durch eine Starre der Gesichtsmuskulatur bei Tetanus.

**s.c.:** Abkürzung für subcutaneus (subkutan), unter die Haut.

**Sekret:** von einer Drüse produzierter und abgesonderter Stoff.

**Sekundäre Wundheilung:** Wundheilung mit deutlich sichtbarer Narbenbildung.

**Sepsis:** Blutvergiftung, bei der der gesamte Organismus mit auf dem Blutweg verbreiteten Bakterien überschwemmt ist.

**Sequester:** durch Bakterienbefall abgestorbenes, vom Körper durch sklerosierten Knochen abgegrenztes Knochenstück, das mit dem gesunden Knochen keine Verbindung mehr hat.

**Sklerosieren:** verhärten.

**Spalthaut:** flächig entnommenes Hauttransplantat aus Epidermis und Teilen des Coriums.

**Spül-Saug-System:** auch Spül-Saug-Drainage; Vorrichtung, die ein kontinuierliches Spülen und Absaugen der Spülflüssigkeit bei einer Infektionen in einem Gelenk oder einer anderen Körperhöhl (Empyem) ermöglicht.

**Stichinzision:** Hautschnitt durch einen Stich mit dem Skalpell.

**Subkutis:** Unterhaut.

**Subtotale Amputation:** unvollständige Abtrennung (einer Gliedmaße).

**Thrombosierung:** Verschluss eines Blutgefäßes durch eine Thrombus (Blutpfropf).

**Toxine:** Giftstoffe.

**Trauma:** Verletzung.

**Traumatologie:** Wissenschaft und Lehre der Behandlung von Unfallverletzungen und deren Folgen.

**Trigger:** Auslöser.

**Trismus:** Kiefersperre, Unmöglichkeit, den Mund zu Öffnen, z. B. durch einen tonischen Krampf der Kaumuskulatur bei Tetanus.

**Ulkus:** Geschwür.

**Verätzung:** oberflächliche Eiweißdenaturierung, vor allem durch Säuren und Laugen.

**Verbrennung:** thermische Gewebeschädigung.

**Wegeunfall:** Unfall, der sich auf dem Weg zu oder von einer gesetzlich versicherten Tätigkeit ereignet.

**Wulstbruch:** Frakturform bei Kindern und Jugendlichen, bei der der weiche Knochen im Bereich der Metaphyse eingestaucht und durch die dichtere Diaphyse bucklig aufgeworfen wird.

**Wunde:** jede Kontinuitätsunterbrechung der Haut, der Weichteile oder der Knochen.

**Wundheilung:** Vorgänge, die zur Regeneration zerstörten Gewebes bzw. zum Wundverschluss führen.

# Übungsfragen zur Allgemeinen Traumatologie

> Wiederholen und vertiefen Sie die Inhalte und bereiten Sie sich auf das Examen vor. (Die Seitenzahlen in Klammern nennen Ihnen die Fundstellen für die Antworten.)

Welche Wundarten gibt es? Welche heilen hiervon primär, welche sekundär? (Seite 6–8)

In welchem phasenartigen Verlauf heilt eine Wunde? (Seite 8 und 9)

Welche Behandlungsmethoden sind für die offene Wundbehandlung charakteristisch? (Seite 10)

Teilen Sie die Verbrennungsgrade ein. Wie sind die jeweiligen Symptome, und wie ist die entsprechende lokale Therapie? (Seite 13 und 14)

Was versteht man unter „systemischer" Verbrennungskrankheit? (Seite 13)

Nennen Sie die 5 Kardinalsymptome der Entzündung. (Seite 18)

Nennen Sie die Definition und Therapie einer Phlegmone. (Seite 18 und 19)

Wie äußert sich Tetanus klinisch und wodurch kommt die Symptomatik zustande? Welche Therapie und Prophylaxe gibt es? (Seite 20 und 21)

Nennen Sie Therapie und Prophylaxemöglichkeiten auch für den Gasbrand. (Seite 22)

Beschreiben Sie die Therapie von Muskelverletzungen. (Seite 24)

Was ist die Myositis ossificans und welche Therapiemöglichkeiten gibt es? (Seite 25)

Erklären Sie die Therapie der Achillessehnenruptur. (Seite 26)

Welche Therapieoptionen gibt es bei traumatischer Arterienverletzung? (Seite 27)

Benennen Sie die Schweregrade der Nervenverletzung nach *Seddon*. Wie ist jeweils die Prognose für die folgenlose Ausheilung? (Seite 28)

Wie sind Mehrfach- und Trümmerfrakturen definiert? (Seite 32)

Welche Gradeinteilung existiert für offene und geschlossene Frakturen, und wie sind diese jeweils definiert? (Seite 32 und 33)

Welches sind sichere und unsichere Frakturzeichen? (Seite 33)

Wodurch ist sekundäre Frakturheilung charakterisiert? Welche Osteosynthesen heilen unter sekundärer Frakturheilung? (Seite 34)

Welche Fehlstellung korrigiert sich beim Kind nur sehr schlecht von alleine? (Seite 35)

Bei welchen Epiphysenfrakturen (nach Aitken oder Salter) ist ein Fehlwachstum wahrscheinlich? (Seite 36)

Nennen Sie Vor- und Nachteile der konservativen Therapie. (Seite 36)

Was versteht man unter Funktionsstellung bei konservativer Therapie? Welche Funktionsstellungen für die obere und untere Extremität gibt es? (Seite 40 und 41)

Wann ist unter konservativer Therapie mit Gips eine Thromboseprophylaxe erforderlich? (Seite 42)

Welchen Stellenwert hat die Extensionsbehandlung heute noch? (Seite 42)

Was versteht man unter „Bewegungsstabilität"? (Seite 43)

Wann wendet man eine Verbundosteosynthese an? (Seite 43)

Was versteht man unter „Winkelstabilität"? (Seite 45)

Wie lautet das Zuggurtungs-Prinzip? (Seite 46)

Welches sind die klassischen Indikationen für einen Fixateur externe? (Seite 47)

Wie äußert sich klinisch eine Thrombose am Unterschenkel? (Seite 51)

Welche Möglichkeiten der Thromboseprophylaxe gibt es? (Seite 51)

Was versteht man unter einem postthrombotischen Syndrom? (Seite 51)

Nennen Sie Diagnostik und Therapie der Lungenembolie. (Seite 52)

Was versteht man unter „Pseudarthrose" und welche Typen gibt es? (Seite 53)

Welche Therapieprinzipien werden bei der Ostitisbehandlung verfolgt? (Seite 56)

Was versteht man unter „Kompartment-Syndrom" und wie äußert sich dieses? (Seite 59)

In welchen Stadien verläuft die Sympathische Reflexdystrophie (SRD)? Welche physikalische Therapie wird für das jeweilige Stadium empfohlen? (Seite 61)

Welche diagnostischen Möglichkeiten bieten sich bei Knorpelverletzungen eines Gelenkes? (Seite 65)

Welchen Verlauf kann ein Gelenkerguss nehmen? (Seite 66)

## II Spezielle Traumatologie

| 11 | Schädelverletzungen | 76 |
| 12 | Wirbelsäulenverletzungen | 84 |
| 13 | Thoraxverletzungen | 93 |
| 14 | Verletzungen des Abdomens | 101 |
| 15 | Beckenverletzungen | 105 |
| 16 | Verletzungen der unteren Extremität | 111 |
| 17 | Verletzungen der oberen Extremität | 154 |

# Teil II Spezielle Traumatologie

Im speziellen Teil dieses Lehrbuchs lernen Sie die einzelnen Verletzungen im Bereich des Bewegungsapparates kennen, aber auch die Traumen des Thorax und des Abdomens.
- Schädelverletzungen
- Wirbelsäulenverletzungen
- Thoraxverletzungen
- Verletzungen des Abdomens
- Beckenverletzungen
- Verletzungen der unteren Extremitäten
- Verletzungen der oberen Extremitäten

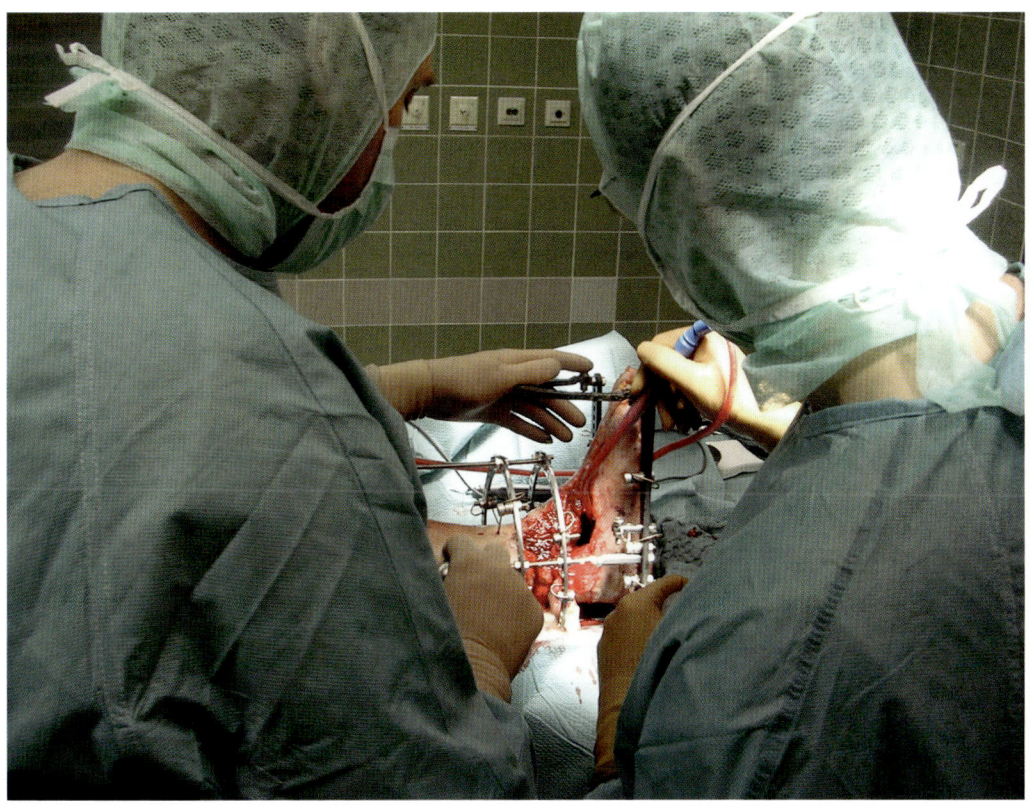

# 11 Schädelverletzungen

Verletzungen des Schädels sind zum einen aufgrund ihrer Häufigkeit, zum anderen wegen der großen Verletzungsschwere von besonderer Bedeutung. Neben den Schädigungen des Gehirns treten die Frakturen des Schädels in den Hintergrund. Das Ziel der klinischen Behandlung, die durch die modernen intensivmedizinischen Behandlungsmöglichkeiten wesentlich verbessert wurde, besteht heute vor allem in der Vermeidung von sekundären Hirnschädigungen. Trotzdem sind Schädelverletzungen auch heute noch die häufigste Todesursache bei jungen Unfallverletzten unter 45 Jahren.

## 11.1 Schädel-Hirn-Trauma (SHT)

> *Unter dem Begriff Schädel-Hirn-Trauma (SHT) werden Verletzungen des Schädels zusammengefasst, die nach Gewalteinwirkung zu einem klinisch oder radiologisch nachweisbaren Schaden des Gehirns, der Hirnnerven oder der Schädeldecke führen.*

Für das Jahr 1998 wurde vom Statistischen Bundesamt für die Bundesrepublik Deutschland von insgesamt 1.584.966 stationär behandelten Verletzungen 279.029 (17,6%) Schädel-Hirn-Verletzungen ermittelt. Mit 26,6% sind Schädel-Hirn-Verletzungen die Haupttodesursache bei Unfällen.

*Primäres und sekundäres Hirntrauma*
Wichtig für die Prognose und Therapie des SHT ist die Unterscheidung zwischen primärer und sekundärer Verletzung.
**Primäre Hirnschädigungen:** werden durch den Unfall oder durch eine langandauernde Hypoxie (Minderversorgung des Gewebes mit Sauerstoff) verursacht. Diese gilt als irreversibel, eine zielgerichtete Therapie gibt es nicht. Wird die primäre Hirnschädigung überlebt und erreicht der Patient die Klinik, so ist das wichtigste Ziel die Vermeidung der Ausbildung sekundärer Hirnschäden.
**Sekundäre Hirnschädigungen:** treten mit einem gewissen Zeitverzug auf. Hauptursache sind eine weiter bestehende Hypoxie des Gehirns sowie Hypotonie (zu niedriger systemischer Blutdruck). Im Gegensatz zu der primären Schädigung ist der sekundäre Hirnschaden durch eine gezielt einsetzende intensiv-medizinische Therapie vermeidbar bzw. zu therapieren.

## Klassifikation des SHT

Obwohl mittlerweile eine Vielzahl von Einteilungen für die Schwere des SHT in Gebrauch sind, hat sich in der praktischen Anwendung eine vereinfachte Unterteilung in „leichtes", mittelschweres" und „schweres" SHT etabliert (nach Tönnis und Loew). Es werden auch die Begriffe Commotio und Contusio cerebri verwendet, die heute jedoch neben den genaueren Klassifikation nicht mehr empfohlen werden.

### Leichtes SHT
Das leichte SHT (SHT Grad I) ist als Gehirnerschütterung (*Commotio cerebri*) bekannt. Es handelt sich hierbei um eine funktionelle Störung des Gehirns ohne morphologische Schädigungen. Einer kurz andauernden Bewusstlosigkeit (<5 min.) folgen meist Kopfschmerzen mit Übelkeit und Erbrechen. Typischerweise besteht auch eine Erinnerungslücke für eine gewisse Zeit vor (retrograde Amnesie) und nach dem Unfall (antegrade Amnesie). Die Rückbildungsphase erfolgt schnell, Spätschäden verbleiben nicht.

### Mittelschweres SHT
Beim mittelschweren SHT (Grad II) liegt eine Kontusion (Prellung oder Quetschung), in der Regel der rindennahen Regionen, des Gehirns vor (leichte Contusio cerebri). Die Bewusstlosigkeit dauert über 30 min. und kann bis zu Tagen andauern. Im Gehirn finden sich Kontusionsherde, die je nach Lokalisation zu neurologischen Ausfällen führen (z.B. Krämpfe, Paresen, Atem- und Kreislaufstörungen). Diese Störungen können sich vollständig zurückbilden, es können jedoch Dauerschäden verbleiben.

### Schweres SHT
Beim schweren SHT (Grad III) sind die Schäden am Gehirn größer (schwere Contusio cerebri). Die Bewusstlosigkeit erstreckt sich über viele Tage bis Wochen. Aufgrund der ausgeprägten Schädigungen der Hirnsubstanz stehen die neurologischen Ausfälle im Vordergrund. Häufiger sind auch tiefere Anteile des Gehirns (z.B. Stammhirn) betroffen. Die neurologischen Schäden verbleiben fast ausnahmslos auf Dauer.

*Glasgow Coma Scale*

Die klinischen Einteilung hat den Nachteil, dass die Schwere des SHT erst rückblickend erfasst werden kann. Zur Beurteilung der aktuellen Situation erfolgt daher die Einschätzung der Schwere des SHT nach der Glasgow Coma Scale (GCS, **Tab. 11.1**). Mit der GCS kann der Schweregrad – nach der Stabilisierung des Herz-Kreislauf-Systems – anhand der ermittelten Punktezahl bereits am Unfallort schnell und sicher beurteilt werden:
- CGS 15–13: leichte Schädel-Hirn-Verletzung
- CGS 12–9: mittelschwere Schädel-Hirn-Verletzung
- CGS 8–3: schwere Schädel-Hirn-Verletzung

**Tabelle 11.1 Glasgow Coma Scale (GCS) nach Teasdale G. und Jennet B. 1974 & 1976**

| Kriterium | Reaktion | Punkte |
|---|---|---|
| Augen öffnen | • spontan | 4 |
| | • auf Ansprechen | 3 |
| | • auf Schmerzreiz | 2 |
| | • kein Augenöffnen | 1 |
| motorische Reaktion | • Bewegung auf Aufforderung | 6 |
| | • auf Schmerzreize: | |
| | – gezielte Abwehr | 5 |
| | – normale Beugeabwehr | 4 |
| | – Beugesynergie (abnormale Beugebewegungen) | 3 |
| | – Strecksynergie (abnormale Streckbewegungen) | 2 |
| | • keine Bewegung, auch nicht auf Schmerzreize | 1 |
| verbale Reaktion | • orientiert, Fragen werden beantwortet | 5 |
| | • desorientiert, Fragen werden aber beantwortet | 4 |
| | • inadäquate Antwort auf Ansprechen | 3 |
| | • unverständliche Laute | 2 |
| | • keine | 1 |

Neben der genannten Einteilung unterscheidet man ein *offenes SHT* (Dura eröffnet) von einem *geschlossenen SHT* (Dura geschlossen).

## Therapie

In der Akutphase müssen die Vitalfunktionen gesichert und die Intubation und Beatmung frühzeitig eingeleitet werden. Eine Schockbehandlung über Infusionstherapie ist unerlässlich.

In der Klinik erfolgt zur Vermeidung sekundärer Hirnschäden zunächst eine Oberkörperhochlagerung um 30° sowie eine kontrollierte Hyperventilation (Mehrbeatmung). Hierdurch wird der Hirndruck gesenkt, und die Gefahr der Ausbildung eines Hirnödems (sieh Kap. 11.2) reduziert. Medikamentös wird eine Senkung des Hirndruckes erzielt.

Kann der Patient durch diese Maßnahmen stabilisiert werden, können im Anschluss Begleitverletzungen, z. B. eine offene Fraktur, je nach Dringlichkeit operativ versorgt werden.

## Prognose

Patienten mit leichtem bis mittelschwerem SHT überleben meist mit wenigen Ausnahmen. Bei schwerem SHT (GCS <9) liegt die Mortalität bei ca. 40%. Von den Patienten, die die Folgen des SHT nicht überleben, versterben 96% innerhalb der ersten 2 bis 3 Tage nach dem Unfall. Die schlechteste Prognose haben hypotone und/oder hypoxische Patienten.

## 11.2 Hirnödem

Eine Komplikation des SHT ist das posttraumatische Hirnödem. Ein Hirnödem kann aber auch Folge von Infektionen, Tumoren oder einer zerebralen Ischämie (Apoplex) sein.

> Unter Hirnödem versteht man die Drucksteigerung im Gehirn durch Wasseransammlung.

In der Regel ist das Hirnödem Folge einer Störung der Blut-Hirn-Schranke. Die Blut-Hirn-Schranke ermöglicht den gezielten Übergang bestimmter Blutstoffe ins Gehirn und ist in den Kapillaren der hirnversorgenden Gefäße lokalisiert. Durch einen gesteigerten Übertritt von gelösten Stoffen in das Gehirn erfolgt ein hydrostatischer Wasserausgleich in das Gewebe, der Druck im Gehirn steigt. Übersteigt der Hirndruck den arteriellen Blutdruck, kann das Hirngewebe nicht mehr mit Blut versorgt werden. Die Folge ist der zerebrale Kreislaufstillstand, der zum Hirntod führt.

## Diagnose

Da die klinischen Symptome erst sehr spät einsetzen, erfolgt die zuverlässige Diagnose über die Computertomographie. Vor den neurologischen Ausfällen lässt sich die Steigerung des Hirndruckes an der Vorwölbung der Papille (Stauungspapille) feststellen (Die Papilla nervi optici ist die Eintrittsstelle des Sehnervs in die Netzhaut und nicht mit der Pupille zu verwechseln!) Daher gehört die Spiegelung des Augenhintergrundes zur Standarddiagnostik des SHT. Durch eine Hirndrucksonde kann der Druck nicht nur direkt, sondern auch kontinuierlich gemessen werden. So lässt sich auch ein langsamer Anstieg des Hirndruckes sicher ermitteln.

## Therapie

Die Behandlung des Hirnödems besteht in der frühzeitigen Gabe von Glukokortikoiden (Dexamethason), durch die eine Stabilisierung der Blut-Hirnschranke erreicht wird. Die Ausschwemmung von Wasser wird durch die Gabe von Mannitol erreicht. Weitere Maßnahmen sind 30° Oberkörperhochlagerung und eine milde Hyperventilation. Die operative Druckentlastung durch Trepanation oder Einlage eines Shunts zur Liquorableitung ist nur bei Versagen der konservativen Therapie bzw. bei inoperablen Tumoren indiziert.

## 11.3 Intrakranielle Blutungen

### Aufbau der Hirnhäute

Für das Verständnis der intrakraniellen Blutungen ist es wichtig, den Aufbau der Hirnhäute (Meningen) und die zugehörigen Zwischenräume zu kennen. Von außen nach innen unterscheidet man (**Abb. 11.1**):
- die harte Hirnhaut (Dura mater),
- die zweiblättrige weiche Hirnhaut, bestehend aus
  - Arachnoidea (Spinngewebshaut) und
  - Pia mater.

Durch die Hirnhäute werden Räume geschaffen, die Blutungen in ihrer Ausdehnung begrenzen:
- der Epiduralraum wird durch die Dura mater und die Schädeldecke begrenzt,
- der Subduralraum liegt zwischen Dura mater und Arachnoidea,
- der Subarachnoidalraum liegt zwischen Arachnoidea und Pia mater.

### Einteilung

Intrakranielle Blutungen können selbst bei einem leichtem SHT auftreten und werden gerade dann besonders leicht übersehen. Im Gegensatz zum Hirnödem sind intrakranielle Blutungen einer operativen Therapie gut zugänglich, daher ist die rasche Diagnose und Einleitung der Therapie für die Prognose entscheidend. Von außen nach innen werden unterschieden (**Abb. 11.2a–d**):

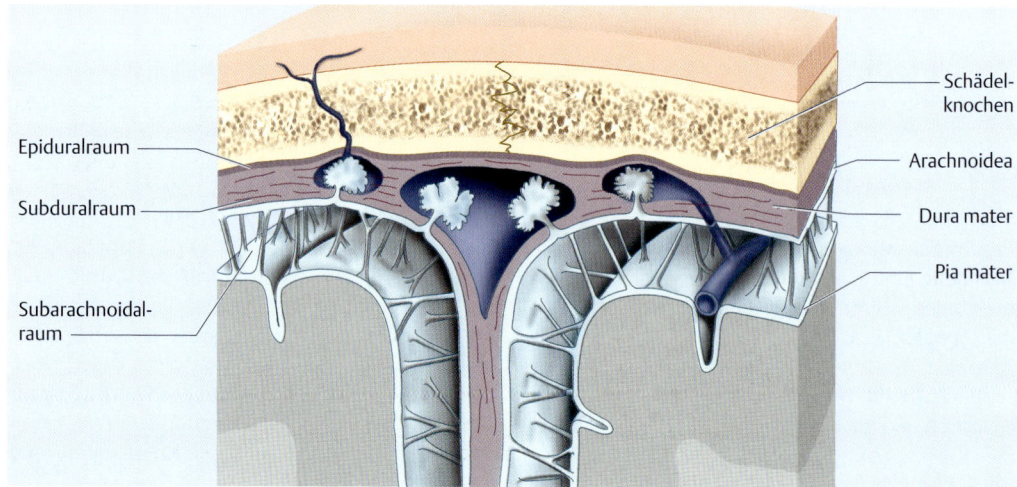

**Abb. 11.1** Aufbau der Hirnhäute und Zwischenräume.

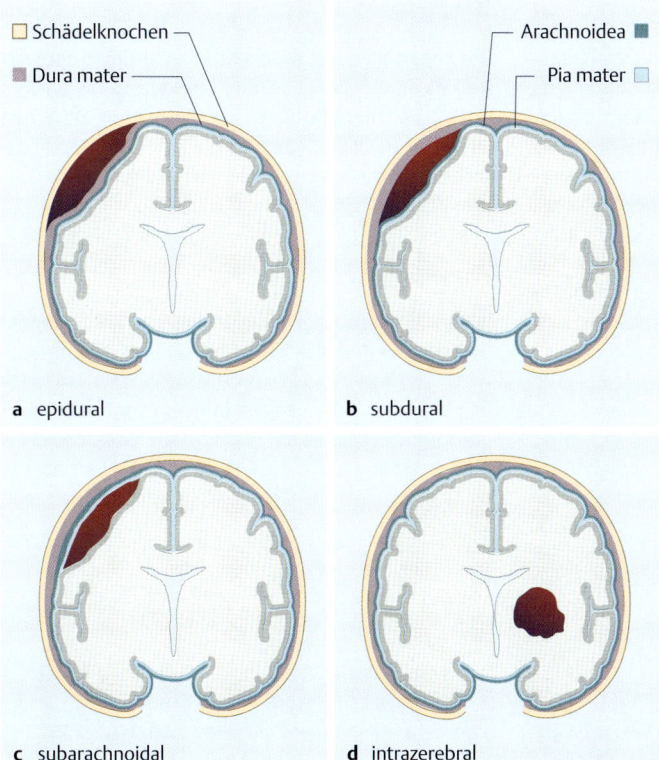

Abb. 11.2a–d Intrakranielle Blutungen. a Epiduralblutung. b Subduralblutung. c Subarachnoidalblutung. d Intrazerebrale Blutung.

- Epiduralblutung
- Subduralblutung
- Subarachnoidalblutung
- Intrazerebrale Blutung

## 11.3.1 Epiduralblutung

> Die Blutung ergießt sich in den Epiduralraum. Am häufigsten entsteht sie durch Zerreißung der A. meningea media in der Schläfengegend.

### Klinik

Nach einer ersten Bewusstlosigkeit im Rahmen eines primären SHT besteht typischerweise ein über Minuten oder Stunden andauerndes freies Intervall, in dem der Patient wach und ansprechbar ist. Erst sekundär folgen Eintrübung und zunehmende Bewusstlosigkeit. Durch den einseitigen Hirndruck kommt es zur homolateralen Pupillenerweiterung und kontralateralen motorischen Lähmungen.

### Diagnose

Neben der klinischen Untersuchung ist die Computertomographie des Schädels das wichtigste Instrument zur Diagnose einer Epiduralblutung. Hier lässt sich die *konvexförmige Einblutung* am Schädelrand gut erkennen (siehe **Abb. 11.2a**).

### Therapie

Wird eine Epiduralblutung festgestellt, muss die sofortige Trepanation des Schädels und Entlastung des Hämatoms erfolgen. Je schneller operiert wird, desto besser ist die Prognose. Ca. 30% der Patienten mit Epiduralblutung überleben nicht.

## 11.3.2 Subduralblutung

> Es blutet in den Subduralraum ein. Ursache ist meist ein Abriss kleiner Venen der Gehirnoberfläche, der sogenannten Brückenvenen.

## Klinik

Da es sich meist um eine venöse Sickerblutung handelt, treten die Symptome schleichend auf. Es gibt aber auch die akute Subduralblutung, bei der aufgrund eines starken SHT eine relevante Einblutung stattfindet. Meist besteht dann bereits initial eine lang andauernde Bewusstlosigkeit mit halbseitiger Hemiplegie. Bei der häufigeren subakuten oder chronischen Form vergehen jedoch zwischen Unfall und einer Hirnsymptomatik meist mehrere Tage bis mehrere Monate.

## Diagnose

Neben der klinischen Untersuchung und der unter Umständen mehrere Monate andauernden Vorgeschichte gilt der Nachweis in der Computertomographie als wichtigstes diagnostisches Kriterium. Die Subduralblutung lässt sich als konkave, sichelförmige Blutung entlang der Schädeldecke gut abgrenzen (siehe **Abb. 11.2b**).

## Therapie

Je nach Größe des Hämatoms erfolgen Verlaufskontrollen oder die operative Entlastung über Trepanation. Die akute Subduralblutung hat eine schlechte Prognose, ca. 90% der Patienten versterben selbst bei notfallmäßig durchgeführter Entlastung. Die chronische Form hat dagegen eine sehr gute Prognose, es verbleiben nur selten neurologische Ausfälle.

### 11.3.3 Subarachnoidalblutung

> *Die Blutung breitet sich in den Subarachnoidalraum aus. Ursache sind Aneurysmen oder Angiome des Hirnbasisarterien (Circulus arteriosus cerebri (Willisii)).*

## Klinik

Je nach Größe der Einblutung kann die Subarachnoidalblutung klinisch „stumm", mit gelegentlichem Kopfschmerz oder einem schlagartigen Vernichtungskopfschmerz einhergehen. Je nach Lokalisation finden sich verschiedenartige neurologische Ausfälle bis zur Bewusstlosigkeit.

## Diagnose

Die klinisch-neurologische Untersuchung steht wieder an erster Stelle. In der Computertomographie findet sich die Blutung in den basalen Zisternen (siehe **Abb. 11.2c**). Wenn eine Operation erfolgen soll, wird eine Angiographie zur Aneurysmalokalisation durchgeführt.

## Therapie

Wenn möglich erfolgt die frühe Operation (innerhalb der ersten 48–72 Stunden). Das Aneurysma wird mit Clips ausgeschaltet. Wenn dies nicht möglich ist, kann das Aneurysma über eine Ballon-Embolisation verschlossen werden. Die Gesamtmortalität beträgt ca. 30–45%, wobei die Überlebenschance durch eine Operation verdoppelt werden kann.

### 11.3.4 Intrazerebrale Blutung

> *Interzerebrale Blutungen sind Einblutungen in das Gehirn. Sie entstehen durch Zerreißen von im Gehirn verlaufenden Gefäßen. Ursache ist meist ein schweres SHT.*

## Klinik

Die Mehrzahl der Patienten ist bewusstlos, je nach Lokalisation bestehen neurologische Ausfälle bis hin zu Streckkrämpfen. Bei wachen Patienten bestehen heftige Kopfschmerzen, die sich innerhalb von Stunden bis Tagen entwickeln.

## Diagnose

Die klinische und neurologische Untersuchung gibt einen Hinweis auf die Lokalisation. Die Computertomographie weist die Blutung sicher im Hirngewebe nach, und lässt die Ausdehnung erkennen (siehe **Abb. 11.2d**).

## Therapie

Kleinere Hämatome werden nur beobachtet, sie können sich innerhalb von wenigen Monaten resorbieren. Bei größeren Hämatomen erfolgt die neurochirurgische Ausräumung, doch haben diese eine schlechte Prognose.

## 11.4 Schädelfrakturen

Durch Gewalteinwirkung auf den Schädel kann es zu Frakturen im Sinne von Spalten oder Fissuren kommen, jedoch auch zu Splittern, die in das Schädelinnere reichen und die Gehirnsubstanz verletzen können.

> Ist die Dura bei der Schädelfraktur eröffnet, spricht man von einer offenen Schädelfraktur.

Da die Dura der wichtigste Schutz des Gehirns gegen Infektionen ist, kann es zum Eintritt von Erregern kommen. Daher muss bei der Schädelfraktur immer auf den Austritt von Liquor oder Blut geachtet werden. Ist dies der Fall, so sollte aufgrund der erheblichen Infektionsgefahr eine operative Sanierung und Antibiotika-Therapie erfolgen.

Je nach Lokalisation unterscheidet man Frakturen des Schädeldaches, der Schädelbasis und des Gesichtsschädels.

### 11.4.1 Frakturen des Schädeldaches

Die häufigsten Ursachen für Frakturen des Schädeldaches sind ein Sturz oder ein Schlag mit einem stumpfen oder spitzen Gegenstand.

Isolierte geschlossene Frakturen des Schädeldaches werden konservativ behandelt. Trotzdem sollte eine mehrtätige stationäre Überwachung erfolgen, um sekundäre Schäden, z.B. intrakranielle Blutungen, zu bemerken. Eine Ausnahme stellt die sogenannte Impressionsfraktur dar, bei der ein oder mehrere Knochenfragmente nach innen verschoben sind, die Dura aber nicht eröffnet ist (**Abb. 11.3**). Hierdurch kann es zu einer direkten Verletzungen des Gehirns oder zu einer Druckschädigung kommen. Ist der Knochen um mehr als Kalottendicke nach innen verschoben, wird er operativ angehoben oder ausgesägt.

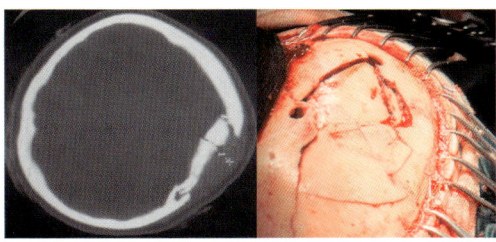

**Abb. 11.3** Impressionsfraktur. Die Schädeldecke ist eingedrückt und muss neurochirurgisch angehoben werden.

### 11.4.2 Schädelbasisfrakturen

Schädelbasisfrakturen entstehen durch seitliche und sagittale Gewalteinwirkung, sodass es zu laterobasalen und frontobasalen Frakturen kommt (s.u.). Da an der Schädelbasis zahlreiche Durchtritte für Nerven und Gefäße verlaufen, können diese verletzt sein und zu entsprechenden Ausfällen führen.

Im konventionellen Röntgenbild ist eine Schädelbasisfraktur nur sehr schwer zu erkennen. In der Computertomographie lässt sie sich jedoch gut darstellen. Beweisend ist der Nachweis von Luft im Schädelinneren (*Pneumenzephalon*).

Weist der Austritt von Liquor oder Blut aus Nase, Ohr oder Mund auf eine offene Schädelbasisfraktur hin, muss eine Antibiotikatherapie zur Vermeidung einer aufsteigenden Infektion eingeleitet werden.

#### Frontobasale Schädelbasisfrakturen
Typisch ist das Monokel- oder Brillenhämatom (**Abb. 11.4**), sowie die Verletzung der Nasennebenhöhlen. Durch die Zerreißung der Geruchsnerven ist

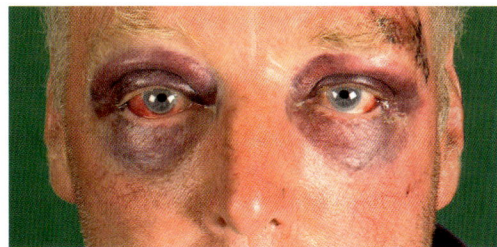

**Abb. 11.4** Brillenhämatom.

oft eine bleibende Störung des Geruchssinns die Folge. Tritt Liquor über Nase und Munde aus (Liquorfistel), so muss neben der medikamentösen Therapie aufgrund der hohen Rate an Abszessen und Meningitiden ein operativer Duraverschluss erfolgen.

#### Laterobasale Schädelbasisfrakturen
Die seitliche Verletzung betrifft meist das Ohr, eine Störung des Hörvermögens mit Zerreißung des Trommelfells ist daher nicht selten. Auch bei laterobasalen Frakturen kann es zur Liquorfistel mit Austritt über das Ohr kommen. Im Gegensatz zur frontobasalen Fraktur verschließen sich die Liquorfisteln über das Ohr jedoch in der Regel von alleine.

**Fallbeispiel:** Ein 63 Jahre alter Rentner stürzt beim Bäume Schneiden von der Leiter auf die linke Gesichtshälfte. Beim Eintreffen des Rettungswagens ist lediglich ein Monokelhämatom (**Abb. 11.4**) und Nasenbluten auffällig, der Patient ist wach, ansprechbar und orientiert.

In der Klinik zeigt sich die Sehleistung unbehindert. Bei Verdacht auf Schädelfraktur erfolgt eine Computertomographie, die eine Schädelbasisfraktur bestätigt. Da intrakranielle Lufteinschlüsse nachgewiesen werden können, wird die endgültige Diagnose „offene Schädelbasisfraktur" gestellt. Unter 10-tägiger antibiotischer Therapie und stationärer Überwachung mit weiteren CT-Kontrollen ist der weitere Verlauf unauffällig, und der Patient wird in eine Reha-Klinik entlassen.

### 11.4.3 Frakturen des Gesichtsschädels

#### Nasenbeinfraktur

Sie entsteht meist durch einen Schlag auf die Nase und führt durch die Schwellung zur Behinderung der Nasenatmung. Durch die kräftigen Venen der Nasenschleimhaut kommt es besonders leicht zu Nasenbluten.

In der seitlichen Röntgenaufnahme der Nase ist die Fraktur gut zu erkennen. Bei stärkerer Dislokation wird die Fraktur aufgerichtet und eine Nasentamponade eingelegt. Ein Nasengips für 1 bis 2 Wochen soll die erneute Dislokation verhindern. Die Tamponade wird nach 3 Tagen wieder entfernt.

#### Mittelgesichtsfrakturen

*LeFort-Frakturen*

Mittelgesichtsfrakturen werden nach LeFort (franz. Chirurg, 1869–1951) eingeteilt (**Abb. 11.5**):
- LeFort I: Absprengung der Gaumenplatte mit Instabilität des Oberkiefers.
- LeFort II: Fraktur verläuft durch beide Kieferhöhlen, Orbitaboden und seitliche Orbitawand bis hin zur Nasenwurzel (sog. Pyramidenfraktur) mit Instabilität des Oberkiefers und der Nasenwurzel.
- LeFort III: Abriss des gesamten Gesichtsschädels von der Schädelbasis. Fraktur verläuft durch Jochbögen durch die laterale Orbitawand in die Orbita zur Nasenwurzel. Häufig ist die Schädelbasis mit frakturiert und es liegt eine offene Fraktur vor.

Bei Mittelgesichtsfrakturen wirken große Kräfte auf den Schädel ein. Daher kommt es begleitend oft zu ausgedehnten Weichteilverletzungen des Gesichtes. Klinisch imponieren daneben die Instabilität des Oberkiefers mit einer Störung des Bisses (Okklusionsstörung) und Sehstörungen.

Die Therapie von LeFort-Frakturen erfolgt operativ. Ziel der Therapie ist die Wiederherstellung der anatomischen Gesichtsverhältnisse und eines ungestörten Bisses. Nach der Reposition kommen Miniplatten-Osteosynthesen, Drahtaufhängungen und Drahtbogenkunststoffschienen mit intermaxillärer Verdrahtung zum Einsatz.

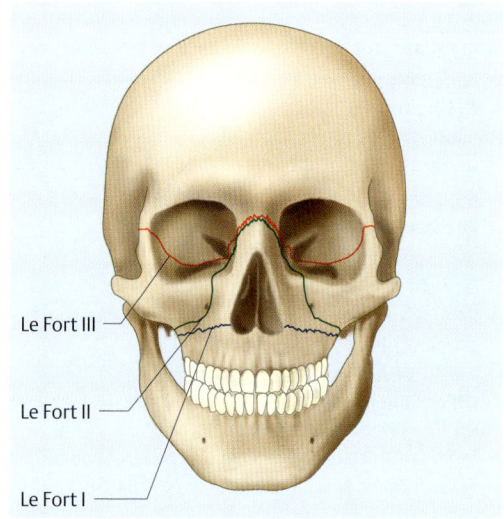

**Abb. 11.5** Mittelgesichtsfrakturen. Einteilung nach LeFort.

*Laterale Mittelgesichtsfrakturen*

Hierzu zählen Frakturen des Jochbeins, des Jochbogens und der Orbita (Augenhöhle). Meist besteht eine Mitverletzung der Kieferhöhle, der Orbitawand bzw. des Orbitabodens. Klinisch treten oft Sehstörungen mit Doppelbildern auf. Die Behandlung erfolgt operativ. Nach der Reposition werden die beteiligten Knochen mit einer Miniplatten-Osteosynthese ruhig gestellt.

Bei der *isolierten Orbitabodenfraktur* (Blow-Out-Fraktur) kann neben dem Augapfel das Weichteilgewebe der Augenhöhle in den Frakturspalt verlagert werden. Dies hat eine Bewegungsstörung der Augenmuskulatur zur Folge. Betroffene sehen Doppelbilder. Ein operatives Anheben des Orbitabodens und Fixierung sind notwendig, um bleibende Schäden zu verhindern.

## 11.5 Hirntod

*Der Hirntod ist der irreversible Verlust der Großhirn-, Kleinhirn- und Hirnstammfunktion. Nur wenn der sichere Beweis eines Hirntodes festgestellt wurde, können Organe zur Transplantation freigegeben werden.*

Symptome sind:
- Stillstand der Atmung
- Koma
- lichtstarre, weite Pupillen
- Ausfall der Reflexe
- Atemstillstand

Als Beweis gilt das Null-Linien-EEG oder der angiographische Nachweis einer still stehenden zerebralen Durchblutung. Die Herz-Kreislauf-Funktion kann hierbei durch eine kontrollierte Beatmung und intensiv-medizinische Maßnahmen aufrecht erhalten werden.

### Zusammenfassung

- Schädelverletzungen kommen häufig vor und haben oft schwerwiegende Folgen, v. a. wenn das Gehirn geschädigt wird. Trotz ärztlicher Behandlung mit dem Ziel, sekundäre Hirnschädigungen zu vermeiden, sterben viele Patienten. Bei den unter 45-Jährigen Unfallverletzten sind Schädel-Hirn-Verletzungen Todesursache Nummer 1.
- Beim Schädel-Hirn-Trauma werden durch äußere Gewalteinwirkung das Gehirn, Hirnnerven oder Schädelknochen geschädigt. Man unterscheidet primäre Hirnschädigungen, die unmittelbar durch einen Unfall verursacht werden und sekundäre Hirnschädigungen, die erst nach einem Unfall auftreten. Sekundäre Hirnschäden können zwar nicht vermieden, aber frühzeitig gezielt behandelt werden.
- Schädel-Hirn-Traumen werden nach ihrer Schwere in Grad I-III eingeteilt. Im akuten Stadium hilft die Glasgow Coma Scale, die Schwere einer Hirnschädigung zu beurteilen. Während leichte und mittelschwere SHT eine geringe Mortalität aufweisen, beträgt die Sterblichkeit bei schweren SHT ca. 40%.
- Das Hirnödem ist eine Komplikation, die u. a. nach Verletzungen des Schädels auftritt. Durch den Anstieg des Hirndrucks kann es zu Durchblutungsstörungen kommen, in deren Folge Hirnfunktionen ausfallen. Im schlimmsten Fall führt ein Hirnödem zum Tod. Wenn möglich, wird ein Hirnödem konservativ behandelt, um weitere Schädigungen des Gehirns zu vermeiden.
- Intrakranielle Blutungen treten auf, wenn Gefäße im Schädel oder Gehirn geschädigt werden. Je nach Lokalisation unterscheidet man epidurale, subdurale, subarachnoidale sowie intrazerebrale Blutungen. Das Auftreten von Symptomen hängt vom Ausmaß und der Geschwindigkeit der Blutung ab. Eine sicher Diagnose ist mit dem CT möglich. Die Therapie richtet sich nach der Größe des Hämatoms, der Art der Schädigung und dem klinischen Befund. Oft ist eine operative Entlastung durch eine Trepanation unumgänglich.
- Bei Schädelfrakturen wirken oft große Kräfte auf den Schädel ein. Je nach Lokalisation unterscheidet man Frakturen des Schädeldaches, der Schädelbasis und des Gesichtsschädels. Ist die Dura eröffnet, spricht man von einer offenen Schädelfraktur, die Infektionsgefahr ist deutlich erhöht. Schädelfrakturen werden bei konventionellen Röntgenuntersuchungen oft nicht erkannt. Viele Patienten können nach einer Fraktur der Schädelbasis oder des Schädeldachs konservativ behandelt werden, müssen aber zur Überwachung in der Klinik bleiben. Bei Frakturen des Gesichtsschädels muss häufiger operiert werden, nicht nur aus kosmetischen Gründen, sondern auch, um die Funktion zerstörter Strukturen wieder herzustellen (Nebenhöhlen, Riechnerv, Augenmuskeln).
- Der Hirntod ist der irreversible Verlust aller Hirnfunktionen (Null-Linien-EEG), der auch auftreten kann, wenn Patienten beatmet werden (Erhalt der Herz-Kreislauf-Funktion). Der sichere Beweis eines Hirntodes ist Voraussetzung für die Entnahme von Organen zur Transplantation.

# 12 Wirbelsäulenverletzungen

Die rasante Zunahme der Sport- und Verkehrsverletzungen in den letzten Jahrzehnten hat zu einer Zunahme der Wirbelsäulenverletzungen geführt. Neben den Frakturen und der Luxation von Wirbelkörpern sind insbesondere Verletzungen der Bandscheiben und der längs verlaufenden Bänder (sog. diskoligamentäre Verletzungen) mit resultierender Instabilität von Bedeutung. Aufgrund des unterschiedlichen anatomischen Aufbaus der 7 Halswirbel im Vergleich zu den 12 Brust- und 5 Lendenwirbeln müssen Verletzungen der Halswirbelsäule gesondert betrachtet werden. Dies gilt im Wesentlichen für die Verletzungsmechanismen und die Therapie. Mit über 50% sind Frakturen des thorakolumbalen Übergangs (BWK 12, LWK 1 und LWK 2) zahlenmäßig am häufigsten.

Allen Wirbelsäulenfrakturen gemeinsam ist aufgrund der direkten Nähe die Gefahr von Rückenmarksverletzungen, die in unterschiedlicher Schwere bei 10% der Wirbelkörperfrakturen auftreten (Jesel 2004). Daher ist das Erkennen von und der richtige Umgang mit Wirbelsäulenverletzungen von großer Bedeutung. Die Beurteilung der Stabilität bestimmt die Versorgung der Verletzung. Liegt der Verdacht auf eine instabile Wirbelfraktur vor, müssen alle weiteren Maßnahmen so durchgeführt werden, dass keine weitere Deformierung des verletzten Wirbelsäulenabschnittes eintritt.

## 12.1 Verletzungen der Halswirbelsäule (HWS)

Häufigste Ursache von Verletzungen der Halswirbelsäule sind Unfälle im Straßenverkehr. Da das Verletzungsausmaß der Wirbelsäule am Unfallort meist nicht vollständig erfasst werden kann, erfolgt standardmäßig die Anlage einer Hals-Nacken-Stütze für den Transport.

Aufgrund der Lage und wegen der anatomischen Besonderheiten werden Frakturen der oberen HWS (Atlas und Axis) von denen der unteren HWS (HWK 3–7) abgegrenzt. HWS-Beschleunigungsverletzungen werden gesondert besprochen.

### 12.1.1 HWS-Beschleunigungsverletzung

Die Verletzung des vorderen Bandapparates der HWS wurde 1944 von Davies als „whiplash-injury" (Peitschenschlagverletzung) eingeführt. Im deutschen Sprachraum ist die Bezeichnung „Schleudertrauma" geläufig. Schwierigkeiten bereitet die Beschleunigungsverletzung in der Begutachtung, da gerade hier die psychische Fixierung auf die Beschwerden und die Ausbildung einer „Renten- und Entschädigungsneurose" bei erhofften Entschädigungsansprüchen häufig sind.

#### Pathogenese

Am häufigsten kommt es durch einen Auffahrunfall von hinten zur Hyperflexion und Subluxation der kleinen Wirbelgelenke. Dabei können durch die auftretenden Scherkräfte Weichteil- und Gefäßverletzungen, Irritationen der Nerven und, besonders bei alten Patienten, Schädigungen des Rückenmarkes auftreten. Der einsetzende Schmerz führt zu einer reflektorischen Muskelverspannung in der Nackenregion.

#### Klinik

Nach dem Unfall besteht meist zunächst ein mehrstündiges beschwerdefreies Intervall, anschließend nehmen die Schmerzen kontinuierlich zu. Am häufigsten treten ziehende Nacken- und Kopfschmerzen, evtl. mit Ausstrahlung in die Schulter, auf. Die Muskelverhärtung ist paravertebral gut tastbar und schränkt die Beweglichkeit der HWS ein. Gelegentlich kommt es zu Empfindungsstörungen (Dysästhesien) in den Händen, es können auch Schwindel und Ohrgeräusche auftreten.

#### Diagnose

Der Frakturausschluss erfolgt durch das konventionelle Röntgenbild. Neben der Aufnahme der HWS in 2 Ebenen ist unbedingt die Zielaufnahme des Dens axis erforderlich, damit Densfrakturen nicht übersehen werden. Im Röntgenbild fällt typischerweise eine Steilstellung der HWS bis zur Aufhebung der physiologischen Lordose auf. Gefügestörungen durch Bandverletzungen oder Beschädigungen der Bandscheiben können nur durch Funktionsaufnahmen oder im MRT diagnostiziert werden.

## Therapie

Liegen keine wesentlichen Begleitverletzungen vor, erfolgt die Therapie konservativ. Hierzu ist eine Ruhigstellung der HWS mit einer Halskrawatte (Schanz-Krawatte) über wenige Tage bis zur Dauer von maximal 1 Woche in vielen Fällen hilfreich. Auch wenn die Halskrawatte von manchen Autoren sogar als nachteilige Maßnahme gewertet wird, befürworten aktuelle Empfehlungen erneut die kurzzeitige Anwendung. Eine medikamentöse Therapie mit Antiphlogistika (z.B. Voltaren) und Muskelrelaxanzien (z.B. Musaril) wirkt vor allem in der ersten Phase schmerzlindernd. Physiotherapeutische Anwendungen können ebenfalls dazu beitragen, die Beschwerden von Patienten zu lindern. Dabei muss darauf geachtet werden, dass sich die Behandlung am aktuellen Befund orientiert. Mobilisierende Maßnahmen und Massagen in der Nackenregion sind in den ersten Tagen nach der Verletzung kontraindiziert (s.a. Münzing, Schneider, 2005). Entscheidend ist die zügige Wiederaufnahme von Alltagsaktivitäten, die einen positiven Einfluss auf den Verlauf der Funktionsstörungen hat.

Bei Verletzungen von Bandscheiben, bei Wirbelfrakturen oder persistierenden neurologischen Ausfallserscheinungen muss abhängig von der Verletzung ein konservatives oder operatives Vorgehen erfolgen. Entschließt man sich zur konservativen Therapie, muss zwischen einer Ruhigstellung durch eine Halskrawatte oder einer entschlosseneren Ruhigstellung mit Extension, z.B. durch einen Halo-Fixateur, abgewogen werden. Instabile Läsionen erfordern eine operative Behandlung. Nach Zugang von vorne lässt sich der Bandscheibenraum gut darstellen und eine ventrale Stabilisierung durchführen. Ist die Bandscheibe zerstört, wird diese ausgeräumt und ein Knochenspan eingesetzt.

Die Prognose bei HWS-Beschleunigungsverletzungen ist schwierig. Lediglich in den seltenen Fällen, wenn strukturelle Verletzungen (z.B. eine diskoligamentäre Instabilität) nachweisbar sind, ist der Behandlungsverlauf und die -dauer gut abschätzbar und hängt dann insbesondere von evtl. verbleibenden Subluxationen, verbleibenden Inkongruenzen oder Nervenkompressionen ab. Dagegen ist der Heilungserfolg nach „leichten" Beschleunigungsverletzungen ohne strukturelle Veränderungen oft nur langsam, in manchen Fällen überhaupt nicht zu erreichen. In diesem Zusammenhang wird auch oft von Simulantentum, Rentenbegehren und sekundärer Krankheitsgewinn gesprochen. Oft werden aber gerade bei den so genannten „Simulanten" durch eine eingehende Begutachtung später strukturelle Verletzungen entdeckt, die in der ersten Behandlungsphase nicht erkannt wurden.

## 12.1.2 Verletzungen des Atlas (HWK 1)

Atlasfrakturen entstehen durch axiale Stauchung, wie z.B. bei einem Kopfsprung ins flache Wasser. Meist kommt es zum Bersten des Atlasringes an den schwächsten Stellen, dem vorderen und hinteren Bogen. Eine Sonderform ist die Jefferson-Fraktur, bei der infolge der Berstung beide Atlasbögen und das Lig. transversum zerrissen sind (**Abb. 12.1**). Diese

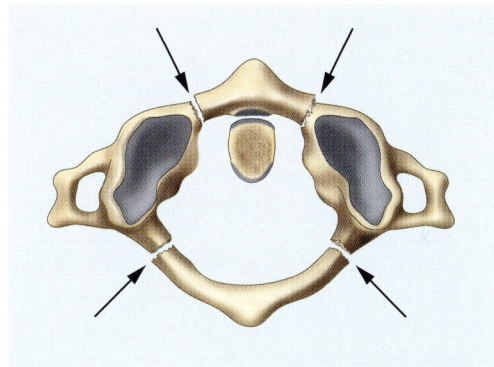

**Abb. 12.1** Jefferson-Fraktur. Beide Atlasbögen (Pfeile) sind gesprengt.

Fraktur führt zu einer Instabilität des 1. HWK mit der Gefahr der (Sub-)Luxation und Rückenmarksverletzung, die in ca. $1/4$ der Fälle besteht.

## Therapie

Atlasringfrakturen werden meist konservativ mit einer steifen Halskrawatte behandelt. Bei instabilen Frakturen wird ein Halo-Fixateur angelegt (**Abb. 12.2**), der die Fraktur für 6–8 Wochen stabilisiert. Alternativ oder auch sekundär kann eine Ver-

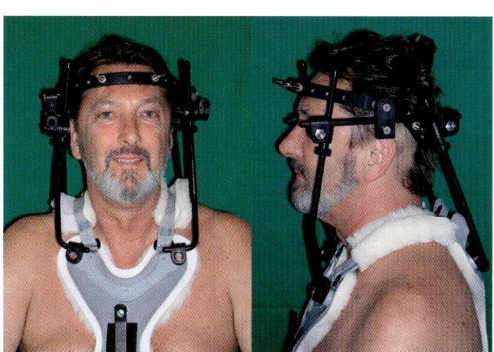

**Abb. 12.2** Halo-Fixateur.

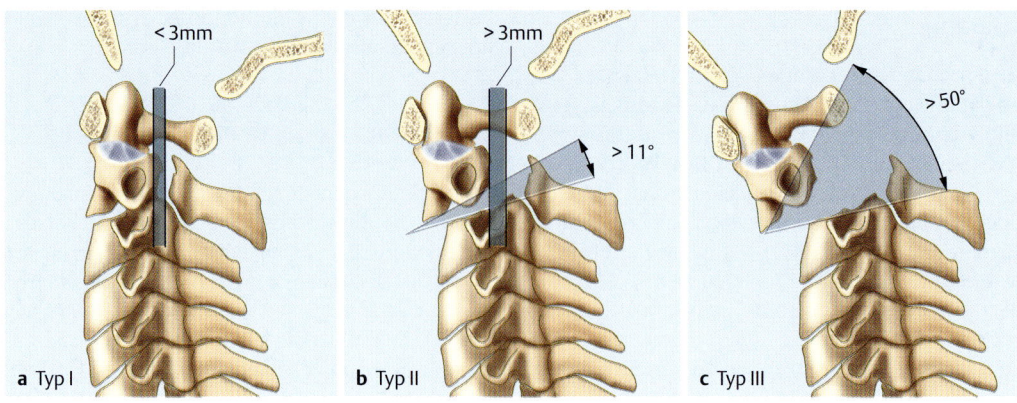

**Abb. 12.3a–c** Frakturen des Axisbogens. Einteilung nach Effendi **a** Typ Effendi I. **b** Typ Effendi II. **c** Typ Effendi III.

schraubung oder dorsale Plattenosteosynthese erfolgen.

## 12.1.3 Verletzungen des Axis (HWK 2)

Man unterscheidet Frakturen des Axisbogens und des Dens axis.

### Frakturen des Axisbogens

Die Fraktur des Axisbogens ist auch als „hanged man's fracture" bekannt, da der beim Erhängen vorherrschende Mechanismus der Hyperextension und Distraktion zum typischen beidseitigen Bruch des Axisbogens führt. Der Dens axis drängt dabei nach ventral und kann das Rückenmark (Medulla oblongata) verletzen. Eine einseitige Fraktur des Axisbogens wird selten beobachtet. Heute treten Frakturen des Axisbogens meist bei Verletzungsmechanismen auf, die dem der HWS-Beschleunigungsverletzung entsprechen.

### *Klassifikation*

Einseitige Frakturen des Axisbogens sind stabil. Dagegen beeinträchtigen beidseitige Frakturen die Stabilität der HWS (traumatische Spondylolisthese). Nach Effendi werden 3 Formen der Axisbogenfrakturen nach dem Verletzungsmechanismus und dem Ausmaß der Subluxation des 2. gegenüber dem 3. HWK unterschieden (**Abb. 12.3a–c**):
- Effendi I
  - durch Stauchung und Extension
  - nur geringe Dislokation der Fraktur
  - Subluxation <3mm
- Effendi II
  - durch axiale Stauchung, Extension und anschließende „Rebound"-Flexion werden das hintere Längsband und die Bandscheibe zwischen HWK 2 und 3 verletzt,
  - Subluxation >3mm
  - Verkippung der beiden Wirbelkörper zwischen 11° und 50°
- Effendi III
  - durch Flexion und axiale Stauchung Ruptur des vorderen und hinteren Längsbandes
  - Verkippung von HWK 2 gegenüber HWK 3 um >50°

### *Therapie*

Effendi I-Frakturen sind stabil, sie werden funktionell mit Zervikalstütze und Physiotherapie behandelt. Effendi II und III-Frakturen müssen operativ mit einer Schraubenosteosynthese oder Verplattung stabilisiert werden. Zur Ruhigstellung kann ergänzend die Anlage eines Halo-Fixateurs notwendig werden.

### Frakturen des Dens axis

Nach Anderson und d'Alonzo werden die Densfrakturen in 3 Typen unterteilt (**Abb. 12.4**):
- Typ Anderson I
  - Abrissfraktur der Densspitze
  - wird in der Literatur überwiegend als stabil bezeichnet
- Typ Anderson II
  - Fraktur durch die Densbasis
  - aufgrund der kleinen knöchernen Kontaktfläche besteht eine hohe Pseudarthroserate
- Typ Anderson III
  - Fraktur im Körper des Dens

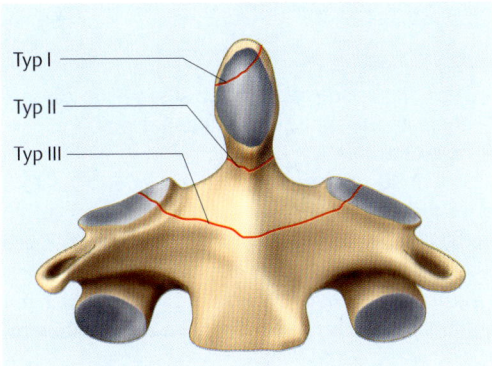

Abb. 12.4 Densfrakturen. Einteilung nach Anderson.

– die Fraktur verläuft im spongiösen Bereich und hat die beste Heilungsprognose

*Therapie*

Die meisten Autoren empfehlen eine konservative Behandlung der Typ I-Fraktur mit einer Halskrawatte. Auch die Typ III-Fraktur benötigt aufgrund der guten Heilungstendenz meist keine interne Stabilisierung. Für die Typ-II-Fraktur (**Abb. 12.5a–b**) wird jedoch in aller Regel die Verschraubung empfohlen.

Bei allen Verletzungen der Wirbelsäule, doch besonders bei Frakturen und Luxationen, kann es durch Kompression oder Abscherung zur Verletzung des Rückenmarks kommen. Je nach Schwere bestehen hierbei komplett Symptome des spinalen Schocks mit den typischen, je nach Lokalisationshöhe charakteristischen Ausfällen. Es kommen jedoch auch inkomplette Querschnittsyndrome (z.B. Brown-Séquard-Syndrom) vor. Bei der Höhe der Querschnittslähmung muss zwischen hohem zervikalem Querschnitt mit Tetraplegie und Phrenikus-Atemmuskellähmung und unterem zervikalem Querschnitt mit Ausfällen von Plexus brachialis und der Interkostalmuskulatur unterschieden werden.

### 12.1.4 Frakturen der unteren HWS (HWK 3–7)

Frakturen der unteren HWS entstehen durch Hyperflexion oder Hyperextension, zum Teil in Verbindung mit einer Rotationskomponente. Bei einer zusätzlichen Ruptur des hinteren Längsbandes findet man häufig Luxationen. Durch den Verletzungsmechanismus kann es auch zu isolierten diskoligamentären Verletzungen kommen, aus denen eine bleibende Instabilität resultieren kann.

Die Therapie erfolgt bei stabilen Frakturen konservativ, bei instabilen Frakturen, neurologischen Symptomen oder diskoligamentärer Instabilität erfolgt die operative Versorgung mit einer Spondylodese, durch die der instabile Wirbelkörper überbrückt und somit das gesamte Segment verblockt wird (**Abb. 12.6**). Wie bei der oberen HWS muss auch hier, falls die Bandscheibe zerstört ist, der Bandscheibenraum gegebenenfalls ausgeräumt und mit einem kortikospongiösen Span aufgefüllt werden.

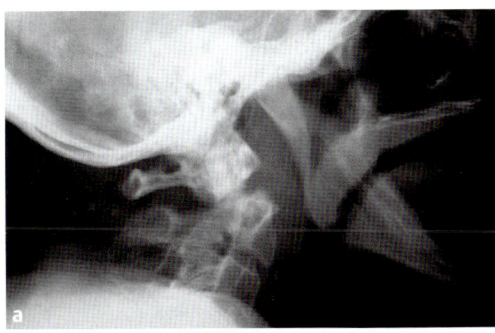

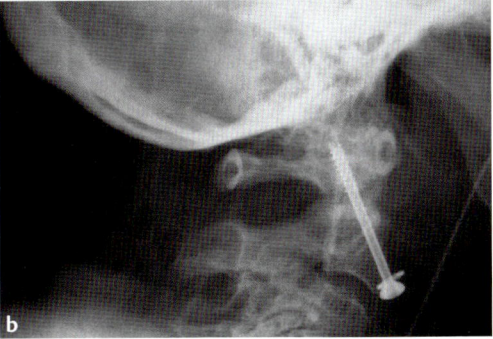

Abb. 12.5a–b Röntgenbefund einer Densfraktur Typ Anderson II. **a** Fraktur der Densbasis. **b** Z. n. Reposition und Verschraubung von vorne.

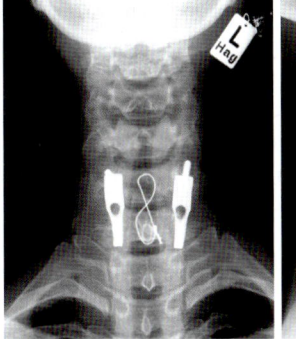
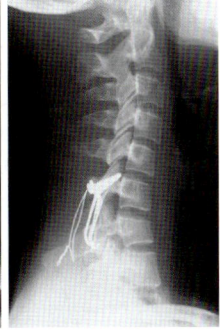

Abb. 12.6 Dorsale Spondylodese der unteren HWS bei Luxationsfraktur HWK6/7 mit zwei Hakenplatten, kortikospongiösem Span und Zuggurtung versorgt.

## 12.2 Verletzungen der BWS und LWS

### Klassifikation

Verletzungen der Brust- und Lendenwirbelsäule haben viele Gemeinsamkeiten. Sie werden hinsichtlich der Stabilität nach dem „*3-Säulen-Modell*" von Denis (1983) beurteilt (**Abb. 12.7**). Betrifft eine Verletzung nur die vordere Säule, ist sie als stabil einzustufen, Verletzungen der mittleren und hinteren Säule sind dagegen in der Regel instabil.

- vordere Säule: vordere 2/3 des Wirbelkörpers und der Bandscheibe und vorderes Längsband
- mittlere Säule: hinteres 1/3 des Wirbelkörpers und der Bandscheibe und hinteres Längsband
- hintere Säule: gesamter Wirbelbogen mit Bandapparat

Die Frakturen der BWS und LWS werden nach dem Verletzungsmechanismus in 3 Typen unterteilt. Die Schwere der Verletzung nimmt von A nach C zu.

- Typ A: *Kompressionsverletzung* durch axiale Stauchung. Meist ist nur die vordere Säule betroffen, der dorsale Bandkomplex ist erhalten. Die Fraktur ist *stabil*.
- Typ B: *Distraktionsverletzung* in Kombination mit Flexion oder Hyperextension. Bei der Kombination mit einer *Flexion* ist der dorsale Bandkomplex immer zerrissen. Bei der selteneren Kombination mit einer *Hyperextension* entsteht ein Riss durch die Bandscheibe, in der hinteren Säule eine Kompression. Bei Typ-B-Frakturen sind immer alle 3 Säulen betroffen, in der Regel ist die Verletzung *instabil*.
- Typ C: *Rotationsverletzung* als zusätzliche Komponente. Immer sind alle 3 Säulen verletzt, die Fraktur ist *instabil*.

Durch die weitere Unterteilung jeden Typs in 3 Untertypen, die wiederum in weitere 3 Kategorien unterschieden werden (**Abb. 12.8a–c**), ist diese Klassifikation heute geeignet, nahezu jede Wirbelfraktur der BWS oder LWS exakt zu beschreiben und konkrete Empfehlung zur Therapie zu formulieren.

### Klinik

Neben der Schmerzlokalisation und Anamnese (Frakturmechanismus) ist eine neurologische Untersuchung auf motorische und sensible Ausfälle unverzichtbar. Es gibt ein oberes thorakales Querschnittssyndrom mit Paraplegie und Interkostalmuskelausfällen, ein mittleres thorakales Querschnittssyndrom mit Ausfall der unteren Interkostalmuskulatur, sowie ein unteres thorakales Querschnittssyndrom mit Ausfall von Anteilen der Bauchmuskulatur und des oberen Intestinaltraktes. Beim lumbalen bzw. sakralen Querschnittssyndrom sind die klassischen Symptome des Konus- bzw. Kauda-Syndroms mit Blasen- und Mastdarmlähmung und Reithosenanästhesie führend.

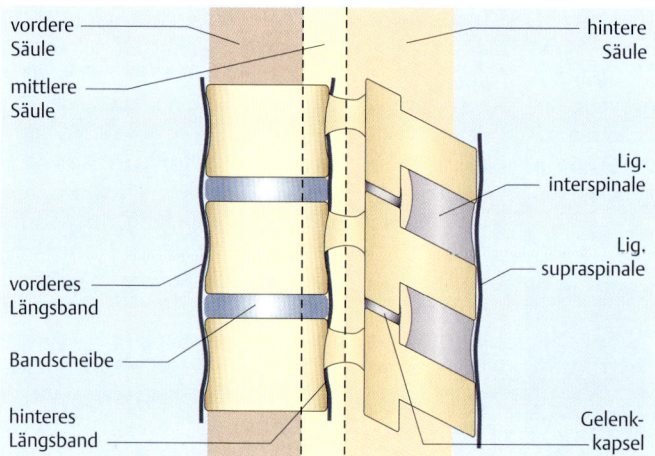

**Abb. 12.7** Drei-Säulen-Modell nach Denis 1983.

**Abb. 12.8a–c** Schematische Darstellung der Wirbelsäulenverletzungen nach Magerl. **a** Durch axiale Kompression entsteht ein: stabiler Kompressionsbruch (A1), Berstungsspaltbruch (A2) oder instabiler Berstungsbruch (A3). **b** Durch Distraktion werden verursacht: dorsale Zerreißung der Gelenke (B1), dorsale Zerreißung der Wirbelbögen (B2), Zerreißung durch die Bandscheibe (B3). ▶

## 12.2 Verletzungen der BWS und LWS

**Typ A** Wirbelkörperimpression, instabil gegen Kompression

**A1 Impaktionsbruch**

- A1.1 Deckplattenimpression
- A1.2 Keilbruch
- A1.3 Wirbelkörperimpaktion

**A2 Spaltbruch**

- A2.1 sagittaler Spaltbruch
- A2.2 frontaler Spaltbruch
- A2.3 Kneifzangenfraktur

**A3 Berstungsbruch**

- A3.1 inkompletter Berstungsbruch
- A3.2 Berstungsspaltbruch
- A3.3 kompletter Berstungsbruch

a

**Typ B** Verletzungen der vorderen und hinteren Elemente mit Distraktion, instabil gegen Distraktion

**B1 dorsale Zerreißung der Gelenke/Fortsätze, Flexionsdistraktion**

- B1.1 Flexionsdistraktion diskoligamentäre Instabilität
- B1.2 Flexionsdistraktion mit Wirbelkörperkompression

**B2 dorsale Zerreißung durch den Wirbelbogen, Flexionsdistraktion**

- B 2.1 Chance-Fraktur
- B2.2 Flexionsspondylolyse mit Bandscheibenzerrung
- B2.3 Flexionsdistraktion m. Wirbelkörperkompression

**B3 ventrale Zerreißung durch die Bandscheibe, Hyperextensionsscherbruch**

- B3.1 Hyperextensionssubluxation
- B3.2 Hyperextensionsspondylolyse
- B3.3 hintere Luxation

b

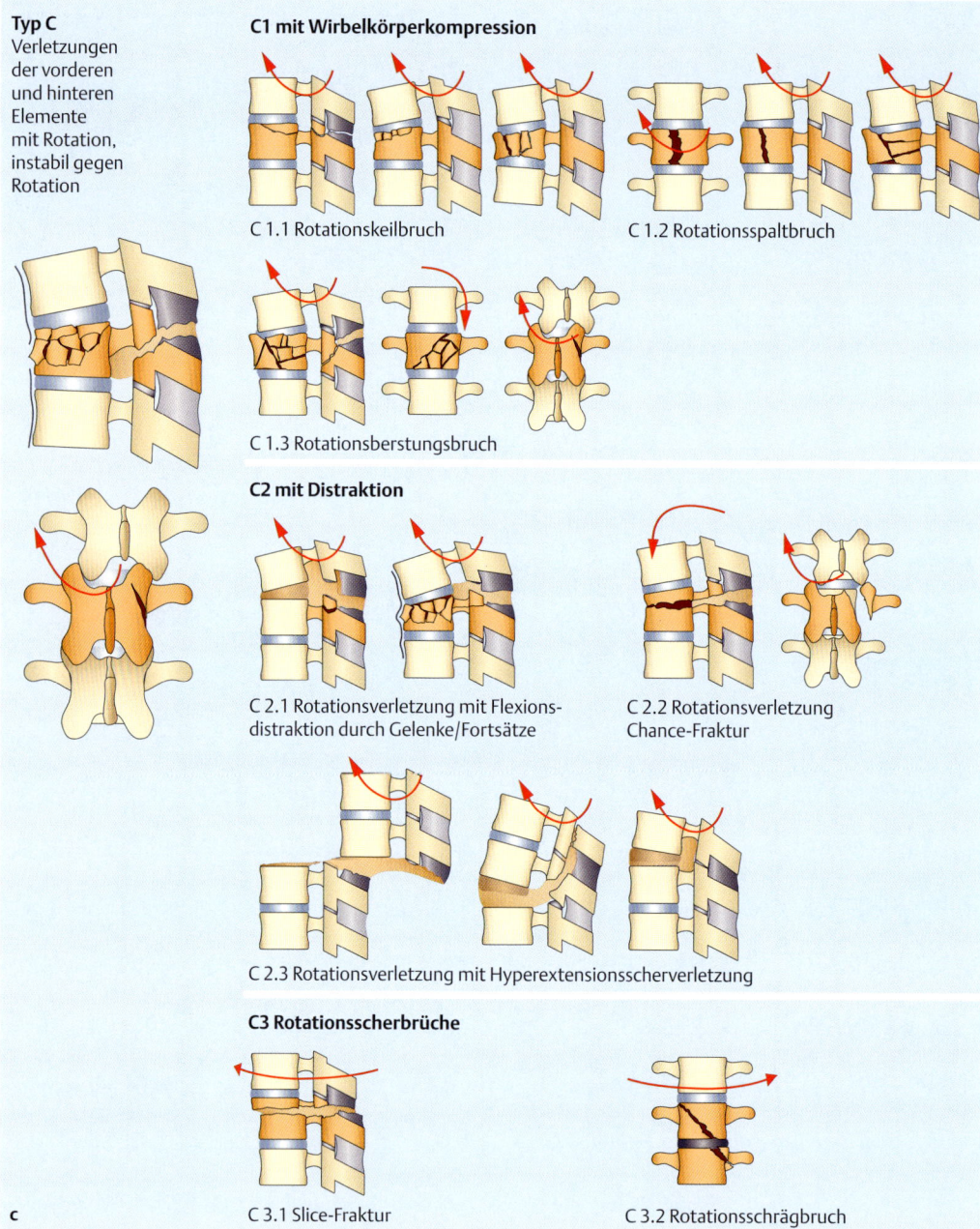

Abb. 12.8a–c Fortsetzung c Wirken zusätzlich Drehmomente in der horizontalen Ebene ein, so entstehen Kombinationsbrüche aus Kompression und Rotation (C1), Distraktion und Rotation (C2) oder Rotationsscherbrüche (C3).

## Diagnose

Die Bildgebung der konventionellen Röntgenaufnahmen wird bei Verdacht auf eine Wirbelsäulenverletzung durch ein Schnittbildverfahren erweitert. Die Beurteilung der knöchernen Verhältnisse gelingt am besten durch die Computertomographie, die Veränderungen des Rückenmarkes dagegen besser durch das MRT.

Die Diagnostik führt zur genauen Klassifikation, zur Einschätzung der Stabilität der Wirbelsäulenverletzung und ermöglicht darüber hinaus eine Beurteilung der Rückenmarksschädigung. Davon hängt das weitere Vorgehen ab.

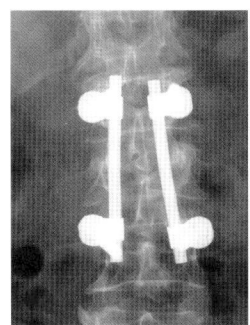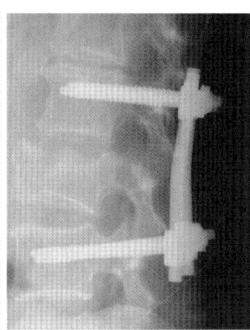

**Abb. 12.9** Dorsale Spondylodese bei LWK2-Fraktur.

## Therapie

*Konservativ*

Stabile Frakturen werden konservative behandelt. Hierbei kann, je nach Frakturtyp, eine funktionelle Therapie ohne Reposition oder Stabilisierung erfolgen, oder die Behandlung wird, mit oder ohne zuvor erfolgter Reposition, mit einer äußeren Stabilisierung durchgeführt. Das hierfür verwendete anmodellierte Kunststoff- oder 3-Punkte-Korsett müssen Patienten für die Dauer von 6–12 Wochen tragen. Für die frühzeitige Mobilisation ist eine medikamentöse Schmerztherapie meist unverzichtbar. Bereits nach 10 bis 14 Tagen ist in den meisten Fällen eine Mobilisierung im Gehwagen möglich. Unter Anleitung des Physiotherapeuten erlernen Patienten Stabilisationsübungen und rückengerechtes Verhalten. Trotzdem kann es im Verlauf der Heilung zum Korrekturverlust mit Einsinken des Wirbelkörpers kommen. Daher sind regelmäßige Röntgenkontrollen wichtig.

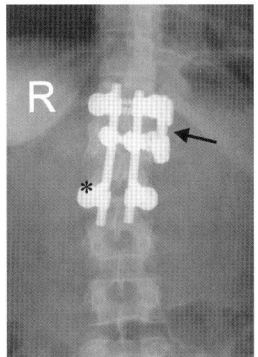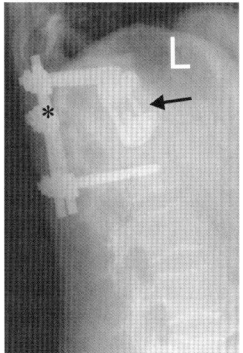

**Abb. 12.10** Ventrale Spondylodese an der BWS (Pfeil), nach primärer Versorgung mit dorsaler Spondylodese (Stern).

*Operativ*

Bei instabilen Frakturen erfolgt eine operative Therapie. Absolute Operationsindikationen ergeben sich auch bei einer frischen kompletten Querschnittsymptomatik, bei inkompletten Querschnittlähmungen (erhaltene sensible Restfunktion) und bei einer Zunahme der neurologischen Ausfälle.

Der operativen Stabilisierung geht die Reposition und evtl. Dekompression des Rückenmarkes bzw. der Cauda equina voraus. Die Stabilisierung kann mit einer Druckplattenosteosynthese oder einem Fixateur interne erfolgen. Die Technik der Überbrückung eines instabilen Wirbels durch eine Osteosynthese nennt man Spondylodese (Wirbelsäulenversteifung). Neben der technisch gut zugänglichen Stabilisierung von hinten (dorsale Spondylodese, **Abb. 12.9**) ist es insbesondere bei einigen Typ-C-Verletzungen notwendig, den Wirbelkörper auch von vorne zu stabilisieren (ventrale Spondylodese, **Abb. 12.10**). Bei Frakturen der Brustwirbelsäule erfordert dies aufwändige Operationsmethoden, da der Zugang durch die Rippen erschwert ist.

Knochendefekte der Wirbelkörper können durch transpedikulär eingebrachte Spongiosa oder durch Einbringen eines kortikospongiösen Knochenspans aus dem Beckenkamm aufgefüllt werden. Bei Sinterungsfrakturen, wie sie z. B. bei Osteoporose häufig sind, kann auch nach minimalinvasiver Aufrichtung von dorsal eine Auffüllung des gesinterten Kno-

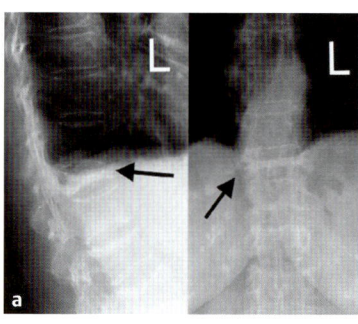
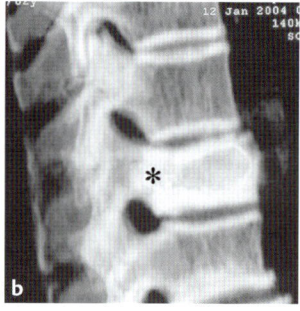

**Abb. 12.11a–b** Kyphoplastie. **a** Röntgenbefund bei osteoporotischer Sinterungsfraktur (Pfeile). **b** Der gesinterte Wirbelkörper wird aufgerichtet und Zement in den Defekt eingespritzt (Stern). Im postoperativen CT ist der Wirbel wieder aufgerichtet.

chens mit Knochenzement erfolgen (Kyphoplastie, **Abb. 12.11a–b**)

**Fallbeispiel:** Ein 60-jähriger Patient fällt bei Malerarbeiten auf dem Hof rücklings von der Leiter und schlägt hart mit dem Gesäß auf den Boden auf. Als der Notarzt dazu kommt, berichtet er, dass er aufgrund starker Schmerzen im unteren Rückenbereich nicht aufstehen kann. Bei Verdacht auf Fraktur der LWS erfolgt der Transport auf einer Vakuummatratze.

Die Röntgenuntersuchung in der Klinik ergibt eine instabile Fraktur Typ B des LWK 2 sowie eine gering dislozierte Sitzbeinfraktur links, neurologische Ausfälle bestehen nicht. Am nächsten Tag wird die Stabilisierung von hinten mit einer dorsalen Spondylodese LWK 1–3 durchgeführt. Da aufgrund der Instabilität des Wirbelkörpers eine vordere Stabilisierung geplant ist, erfolgt die Mobilisation bis maximal 60° Oberkörper-Hochlagerung zunächst nur im Bett. Nach 10 Tagen wird der Wirbelkörper von vorne mit einem kortikospongiösem Span und ventraler Spondylodese stabilisiert. Anschließend kann frei mobilisiert werden, und bereits 6 Tage später verlässt der Patient die Klinik in eine stationäre Rehabilitation.

## Zusammenfassung

- Verletzungen der Wirbelsäule treten relativ häufig auf. Neben Frakturen und der Luxation von Wirbelkörpern kommt es häufig zu Kapsel-Band-Verletzungen und Schädigungen des Rückenmarks.
- Eine Sonderstellung nehmen HWS-Beschleunigungsverletzungen ein, bei denen es durch Scherkräfte zu Schädigungen von Weichteilen kommen kann, die diagnostisch oft nicht nachgewiesen werden können. Wegen der häufigen psychischen Fixierung Betroffener auf die Beschwerden und der Bemühung, die Verletzung als Anlass für ein Rentenbegehren oder Entschädigungszahlungen zu nehmen, ist eine objektive Beurteilung und adäquate Behandlung häufig nur schwer möglich. Die Behandlung erfolgt in den meisten Fällen konservativ.
- Wegen der anatomischen Besonderheiten werden Frakturen der oberen (HWK 1 und 2) und unteren HWS (HWK3–7) unterschieden. Verschiedene Klassifikationen ermöglichen eine Beurteilung der Stabilität, die einen wesentlichen Einfluss auf die Therapieentscheidung hat.
- Frakturen der Brust- und Lendenwirbelsäule werden nach dem 3-Säulen-Modell von Denis beschrieben.
- Wirbelsäulenverletzungen, bei denen die Gefahr einer Dislokation gering ist, die keine ausgeprägte Instabilität verursachen und bei denen keine neurologischen Ausfälle auftreten, werden in der Regel konservativ behandelt. Dabei wird die Wirbelsäule mit einer Halskrawatte, einem Halo-Fixateur oder einem Korsett ruhig gestellt.
- Bei instabilen Verletzungen und bei neurologischen Ausfällen ist immer eine operative Behandlung erforderlich. Betroffene Segmente werden von ventral und/oder dorsal versteift. Knochendefekte können durch Spongiosa, Knochenspäne oder Knochenzement aufgefüllt werden.

# 13 Thoraxverletzungen

Verletzungen des Brustkorbs und der Brustorgane ereignen sich vor allem im Rahmen von Verkehrsunfällen und Stürzen aus großer Höhe. Hierbei tritt meist das sogenannte stumpfe Thoraxtrauma auf, das abgesehen von den Prellmarken durch akute oder später einsetzende Luftnot gekennzeichnet ist. Dagegen sind offene Thoraxverletzungen mit einem Anteil von unter 10% weitaus seltener. Die Schwere der Verletzung wird immer von den Begleitverletzungen bestimmt. Weil beim Jugendlichen das Thoraxskelett elastisch und dehnbar ist, werden die Kräfte vermehrt auf die Brustorgane weitergeleitet. Beim alten Menschen dagegen wird eher das rigide Thoraxskelett verletzt. Das rasche Erkennen und Behandeln der akuten Atemnot und deren Ursache sind entscheidend für die Prognose.

## 13.1 Verletzungen der Thoraxwand

Die Brustwand (**Abb. 13.1**) wird gebildet von der Brustwandmuskulatur, den Rippen, die nach vorne über das Sternum miteinander verbunden sind, und dem Brustfell. Letzteres überzieht mit dem äußeren Blatt die Thoraxinnenwand, schlägt dann um und überzieht mit dem inneren Blatt die Lunge. Der dadurch gebildete Pleuraspalt erlaubt das reibungslose Gegeneinandergleiten der Blätter.

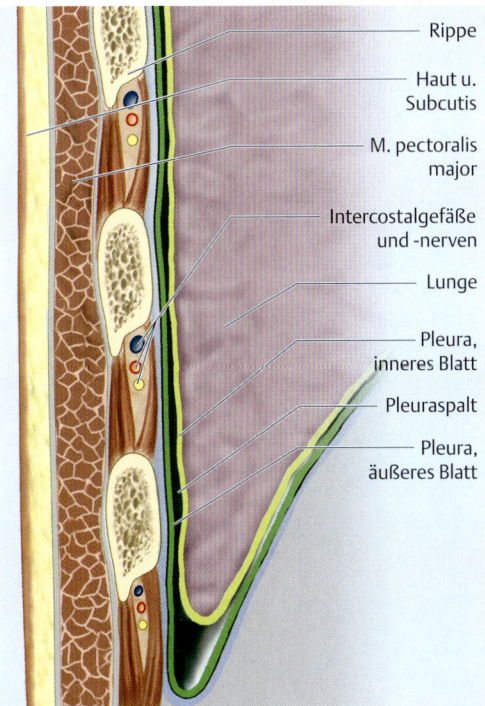

**Abb. 13.1** Aufbau der Thoraxwand.

### 13.1.1 Rippenfrakturen

Rippenfrakturen treten oft im Zusammenhang mit stumpfen Thoraxverletzungen auf. Meist ist der mittlere Thoraxbereich (5.–9. Rippe) betroffen.

> *Sind 3 oder mehr benachbarte Rippen betroffen, spricht man von einer Rippenserienfraktur. Ist eine Rippe an mindestens 2 verschiedenen Stellen gebrochen, liegt eine Stückfraktur vor.*

#### Komplikationen
Durch die Fraktur kann es zu weiteren, schwerwiegenden Verletzungen im Bereich des Brustkorbs kommen:
- eine häufige Komplikation tritt auf, wenn die spitzen Fragmente tiefe Strukturen verletzen, dies führt über die Verletzung der Pleura zum *Pneumo- oder Hämatothorax* (siehe 13.1.3).
- daneben werden auch *Verletzungen des Lungengewebes und der Luftwege* beobachtet.
- bei Frakturen der unteren Rippen muss auch an *Begleitverletzungen der Milz und der Leber* gedacht werden.
- die flache Schonatmung vermindert die Belüftung der Lungen und begünstigt das Entstehen einer *Pneumonie*.

**Paradoxe Atmung:** Bei beidseitigen Rippenserienfrakturen oder bei ausgedehnten Stückfrakturen kann es zu dem Phänomen der paradoxen Atmung kommen. Hierbei folgen die ausgebrochenen Rippen der Thoraxwand bei der Einatmung nicht nach außen, sondern werden, dem zu Beginn der Inspiration in den Lungen entstehenden Unterdruck folgend, nach innen gezogen. Dadurch wird bei der Einatmung trotz großem Atemaufwand nicht genügend Luft einwärts transportiert, es kommt zur respiratorischen Insuffizienz. Die verbleibende Luft wird vorwiegend zwischen den beiden Lungen hin- und herbewegt; man spricht von „Pendelluft".

## Diagnose

Die Patienten klagen über Schmerzen bei der Atmung im Bereich der gebrochenen Rippen. Bei starken Schmerzen erfolgt die Ein- und Ausatmung flach, die Folge ist eine unerwünschte Schonatmung. Im Röntgen-Thorax (**Abb. 13.2**) lassen sich Frakturen gut nachweisen. Daneben sind beim Verdacht auf Begleitverletzungen weitere Untersuchungen erforderlich (siehe Kap. 13.2).

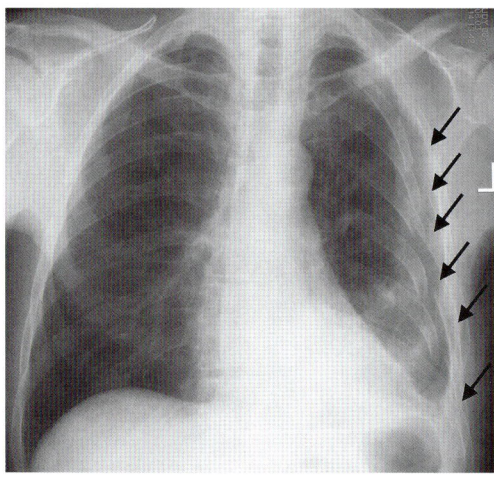

**Abb. 13.2** Rippenserienfraktur im Bereich der linken Thoraxhälfte (Pfeile).

## Therapie

*Konservativ*
Die einfache Rippenfraktur ist meist unkompliziert und erfordert keine besondere Therapie. Auch die meisten Rippenserienfrakturen werden konservativ behandelt. Entscheidend ist die gute und ausreichende Schmerztherapie, um die Schonatmung zu vermeiden. Bei Rippenserienfrakturen sollte der Patient möglichst mit erhöhtem Oberkörper gelagert und – falls er es toleriert – auf die verletzte Seite gedreht werden. Durch dieses Manöver werden die Schmerzen bei der Einatmung vermindert und die Mitarbeit bei der Atemtherapie (mit Triflow, Inhalog, CPAP) ist vereinfacht.

> *Jede Form der äußeren Stützung gilt mittlerweile als veraltet und begünstigt lediglich die Schonatmung.*

*Operativ*
Eine Instabilität der Thoraxwand kann die Atmung derart erschweren, dass eine Intubation und Beatmung erfolgen muss. Die operative Stabilisierung der Rippen ist nur in extremen Ausnahmefällen, d. h. bei beidseitig hochgradig instabiler Thoraxwand indiziert. Hierfür können Platten, Drähte oder spezielle Klammern verwendet werden.

### 13.1.2 Sternumfrakturen

Sternumfrakturen kommen im Rahmen von stumpfen Thoraxtraumen vor. Der klassische Mechanismus ist der heftige Anprall an das Lenkrad.

Die Diagnostik und Therapie entspricht denen der Rippenfrakturen. Aufgrund der topographischen Nähe muss immer an eine begleitende Kontusion des Herzens (Contusio cordis) mit der Gefahr von Herzrhythmusstörungen oder eines Perikardergusses gedacht werden (siehe Kap 13.2.3.).

## 13.2 Pleuraverletzungen

Eine der häufigsten Komplikationen des Thoraxtraumas ist die Verletzung der Pleura.

> Das Eindringen von Luft in den Pleuraspalt führt zum Kollabieren der Lunge, man spricht vom Pneumothorax. Einblutungen in den Pleuraspalt führen zum Hämatothorax. Kommt es aufgrund einer bakteriellen Infektion zur Eiteransammlung im Pleuraspalt, spricht man von einem Pleuraempyem.

### 13.2.1 Pneumothorax

Der Unterdruck im Pleuraspalt gewährleistet, dass die Lunge beim Einatmen der Auseinanderbewegung der Thoraxwand folgt. Wird der Pleuraspalt eröffnet, geht dieser Unterdruck verloren und die Lunge kollabiert (**Abb. 13.3**). Nach der Ursache werden der offene und der geschlossene Pneumothorax unterschieden.

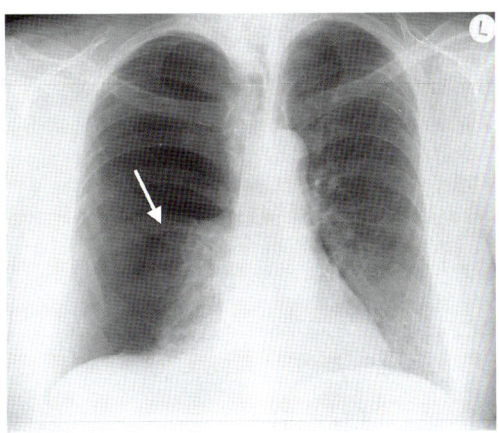

**Abb. 13.3** Pneumothorax rechts. Die Lunge ist zusammengeschrumpft (Pfeil).

*Offener Pneumothorax*
Bei der Eröffnung der Pleura von außen gelangt die Luft durch eine Verbindung über die Haut in den Pleuraspalt (**Abb. 13.4a**). Ursache kann z.B. eine Messerstichverletzung sein. Beim Einatmen wird die Luft über diese Öffnung eingesaugt, beim Ausatmen tritt Luft aus. Die Luft in den Bronchien wandert hin und her (Pendelluft), das Mediastinum ebenfalls (Mediastinalflattern).

*Geschlossener Pneumothorax*
Wird das innere Blatt der Pleura verletzt oder eröffnet, so tritt Luft aus den Lungenbläschen oder den Luftwegen in den Pleuraspalt (**Abb. 13.4b**). Eine verhältnismäßig häufige Ursache ist die Verletzung beim Legen eines zentralen Venenkatheters in die V. subclavia. Dem Spontanpneumothorax dagegen liegt keine Verletzung zu Grunde. Ohne erkennbare äußere Ursache kommt es zur Ruptur einer meist emphysemartig aufgetriebenen Lungenblase und Luft entweicht in den Pleuraspalt. Seltenere Ursachen sind Entzündungen oder Tumoren, die einen Pleuradefekt verursachen.

*Spannungspneumothorax*
Eine Sonderform ist der Spannungspneumothorax. Dieser entsteht, wenn die Eintrittsstelle zwar Luft einlässt, sich beim Druckanstieg jedoch wie ein Ventil verschließt und somit keine Luft mehr hinauslässt. Der Druck nimmt so bei jeder Einatmung kontinuierlich zu, das Mediastinum wird zur gesunden Seite verlagert (**Abb. 13.5**). Das Herz und die gesunde Lunge werden komprimiert, der venöse

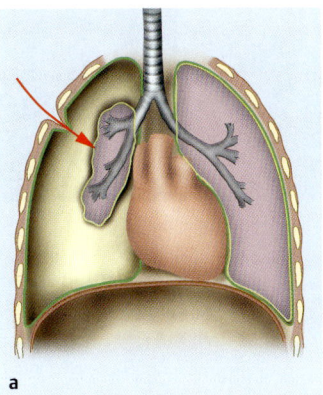
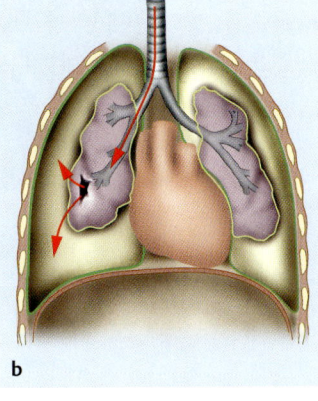

**Abb. 13.4a–b** Auswirkungen eines Pneumothorax. **a** Offener Pneumothorax. Luft dringt von außen in den Pleuraspalt. **b** Geschlossener Pneumothorax. Luft tritt aus der Lunge oder den Luftwegen in den Pleuraspalt.

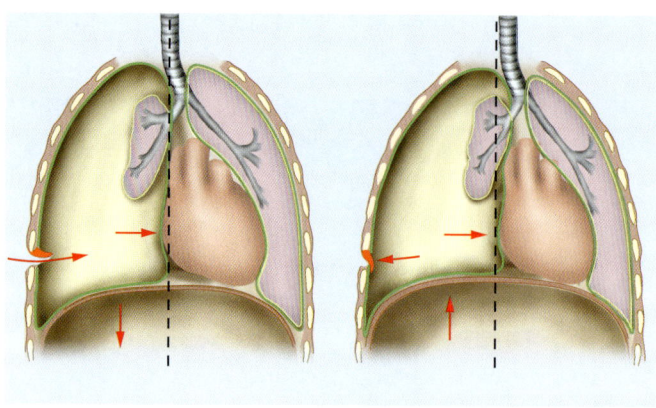

Abb. 13.5 Spannungspneumothorax.

Rückstrom wird gestaut, sodass letztendlich eine lebensbedrohliche Situation entsteht. Die Entlastung des Spannungspneumothorax über eine Thoraxdrainage (s. u.) muss daher sofort und unverzüglich erfolgen.

## Diagnose

Die Diagnosestellung erfolgt primär durch das Röntgenbild, das den zusammengesinterten Lungenflügel in der Regel ohne wesentliche Probleme erkennen lässt. Schwieriger sind randständige kleine Pneumothoraces zu diagnostizieren. Diese sind gelegentlich im Röntgenbild schwer oder gar nicht sichtbar, sodass in diesen wenigen Fällen eine Computertomographie sichere Gewissheit bringt, bzw. bei Spontanpneumothorax die Klärung der Ursache erfolgen kann.

## Therapie

Die Therapie des Pneumothorax erfolgt mit einer Thorax- oder auch Pleurasaugdrainage (**Abb. 13.6**). In lokaler Betäubung wird diese in den 4. oder 5. Zwischenrippenraum im Bereich der vorderen bzw. mittleren Axillarlinie gelegt. Durch den Sog der Drainage kann sich die Lunge wieder entfalten. Häufig ist diese Maßnahme bereits am Unfallort notwendig, weshalb jeder Notarzt diese Technik beherrschen muss.

Kleine Perforationsstellen verkleben bei der Behandlung mit einer Saugdrainage in der Regel von alleine. Regelmäßige Röntgenkontrollen dokumentieren den Heilungsverlauf. In seltenen Fällen entfaltet sich die Lunge jedoch trotz Drainage nicht vollständig, sodass ggf. eine Thorakotomie und Übernähung der Fistel erforderlich ist. Nur selten muss man ein ganzes Lungensegment resezieren.

**Fallbeispiel:** Ein 62-jähriger Angestellter war beim Abendessen vom Stuhl gerutscht und hatte sich die Brust an einer Tischkante angeschlagen. Erst 2 Tage später stellt er sich wegen Luftnot in der Notfallambulanz vor. Die Röntgenkontrolle zeigt neben einer Rippenfraktur der 5. und 6. Rippe einen Pneumothorax. Daher wird unter örtlicher Betäubung eine Thoraxdrainage angelegt, die es der Lunge ermöglicht, sich wieder zu entfalten. Eine Atemgymnastik wird unter begleitender Schmerzmedikation eingeleitet. Nachdem die Drainage nach 5 Tagen gezogen wird, verbleibt die Lunge ohne verbleibenden Luftraum im Pleuraspalt ausgedehnt.

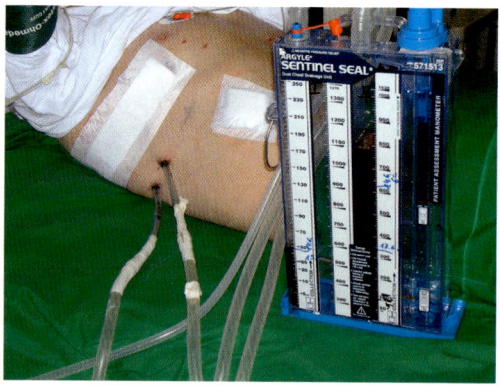

Abb. 13.6 Thoraxdrainage nach Thorakotomie.

## 13.2.2 Hämatothorax und Pleuraempyem

Blut kann entweder aus Gefäßen der Thoraxwand oder aus den Lungenarterien, seltener auch aus dem Lungengewebe, in den Pleuraspalt gelangen. Durch die Blutung wird die Lunge komprimiert und die Atmung behindert. Die Blutmenge kann sogar so groß sein, dass ein hämorrhagischer Schock besteht. Eine schwere *Komplikation* ist die Keimbesiedlung des Hämatoms, da zum einen das Blut ein idealer Nährboden für Erreger ist, zum anderen die Abwehrzellen in diesem Hämatom nicht mehr aktiv sind. Kommt es zur manifesten Infektion im Pleuraspalt, liegt das Vollbild eines Pleuraempyems vor.

### Diagnose

Die Diagnostik entspricht der des Pneumothorax. Da beim Hämatothorax bzw. beim Pleuraempyem für die Behandlung neben der Ursache auch die Größenausdehnung sowie Begleiterkrankungen und –verletzungen bekannt sein müssen, ist eine Computertomographie in der Regel unerlässlich.

### Therapie

Bei einem frischen Hämatothorax mit noch flüssigem Blut im Pleuraspalt kann eine Thoraxdrainage gelegt werden. Dabei ist es wichtig, dass das gesamte Blut aus dem Pleuraspalt entfernt wird, da sich sonst als Spätfolge Schwarten mit einer nicht mehr reversiblen Behinderung der Atmung entwickeln.

Nach dem Legen der Thoraxdrainage kann die Blutungsmenge gut abgeschätzt werden. Zur Kontrolle wird die stündliche und später die tägliche Menge festgestellt. Viele Blutungen kommen von alleine zum Stillstand. Bei größeren Blutungen, oder wenn die Blutung wider Erwarten nicht von alleine aufhört, muss die Thorakotomie erfolgen. Die Blutungsquelle wird aufgesucht und übernäht. Lässt sie sich nicht eindeutig feststellen, muss unter Umständen der blutende Lungenteil reseziert werden.

Beim Pleuraempyem kann der Therapieversuch mit einer Saugdrainage unternommen werden. Begleitend muss unbedingt eine hochdosierte Antibiotikatherapie erfolgen. Kann unter diesen Maßnahmen der Infekt nicht beherrscht werden, so ist die Thorakotomie und Entfernung der Pleura erforderlich, die in aller Regel thorakoskopisch angegangen wird. Lungenfunktion und Vitalkapazität werden durch diesen Eingriff nur geringfügig behindert, da sich das Empyem bei rechtzeitig einsetzender Behandlung nicht weiter ausdehnt.

## 13.3 Verletzungen der Brustkorborgane

### 13.3.1 Lungenverletzungen

Beim Thoraxtrauma kommt es durch die Gewalteinwirkung von außen fast immer zur Quetschung von Lungengewebe (Lungenkontusion). Bei größerer Ausdehnung treten auch Risse im Lungengewebe oder den Luftwegen auf, die zur Entstehung eines Hämato- und/oder Pneumothorax führen. Folge der Kontusion des Lungengewebes in den betroffenen Lungenabschnitten ist die Störung des Gasaustausches durch die Einblutungen und Quetschungen.

### Diagnose

Zur Erfassung der Ausdehnung und Schwere der Lungenverletzung ist die Computertomographie das diagnostische Mittel der Wahl. Da die Verlaufskontrollen, z. B. von begleitenden Ergüssen, jedoch standardmäßig durch das Röntgenbild erfolgen, sind Röntgenaufnahmen der Lunge von Beginn an unerlässlich.

### Therapie

Bei ungenügender Atemleistung wird frühzeitig die Intubation und Beatmung sowie eine intensivmedizinische Überwachung eingeleitet. Bei einem Hämato- bzw. Pneumothorax sollte immer eine Thoraxdrainage gelegt werden (siehe Kap. 13.1.3).

Da in den Bereichen der Einblutung die Gefahr der Keimbesiedlung und damit der Pneumonie besteht, wird heute als Standard eine Antibiotikaprophylaxe empfohlen.

Kleinere Einrisse des Lungengewebes verkleben zumeist spontan, wenn sie nicht allzu ausgedehnt sind. Dagegen erfordern Einrisse in das Luftröhrensystem fast immer die operative Wiederherstellung über eine Thorakotomie.

## 13.3.2 Verletzungen des Ösophagus

Der Anteil der Verletzungen des weichen Ösophagus durch ein Trauma ist mit ca. 5% relativ gering. Sehr viel häufiger wird die Ösophaguswand durch Gegenstände von innen oder durch medizinische Instrumente perforiert.

### Diagnose

Die auffälligen klinischen Zeichen sind das *Mediastinalemphysem* und die *Mediastinitis*. Symptome sind bohrende retrosternale Schmerzen und ansteigende Entzündungszeichen. Der Nachweis gelingt zum einen durch das konventionelle Röntgen, wobei die Luft im Mediastinum auf eine Perforation hindeutet. Zum anderen kann die Perforation durch den Austritt von flüssigem Kontrastmittel nach dem Schlucken nachgewiesen werden.

### Therapie

Die operative Therapie muss früh erfolgen. Der Defekt wird übernäht und die Anastomose mit Drainagen gesichert. Hat sich die Mediastinitis jedoch schon zu sehr ausgebreitet oder ist die Perforation nur sehr klein, entschließt man sich zu konservativen Therapie. Unter hochdosierter Antibiotikagabe und parenteraler Ernährung über einen zentralen Venenkatheter wird der spontane Verschluss abgewartet.

## 13.3.3 Herzverletzungen

Herzverletzungen sind besonders bei stumpfen Thoraxtraumen häufig. Daher muss bei Rippen- und Sternumfrakturen immer an eine mögliche Herzverletzung gedacht werden. Es gibt auch offene Verletzungen, die aber oft bereits am Unfallort letal sind und die Klinik nicht erreichen. Stichverletzungen, besonders des muskelstarken linken Ventrikels, können sich dagegen spontan verschließen. Durch Blutaustritt in den Herzbeutel (Perikard) kommt es zur Druckerhöhung und Kompression des Herzens (Herzbeuteltamponade), ab 150–250 ml Erguss droht der Herzstillstand.

### Diagnose

Die Klinik ist nicht immer wegweisend. Viele Patienten haben nur wenig oder gar keinen retrosternalen Schmerz, und doch liegt eine Kontusion des Herzens vor. Daher sollte immer neben der Röntgenuntersuchung eine Labordiagnostik mit Untersuchung der Herzenzyme (CK, CK-MB, LDH) erfolgen. Diese sind aber erst nach mehreren Stunden positiv. Ein schneller Parameter ist das Troponin I. Bei schwerer Kontusion treten Herzrhythmusstörungen auf, die zu einem Kreislaufversagen führen können. Daher sollte nach entsprechenden Verletzungen in regelmäßigen Abständen ein EKG geschrieben werden. Schließlich können in der Ultraschall-Untersuchung des Herzens (Echokardiographie) ein Perikarderguss sowie Wand- bzw. Klappenbewegungsstörungen gut nachgewiesen werden.

### Therapie

Bei offenen Herzverletzungen muss eine Notoperation erfolgen. Dagegen ist die Therapie der Herzkontusion in der Regel konservativ. Eventuell auftretende Rhythmusstörungen müssen zumindest kurzzeitig medikamentös mit Antiarrhythmika behandelt werden. In jedem Fall ist der Patient monitorpflichtig zu überwachen. Ein relevanter Perikarderguss muss über eine Punktion entlastet werden, da die Pumpfunktion durch die Kompression im Herzbeutel behindert wird. Durch die Punktion kann die Kreislaufsituation meist sofort verbessert werden. Ist eine Entlastung über eine Punktion nicht erfolgreich, kann eine Fensterung des Perikards notwendig werden.

## 13.3.4 Aortenverletzungen

Die Aorta ist sehr elastisch, im Brustbereich jedoch an wenigen Punkten fixiert. Beim stumpfen Thoraxtrauma kann es daher zum Einriss der Aorta an diesen Fixpunkten kommen. In über 95% der Fälle geschieht dies unterhalb des Abganges der linken A. subclavia, im Bereich der Aorta descendens (**Abb. 13.7**). Eine vollständige Aortenruptur führt unweigerlich innerhalb von Minuten zum Tode. Gelegentlich betrifft der Einriss nur die äußeren Wandschichten, während die inneren die komplette Ruptur noch hinauszögern können; man spricht von der *zweizeitigen Aortenruptur*. Diese kann, falls die Diagnose rechtzeitig gestellt wird, erfolgreich operativ behandelt werden.

### Diagnose

Die Diagnostik, die eingeleitet wird, ist abhängig von der Kreislaufsituation. Eine apparative Diagnosestellung ist möglich über das Spiral-CT, die Angio-

## 13.3 Verletzungen der Brustkorborgane

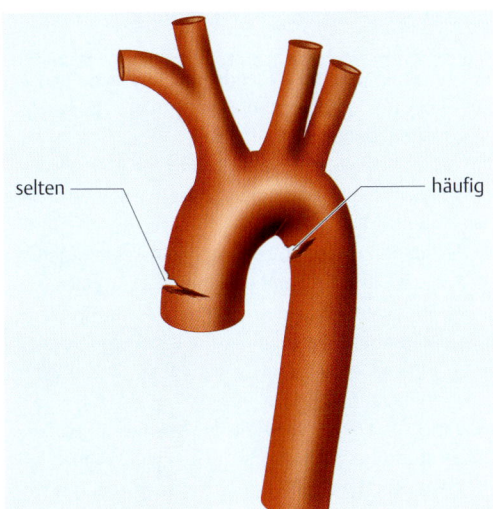

Abb. 13.7 Aortenverletzungen treten selten herznah auf, meist kommt es zu Einrissen unterhalb des Abganges der A. subclavia links.

graphie oder über eine transösophageale Echokardiographie (TEE).

Klinisches Zeichen ist die obere Einflussstauung mit einem Blutdruckunterschied zwischen oberer und unterer Extremität. Dieser kommt dadurch zustande, dass der Blutstrom auf Höhe der Ruptur verlegt wird, sodass weniger Blut in die unteren Extremitäten fließt. Gelegentlich besteht durch die Unterbrechung der Blutzufuhr der spinalen Gefäße ein spinaler Schock mit Querschnittssymptomatik.

### Therapie

Bei der Operation kann die direkte Naht zum Verschluss der Aortenruptur versucht werden. Alternativ wird eine Gefäßprothese zur Überbrückung eingenäht.

### 13.3.5 Zwerchfellruptur

Zwerchfellrupturen entstehen im Rahmen eines stumpfen Thoraxtraumas durch den plötzlichen Druckanstieg im Brust- und Bauchraum bei verschlossener Glottis (Stimmritze des Kehlkopfs). In 95% ist die linke Seite betroffen. Durch den Einriss des Zwerchfells gelangen Bauchorgane und Teile des Darms in den Thorax (Enterothorax). Dadurch wird einerseits die Atmung behindert, andererseits können auch Passagestörungen des Magen-Darm-Traktes und zunehmende eine Darmparese die Folge sein.

### Diagnose

Ist das Zwerchfell in der Kontinuität unterbrochen kann es seine Funktion nicht mehr vollständig erfüllen. Daher besteht anstatt eines Tiefertretens ein Hochstand des Zwerchfells, der in der Röntgenaufnahme ohne Mühe erkannt wird. Treten durch eine Zwerchfelllücke Darmanteile hindurch, so kann man auf der Röntgenaufnahme diese Darmanteile im Thorax feststellen. Durch die Abschnürung an der Durchtrittsstelle des Darmes können die klassischen Zeichen eines Strangulationsileus (Spiegelbildung) bestehen (**Abb. 13.8**). Im Zweifel helfen die Computertomographie, die Kontrastmitteldarstellung des Magen-Darm-Traktes und die Sonographie. Klinisch kann man in einigen Fällen Darmgeräusche über der Lunge hören.

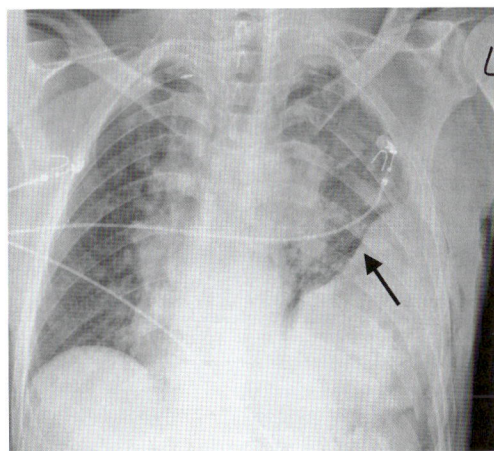

Abb. 13.8 Zwerchfellruptur mit Enterothorax. Der Zwerchfellhochstand (Pfeil) ist gut zu sehen, der Pleuraraum ist durch Darmanteile aufgefüllt.

### Therapie

Die Therapie besteht in der operativen Rückverlagerung der vorgefallenen Organe und dem Verschluss des Zwerchfells. Hierzu wird manchmal ein Kunststoffnetz verwendet.

## Zusammenfassung

- Bei den meisten Thoraxverletzungen handelt es sich um stumpfe Thoraxtraumen, die mit Prellungen und Atemnot einhergehen. Begleitend kann es zu Verletzungen der Thoraxwand oder von Thoraxorganen kommen. Die Schwere dieser Begleitverletzungen bestimmt die Schwere einer Thoraxverletzung.
- Rippen- und Sternumfrakturen können sehr schmerzhaft sein. Treten sie isoliert auf, haben sie eine gute Prognose und können konservativ behandelt werden.
- Pleuraverletzungen gehören zu den häufigsten Komplikationen bei Thoraxtraumen. Durch die Verletzung der Pleura dringt Luft oder Blut in den Pleuraspalt. Der Unterdruck reduziert sich, die Atemfunktion kann erheblich behindert werden. Die Behandlung erfolgt in der Regel mit einer Thoraxdrainage.
- Man unterscheidet folgende Pleuraverletzungen:
  - offener Pneumothorax (in den Pleuraspalt dringt von außen Luft ein)
  - geschlossener Pneumothorax (in den Pleuraspalt dringt Luft aus der Lunge oder den Luftwegen ein)
  - Spannungspneumothorax (die eindringende Luft kann nicht entweichen, Mediastinum und Lunge der gesunden Seite werden bedrängt)
  - Hämatopneumothorax (Blut gelangt in den Pleuraspalt, kommt es zur Infektion, droht ein Pleuraempyem)
- Verletzungen der Brustkorborgane treten vor allem bei stumpfen Thoraxverletzungen auf. In vielen Fällen machen sie eine operative Behandlung erforderlich. In schweren Fällen (schwere Herzbeuteltamponade, vollständige Aortenruptur) führen sie zum Tod.

# 14 Verletzungen des Abdomens

## 14.1 Stumpfes und spitzes Bauchtrauma

> Das stumpfe Bauchtrauma entsteht durch den Anprall stumpfer Gegenstände, z. B. des Lenkrads beim Verkehrsunfall. Beim spitzen Bauchtrauma wird die Bauchdecke von außen durch einen spitzen Gegenstand verletzt, z. B. durch einen Messerstich.

Beim stumpfen Bauchtrauma lässt sich das Ausmaß der Verletzungen nicht immer vollständig erahnen. Vor allem Zerreißungen der Oberbauchorgane Leber und Milz können ohne jede äußerlich sichtbare Prellmarke zu lebensbedrohlichen Blutungen führen. Daher ist bei entsprechendem Verdacht immer eine sofortige Diagnostik zu veranlassen, auch wenn die Beschwerden noch keine schwere Verletzung vermuten lassen. Gelegentlich lässt auch ein nachvollziehbarer Unfallmechanismus auf die Verletzung schließen. So kommt es vor allem bei Kindern nach einem Fahrradsturz durch den Lenker zur Verletzung der Milz. Ein anderes Beispiel ist die Leberverletzung durch den Sicherheitsgurt beim Verkehrsunfall.

### Klinik

Die klinischen Symptome sind je nach Art und Ausprägung der Verletzung sehr unterschiedlich. Es können stärkste Bauchschmerzen vorliegen, aber auch ein nahezu beschwerdefreies Bild schließt eine Bauchverletzung nicht aus. Wegweisend sind Prellmarken, Einstichstellen oder Vorwölbungen. Auch der allgemeine Zustand der Patienten lässt nicht immer auf das Ausmaß der Verletzungen schließen. Mal kommt der Patient „auf 2 Beinen" in die Ambulanz, der andere ist im schweren Kreislaufschock.

#### Akutes Abdomen

> Besteht bei der klinischen Untersuchung eine lokale oder generalisierte Abwehrspannung, in Verbindung mit Schmerz, Übelkeit und einem eingeschränkten Allgemeinzustand, so spricht man von einem akuten Abdomen. Das akute Abdomen ist immer ein Notfall und zwingt zur raschen Diagnostik. In mehr als 90% der Fälle erfolgt eine operative Therapie.

Nicht nur Verletzungen des Abdomens führen zur Klinik eines akuten Abdomens. Andere Ursachen sind Entzündungen (z. B. Appendizitis) oder Perforationen, Verlegungen von Hohlorganen (z. B. Harnleiterstein), Durchblutungsstörungen (z. B. Mesenterialinfarkt) oder Störungen der Darmpassage (Ileus). Daneben gibt es zahlreiche andere systemische Erkrankungen und Ursachen, die sich als akutes Abdomen manifestieren können.

### Diagnose

#### Bildgebende Verfahren

Die Ultraschalluntersuchung steht am Anfang jeder weiteren apparativen Diagnostik und liefert eine schnelle und sichere Information darüber, ob freie Flüssigkeit im Bauchraum vorliegt. Der Zustand der Organe kann sonographisch relativ sicher beurteilt werden, wenn randständige Verletzungen vorliegen.

In der Röntgenaufnahme des Abdomens im Stehen gibt freie Luft unter dem Zwerchfell den Hinweis auf eine Perforation eines Hohlorgans (**Abb. 14.1**). Kann der Patient nicht stehen, ist auch die Aufnahme in Linksseitenlage möglich.

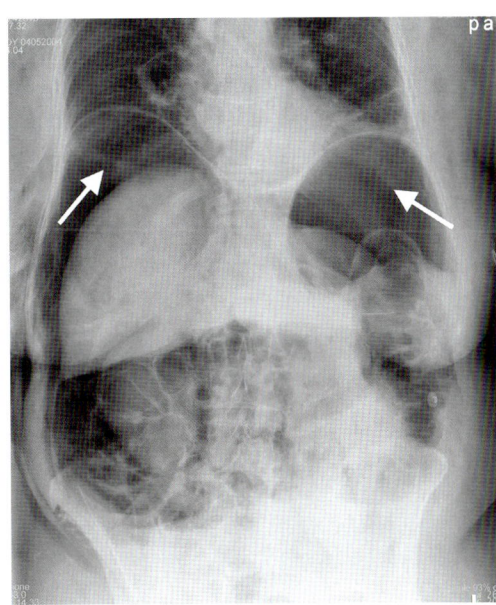

**Abb. 14.1** Freie Luft im Stehen unterhalb der Zwerchfellsicheln (Pfeile) als charakteristisches Zeichen einer Hohlorganperforation. In diesem Fall Colonperforation nach Coloskopie.

Die Computertomographie liefert die sicherste Aussage über Abdomenverletzungen. Sowohl der intraperitoneale als auch der retroperitoneale Raum lassen sich gleichermaßen gut beurteilen. Voraussetzung ist allerdings, dass der Patient kreislaufstabil ist. Mit neueren Geräten (Spiral-CT) liegt die Untersuchungszeit heute deutlich unter 5 min. Das CT erlaubt bei allen Arten von krankhaften Prozessen im Bauchraum eine gute Zuordnung und Lokalisation.

**Fallbeispiel:** Eine 57 Jahre alte Patientin berichtet über seit 8 Jahren bestehende, immer wieder auftretende stechende Schmerzen im Oberbauch. In der Diagnostik (Sonographie, Röntgen und CT) zeigt sich ein strahlendichter, metallischer Fremdkörper, der im Pankreaskorpus liegt, das Pankreas jedoch überschreitet und bis an die Magenhinterwand reicht, ohne diese zu perforieren (**Abb. 14.2**). Aufgrund der Schmerzen wird eine offene Bauchoperation (Laparotomie) durchgeführt. Es findet sich eine 4 cm lange Nähnadel, die nach den Jahren komplett verrostet ist. Die Patientin hatte sie verschluckt, ohne dies zu bemerken. Nach 5 Tagen wird mit dem Kostaufbau begonnen, 10 Tage nach der OP kann die Patientin in eine stationäre Rehabilitation entlassen werden.

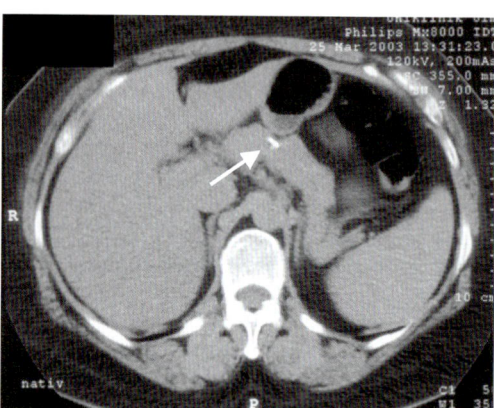

**Abb. 14.2** Metallischer Fremdkörper im CT-Schnittbild des Abdomen. Nähnadel im Pankreaskorpus.

*Invasive Verfahren*
Die bildgebenden Verfahren haben heute die diagnostische Peritoneallavage weitgehend abgelöst. Diese liefert über eine Punktion des Bauchraumes knapp unterhalb des Nabels vor allem die Information, ob sich Blut, Galle oder Stuhl in der Bauchhöhle befindet. Dabei besteht jedoch ein erhöhtes Risiko, durch die Punktion Bauchorgane zu verletzen. Zudem ist die diagnostische Aussagekraft eingeschränkt: abgekapselte Prozesse z.B. werden mit der Punktion nicht erkannt.

Besteht trotz aller bildgebender Hilfsmittel weiterhin Unklarheit, und ist aufgrund der Art und Schwere der Verletzung eine Schädigung zu erwarten, wird man sich früh zur diagnostischen Operation entschließen. Diese ist auf dem klassischen Weg über einen Bauschnitt (Laparotomie) oder über den weniger traumatisierenden Weg der Bauchspiegelung (Laparoskopie) möglich. Beide Verfahren ermöglichen zugleich die operative Versorgung von Verletzungen.

## 14.2 Spezielle Verletzungen des Bauchraumes

Im Folgenden soll die Therapie häufig verletzter Organe des Bauchraums besprochen werden.

### 14.2.1 Milzruptur

Die Milz ist als Organ des Immunsystems kein lebenswichtiges Organ. Das Gewebe ist fein und locker, aber von einer derberen Hülle (Organkapsel) umschlossen. Bei einem Trauma kann es zu einer Ruptur des Milzparenchyms oder des gesamten Organs kommen.

> Bei der einzeitigen Milzruptur ist die Kapsel mit verletzt. Es kommt unmittelbar zur Blutung in den Bauchraum. Ist das Milzparenchym, nicht jedoch die Kapsel verletzt, ist es möglich, dass die Kapsel sekundär nach einem symptomfreien Intervall aufreißt (zweiseitige Ruptur).

### Therapie

Ist die Hülle noch erhalten, ist unter engmaschigen Kontrollen zunächst ein konservatives Vorgehen zu rechtfertigen. Eine operative Therapie mit Naht des Milzgewebes ist nur bei sehr kleinen und kapselnahen Einrissen erfolgreich. Weitere Therapiemöglichkeiten bestehen in der Blutstillung durch Koagulation (Diathermie- oder Infrarotgeräte), Fibrinklebung oder durch Ummantelung mit einem Kollagenvlies. Ist eine Blutstillung durch diese Methoden nicht möglich, so sollten die Möglichkeiten der Unterbindung einer Segmentarterie oder die Teilentfernung eines Milzstückes (partielle Splenektomie) in Betracht gezogen werden. Ist keine dieser Therapieoptionen erfolgreich, so wird die Milz komplett entfernt (Splenektomie).

*Komplikationen*
Nach der Splenektomie besteht, insbesondere im Kindesalter, eine erhöhte Infektanfälligkeit. Eine schwere Form der Infektion nach Splenektomie ist das sogenannte OPSI-Syndrom (*o*verhelming *p*ost-*s*plenectomy *i*nfection), das meist durch Pneumokokken ausgelöst wird, und zur schweren Sepsis mit einer Letalität von 50–70% führt. Daher ist eine Impfung gegen Pneumokokkeninfektionen (z. B. durch Pneumovax) nach einer Splenektomie unbedingt erforderlich.

Nach einer Splenektomie kann sich die Thrombozytenzahl erhöhen, da die Milz ein wichtiges Thrombozytenspeicherungsorgan ist. Dadurch kann sich die Thromboseanfälligkeit kurzzeitig erhöhen. Ist dies der Fall, müssen Betroffene vorübergehend ASS zur Hemmung der Thrombozytenaggregation einnehmen.

### 14.2.2 Leberrupturen

Im Gegensatz zur Milz ist die Leber ein lebensnotwendiges Organ. Bei einer gesunden Leber kann bis max. 80% des Gewebes entfernt werden, darüber hinaus ist ein Überleben ohne Transplantation nicht mehr möglich.

## Therapie

Bei kleineren, nichtblutenden Einrissen der Leberoberfläche und intakter Leberkapsel ist ein konservatives Vorgehen unter engmaschigen Kontrollen möglich. Besteht eine Blutung in den Bauchraum, so muss eine Eröffnung des Bauches über eine Laparotomie erfolgen. Ist die Blutung nicht allzu schwer, kommen neben einer Nahtumstechung zur Blutstillung auch eine Koagulation (Diathermie- oder Infrarotgeräte) oder Fibrinkleber zum Einsatz.

Bestehen jedoch tiefgreifende Verletzungen, so kommen je nach Art und Schwere weitere Möglichkeiten in Betracht. Es können zeitweise Tücher und Tamponaden eingelegt werden, um eine Blutstillung zu erreichen. Diese werden dann in einem zweiten Eingriff nach mehreren Stunden oder am Folgetag entfernt. Alternativ können Teile der Leber reseziert werden. Ist die vollständige Entfernung der Leber (Hepatektomie) notwendig, muss eine Lebertransplantation in spätestens 24 bis 48 Stunden erfolgen.

*Komplikationen*
Insbesondere bei vorgeschädigter Leber (z. B. Leberzirrhose durch chronischen Alkoholgenuss) ist die Nachblutungsgefahr groß, da wichtige Gerinnungsfaktoren in der Leber synthetisiert werden.

### 14.2.3 Verletzungen des Magen-Darm-Traktes

Verletzungen des Magen-Darm-Traktes im Rahmen eines stumpfen Bauchtraumas sind selten. Viel häufiger sind Organschäden bei spitzen Verletzungen, wobei nicht nur der Magen und Teile des Darmes, sondern auch die Aufhängestrukturen und Gefäße betroffen sein können.

Eine Perforation zeigt sich klinisch als akutes Abdomen. In der Röntgendiagnostik und Computertomographie gelingt der Nachweis der freien Luft in der Bauchhöhle.

## Therapie

Jede offene Verletzung des Magen-Darm-Traktes muss eine notfallmäßige Laparotomie nach sich ziehen. Andernfalls entwickelt sich eine Bauchfellentzündung, die sich schnell ausbreitet und zum Tod führen kann. Ausnahmen sind lediglich kleinste, durch anliegendes Gewebe gedeckte Perforationen, die erst spät bei einer lokal begrenzten Peritonitis auffallen können.

Am Magen werden kleinere Einrisse nach Ausschneiden der Defektstelle übernäht, bei größeren Einrissen ist gegebenenfalls eine Teilentfernung notwendig. Auch am Darm ist die Übernähung kleiner Risse möglich. Da die Gefäßversorgung der Darmabschnitte über die Aufhängung der Darmschlingen erfolgt, kann es bei einer Verletzung der Aufhängung zu Durchblutungsstörungen umschriebener Darmabschnitte kommen. Einzelne Schlingen können nekrotisch werden und in der Folge untergehen. Ausgedehnte Entfernungen dieser Darmteile sind dann notwendig. Zum Schutz der Darmnähte muss unter Umständen ein temporärer künstlicher Darmausgang (Anus praeter, Stoma) vorgeschaltet werden.

### 14.2.4 Verletzungen des Pankreas

Verletzungen der Bauchspeicheldrüse (Pankreas) sind selten und entstehen meist als Folge eines stumpfen Bauchtraumas. Als Sekretionsorgan werden im Pankreas Verdauungsenzyme produziert und gespeichert.

Bei Verletzungen der Pankreaskapsel tritt Pankreassekret aus. Ist der Pankreasgang mit verletzt, so führt dies zur schweren Peritonitis, am Pankreas zur Ausbildung von Abszessen und Gewebsnekrosen. Eine weitere schwere Komplikation ist die durch die Verdauungsenzyme verursachte Entzündung der Bauchspeicheldrüse (Pankreatitis).

### Therapie

Falls möglich werden Defekte übernäht, andernfalls wird der verletzte Pankreasteil entfernt und mit Rekonstruktionen an das Duodenum oder Jejunum wieder angeschlossen. Wichtig ist die Einlage von Drainagen, die das anfallende Sekret ableiten und die Nähte vor der Auflösung schützen.

*Prognose*

Die Folgen einer Pankreasverletzung könne auch nach Überstehen der übrigen Begleitverletzungen jahrelang bis zeitlebens andauern. Immer wiederkehrende Schübe einer Pankreatitis, Abszesse und Fisteln bestimmen den schweren chronischen Verlauf.

## 14.3 Verletzungen des Urogenitaltraktes

Verletzungen der Nieren, der ableitenden Harnwege und der Blase treten oft in Kombination mit Wirbel- und Beckenfrakturen oder mit Bauchverletzungen auf. Während es bei Verletzungen des Bauches und der Wirbelkörper zu Einrissen der Nieren und der Harnleiter kommt, besteht beim Trauma des Beckens die Gefahr der Verletzung der Blase, der Harnröhre und des äußeren Genitales.

### Diagnose

Wegweisend ist der mit bloßem Auge sichtbare blutige Urin, der jedoch bei Verletzungen der Nieren auch fehlen kann. Auch bei Abrissen des Nierenstieles oder des Harnleiters kann eine Blutung aus der Harnröhre fehlen. Die Sonographie und Computertomographie sind wichtige diagnostische Hilfsmittel. Daneben können Perforationen auch durch Röntgen-Kontrastmitteluntersuchungen der Harnwege nachgewiesen werden. Gefäßverletzungen werden durch die Angiographie gesichert. Die Harnröhre und die Blase sind zudem über eine Spiegelung (retrograde Urethrographie) gut einsehbar.

### Therapie

Nierenquetschungen können meist konservativ therapiert werden. Bei Einrissen der Kapsel und des Nierenparenchyms wird eine operative Blutstillung durchgeführt. Allerdings sind lebensbedrohende Blutungen nicht zu erwarten, da die Blutung durch den Retroperitonealraum relativ gut tamponiert wird. Die Naht und Organrekonstruktion steht im Vordergrund, andernfalls wird die betroffene Niere vollständig entfernt (Nephrektomie).

Verletzungen des Harnleiters (Ureter) können meist mittels einer Katheterschienung erfolgreich therapiert werden. Komplette Abrisse erfordern eine offene Rekonstruktion.

Harnblasenverletzungen mit Eröffnung und Entleerung von Urin in den Bauchraum müssen offen übernäht werden. Befindet sich die Ruptur dagegen im hinteren, retroperitonealen Teil, heilt diese meist durch eine ableitende Drainage ohne operative Versorgung aus.

### Zusammenfassung

- Zu Verletzungen des Bauchraumes kommt es vor allem bei Verkehrsunfällen. Sie reichen von Prellungen der Bauchwand bis hin zur Zerreißung von Bauchorganen und Teilen des Magen-Darm-Traktes. Beim nichtpenetrierenden, stumpfen Bauchtrauma sind insbesondere Milz und Leber betroffen und können schnell zu lebensbedrohlichen Blutungen führen.
- Von großer Bedeutung bei der Diagnose ist die Ultraschalluntersuchung, die schnell eine grobe Organbeurteilung erlaubt und vor allem Blutflüssigkeit im Abdomen zeigt. Im CT können nahezu alle Verletzungen des Abdomens erkannt werden.
- Der Blutverlust durch eine Organverletzung kann rasch zu einem Schock führen. Daher erfolgt die notfallmäßige Operation, bei der nach Eröffnung des Bauchraumes die Verletzung behandelt werden kann. Die übrigen Organe können dabei gleichzeitig auf ihre Unversehrtheit hin betrachtet werden.

# 15 Beckenverletzungen

Da das Becken einen äußerst stabilen Bandapparat hat, entstehen Verletzungen des Beckens immer erst aufgrund großer Gewalteinwirkungen. Bei jedem Polytrauma muss man an eine Beckenfraktur denken, auch wenn zunächst andere Begleitverletzungen im Vordergrund stehen. Vor allem der große Blutverlust kann zu erheblichen Problemen führen. Grundsätzlich unterscheidet man Frakturen des Beckenringes (Beckenfrakturen) und Frakturen des Azetabulums.

## 15.1 Beckenfrakturen

### Ursachen

Beckenverletzungen entstehen durch große direkte Gewalteinwirkung, wie sie bei Hochrasanztraumen, z.B. bei Verkehrsunfällen oder beim Sturz aus großer Höhe auftreten. In über der Hälfte der Fälle gibt es weitere schwere Begleitverletzungen der langen Röhrenknochen, des Abdomens oder des Thorax.

### Einteilung

Nach der AO-Klassifikation (1996) werden nach dem Verletzungsmechanismus und der Stabilität 3 Verletzungsarten unterschieden (**Abb. 15.1**):
- Typ A: stabile Bruchformen.
  - Abrissfrakturen
  - Ala-Frakturen ohne Unterbrechung des Beckenringes
  - vordere Beckenringfraktur
  - Querfrakturen des Sakrums oder des Steißbeines
- Typ B: Rotationsinstabilität durch zusätzliche Verletzung des hinteren Beckenringes, die vertikale Stabilität ist jedoch erhalten.
  - Symphysensprengung
  - seitliche Kompressionsverletzung einer oder beider Seiten
- Typ C: Rotationsinstabilität bei gleichzeitiger vertikaler Verschiebung, schwerste Verletzungsform. Die Beckenbodenstrukturen sind fast immer zerrissen, ebenso der gesamte vordere und hintere sakroiliakale Bandapparat zusammen mit den Ligg. sacrotuberalia.

### Klinik

Bei der klinischen Untersuchung steht der Belastungs- und Druckschmerz im Vordergrund. Bei instabilen Frakturen besteht zudem eine Instabilität

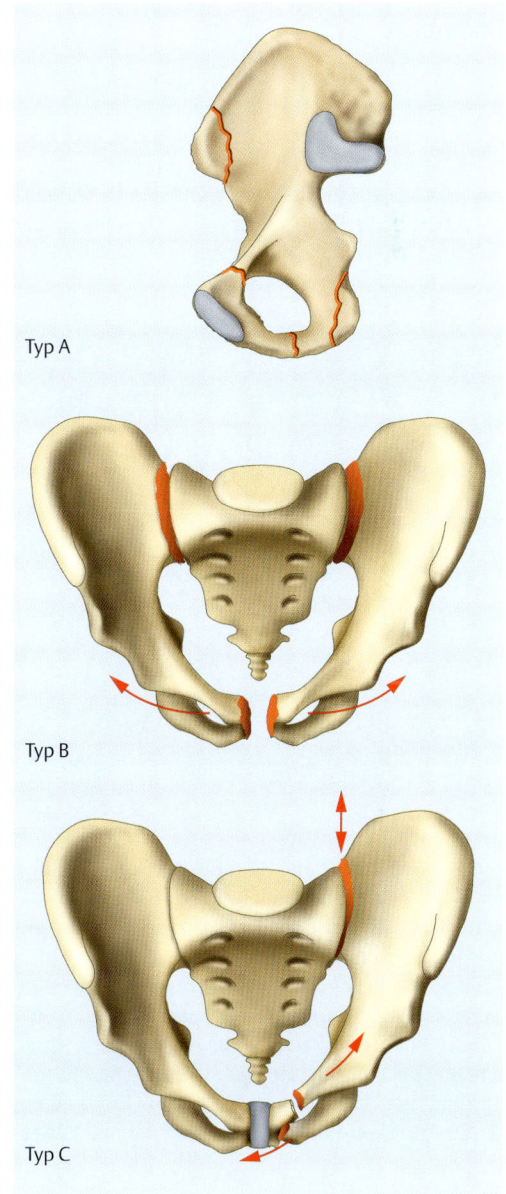

**Abb. 15.1** Frakturen des Beckens. AO-Klassifikation (Typ A-C) und entsprechende Verletzungsmechanismen (Pfeile).

bei Kompression des Beckens, wobei bei diesen Frakturen unbedingt auf die Kreislaufsituation des Patienten geachtet werden muss. Weitere Zeichen sind das Frakturhämatom und bei erheblich deformiertem Becken die Fehlstellung oder Verkürzung eines Beines. Leitsymptom von Begleitverletzungen der Harnorgane oder des Darmes ist der Blutaustritt aus der Harnröhre oder dem Anus.

> Schwere Beckenverletzungen können zu einem Blutverlust von 5 l und mehr und somit zum Verblutungstod führen.

## Diagnose

Eine Röntgenuntersuchung gibt erste Hinweise auf das Vorliegen einer Fraktur. Die genaue Frakturklassifikation und Einschätzung der Begleitverletzungen erfolgt jedoch erst durch die Computertomographie. Durch 3D-Rekonstruktionen erhält man zudem eine plastische Vorstellung von der Art und Schwere der Fraktur bzw. der Lage der Osteosynthesen nach der operativen Versorgung (**Abb. 15.2**).

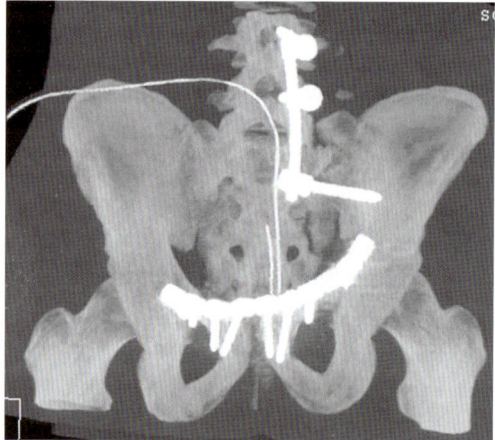

**Abb. 15.2** 3D-Rekonstruktion im CT bei bereits versorgter Typ-C-Beckenfraktur.

Bei Verdacht auf eine Gefäßverletzungen erfolgt früh die intraarterielle digitale Subtraktionsangiographie (DSA), bei der die Gefäße gut dargestellt werden und die Blutungsquelle lokalisiert werden kann. Eine Blutung aus der Harnröhre weist auf eine Verletzung der Harnröhre oder der Blase, die sich durch eine retrograde Kontrastmitteldarstellung über die Harnröhre (retrograde Urethrographie oder Zystographie) nachweisen lässt (**Abb. 15.3**). Durch die Urethroskopie oder Rektoskopie können Verlet-

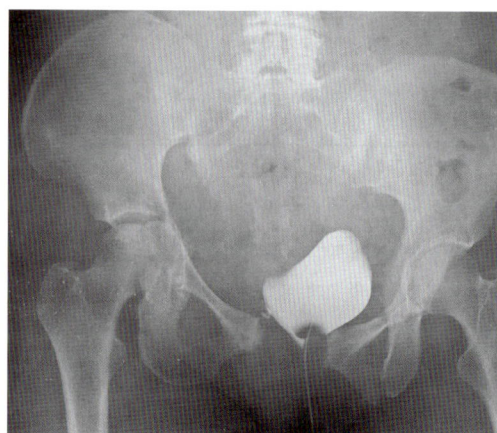

**Abb. 15.3** Retrograde Zystographie bei Beckenfraktur. Kein Austritt des Kontrastmittels, somit unverletzte Blase und Harnleiter.

zungen der Harnwege bzw. des endständigen Darmes direkt eingesehen werden.

## Therapie

Durch die Therapie soll die Stabilität des Beckens wiederhergestellt und die rasche Mobilisation ermöglicht werden. Typ-A-Frakturen sind stabil und können daher konservativ behandelt werden. Nach einer zweiwöchigen Phase der Bettruhe und Lagerung kann unter ausreichender Schmerzmedikation die Mobilisation und funktionelle Behandlung erfolgen. Typ-B- und Typ-C-Frakturen sind instabil und werden in der Regel operativ behandelt (**Abb. 15.4a–b**).

> In der Notfallphase muss bei Kreislaufinstabilität eine rasche Stabilisierung des Beckens erfolgen, da sonst große Blutmengen in das Becken fließen können. Ein Klaffen der Symphyse um 3cm verdoppelt das innere Beckenvolumen!

Die Stabilisierung des Beckens gelingt am schnellsten mit dem Fixateur externe oder der Beckenzwinge. Die auseinanderklaffenden Beckenanteile werden zusammengeführt und Blutungen (meist aus dem präsakralen Venenplexus) somit komprimiert. Im Anschluss ist nach Lokalisation der Blutung eine definitive Gefäßversorgung notwendig, unter Umständen ist auch eine Embolisation durch den interventionellen Radiologen möglich.

Bei Typ-B-Verletzungen wird der vordere Beckenring meist mit Platten und Schrauben osteosynthetisch versorgt. Da die Bandstrukturen des hinteren Beckenringes stabil sind, reicht diese Ver-

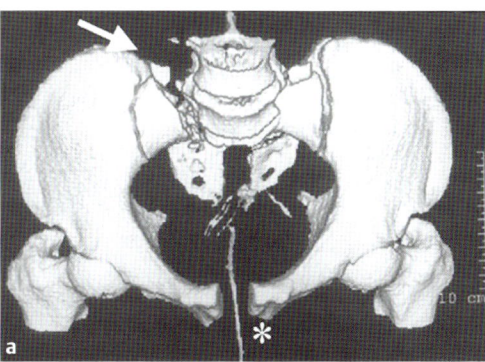
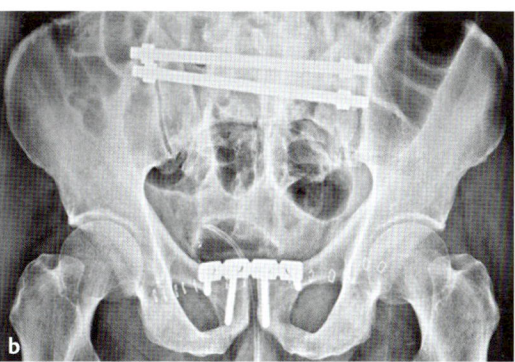

**Abb. 15.4a–b** Typ C-Beckenfraktur mit hinterem (Pfeil) und vorderem Anteil (Stern). **a** CT-Rekonstruktion. **b** Osteosynthese mit Plattenosteosynthese des vordere Rings, Fixateur interne am hinterer Ring.

sorgung meist aus. Bei Typ-C-Frakturen muss dagegen zusätzlich das Becken von hinten mit Platten oder einem Fixateur interne stabilisiert werden.

Die Symphysensprengung (aus der Gruppe der Typ-B-Frakturen) muss nicht unbedingt operativ versorgt werden. Erst wenn der Symphysenspalt über 2,5 cm klafft ist eine Stabilisierung mit einer Platte erforderlich (**Abb. 15.5a–b**).

## Nachbehandlung

Die Nachbehandlung richtet sich in der Regel zunächst nach der Schwere der Begleitverletzungen. In jedem Fall sollte eine frühfunktionelle Therapie so bald wie möglich einsetzen. Bei nahezu allen versorgten Beckenfrakturen können Patienten das Bett sehr schnell verlassen und dürfen postoperativ mit dem Gehwagen mit Bodenkontakt die ersten Schritte gehen. Nach 2–4 Wochen ist eine Teilbelastung in der Regel immer möglich, je nach Frakturtyp kann dann bereits auf Vollbelastung übergegangen werden.

## Komplikationen

Durch die Gefahr der massiven Blutung und des Kreislaufschocks bei den zugleich häufig schweren Begleitverletzungen besteht eine hohe Mortalität von ca. 30%.

> Bei Beckenfrakturen besteht ein sehr großes Thrombose- und Embolierisiko, sodass von einigen Autoren sogar eine Full-Dose-Heparinisierung empfohlen wird. Tiefe Venenthrombosen treten bei ca. 60% der Patienten mit Beckenfrakturen auf!

Bei ausgedehnten Verletzungen des Rektums wird der untere Rektumstumpf blind verschlossen und ein künstlicher Darmausgang (Anus praeter oder Stoma) vor der verletzen Stelle ausgeleitet. Ist die Harnröhre verletzt, darf zunächst keine Katheterisierung erfolgen. Stattdessen wird ein suprapubischer Katheter, der direkt die Blase punktiert, angelegt. Die spätere Versorgung erfolgt dann durch den

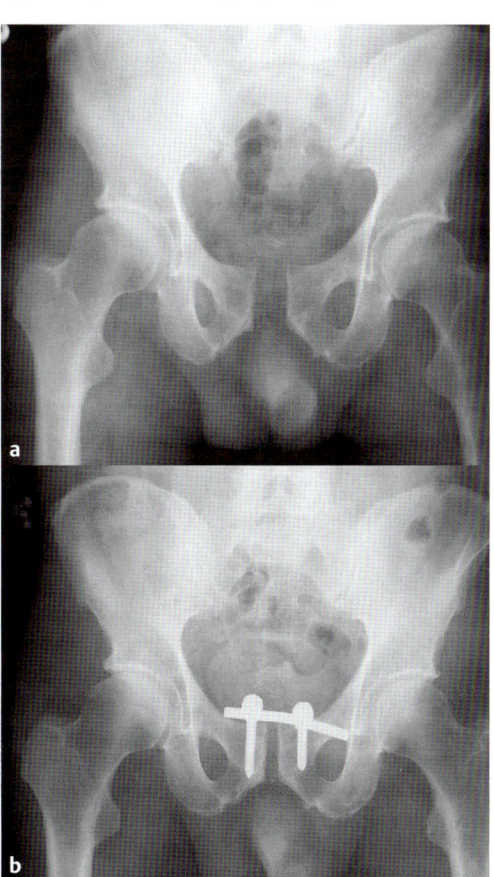

**Abb. 15.5a–b** Symphysensprengung mit klaffender Symphyse. **a** Röntgenbefund. **b** Versorgung mit Plattenosteosynthese.

Urologen mit Schienung über einen Katheter oder Naht. Dennoch führen die Begleitverletzungen des Urogenitaltraktes bei ca. 10% der Männer und 2% der Frauen zu bleibenden Störungen des Wasserlassens und der Potenz (Hipp 2003).

Viele Patienten klagen infolge einer Beckenfraktur über bleibende Schmerzen. Grund dafür sind in Fehlstellung verheilte Frakturen oder Nervenaffektionen und –schädigungen, vor allem des N. ischiadicus oder N obturatorius.

**Fallbeispiel:** Ein 19-jähriger PKW-Fahrer erleidet einen Frontalzusammenstoß. Nach Stabilisierung des Herz-Kreislauf-Systems wird er intubiert und beatmet in das nächstgelegene Krankenhaus transportiert. Dort wird eine komplexe Beckenfraktur Typ C mit Dislokation nach kranial, ein Abriss der Harnröhre sowie eine Blasenruptur diagnostiziert. Im Akutkrankenhaus wird die Symphysensprengung notfallmäßig mit einer Plattenosteosynthese versorgt, die Blasenruptur wird übernäht. Anschließend erfolgt die Verlegung mit dem Hubschrauber in ein Universitätsklinikum. Dort wird die Wirbelsäule von dorsal stabilisiert und die Harnröhre mit einem Katheter geschient. Aufgrund einer Wundheilungsstörung der Bauchnarbe sind mehrere Revisionseingriffe notwendig, bis ein endgültiger Wundverschluss erreicht wird. Ein Harnwegsinfekt muss antibiotisch behandelt werden. Nachdem sich der Patient erholt hat, wird er mobilisiert. Das linke Bein muss er 10 Wochen entlasten. Nach 4 Monaten erfolgt die Metallentfernung der hinteren Osteosynthese, die Symphysenplatte wird nach 1 Jahr entfernt. Einige Zeit später kann der Patient wieder Fußball spielen, die Blasenfunktion und Potenz sind völlig wiederhergestellt.

## 15.2 Azetabulumfrakturen

### Ursachen

Azetabulumfrakturen sind typische Verletzungen bei Verkehrsunfällen. Der Anprall des Knies an den Armaturen („dashboard-injury") wird über den Hüftkopf auf das Azetabulum übertragen und führt so zu Abscherverletzungen. Bei seitlich einwirkenden Kräften kommt es zur Trümmerfraktur des Pfannengrundes. Wie bei den Beckenfrakturen liegen meist schwere Begleitverletzungen vor.

### Einteilung

Die AO-Klassifikation unterteilt die Azetabulumfrakturen nach dem Frakturverlauf im Hüftpfannenbereich. Zieht die Fraktur nach hinten, ist der hintere Pfeiler betroffen. Verläuft die Fraktur vom Azetabulum nach vorne, ist der vordere Pfeiler betroffen (**Abb. 15.6**).

- Typ A: Fraktur an nur einem Pfeiler
- Typ B: Querfraktur durch den Pfannenboden
- Typ C: Frakturen beider Pfeiler

### Klinik

Klinisch auffällig ist das Bild der Hüftluxation bei fehlender Abstützung durch die Hüftgelenkspfanne. Bei der am häufigsten vorkommenden hinteren Pfannenfraktur mit Luxation des Hüftkopfes nach hinten ist das Bein verkürzt und steht in Abduktion und Innenrotation. Wichtig ist die Überprüfung auf eine Läsion des N. ischiadicus bzw. N. peronaeus, die durch die Überdehnung entstehen kann.

### Diagnose

Die Röntgenaufnahme des Beckens gibt einen Überblick über die Verletzung des Azetabulums sowie möglicher Begleitverletzungen (Becken, untere LWS). Eine bessere Einschätzung des Azetabulums ist durch die in manchen Häusern heute noch üblichen Ala- und Obturatoraufnahmen möglich (45° Schrägaufnahmen). In der Alaaufnahme kann der vordere, in der Obturatoraufnahme der hintere Pfannenrand eingesehen werden.

Die genaue Darstellung der Azetabulumfraktur und die Beurteilung der einzelnen Fragmente ist allerdings nur mit Hilfe der Computertomographie möglich. Auch hier erlaubt die 3D-Rekonstruktion

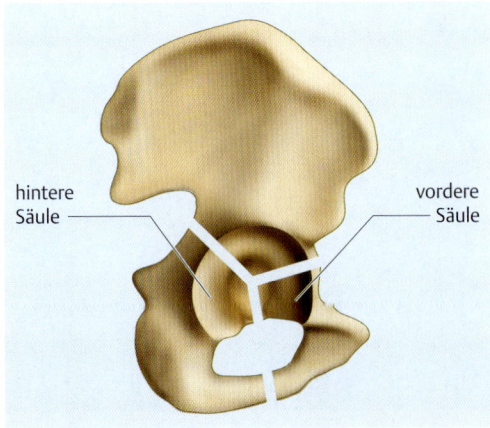

**Abb. 15.6** Vordere und hintere Säule des Azetabulums.

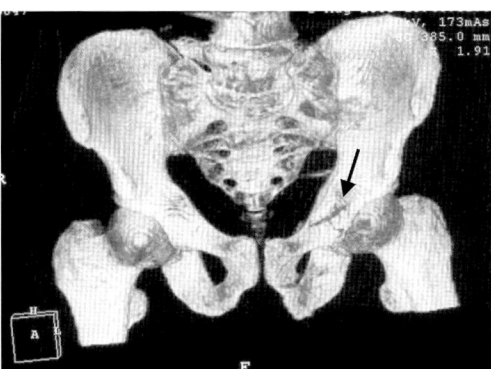

**Abb. 15.7** 3D-Rekonstruktion im CT bei Azetabulumfraktur (Pfeil).

eine räumliche Darstellung der frakturierten Hüftregion (**Abb. 15.7**).

## Therapie

### Konservative Therapie
Nicht-dislozierte, stabile Frakturen können konservativ behandelt werden. Es erfolgt eine frühfunktionelle Behandlung. Das betroffene Hüftgelenk muss dabei für bis zu 3–4 Monaten entlastet werden. Trümmerfrakturen, die keine Rekonstruktion mehr zulassen, können ebenfalls konservativ behandelt werden. Die Extensionsbehandlung bleibt heute nur noch Ausnahmesituationen vorbehalten: bei schlechtem Allgemeinzustand des Patienten und nicht vorhandener Operationsfähigkeit, bei Polytraumatisierten, oder bei einer nicht rekonstruierbaren zentralen Luxationsfraktur, um vor einem später notwendigen prothetischem Hüftgelenkersatz knöcherne Konsolidierung zu erreichen. Wird kein weiteres operatives Vorgehen geplant, bleibt die Extension für 8–12 Wochen angelegt.

### Operative Therapie
Die operative Versorgung der Azetabulumfraktur gehört mit zu den anspruchsvollsten Eingriffen in der Traumatologie. Daher sollte die Versorgung durch ein eingeübtes Operationsteam erfolgen. Falls nötig wird der Patient hierzu in eine Spezialklinik verlegt. Ziel ist die exakte anatomische Rekonstruktion, um Gelenkstufen der Hüftgelenkspfanne zu vermeiden. Andernfalls ist die posttraumatische Arthrose vorprogrammiert. Die Fixierung erfolgt mit Schrauben und Platten (**Abb. 15.8a–b**). Auch nach der Rekonstruktion erfolgt die volle Belastung erst nach mehreren Monaten. Eine frühestmögliche Mobilisation des Gelenks ist für den Erhalt des Knorpels und der Beweglichkeit von großer Bedeutung.

## Nachbehandlung

Die Nachbehandlung erfolgt frühfunktionell, die Mobilisation des Patienten ist in der ersten Woche mit dem Gehwagen möglich. Konservativ behandelte Frakturen werden bis zur vollständigen Frakturheilung mit 20 kg teilbelastet, anschließend ist die Steigerung bis zur Vollbelastung möglich. Auch nach operativer Stabilisierung ist in der Regel nur eine Teilbelastung mit 20 kg möglich. Eine Steigerung bis zur Vollbelastung kann abhängig vom Frakturtyp zwischen der 6. und 16. Woche erfolgen.

## Komplikationen

Das Risiko für das Entstehen einer posttraumatischen Arthrose des Hüftgelenks kann, wie bereits angesprochen, durch eine Stufenbildung nach der Rekonstruktion deutlich erhöht sein. Aber auch durch die Kontusion des Azetabulums im Rahmen des Unfalls kann es zu einer Schädigung des Gelenkknorpels und subchondralen Knochens kommen, sodass das Arthroserisiko steigt.

Läsionen des N. ischiadicus bzw. des N. peronaeus können als Folge der Verletzung durch Überdehnung, aber auch durch die Operation entstehen. Schließlich ist die Nekrose des Hüftkopfes als wichtige Komplikation zu nennen. Wird bei der Fraktur die den Hüftkopf zentral versorgende Arterie (A. capitis femoris) verletzt, gehen Teile des Knochens unter. Die Femurkopfnekrose kann im Verlauf von bis zu 2 Jahren nach dem Unfall einsetzen. Häufig ist dann nur noch der vollständige Gelenkersatz (Hüft-Totalendoprothese) möglich.

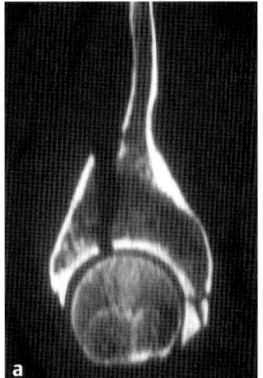 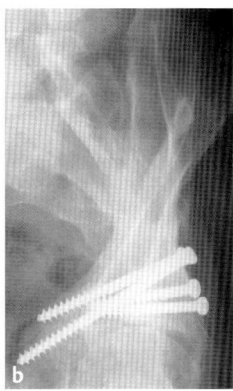

**Abb. 15.8a–b** Azetabulumfraktur (gleicher Fall wie **Abb. 15.7**). **a** CT-Befund. **b** Osteosynthese mit Schrauben.

## Zusammenfassung

- Das Becken hat einen äußerst stabilen Bandapparat. Verletzungen treten in der Regel immer unter dem Einfluss großer Gewalt auf, etwa bei Verkehrsunfällen und Stürzen aus großer Höhe. Häufig erleiden Patienten ein Polytrauma, das ein unmittelbares Erkennen der Beckenverletzungen erschwert. Oft sind auch Organe mit betroffen, der Blutverlust kann erheblich sein.
- Die Klassifikation von Beckenfrakturen erfolgt abhängig vom Verletzungsmechanismus und der Stabilität des Beckens. Typische Zeichen einer Beckenverletzung sind Druck- und Belastungsschmerzen, oft ist der Kreislauf wegen des Blutverlustes labil. Das Thromboserisiko ist massiv erhöht. Mögliche Begleitverletzungen erfordern aufwändige apparative Untersuchungen. Die Behandlung stabiler Frakturen erfolgt konservativ, Instabile Frakturen müssen operativ stabilisiert werden. Die Nachbehandlung ist langwierig, weil Patienten meist längere Zeit nicht voll belasten dürfen.
- Die Klassifikation von Azetabulumfrakturen erfolgt nach dem Frakturverlauf im Hüftpfannenbereich. Klinisch fällt die Fehlstellung des Beines wegen der Hüftgelenksluxation auf. Oft gibt es schwere Begleitverletzungen. Durch den Unfall oder erforderliche Operationen kann es auch zur Verletzung von Nerven, insbesondere des N. ischiadicus kommen. Die Therapie nicht-dislozierter stabiler Azetabulumfrakturen ist konservativ möglich, ansonsten muss operiert werden. Den Eingriff sollten erfahrene Chirurgen vornehmen, da bei einer unzureichenden Rekonstruktion der Hüftgelenkspfanne (Stufenbildung) das Arthroserisiko deutlich erhöht ist. Nach dem Eingriff darf das Hüftgelenk mehrere Wochen nicht voll belastet werden.

# 16 Verletzungen der unteren Extremität

An der unteren Extremität können eine Vielzahl verschiedenartiger Verletzungen isoliert oder in Kombination miteinander auftreten. Frakturen mit und ohne Gelenkbeteilungen, Luxationen, Quetschungen, isolierte Weichteilverletzungen und Amputationen. Um den Überblick zu behalten, werden die Verletzungen den unterschiedlichen Regionen zugeordnet. Darüber hinaus gilt: beim schweren Weichteiltrauma, bei offenen Frakturen und beim Polytrauma müssen die dort angesprochenen Regeln für die Therapie berücksichtigt werden. Ein intensiver Kontakt und Dialog zwischen Physiotherapeut und Arzt ist für die individuelle Behandlung unbedingt notwendig.

## 16.1 Verletzungen von Hüfte und Oberschenkel

Das Hüftgelenk wird von dem kugeligen Hüftkopf (Caput femoris) und der Hüftpfanne (Azetabulum) gebildet. Der Hüftkopf sitzt am proximalen Ende des Schenkelhalses (Collum femoris), der mit dem Femurschaft einen Winkel mit von ca. 126° bildet (Caput-Collum-Diaphysenwinkel, CCD-Winkel). Zudem ist der Kopf nach vorne gedreht, es besteht eine Antetorsion von ca. 14° (**Abb. 16.1a–b**).

Eine relativ dünne Gelenkkapsel umspannt das vorwiegend knöchern geführte Hüftgelenk. Kräftige Bänder (Ligg. iliofemorale, ischiofemorale und pubofemorale) sowie ein dicker Muskelmantel sichern das Gelenk und begrenzen Bewegungen.

Die Blutversorgung des Femurkopfes erfolgt größtenteils von Ästen der Aa. circumflexae femoris laterale et mediale (**Abb. 16.2**). Diese ziehen vom Schenkelhals aufwärts zum Femurkopf. Über das Azetabulum versorgt eine kleine Arterie, die im Lig. femoris capitis verläuft, einen Teil des Femurkopfes. Werden bei Frakturen des Schenkelhalses die aufsteigenden Äste geschädigt, so wird der Kopf nur noch über die dünne Arterie des Lig. femoris capitis versorgt und es kann rasch eine kritische Durchblutungssituation entstehen. Die Folge ist eine teilweise oder vollständige Nekrose des Femurkopfes.

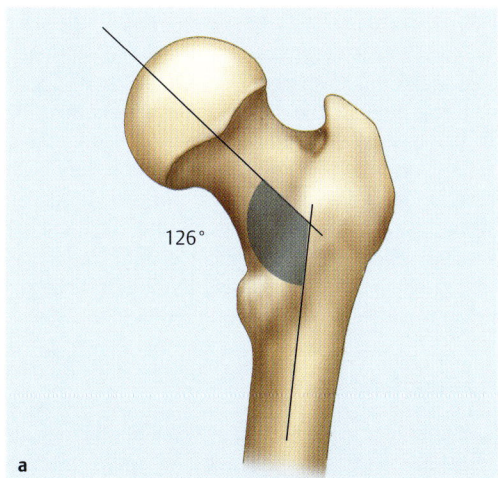

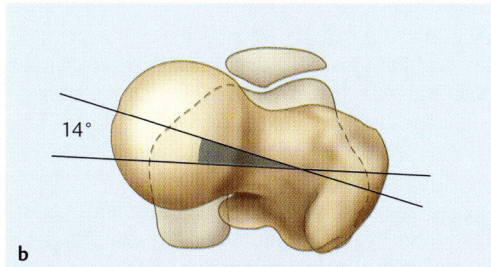

**Abb. 16.1a–b** Physiologischer Schenkelhalswinkel und Antetorsion des Femur. **a** Die Schenkelhalsachse bildet mit der Achse des Femurs einen Winkel von 126° (CCD-Winkel). **b** In der transversalen Projektion bildet die Achse des Schenkelhalses mit der Querachse der Femurkondylen einen Winkel von 14° (AT-Winkel).

### 16.1.1 Hüftgelenksluxation

> Bei der Hüftgelenksluxation hat der Hüftkopf die Hüftpfanne vollständig verlassen, häufig kombiniert mit Frakturen des Femurkopfes und des Azetabulums.

#### Ursachen

Wegen der guten Gelenkführung sind große Kräfte nötig, um eine Hüftgelenksluxation zu bewirken. Neben einer Stauchung bewirken Hebelkräfte, z.B. bei Verkehrsunfällen oder Sportverletzungen, eine Luxation dieses Gelenkes.

#### Klassifikation

Nach der Luxationsrichtung unterscheidet man verschiedene Typen:
- *Luxatio iliaca:* häufigste Form, Luxation *nach hinten-oben*, das Bein ist innenrotiert und verkürzt, es steht in Adduktion

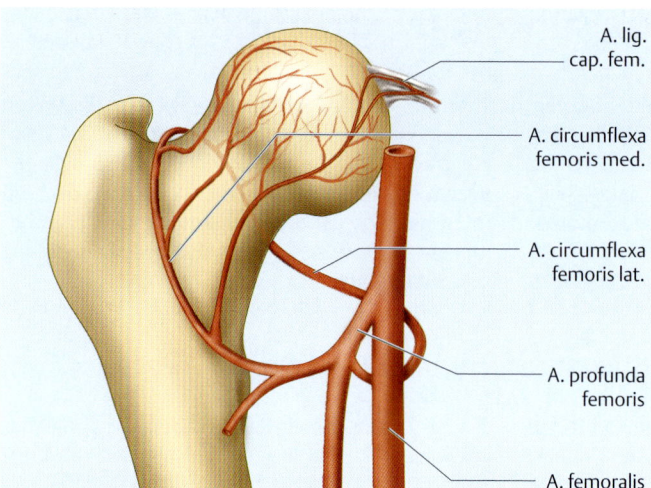

Abb. 16.2 Gefäßversorgung des proximalen Femur.

- *Luxatio ischiadica:* Luxation *nach hinten-unten,* das Bein ist innenrotiert, es steht in Adduktion und Flexion
- *Luxatio obturatoria:* Luxation *nach vorne-unten,* das Bein ist außenrotiert, es steht in Abduktion und Flexion
- *Luxatio pubica:* Luxation *nach vorne,* das Bein ist außenrotiert und verkürzt

Daneben gibt es noch die Sonderform der zentralen Luxation (*Luxatio centralis*), bei der der Kopf durch das zertrümmerte Azetabulum in das Beckeninnere luxiert.

## Klinik

Neben den Schmerzen besteht je nach Typ der Luxation die typische Fehlstellung. Bei der Prüfung der Stabilität fällt eine federnde Fixation auf. Aktive Bewegungen des betroffenen Beins sind nicht möglich.

## Diagnose

Die Diagnose wird im Röntgenbild gestellt. Hier ist unbedingt auf Begleitverletzungen zu achten, z.B. Abscherungen am Femurkopf und Abbrüche des dorsalen Pfannenrandes. Bei der häufigeren Luxatio iliaca kommt es oft zu einer Mitverletzung des N. ischiadicus. Daher ist eine orientierende neurologische Untersuchung bei allen Formen der Hüftluxation wichtig.

## Therapie

Aufgrund der Durchblutungssituation des Hüftkopfes und der Dehnung des N. ischiadicus sollte immer eine möglichst rasche Reposition erfolgen. Diese ist bei wachen Patienten wegen der reflektorisch angespannten, kräftigen Oberschenkelmuskulatur nahezu unmöglich. Daher ist in der Regel eine Narkose und Muskelrelaxation notwendig. Ist die Muskulatur erschlafft, gelingt die Reposition durch ein geeignetes Manöver mit einem spür- und hörbaren Schnappen. Nur in den wenigen Fällen, in denen die geschlossenen Reposition nicht gelingt, muss das Hüftgelenk eröffnet, eventuelle Widerstände beseitigt und schließlich offen reponiert werden.

## Nachbehandlung

Nach der Reposition haben Patienten deutlich weniger Schmerzen. Das Bein wird in einer weichen Schaumstoffschiene gelagert. Die Mobilisation hängt meist davon ab, ob Begleitverletzungen, z.B. des Azetabulums oder des Hüftkopfes, vorhanden sind. Bei der isolierten traumatischen Luxation erfolgt in der Regel eine Teilbelastung für 2 Wochen, danach kann die Belastung meist zügige bis zur Vollbelastung gesteigert werden.

Bewegungslimitierungen sind bei isolierter Luxation ohne Begleitfraktur der Pfanne nicht erforderlich, das Hüftgelenk kann in alle Richtungen mobilisiert werden. Besteht jedoch eine Instabilität und somit die Gefahr der rezidivierenden Luxation,

sind Bewegungen in Richtung der bei der Luxation vorhandenen Fehlstellung unbedingt zu vermeiden:
- bei Luxatio iliaca keine Adduktion und Innenrotation
- bei Luxatio ischiadica keine Adduktion und Innenrotation
- bei Luxatio obturatoria keine Abduktion und Außenrotation
- bei Luxatio pubica keine Außenrotation

Wie lange die entsprechenden Bewegungsrichtungen vermieden werden müssen, hängt vom Grad der Instabilität und dem Ausmaß der Schädigung ab. In der Regel sind 2–6 Wochen Limitierung erforderlich.

## Komplikationen

Der N. ischiadicus kann aufgrund seines Verlaufs besonders bei der Luxation nach hinten-oben (Luxatio iliaca) beschädigt werden. Bei 10% aller Hüftluxationen besteht diese Läsion, trotzdem wird sie relativ häufig übersehen. Durch den Abriss der Gefäße bei der Luxation besteht die Gefahr, dass sich posttraumatisch eine Hüftkopfnekrose entwickelt. Sie kommt teilweise oder komplett bei ca. 20% der Hüftgelenksluxationen vor. Das Risiko ist umso höher, je mehr Zeit zwischen Unfall und Reposition verstreicht.

### 16.1.2 Femurkopffrakturen

> Femurkopffrakturen werden häufig übersehen. Daher muss bei jeder Hüftluxation, Schenkelhals- und Azetabulumfraktur gezielt danach gesucht werden.

## Ursachen

Frakturen des Femurkopfes sind in der Regel Stauchungsfrakturen. Sie sind fast immer kombiniert mit einer Hüftgelenksluxation, zumeist nach hinten-oben (Luxatio iliaca). Typischer Unfallmechanismus ist der Aufprall des Knies auf das Armaturenbrett („dashboard-injury"), bei dem auch das Azetabulum frakturieren kann (siehe Kap. 15.2).

## Klassifikation

Durchgesetzt hat sich bis heute die von Pipkin (1957) eingeführte Einteilung (**Abb. 16.3**):
- Pipkin Typ I: Absprengung einer unteren Kappe am Femurkopf, stets unterhalb des Lig. femoris capitis (außerhalb der Belastungszone)
- Pipkin Typ II: Hüftkappenabriss oberhalb des Lig. femoris capitis (innerhalb der Belastungszone)
- Pipkin Typ III: Typ I oder II, kombiniert mit einer medialen Schenkelhalsfraktur
- Pipkin Typ IV: Typ I oder II, kombiniert mit einer Azetabulumfraktur (Fraktur des hinteren Pfannenrandes)

## Therapie

### Konservative Therapie
Bei Pipkin Typ I-Frakturen gelingt in der Regel eine geschlossene Reposition, auch wenn dann eine stufenlose Reposition nicht möglich ist. Da der untere Teil des Femurkopfes nicht in der Belastungszone des Hüftgelenks liegt, sind wesentliche Funktionseinbußen selten.

### Operative Therapie
Alle übrigen Frakturformen werden operativ behandelt. Die Fraktur wird möglichst ohne Gelenkstufe eingestellt und mit Schrauben fixiert. Schenkelhals- bzw. Azetabulumfrakturen werden wie in den jeweiligen Kapiteln angegeben versorgt (siehe u. und Kap. 15.2).

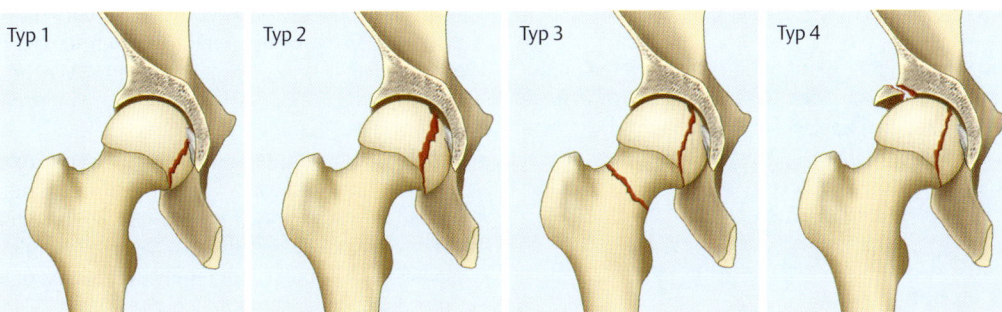

**Abb. 16.3** Femurkopffrakturen, Einteilung nach Pipkin. Zur vereinfachten Darstellung ist die meist immer bestehende Luxation bereits aufgehoben.

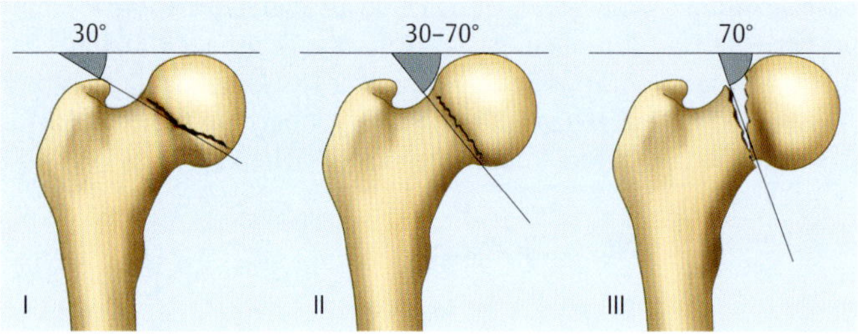

**Abb. 16.4** Schenkelhalsfraktur. Einteilung nach Pauwels.

## Nachbehandlung

Jede Art der Ruhigstellung sollte unbedingt vermieden werden. Mit der frühfunktionellen Behandlung kann sofort begonnen werden. Je nach Art der Fraktur und Fixation wird eine Teilbelastung von 15 kg für die Dauer von 4–8 Wochen empfohlen.

## Prognose

Pipkin Typ-I-Frakturen haben eine gute Prognose, da die Gefäßversorgung für das große Kopffragment in der Regel erhalten ist. Bei den übrigen Frakturen ist die Prognose aufgrund der eingeschränkten Durchblutung des Femurkopfes schlechter. Pipkin-III- und -IV-Frakturen führen sehr häufig zur Femurkopfnekrose.

## Komplikationen

Die größte Gefahr besteht in der Femurkopfnekrose, die auch noch Jahre nach dem Unfall auftreten kann. Bei einer kompletten Nekrose bleibt auch bei jungen Patienten nur noch die Möglichkeit der Versorgung mit einer Totalendoprothese (Ersatz von Hüftpfanne und proximalem Femur). Aber auch ohne Nekrose besteht die Gefahr der posttraumatischen Arthrose durch den Knorpelschaden oder durch verbleibende Gelenkstufen.

### 16.1.3 Schenkelhalsfraktur

Die Schenkelhalsfraktur gehört mit zu den häufigsten Verletzungen in der Klinik. Weil es durch Osteoporose zur mechanischen Schwächung des Knochens in der Schenkelhalsregion kommt, sind v. a. Frauen betroffen. Mit zunehmendem Lebensalter steigt das Frakturrisiko für beide Geschlechter.

## Ursachen

Typischer Verletzungsmechanismus ist der Sturz seitlich auf die Hüfte oder das abgespreizte Bein.

## Klassifikation

Nach der Lokalisation unterscheidet man mediale und laterale Schenkelhalsfrakturen. Die mediale kommt mit über 80% häufiger vor. Bei der medialen Schenkelhalsfraktur verläuft die Frakturlinie innerhalb der Gelenkkapsel, bei der lateralen außerhalb. Frakturen im mittleren Bereich werden intermediäre Schenkelhalsfrakturen genannt.

*Pauwels*
Nach Pauwels (1935) hat der Winkel der Horizontalen zur Frakturlinie einen prognostischen Wert für das Pseudarthroserisiko (**Abb. 16.4**):
- *Pauwels I*: Winkel <30°, Fraktur des Schenkelhalses bei Abduktion des Beines (Abduktionsfraktur), der Femurkopf ist nach Krafteinleitung eingestaucht
- *Pauwels II:* Winkel 30–70°, Fraktur des Schenkelhalses bei Adduktion des Beines (Adduktionsfraktur), mit zunehmendem Frakturwinkel führt eine Krafteinleitung zum Abrutschen des Kopfes
- *Pauwels III:* Winkel >70°, Abscherfraktur des Schenkelhalses, die Pseudarthrosegefahr ist am größten

In manchen Büchern wird bereits bei einem Winkel >50° von einer Pauwels-Typ-III-Fraktur gesprochen.

*Garden*
Von Garden (1961) ist eine Klassifikation eingeführt worden, welche die Dislokation der Fragmente berücksichtigt (**Abb. 16.5**). Mit steigendem Dislokationsgrad erhöht sich die Gefahr der Femurkopfnekrose:
- *Garden I:* die Fraktur ist eingestaucht, eingekeilt und in Valgusstellung
- *Garden II:* die Fraktur ist nicht sichtbar disloziert und nicht eingestaucht
- *Garden III:* es besteht eine teilweise Dislokation, die im Röntgenbild gut sichtbaren Trabekel haben medial noch Kontakt
- *Garden IV:* der Femurkopf ist vollständig disloziert, es besteht kein Kontakt mehr zwischen den Bruchflächen

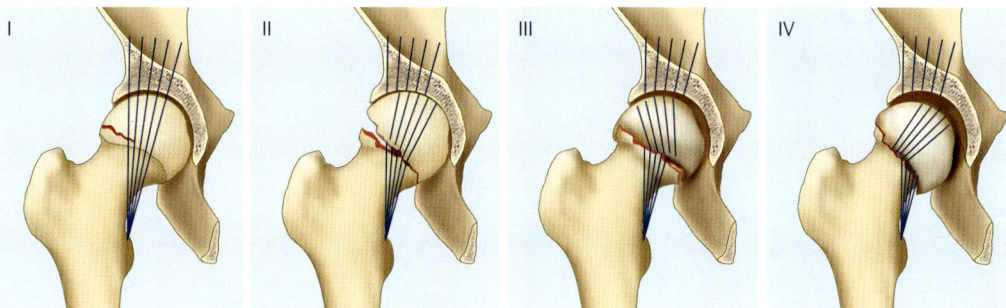

Abb. 16.5 Schenkelhalsfraktur. Einteilung nach Garden.

Mit ca. 50% ist die Garden-Typ-III-Fraktur die häufigste Form.

## Klinik

Es besteht typischerweise ein Bewegungsschmerz in der Hüfte. Oft findet man ausgedehnte Hämatome. Durch den Zug der am Trochanter major ansetzenden kräftigen Muskulatur liegt das Bein in Außenrotationsstellung und ist verkürzt. Mediale Schenkelhalsfrakturen können Einblutungen in die Kapsel verursachen, was einen schmerzhaften Hämarthros zur Folge hat. Eingestauchte Frakturen können, abgesehen von Prellmarken, klinisch unauffällig sein!

## Diagnose

Neben der klinischen Untersuchung sichern Röntgenaufnahmen der Hüfte in 2 Ebenen und eine Beckenübersicht den Befund.

## Therapie

> Da die Durchblutung des Femurkopfes bei der Schenkelhalsfraktur erheblich gefährdet ist, sollte die Versorgung so rasch wie möglich, d. h. innerhalb der ersten Stunden erfolgen. Dadurch ist es möglich, nur überdehnte Gefäße wieder durchgängig zu machen und die Gefahr der Pseudarthrosenbildung und der Entwicklung einer Femurkopfnekrose zu reduzieren. Ist eine Prothesenversorgung geplant, so besteht die dringliche OP-Indikation zur Schmerzreduktion.

### Konservative Therapie

Stabile eingestauchte Frakturen (Pauwels I, Garden I) können konservativ mit gutem Therapieerfolg behandelt werden. Allerdings ist die konservative Therapie aufwändig, eine Belastung des Beines kann nicht vor 6 Wochen erfolgen. Besonders in der ersten Phase kommt es in ca. 20% der Fälle zum sekundären Abrutschen des Kopfes. Beim alten Menschen birgt die lange Phase der Immobilität große Risiken hinsichtlich thromboembolischer Komplikationen und der Pneumonie. Aus diesem Grund entscheiden sich viele Klinikärzte heute nur noch bei schlechtem Allgemeinzustand und nicht vertretbarem hohem Operationsrisiko des Patienten oder bei pathologischen Frakturen für eine konservative Behandlung. In Ländern, in denen das Gesundheitssystem weniger entwickelt ist, besitzt die konservative Therapie aber immer noch einen großen Stellenwert.

### Operative Therapie

Bei der operativen Therapie werden gelenkerhaltende und gelenkersetzende Verfahren unterschieden. Wann immer möglich, ist die gelenkerhaltende Operation mit einer Osteosynthese anzustreben.

**Bei gelenkerhaltenden Operationen:** wird der Hüftkopf erhalten. Hierfür stehen verschiedene Osteosynthesen zur Verfügung. Nach offener Reposition erfolgt die Stabilisierung durch 2–3 Spongiosaschrauben (**Abb. 16.6a–b**), eine Dynamische Hüftschraube (DHS, siehe **Abb. 7.15**) oder mit einer speziellen Winkelplatte.

**Gelenkersetzende Operationen:** Ältere Menschen (biologisches Alter >65 Jahre) werden meist mit einem Gelenkersatz operativ behandelt. Aufgrund der schlechten Knochenqualität bei Osteoporose kann sich eine Osteosynthese schnell lockern oder ausreißen. Zudem ist eine schnellere Mobilisation möglich, was aufgrund der genannten Komplikationen bei langer Bettlägerigkeit (Thrombose, Embolie, Pneumonie) ein entscheidender Vorteil ist. Heute erfolgt in der überwiegenden Mehrzahl der Fälle der vollständige Gelenkersatz mit Femurhals sowie der Hüftpfanne, die so genannte Hüft-Totalendoprothese (Hüft-TEP). Diese kann zementiert oder

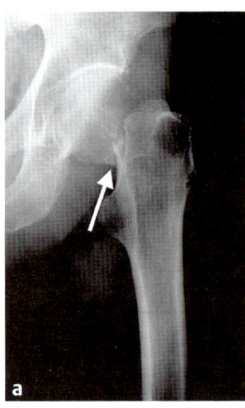 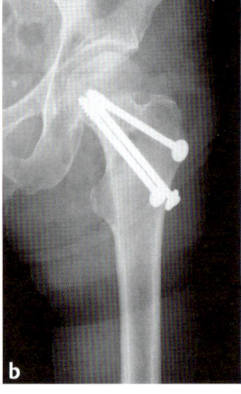

Abb. 16.6a–b Schenkelhalsfraktur. **a** Röntgenbefund (Pfeil). **b** Stabilisierung mit 3 Spongiosaschrauben.

zementfrei eingebracht werden. Gute Erfolge erreicht man auch mit dem endoprothetischen Femurersatz ohne Ersatz der Pfanne als so genannte Duokopfprothese, die in der Regel zementiert wird.

Bei der zementfreien Technik umwächst der Knochen direkt die Prothese (**Abb. 16.7**). Die Nachteile des „Fremdkörpers" Knochenzement entfallen, sodass bei einer Wechseloperation dieser nicht aufwändig entfernt werden muss. Allerdings ist eine ausreichend gute Knochenqualität notwendig. Der entscheidende Vorteil der zementierten Prothese liegt in der sofort möglichen Vollbelastung.

## Nachbehandlung

> *Generell sollte eine frühfunktionelle Therapie so bald wie möglich beginnen. Wichtiges Kriterium bei der Mobilisation ist die Schmerzfreiheit.*

Die Nachbehandlung richtet sich nach Art der verwendeten Osteosynthese bzw. Prothesenfixierung. Der behandelnde Arzt muss bereits vor der Operation bei der Auswahl des Verfahrens die körperliche und psychische Mobilisations- und Nachbehandlungsfähigkeit des Patienten berücksichtigen.

- Nach kopferhaltender Therapie mit 2–3 Schrauben darf der Patient 6–12 Wochen nur mit Bodenkontakt bzw. entlastet gehen. Erst nach röntgenologisch gesichertem fortgeschrittenem Frakturdurchbau kann die Belastung zügig bis zur Vollbelastung gesteigert werden.
- Nach DHS kann der Patient bei stabiler Fraktur sofort voll belasten. Bei instabiler Fraktur ist in den ersten 6 Wochen eine Belastung nur bis 20 kg erlaubt.

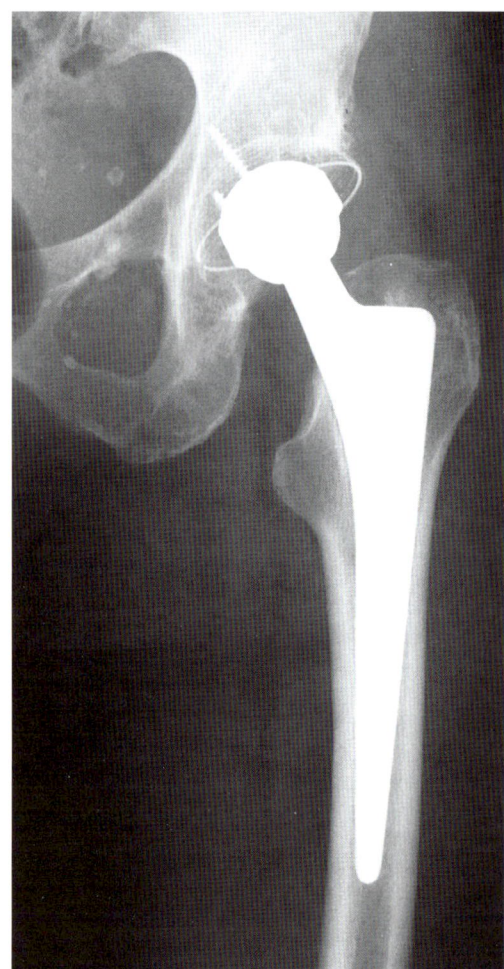

Abb. 16.7 Nicht-zementierte Hüft-TEP.

- Nach Versorgung mit Kondylenplatte ist für 6 Wochen nur Teilbelastung möglich.
- Patienten mit einer zementierten Prothese dürfen ab dem 1. postoperativen Tag voll belasten, wenn die Wundverhältnisse dies zulassen.
- Bei zementfreier Prothese wird meist eine mehrwöchige Entlastung bzw. Gehen mit Bodenkontakt empfohlen. Im Rahmen der Schmerzfreiheit kann die Belastung dann sukzessive gesteigert werden.

Wichtig zur Vermeidung einer postoperativen Hüftluxation nach Hüftprothesenimplantation ist die postoperative Lagerung in einer weichen Schaumstoffschiene in Abduktion. Daneben muss abhängig vom chirurgischen Zugangsweg die Rotation des Beines beachtet werden. Beim sogenannten vorderen Zugang muss das Bein in Innenrotation, beim hinteren Zugang in Außenrotation gelagert werden.

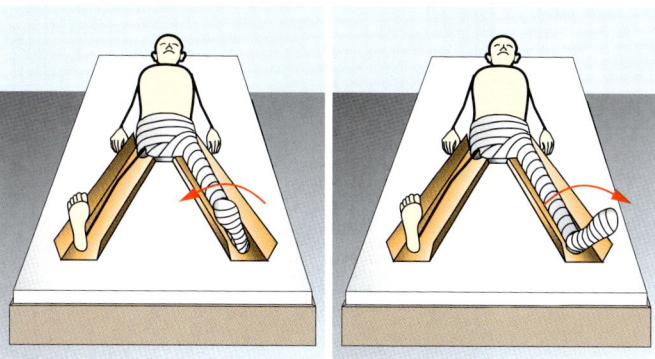

**Abb. 16.8** Postoperative Lagerung nach Hüftoperation in Innenrotation bei vorderem Zugang, in Außenrotation bei hinterem Zugang.

Das Aufstehen erfolgt über die operierte Seite (**Abb. 16.8**).

## Spätfolgen und Komplikationen

Schwere Komplikationen nach gelenkerhaltender oder konservativer Therapie sind die Pseudarthrose und die Femurkopfnekrose (**Abb. 16.9**). Diese erfordern gegebenenfalls die Implantation einer Hüft-TEP, selbst bei jungen Patienten. Auch die posttraumatische Arthrose ist eine mögliche Spätfolge. Häufig werden Umbauvorgänge nach partieller Femurkopfnekrose fälschlicherweise für eine posttraumatische Arthrose gehalten. Eine schwere Komplikation ist die Infektion, die zur Gelenkzerstörung führt. Diese kann eine Kopfresektion notwendig machen.

Durch die mechanische Dauerbeanspruchung einer Hüft-TEP kommt es zur Prothesenlockerung. Diese verursacht Schmerzen und kann nur durch einen Prothesenwechsel behoben werden. Im Mittel hält eine Prothese heute 12–15 Jahre, durch immer neuere Materialien und Modifikationen wird die Haltbarkeit stetig verlängert. Auch das Patientenverhalten hat einen Einfluss auf die Lebensdauer einer Hüft-TEP: die Vermeidung von Übergewicht und gelenkbelastenden Bewegungsabläufen trägt dazu bei, die Haltbarkeit einer Hüftprothese zu verlängern.

Eine weitere Komplikation nach Implantation einer Hüft-TEP ist die postoperative Luxation der Prothese, wobei das Risiko hierfür durch geeignete Lagerung in den ersten Tagen postoperativ (siehe **Abb. 16.8**) reduziert werden kann.

**Fallbeispiel:** Eine 90 Jahre alte Frau ist im Pflegeheim aus dem Bett auf die linke Seite gefallen. Da sie über heftige Schmerzen in der Hüfte klagt, wird sie in die Notfallambulanz gefahren. Hier gibt sie an, vor 5 Jahren bereits eine Hüftoperation auf der rechten Seite gehabt zu haben. Bei der Untersuchung zeigt sich, dass das linke Bein verkürzt und außenrotiert ist. Die Röntgenaufnahme bestätigt den klinischen Verdacht auf eine laterale Schenkelhalsfraktur. Am gleichen Tag erfolgt die Stabilisierung mit einer DHS. Bereits am 2. postoperativen Tag kann die Patientin mit dem Gehwagen mobilisiert werden. Nach Rückverlegung in das Pflegeheim nach 12 Ta-

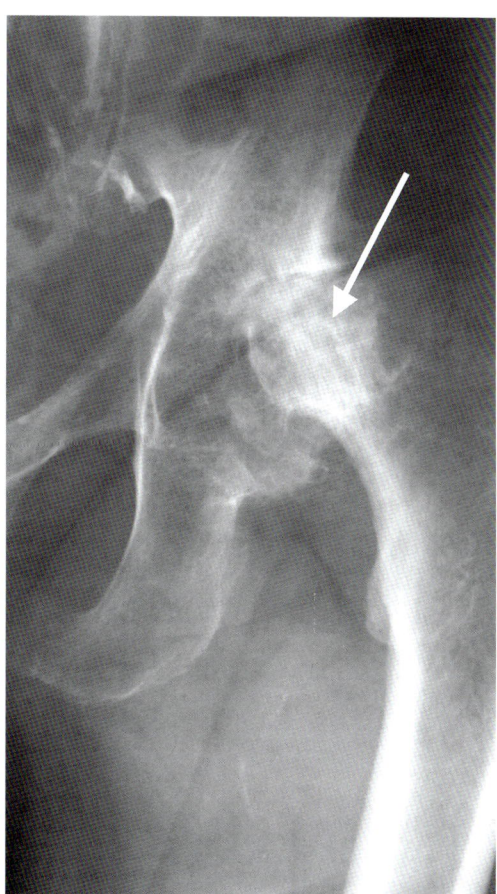

**Abb. 16.9** Femurkopfnekrose. Der Femurkopf ist im gelenktragenden Teil (Pfeil) nahezu vollständig zerstört.

gen stürzt die Patientin jedoch bereits 4 Wochen später erneut, die DHS bricht aus. Schließlich erfolgt eine Prothesenversorgung mit zementierter Haft-TEP.

### 16.1.4 Pertrochantäre und subtrochantäre Femurfrakturen

Die pertrochantäre Femurfraktur ist eine Fraktur durch das Trochantermassiv. Meist besteht eine Trümmerfraktur, bei der es selten zur Verletzung der Hüftkopfgefäße und nachfolgender Hüftkopfnekrose kommen kann. Auch isolierte Abrisse der Trochanter major oder minor sind möglich. Als subtrochantäre Femurfraktur bezeichnet man die Frakturen, bei denen der Frakturspalt direkt unterhalb des Trochanter minor verläuft.

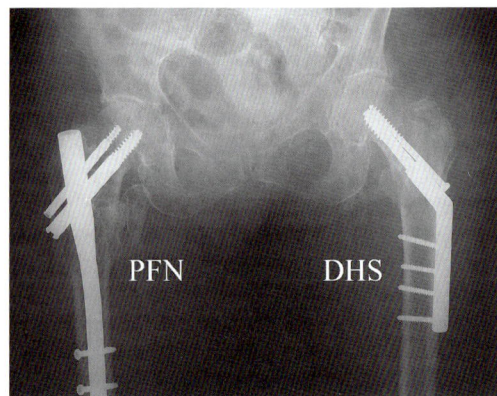

**Abb. 16.10** Proximale Femurfrakturen. Rechts bereits ausgeheilte Versorgung mit einem Proximalen Femurnagel (PFN), links mit Dynamischer Hüftschraube (DHS).

### Ursachen

Sowohl pertrochantäre als auch subtrochantäre Frakturen kommen vorwiegend bei alten Menschen vor. Hauptursache sind Stürze auf die Hüfte. Da Metastasen oft in diese Knochenregion streuen, sind pathologische Frakturen häufig.

### Klinik

Neben den heftigen Bewegungsschmerzen im Hüftbereich fällt die Verkürzung des Beines auf, es liegt in Außenrotations- und Adduktionsstellung. Im Bereich der Hüfte finden sich Prellmarken und Hämatome.

### Diagnose

Erste Hinweise gibt die Klinik. Röntgen des Oberschenkels a. p. und eine Beckenübersicht sichern den Befund.

### Therapie

**Per- und subtrochantäre Femurfrakturen** werden operativ behandelt. Nach offener Reposition stehen für die Osteosynthese die Dynamische Hüftschraube (DHS), der Proximale Femurnagel (PFN, **Abb. 16.10**) bzw. Gammanagel und heute seltener die Winkelplatte zur Verfügung. Bei pathologischen Frakturen wird zur Stabilisierung eine Verbundosteosynthese, also die Kombination von Osteosynthese mit Zement, eingebracht (siehe Kap. 7.2.2). Ist eine Rekonstruktion nicht möglich, ist die letzte Option die Implantation einer Hüft-TEP.

**Eine Abrissfraktur des Trochanter majus** sollte mit 2 Schrauben refixiert werden, dagegen ist bei Abrissfraktur des Trochanter minor eine operative Versorgung nur selten notwendig.

### Nachbehandlung

Postoperativ erfolgt die Lagerung auf einer weichen Schaumstoffschiene in Abduktionsstellung. Die frühfunktionelle Physiotherapie ist ab dem 1. postoperativen Tag möglich. Die Belastbarkeit hängt von der Wahl der Osteosynthese ab:
- Nach Stabilisierung mit DHS, PFN bzw. dem Gammanagel kann bei stabiler Fraktur prinzipiell sofort voll belastet werden. Andernfalls ist für 6 Wochen nur eine Teilbelastung mit 20 kg erlaubt.
- Nach Plattenosteosynthese ist abhängig von der Stabilität eine 6- bis 12-wöchige Ent- bzw. Teilbelastung mit 20 kg notwendig.

### Komplikationen

Trotz Osteosynthese kann es zur Pseudarthrose kommen, insbesondere wenn eine Trümmerfraktur vorliegt. Eine Hüftkopfnekrose ist nach per- und subtrochantären Femurfrakturen selten.

## 16.1.5 Oberschenkelschaftfrakturen

### Ursachen

Brüche des Oberschenkelschaftes entstehen durch große Gewalteinwirkungen in Form von Biegung, Drehung und Stauchung. Daher bestehen oft Mehrfachverletzungen, nicht selten sind die Frakturen offen.

### Einteilung

Es kommen alle Frakturformen (Quer-, Schräg-, Biegungs-, und Spiralbruch, Mehrfragment- und Trümmerbruch) vor. Wichtig für die Versorgung ist der vorliegende Grad der Weichteilschädigung bzw. der Grad der offenen Fraktur (siehe Kap.6.1.2).

### Klinik

Neben einer Verkürzung und heftigen Schmerzen besteht je nach Lokalisation eine oft erhebliche Dislokation der Knochen, die durch die kräftige ansetzende Muskulatur verursacht wird:
- bei Frakturen im oberen Anteil Zug des proximalen Fragmentes in Beugestellung (M. iliopsoas),
- bei Frakturen im unteren Anteil Zug des proximalen Fragmentes in Adduktion (Adduktorengruppe), Zug des distalen Fragmentes nach hinten (M. gastrocnemius).

> Der Blutverlust bei Oberschenkelschaftfrakturen kann bis zu 3l betragen. Bei hohem Blutverlust kommt es zum Volumenmangelschock.

### Diagnose

Röntgen in 2 Ebenen. Zum Ausschluss von Frakturen im Bereich des Beckens Beckübersicht, von Frakturen im Kniebereich Röntgen des Kniegelenks.

### Therapie

Eine rasche operative Behandlung sollte angestrebt werden. Die konservative Therapie der Oberschenkelschaftfraktur findet heute kaum noch Anwendung. Ausgenommen sind Kleinkinder, die konservativ mit sehr guten Ergebnissen therapiert werden können. Bei der Operation kommen vorwiegend die Nagelung und die Plattenosteosynthese zum Einsatz.

Der Marknagel ist bei Frakturen in den mittleren 3/5 die Therapie der Wahl (**Abb. 16.11a–b**). Bei weit nach proximal reichenden Frakturen ist auch der PFN oder ein langer Gammanagel möglich. Beim schweren Polytrauma mit Thoraxtrauma ist der Marknagel jedoch nicht anzuwenden, da durch das Einschlagen des Nagels Fette mobilisiert werden und zur Fettembolie der Lunge führen können.

> Bei einem gleichzeitigen schweren Thoraxtrauma ist der Marknagel kontraindiziert!

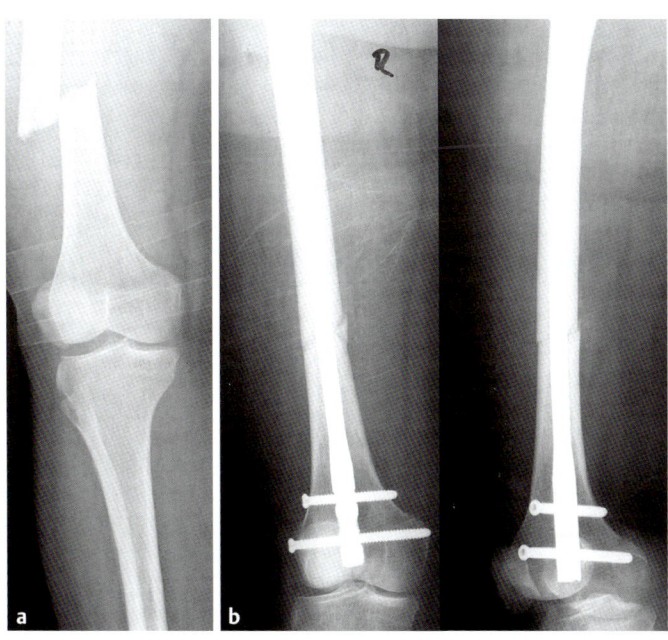

Abb. 16.11a–b Oberschenkelschaftfraktur. **a** Röntgenbefund. **b** Stabilisierung mit Verriegelungsmarknagel.

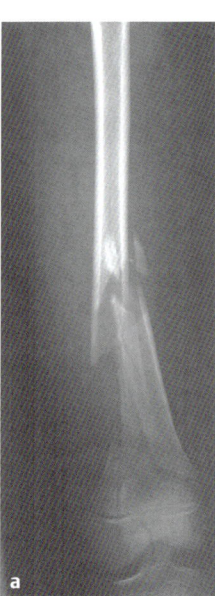
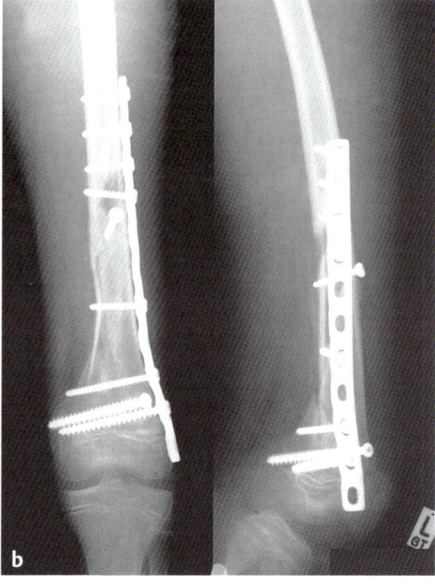

**Abb. 16.12a–b** Bis weit nach distal reichende Trümmerfraktur des Oberschenkelschaftes. **a** Röntgenbefund. **b** Versorgung mit langer Plattenosteosynthese.

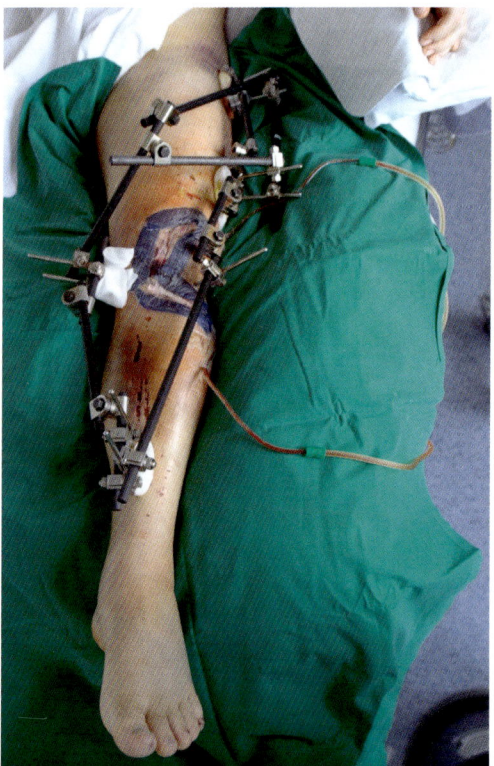

**Abb. 16.13** Gelenküberbrückende Fixateur-externe-Montage bei offener Oberschenkelschaft- und Patellafraktur sowie proximaler Unterschenkeltrümmerfraktur.

Die Plattenosteosynthese kommt vor allem bei gelenknahen Frakturen zum Einsatz (**Abb. 16.12a–b**). Ein Fixateur externe wird zunächst bei Oberschenkelschaftfrakturen im Rahmen eines Polytraumas, bei Trümmerfrakturen oder bei schwerem Weichteilschaden mit offener Fraktur angelegt (**Abb. 16.13**). Durch die schnelle und sichere Fixierung kann zunächst der Allgemeinzustand stabilisiert bzw. die Weichteilsituation konsolidiert werden. Im weiteren Verlauf kann in einer zweiten Operation ein Verfahrenswechsel auf den Marknagel oder die Plattenosteosynthese erfolgen.

## Nachbehandlung

Postoperativ wird das Bein in einer Schaumstoffschiene gelagert. Nach 4–5 Tagen wird mit Wechsellagerung auf der Motorschiene begonnen. Die Physiotherapie mit den Schwerpunkten Gelenkmobilisation und Muskelaufbautraining, v.a. des M. quadriceps, kann unmittelbar postoperativ begonnen werden.

Nach Marknagelung erfolgt eine Teilbelastung mit 30–40 kg für 4–6 Wochen, anschließend wird die Vollbelastung frei gegeben. Bei unverriegeltem Nagel und stabiler Fraktur ist sogar eine frühere Vollbelastung möglich. Zeigt sich beim Verriegelungsnagel eine verzögerte Heilung der Fraktur, so kann durch Entfernen des Verriegelungsbolzens der Nagel dynamisiert werden.

Nach Versorgung mit Plattenosteosynthese kann das betroffene Bein 6 Wochen mit 20kg teilbelastet werden, anschließend wird die Belastung sukzessiv gesteigert.

## Komplikationen

Frühe Komplikationen sind Verletzungen der Nerven und Gefäße, vor allem durch ausgedehnte Blutungen kann es zum Schock kommen. Frakturheilungsstörungen (Pseudarthrose, Infekt) kommen vor, sind jedoch insgesamt aufgrund der besseren Durchblutungssituation seltener als am Unterschenkel. Zur Vermeidung von Spätfolgen im Bereich des Hüft- und Kniegelenks muss genau auf Rotationsfehlstellungen geachtet werden. Diese sind relativ häufig, Längenfehlstellungen dagegen sind seltener

### 16.1.6 Distale Femurfrakturen

## Ursachen

Frakturen des distalen Femurendes treten meist im Rahmen von schweren Verkehrs- oder Sportunfällen auf. Aufgrund des dünnen Weichteilmantels gibt es häufig offene Frakturen.

## Klassifikation

Distale Femurfrakturen werden nach der Klassifikation der AO eingeteilt (**Abb. 16.14**):
- Typ A: Fraktur oberhalb der Kondylen, Gelenk ist nicht betroffen
- Typ B: Fraktur durch einen Kondylus, Gelenkfraktur
- Typ C: Fraktur durch beide Kondylen, Gelenkfraktur

Häufig kommt es zu Begleitverletzungen von Gefäß- und Nervenbahnen, v.a. wenn kniegelenksnahe Fragmente nach dorsal dislozieren. Des Weiteren können Verletzungen von Kniebinnenstrukturen auftreten.

## Klinik

Neben dem Bewegungs- und Druckschmerz besteht häufig eine erhebliche Dislokation der Fragmente. Oft werden Achsenabweichungen zwischen Unter- und Oberschenkel beobachtet. Bei Gelenkfrakturen, auch aber bei Verletzungen von Menisken und Bandstrukturen, besteht ein blutiger Gelenkerguss.

## Diagnose

Röntgen in 2 Ebenen. Wichtig ist das Erkennen der häufigen Begleitverletzungen. Gefäßverletzungen lassen sich mit der Dopplersonographie oder Angiographie nachweisen, Nervenverletzungen führen zu typischen Ausfällen.

## Therapie

Die Therapie erfolgt bis auf Ausnahmefälle operativ. Nach offener Reposition werden die Fragmente möglichst anatomisch rekonstruiert und mit Schrauben und Plattenosteosynthese stabilisiert

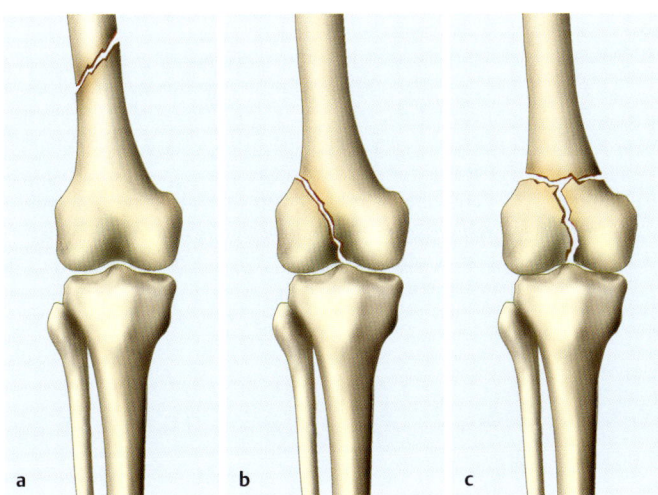

**Abb. 16.14** Frakturen des distalen Femur. AO-Klassifikation (Typ A–C).

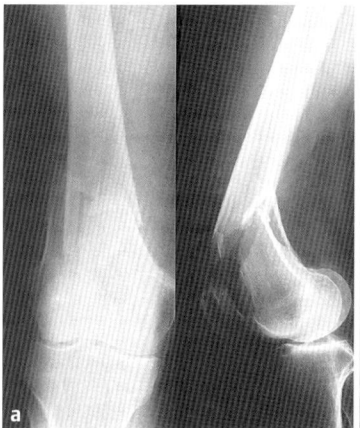
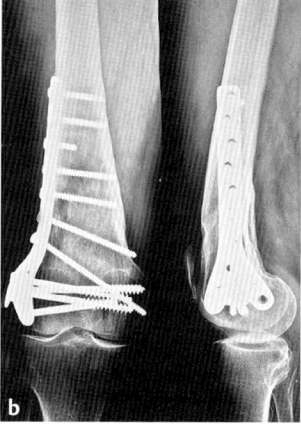

Abb. 16.15a–b Distale Femurfraktur. a Röntgenbefund. b Versorgung mit Plattenosteosynthese.

(**Abb. 16.15a–b**). Hierzu stehen Spongiosaschrauben, die Kondylenplatte oder die Kondylenschraube (DCS) zur Verfügung. Begleitverletzungen müssen adäquat versorgt werden. Bei offenen Frakturen oder bei schwerem Weichteilschaden wird die Fraktur zunächst mit einem gelenküberbrückendem Fixateur externe versorgt (siehe **Abb. 16.13**). Nach Konsolidierung, in der Regel nach 1–2 Wochen, erfolgt dann die endgültige Versorgung.

## Nachbehandlung

In den ersten Tagen wird das Bein auf einer Schaumstoffschiene gelagert, anschließend wird auf eine Wechsellagerung mit Motorschiene (0–10–70° in der ersten Woche) übergegangen. Begleitend sind Muskelkräftigungsübungen von Bedeutung.

Ab dem 2.–3. Tag dürfen Patienten mit Bodenkontakt belasten, anschließend sind 20 kg Teilbelastung erlaubt. Bei Typ-A- und -B-Frakturen ist Vollbelastung meist nach 6–8 Wochen möglich, bei Typ-C-Frakturen in der Regel erst nach 12–16 Wochen.

## Komplikationen und Spätfolgen

Bei Gelenkfrakturen kommt es in ca. 20% aller Fälle zur posttraumatischen Arthrose. Frakturheilungsstörungen (Pseudarthrosen) sind aufgrund des gut durchbluteten spongiösen Knochens selten (bei unter 10% der Patienten). Infektionen treten abhängig vom Grad des Weichteilschadens auf.

Das Wiedererreichen der vollen Gelenkbeweglichkeit ist vor allem bei Gelenkfrakturen häufig problematisch. Durch Verklebungen, Gelenkstufen und Kondylenfehlstellungen kann es vorkommen, dass Patienten die endgradige Flexion oder Extension nicht erreichen. Bei eingeschränkter Extension kann es im weiteren Verlauf aufgrund der funktionellen Beinlängendifferenz zu Beschwerden im Bereich der Hüfte oder der Wirbelsäule kommen.

Rotationsfehlstellungen können sich mittelfristig auf das Knie- oder Hüftgelenk auswirken. Neben Schmerzen ist die Fehlbelastung der Gelenkstrukturen häufig Ursache für die Entstehung einer Arthrose, die nicht immer im Zusammenhang mit der Verletzung gesehen wird.

**Fallbeispiel:** Eine 72-jährige Patientin stürzt mit dem Fahrrad auf die rechte Seite. Am Unfallort kann sie das rechte Knie nicht mehr bewegen. Nach Transport in die Klinik erfolgt eine Röntgenuntersuchung. Hier zeigt sich eine suprakondyläre Oberschenkelfraktur. Am gleichen Tag wird die Fraktur mit einer Plattenosteosynthese stabilisiert. Nach dem Zug der Drainagen darf die Patientin das Bein mit 20 kg belasten. Die Entlastung wird insgesamt für 6 Wochen beibehalten. Am 9. postoperativen Tag erfolgt die Verlegung in die stationäre Rehabilitation. Nach 6 Monaten ist das Kniegelenkes wieder frei beweglich.

## Zusammenfassung

- Die Hüftgelenksluxation ist eine schwerwiegende Verletzung, bei der große Kräfte auf das Gelenk einwirken. Häufig kommt es begleitend zu Frakturen des Femurkopfes und des Azetabulums. Die häufigste Luxationsrichtung ist nach hinten-oben (Luxatio iliaca). Eine schnelle Reposition, die in den meisten Fällen nur in Narkose möglich ist, verringert das Risiko, dass es nachfolgend zu einer Nekrose des Femurkopfes kommt. Neben der Ruptur von Gefäßen kann bei der Luxatio iliaca der N. ischiadicus geschädigt werden. Die Behandlung erfolgt konservativ, wenn die geschlossene Reposition gelingt und keine Fraktur vorliegt. Bei der Nachbehandlung sind in Abhängigkeit von der Gelenkstabilität luxationsfördernde Bewegungen für die Dauer von 2–6 Wochen verboten.
- Femurkopffrakturen werden häufig übersehen. Sie treten nach Stauchung des Hüftgelenks, oft in Verbindung mit Hüftgelenksluxationen, Schenkelhals- und Azetabulumfrakturen auf. Typischer Verletzungsmechanismus ist die „Dashboard"-Verletzung – der Aufprall des Knies auf das Amaturenbrett beim Autounfall. Die meisten Frakturen werden operativ behandelt, um eine Stufenbildung im Hüftgelenk zu vermeiden. Grundsätzlich ist eine länger dauernde Ruhigstellung zu vermeiden. Die Nachbehandlung erfolgt frühfunktionell.
- Schenkelhalsfrakturen treten häufig bei Patienten mit Osteoporose auf. Betroffen sind v. a. Frauen. Mit dem Alter steigt das Frakturrisiko. Am häufigsten sind mediale Schenkelhalsfrakturen, bei denen die Frakturlinie innerhalb der Gelenkkapsel verläuft. Die Klassifikationen nach Pauwels und Garden erlauben eine Prognose von Frakturheilungsstörungen und hilft bei der Therapieentscheidung. Eingestauchte Frakturen können mit gutem Ergebnis konservativ behandelt werden. Die Mehrzahl der Frakturen wird operativ behandelt, wobei gelenkerhaltende und gelenkersetzende Verfahren zum Einsatz kommen. Eine frühe Mobilisation des Patienten reduziert das Risiko schwerwiegender Komplikationen (v. a. Thrombose, Embolie, Pneumonie).
- Bei Stürzen auf die Hüfte kann es auch zu per- oder subtrochantären Femurfrakturen kommen. Wegen der bevorzugten Streuung von Knochenmetastasen in die Trochanterregion sind pathologische Frakturen häufig. Die Behandlung erfolgt grundsätzlich operativ. Dies ermöglicht eine frühfunktionelle Physiotherapie. Die Belastbarkeit richtet sich nach dem gewählten Verfahren.
- Oberschenkelschaftfrakturen sind meist die Folge erheblicher Gewalteinwirkung. Oft sind die Frakturen offen. Durch den Zug der Muskulatur kommt es häufig zu Dislokationen. Wegen des hohen Blutverlustes kann es im Akutstadium zu einem Volumenmangelschock kommen. Bis auf Kleinkinder werden fast alle Patienten operiert. Wenn möglich, wird ein Marknagel eingesetzt, der eine frühe Teilbelastung erlaubt. In den angrenzenden Gelenken kann es leicht zu Kontrakturen kommen.
- Distale Femurfrakturen können mit und ohne Gelenkbeteiligung auftreten. Oft sind begleitend Weichteile, Nerven oder Gefäße und auch Strukturen des Kniegelenks geschädigt. Die operative Rekonstruktion und Stabilisierung ist die Therapie der Wahl. Trotz frühfunktioneller Nachbehandlung kann es durch Verklebungen, Gelenkstufen und Kondylenfehlstellungen zu dauerhaften Bewegungseinschränkungen kommen. Das Risiko für eine posttraumatische Arthrose des Kniegelenks ist bei Gelenkfrakturen deutlich erhöht.

## 16.2 Verletzungen des Kniegelenkes

Verletzungen des Kniegelenks betreffen knöcherne Anteile sowie Kapsel-Band-Strukturen. Für das Verständnis der unterschiedlichen, oft kombiniert auftretenden Verletzungen ist eine gute Kenntnis der Anatomie des Kniegelenks wichtig, die im Folgenden kurz skizziert wird. Weitere Details können einschlägigen Anatomiebüchern und der speziellen Literatur entnommen werden (z.B. Schünke 2000, Hochschild 2002, Bizzini 2000).

### Knöcherne Strukturen

Knöchern besteht das Kniegelenk aus Anteilen des Femur, der Tibia und der Patella. Das Femur bildet mit der Tibia und der Patella jeweils ein Teilgelenk (Femorotibial- und Femoropatellargelenk), die von einer gemeinsamen Kapsel umschlossen sind und eine funktionelle Einheit bilden.

Im Femorotibialgelenk artikulieren die konvexen Kondylen des Femurs mit den konkaven Tibiagelenkflächen. Allerdings hat die laterale Tibiagelenk-

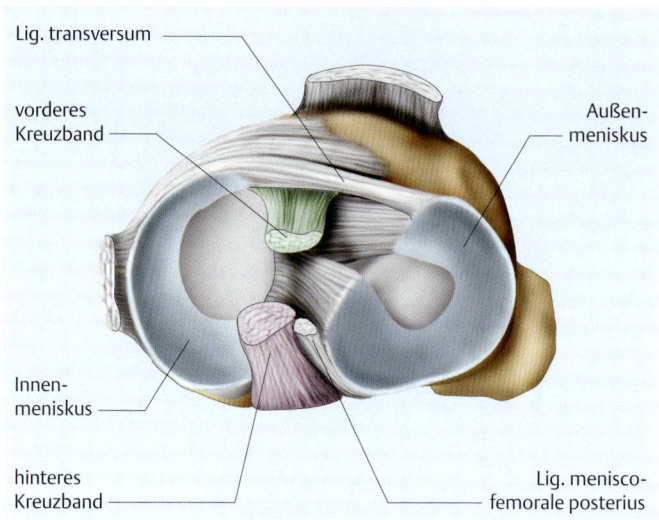

**Abb. 16.16** Aufbau des Kniegelenks, Ansicht von oben. Die Menisken gleichen die Inkongruenz des Tibiaplateaus mit den Femurkondylen aus.

fläche in der seitlichen Projektion eine Konvexität, wodurch bei der endgradigen Extension die so genannte Schlussrotation nach außen von 5–10° provoziert wird. Der Bewegungsablauf im Kniegelenk wurde bereits von den Gebrüdern Weber (1836) als „Roll-Gleit-Mechanismus" beschrieben. Demnach rollt das Femur für die ersten 15–20° Flexion auf dem Tibiaplateau nach hinten, anschließend rollt und gleitet die Tibia bis etwa 90° Flexion gegenüber dem Femur, das abschließend mit einem konstanten Kontaktpunkt gegenüber der Tibia nach dorsal gleitet.

Die Gelenkflächen von Femur und Tibia weisen eine Inkongruenz auf, die von den Menisken ausgeglichen wird (**Abb. 16.16, Abb. 16.17a**). Innen- und Außenmeniskus haben einen keilförmigen Aufbau und sind an ihren Vorder- und Hinterhörnern mit straffen Bändern am Knochen fixiert. Von der Gelenkkapsel sowie von ihren knöchernen Verankerungspunkten am Vorder- und Hinterhorn werden die Menisken mit Gefäßen versorgt. Allerdings erreichen die Gefäße nur die beiden basisnahen Drittel, während das basisferne Drittel und der zentrale Bereich vorwiegend „passiv" durch Diffusion über die Synovia ernährt werden. Dies hat Einfluss auf die Heilung von Meniskusschäden (siehe Kap. 16.2.4). Im Alter lässt die Elastizität der Menisken nach und es kommt leichter zu Einrissen.

Die Patella ist das größte Sesambein des menschlichen Skeletts. Ihre Gelenkfläche (Facies articularis patellae) artikuliert mit der Facies patellaris des Femurs. Sie weist in der Mitte einen vertikalen First auf, mit der sie in der vertikalen Rinne der femoralen Gelenkfläche gleitet. Diese knöcherne Führung verbessert die Krafteinleitung des M. quadriceps bei der Extension des Kniegelenks.

### Kapsel-Band-Apparat

Stabilität erhält das Kniegelenk durch die Muskulatur und den Kapsel-Band-Apparat, der zudem eine wichtige Rolle bei der Steuerung von Bewegungsabläufen hat. Bei den Bändern lassen sich tiefe und oberflächliche Strukturen unterscheiden, die teilweise mit der Gelenkkapsel verbunden sind.

Vorderes und hinteres Kreuzband (VKB und HKB) verlaufen im Gelenk und stabilisieren es vorwiegend in der Sagittalebene (**Abb. 16.17a**). Durch den faserigen Aufbau der zahlreichen Bündel der Bänder sind Teile der Bänder in fast jeder Position des Kniegelenkes angespannt. Das VKB stabilisiert vor allem gegen das Gleiten des Unterschenkels nach vorne (vordere Schublade), das HKB gegen das Gleiten nach hinten (hintere Schublade).

Die Seitenbänder stabilisieren das Kniegelenk hauptsächlich in der Frontalebene und verhindern so das seitliche Aufklappen. Während das Außenband (Lig. collaterale fibulare) frei über das Gelenk hinweg zieht, strahlen einzelne Bündel des Innenbandes (Lig. collaterale tibiale, **Abb. 16.17b**) in die Gelenkkapsel sowie in den Innenmeniskus ein. Auf das Gelenk einwirkende Kräfte wirken stärker auf diesen weniger flexiblen Innenband- und Innenmeniskuskomplex. Daher treten Verletzungen des Innenbandes und des Innenmeniskus wesentlich häufiger auf als Verletzungen des Außenbandes oder des Außenmeniskus.

Zwischen 20° und 60° Flexion sind die Außen- und Kreuzbänder am wenigsten angespannt. Daher

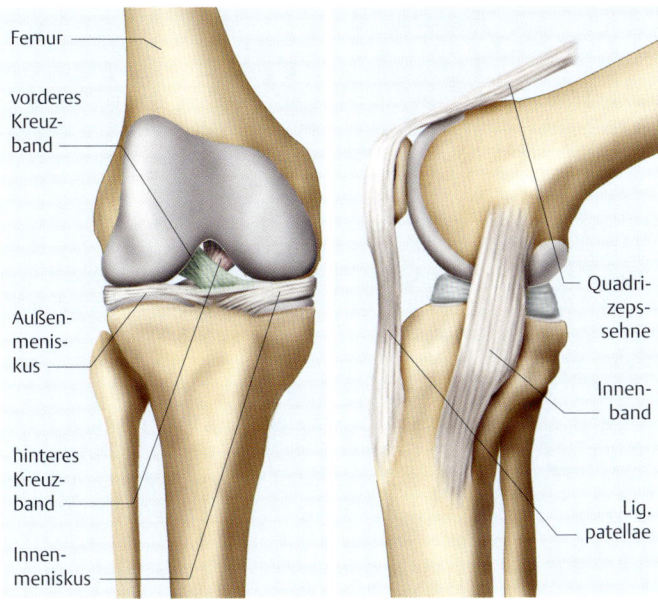

Abb. 16.17a–b Aufbau des Kniegelenks. **a** Ansicht von ventral. **b** Ansicht von medial.

nehmen Patienten mit Kniegelenkserguss automatisch diese Position ein.

## 16.2.1 Kreuzbandrupturen

Isolierte Kreuzbandverletzungen treten verhältnismäßig selten auf. Es kommen zwar Einzelverletzungen der Kniebinnenstrukturen vor, doch Kombinationsverletzungen sind weitaus häufiger. Der häufigste Verletzungsmechanismus ist die Kombination von Valgus-, Flexions- und Außenrotationsbelastungen, bei dem es zur Zerreißung des Innenbandes, des VKB und Verletzung des Innenmeniskus kommt („unhappy triad"). Die weitaus seltenere Triade der Varus-Flexions-Innenrotations-Verletzung führt zur Verletzung des Außenbandes sowie das HKB und der Sehne des M. popliteus. Die schwerste kombinierte Verletzung, die zu einem Riss der Kreuzbänder führt, ist die Luxation des Kniegelenkes mit Zerreißung aller Kniebinnenstrukturen. Die Diagnostik, Therapie und Nachbehandlung ist komplex und je nach Einzelfall unterschiedlich. Daher werden die einzelnen Verletzungsarten isoliert besprochen.

## Klinik

Patienten berichten oft davon, denn Riss einer Struktur gespürt zu haben. Oft haben sie auch ein für sie deutlich vernehmbares Geräusch (Knacken, Knall) gehört. Spontane Schmerzen und ein Instabilitätsgefühl weisen auf die Verletzung. Es besteht eine Weichteilschwellung über dem Kniegelenk, die Beweglichkeit ist eingeschränkt.

## Diagnose

In der Anamnese schildern Patienten häufig ein typisches Unfallereignis (Verdrehung des Gelenks bei fixiertem Fuß/Unterschenkel, Einwirken äußerer Gewalt, z. B. durch Gegenspieler beim Sport oder Sturz). Durch das Zeichen der „tanzenden Patella" (Münzing, Schneider 2005) lässt sich differenzieren, ob es sich bei einer Weichteilschwellung um einen Kniegelenkserguss handelt.

*Stabilitätstests (Auswahl)*
Wichtigstes Zeichen ist die Instabilität in der Sagittalebene. Diese wird in Form der *vorderen Schublade* in 20–30° Flexion (*Lachmann-Test*) und 90° Flexion zur Prüfung der Stabilität des VKB ausgeführt. Die *hintere Schublade* als Test für das HKB prüft man in 90° Flexion. Der Grad der Instabilität wird folgendermaßen bestimmt:
- Einfach positiv (+): Schublade 3–5mm
- Zweifach positiv (++): Schublade 5–10mm
- Dreifach positiv (+++): Schublade >10mm

Wichtig ist, ob die Translation plötzlich (harter Anschlag) oder allmählich (weicher Anschlag) abgebremst wird. Bei hartem Anschlag muss zumindest eine funktionelle Restfunktion des Kreuzbandes vorhanden sein.

Das *Pivot-Shift-Phänomen* untersucht, ob die Tibia in Streckstellung bei VKB-Ruptur nach vorne luxiert. Hierzu wird das Knie vom Untersucher passiv gestreckt. Anschließend wird es unter Valgus- und Innenrotationsstress gebeugt. Ist das Phänomen positiv, reponiert die Tibia durch ein spürbares Schnappen wieder in ihre Ausgangsposition.

*Bildgebende Verfahren*
Aufgrund der schmerzhaften Gegenspannung ist eine sichere Untersuchung in der frühen Phase nach einer Verletzung häufig nicht möglich. Im Zweifel und bei Verdacht auf Vorliegen von Begleitverletzungen ist die Kernspintomographie (MRT) eine wichtige Hilfe (**Abb. 16.18**). Die MRT ersetzt aber nicht die konventionelle Aufnahme, auf der knöcherne Ausrisse am besten beurteilt werden können.

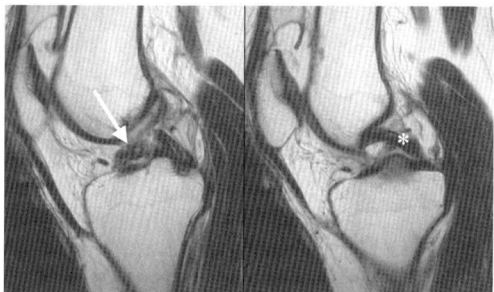

**Abb. 16.18** Kernspintomographie des Kniegelenks. Nachweis des zerrissenen VKB (Pfeil), das HKB ist intakt (Stern).

*Punktion*
Eine weitere diagnostische Hilfe ist die Punktion eines Kniegelenksergusses: Bei der Punktion von Blut liegt eine Kniebinnenverletzung vor. Sind Fettaugen beigemischt, besteht der dringende Verdacht auf eine Knorpel-Knochenläsion. Bei dringendem Verdacht auf eine Schädigung von Kniebinnenstrukturen, erfolgt häufig anstatt der aufwendigen bildgebenden Diagnostik die Arthroskopie des Gelenkes.

*Diagnostische Arthroskopie*
Mit der Arthroskopie ist neben der optimalen Beurteilung aller im Kniegelenk vorhandenen Strukturen auch die unmittelbare Therapie vor Ort möglich. Dabei werden in erste Linie Meniskus- und Kreuzbandschäden behandelt und das Gelenk gespült. Die Therapie der Bandruptur erfolgt beim entzündeten Gelenk wegen der Gefahr der Arthrofibrose in der Regel in einem zweiten Eingriff (s. u.).

## Therapie

Die Behandlung der VKB-Ruptur hat sich besonders in den letzten Jahren erheblich gewandelt. Längst ist die Operation nicht mehr der Gold-Standard. Bei älteren, sportlich nicht mehr aktiven Patienten wird heute die konservative Behandlung empfohlen. Hierdurch können in einer Vielzahl der Fälle hervorragende Ergebnisse erzielt werden. Die operative Therapie einer HKB-Ruptur ist generell nur in seltenen Fällen, bei hochgradiger hinterer Instabilität, notwendig.

*Konservative Therapie*
Die konservative Therapie besteht aus einem Trainingsprogramm. Dies beinhaltet die Kräftigung der Muskulatur, die Schulung und Verbesserung von Bewegungsabläufen sowie ein Koordinationstraining (Münzing, Schneider 2004). Damit lässt sich die Instabilität kompensieren. Die Belastung sowie die Beweglichkeit ist bis zur Schmerzgrenze möglich. Solange ein Gelenkerguss besteht, sollte das Kniegelenk jedoch nicht über 90° flektiert werden, um eine Überdehnung der Gelenkkapsel zu vermeiden. Jede Form der Orthese ist nur bei gleichzeitiger Seitenbandinstabilität notwendig.

*Operative Therapie*
Bei zweit- und drittgradiger Instabilität beim jungen aktiven Patienten ist die operative Therapie indiziert. Als Standard gilt heute die Arthroskopie, welche die offene Knieoperation weitgehend abgelöst hat.

Ein günstiger Zeitpunkt ist die sofortige Operation innerhalb von 3 Tagen nach dem Trauma. Eine Kreuzbandersatzplastik sollte jedoch erst nach 6 Wochen erfolgen (zweizeitiges Vorgehen), da hierbei das Risiko einer Arthrofibrose geringer ist. Bei der Arthrofibrose bilden sich Narbenzüge im Gelenk und schränken die Beweglichkeit ein.

Die direkte Naht des gerissenen VKB wird nur bei den seltenen ansatznahen Rissen empfohlen. Bei knöchernem Ausriss des VKB erfolgt eine Refixation mit Schrauben (**Abb. 16.19**).

Bei den intraligamentären Rupturen, welche die Mehrzahl der Kreuzbandrisse ausmachen, wird die Kreuzbandersatzplastik favorisiert, da die Naht aufgrund der schlechten Gefäßversorgung in diesem Bereich zu schlechten Ergebnissen führt. Als Band-

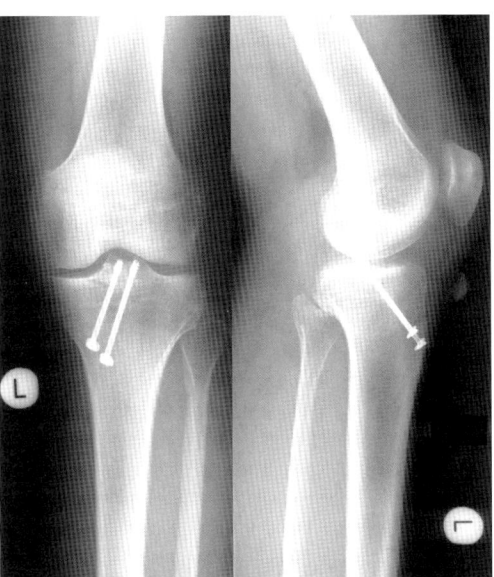

**Abb. 16.19** Röntgenbefund bei knöchernem VKB-Ausriss, Refixation mit 2 Spongiosaschrauben.

ersatz wird entweder das mittlere Patellarsehnendrittel (mit proximal und distal anhaftenden Knöchenblöcken), dem sog. BTB (Bone-Tendon-Bone, **Abb. 16.20**), oder eine vierfach gedoppelte Sehne des M. semitendinosus und seltener des M. gracilis verwendet. Über den Zeitraum von 1 Jahr wird die eingebrachte Sehne morphologisch in ein Band umgebaut. Hierbei besteht 6 Wochen nach Operation eine mechanisch besonders schwache Phase. Zudem sind eine Vielzahl von künstlichen Ersatzmaterialien vorhanden, die jedoch aufgrund der Immunität problematisch sind.

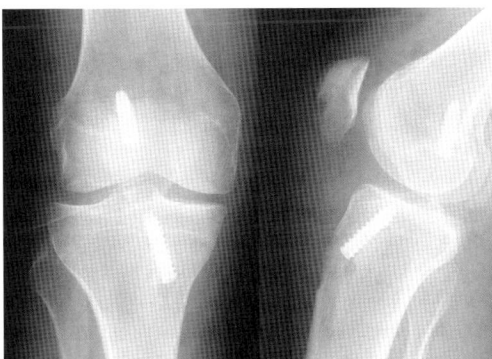

**Abb. 16.20** Patellarsehnenersatzplastik bei VKB-Ruptur (Bone-Tendon-Bone), postoperativer Röntgenbefund. Das Transplantat ist in die Bohrkanäle eingezogen und mit 2 Schrauben fixiert.

## Nachbehandlung

Nach einer Kreuzbandersatzplastik erfolgt heute eine progressivere Nachbehandlung als früher. In den ersten 6 Wochen wird innerhalb der Schmerzgrenze die Beweglichkeit bezüglich Extension und Flexion von 0°-0°-90° angestrebt. Bereits nach wenigen Tagen ist eine Vollbelastung bei nahezu erreichter Streckung möglich, jedoch sollten isolierte Quadrizeps-Anspannungen vermieden werden. Begleitend erfolgt PNF und ein Muskelaufbautraining. Ab der 7. Woche wird die Bewegungslimitierung aufgehoben, und weitere Maßnahmen wie Manuelle Therapie, isokinetisches Training und Koordinationstraining schließen sich an. Ein sportartspezifisches Training ist in der Regel 3 Monate nach der Rekonstruktion erlaubt.

## Prognose

Nach einer Kreuzbandersatzplastik sind ca. 80% der Patienten beschwerdefrei und können volle Sportfähigkeit erreichen (Otero, Hutcheson 1993). Nicht unterschätzt werden darf jedoch das Risiko einer fortschreitenden Arthrose selbst nach Bandplastik, die durch die Operation nicht wesentlich aufgehalten werden kann (Krischak 2001).

## Komplikationen

Die häufigsten Komplikationen nach Rekonstruktion eines Kreuzbandes sind zum einen die Bewegungseinschränkung, zum anderen eine verbleibende Instabilität bei zu langem oder insuffizientem Ersatz. Auch sind Schmerzen an der Entnahmestelle, z. B. nach BTB an der Knischeibe bei knienden Arbeiten, häufig. Unmittelbar postoperativ muss auch an eine Patellafraktur nach Entnahme gedacht werden, wenn Patienten über ungewöhnliche Schmerzen klagen. Therapieresistente Bewegungseinschränkungen können durch eine Arthrofibrose verursacht sein.

**Fallbeispiel:** Eine 15-jährige Schülerin verdreht sich das rechte Kniegelenk beim Ligaspiel Ihres Fußballvereins. Sofort schwillt das Knie an und sie kann es kaum noch bewegen. In der Klinik wird die Diagnose VKB-Ruptur gestellt. Bei der sportlichen Patientin wird zunächst ein konservativer Therapieversuch unternommen. In dieser Zeit betreibt sie ein intensives Muskelaufbautraining. Trotzdem verbleibt eine 2-gradige Instabilität. Nach 6 Monaten erhält sie arthroskopisch eine Kreuzbandersatzplastik mit Patellarsehne (BTB). Nach 6-wöchiger Limitierung der Beweglichkeit auf Extension/Flexion

0–0–90° macht sie gute Fortschritte und kann bereits nach 3 Monaten wieder mit dem Lauftraining beginnen.

### 16.2.2 Seitenbandverletzungen

#### Klinik

Es besteht ein Druckschmerz über dem verletzten Band, evtl. in Kombination mit einem Erguss oder einer Weichteilschwellung.

#### Diagnose

Die Stabilität wird in Streckstellung sowie in 30° Beugung untersucht. Während durch das Aufklappen bei Varus- oder Valgusstress in 30° Beugung eine isolierte Seitenbandverletzung diagnostiziert werden kann, kommt es in Streckstellung nur zum Aufklappen, wenn gleichzeitig eine VKB-Ruptur vorliegt. Klinisch werden 3 Grade der Instabilität unterschieden:
- Einfach positiv (+): Aufklappbarkeit < 5°
- Zweifach positiv (++): Aufklappbarkeit 5–10°
- Dreifach positiv (+++): Aufklappbarkeit >10°

#### Therapie

Isolierte Innen- und Außenbandverletzungen werden heute fast ausschließlich konservativ behandelt. Für die Dauer von 6 Wochen wird eine die Rotation verhindernde Orthese angelegt (z.B. Donjoy-Orthese). Nur bei komplexen Bandverletzungen ist eine operative Reinsertion bzw. Naht von interligamentären Rissen indiziert. Knöcherne Bandausrisse werden meist zusätzlich mit einer Platte fixiert (**Abb. 16.21**).

#### Nachbehandlung

Bei konservativer Behandlung der Seitenbandverletzungen haben Orthesen die früheren Oberschenkelgipse weitgehend abgelöst. Sie erlauben angepasste Kniegelenksbewegungen (in der Regel von 20–60° Flexion) bei Teilbelastung des Beines und verhindern so ausgeprägte Inaktivitätsatrophien. Die Bewegungslimitierung muss für 6 Wochen beibehalten werden.

Nach einer Bandrekonstruktion dürfen Patienten für die Dauer von 2–4 Wochen nur mit Bodenkontakt gehen (Abrollen). Wie bei der konservativen Therapie schützt eine bewegungslimitierende Orthese (0–20–60°) die Bandrekonstruktion vor übermäßiger Zugbeanspruchung. In der 5. und 6. Woche ist eine Teilbelastung mit 20 kg möglich. Die Vollbelastung wird meist nicht vor 6 Wochen erlaubt. Hieran muss sich ein intensives Übungsprogramm (z.B. erweiterte ambulante Physiotherapie, EAP) anschließen.

### 16.2.3 Kniegelenkluxation

Die Kniegelenkluxation ist das schwerste Kniebinnentrauma und entsteht meist aufgrund großer Gewalteinwirkung (**Abb. 16.22**). Durch das Trauma kommt es zur Luxation des Unterschenkels meist nach hinten.

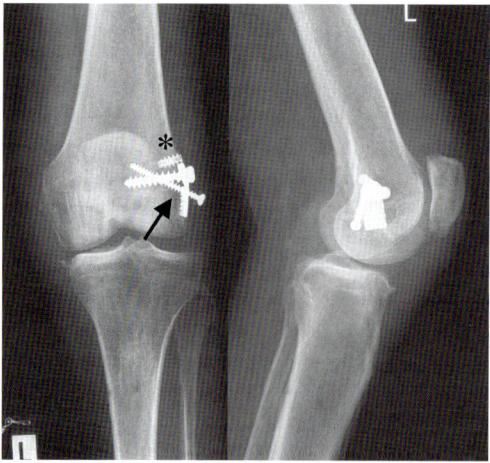

**Abb. 16.21** Therapie bei komplexer Kniegelenkinstabilität. Der Innenbandapparat wurde knöchern mit Schraube und Krallenplatte (Burriplatte) refixiert (Pfeil), das Band zusätzlich mit einem Anker (Stern) angeheftet.

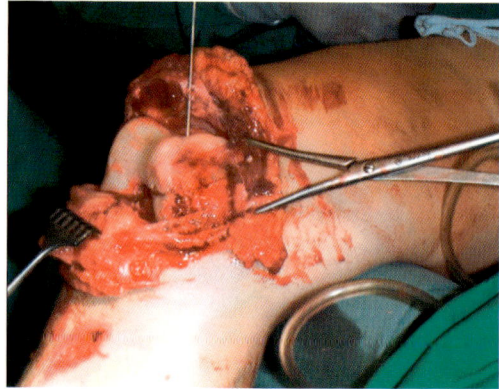

**Abb. 16.22** Offene Kniegelenkluxation.

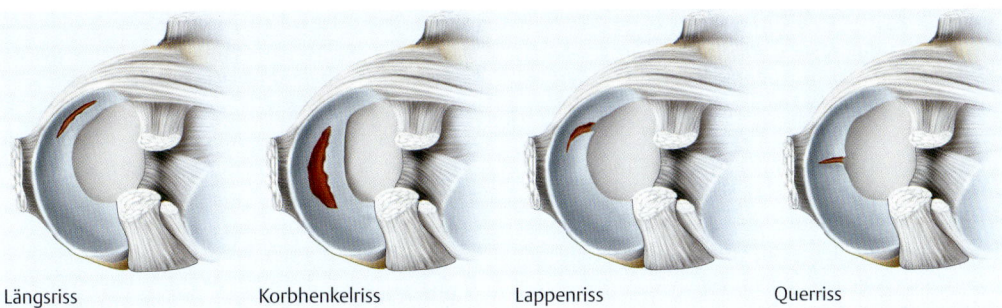

| Längsriss | Korbhenkelriss | Lappenriss | Querriss |

**Abb. 16.23** Verschiedene Formen der Meniskusverletzung.

> Neben den ausgedehnten Verletzungen des Kapsel-Band-Apparates kommt es auch zur Verletzung der A. poplitea im Kniekehlenbereich. Dementsprechend sind auch Schädigungen der Nerven häufig.

## Klinik

Neben der augenscheinlichen Fehlstellung des Kniegelenkes ist auf Zeichen der Ischämie des Unterschenkel zu achten.

## Diagnose

Die Röntgenuntersuchung zeigt die groteske Fehlstellung der Gelenkpartner. Beim bewusstseinsklaren Patienten muss in jedem Fall die Motorik und Sensibilität gewissenhaft überprüft werden.

## Therapie

> Da die vollständige Luxation des Kniegelenks durch Überdehnung oder Läsion der Gefäße zu einer Minderperfusion des Unterschenkels führt, muss unverzüglich eine Reposition in Narkose erfolgen!

Nach gegebenenfalls erforderlicher Gefäßrekonstruktion erfolgt anschließend die Rekonstruktion der Kapsel- und Bandstrukturen. Liegen weitere schwere Begleitverletzungen vor, kann zunächst ein Fixateur externe zur temporären Stabilisierung angelegt werden und erst später die definitive Rekonstruktion erfolgen.

## Nachbehandlung

Die Nachbehandlung richtet sich nach Art und Ausdehnung der Kapsel-Band-Verletzungen, der erreichten operativen Rekonstruktion und nach den Begleitverletzungen. Diese können für jeden Einzelfall sehr unterschiedlich sein.

## 16.2.4 Meniskusverletzungen

Meniskusverletzungen entstehen fast immer auf dem Boden einer degenerativen Vorschädigung, nur ca. 10% haben ausschließlich traumatische Ursachen. Das kann vor allem in der Begutachtung (bei Berufsunfällen und Schadensersatzansprüchen) Probleme bereiten.

## Klassifikation

Nach der Form der Meniskusrisse können verschiedene Typen unterschieden werden (**Abb. 16.23**):
- Längsriss
- Korbhenkelriss
- Lappenriss
- Querriss

Da die Fasern der Menisken in Längsrichtung verlaufen, werden Längsrisse häufig gefunden. Aus dem Längsriss kann sich der Korbhenkelriss entwickeln, und beim Einschlagen des „Henkels" zu Einklemmungserscheinungen führen.

## Klinik

Bei längerem Verlauf berichten Patienten öfter über ein Streckhemmung bzw. das Gefühl „etwas klemme im Kniegelenk ein". Typischerweise besteht ein punktförmiger Schmerz im Gelenkspalt sowie ein Erguss und Schmerzen bei endgradiger Flexion oder Extension. Zuweilen ist die Beweglichkeit des Kniegelenks schmerzhaft eingeschränkt.

## Diagnose

### Klinische Tests
Für die Untersuchung stehen zahlreiche klinische Tests zur Verfügung:
- *Steinmann-I-Zeichen:* Schmerz bei Rotation des Unterschenkels nach außen (bei Innenmeniskus-

verletzung) bzw. nach innen (bei Außenmeniskusverletzung) in 30° Flexion.
- *Steinmann-II-Zeichen:* Schmerzpunkt wandert bei zunehmender Beugung nach hinten.
- *Böhler-Zeichen:* In Extension Schmerz bei Valgus- (Außenmeniskus) bzw. Varusstress (Innenmeniskus).
- *Payr-Zeichen:* Schmerz im Bereich des Innenmeniskus im Schneidersitz und bei zusätzlichem Druck der Knie auf den Boden.
- *Apley-Zeichen:* Der Patient ist in Bauchlage, die Knie sind um 90° gebeugt. Schmerz im Gelenkspalt bei Kompression und Unterschenkeldrehung (wie Steinmann I).

Daneben gibt es eine Vielzahl weiterer Tests. Die Genauigkeit ist abhängig von der Erfahrung des Untersuchers und liegt zwischen 30% und 90% (Hipp 2003).

*Bildgebende Verfahren*
Meniskusverletzungen können im Röntgen nicht dargestellt werden. Dagegen besteht die Möglichkeit, Risse und Degenerationen der Menisken im MRT sichtbar zu machen. Die Wertigkeit und Notwendigkeit der MRT bei Verdacht auf einen Meniskusschaden wird bis heute kontrovers diskutiert. Ein Vorteil ist, dass Begleitverletzungen erkannt werden und die Diagnose bei klinischer Unsicherheit in vielen Fällen sichergestellt werden kann. Allerdings ist diese Methode kostspielig und nicht alle Meniskusschäden werden auch erkannt!

Bei entsprechender Klinik ist in den allermeisten Fällen eine Arthroskopie unumgänglich. Diese ist in der diagnostischen Sicherheit der MRT überlegen.

## Therapie

> *Da der Knorpelschaden zunimmt, je mehr Meniskus entfernt wurde, sollte so viel Meniskusgewebe wie möglich erhalten bleiben.*

Meniskusoperationen können in der Regel arthroskopisch erfolgen. Nicht reparable Meniskusrisse werden reseziert. Falls möglich werden nur erkrankte Gewebeanteile entfernt (partielle Meniskektomie). Ist die komplette Entfernung eines Meniskus (Meniskektomie) notwendig, droht ein dauernder, rasch zunehmender Knorpelschaden. Um dies zu verhindern kann ein Meniskusersatz vorgenommen werden. Hier stehen heute allogene (von Leichenspendern) und autogene (körpereigene) Menisken mit unterschiedlichen Operationstechniken zur Auswahl.

Die Meniskusnaht ist vor allem bei traumatisch bedingten Längsrissen im randnahen, besser durchbluteten Gebiet erfolgreich. Aktuell wird auch zunehmend die Naht von Rissen im Bereich des schlecht durchbluteten inneren Randbereichs der Menisken diskutiert. Voraussetzung ist dabei ein intakter Kapsel-Band-Apparat, da die Nähte bei Instabilität schlecht heilen.

## Nachbehandlung

Nach der (Teil-)Resektion wird frühfunktionell nachbehandelt. Für 2 Wochen ist eine Teilbelastung von 20 kg erforderlich, anschließend kann die Vollbelastung freigegeben werden.

Nach Meniskusnaht ist ein restriktiveres Vorgehen angezeigt. Vor allem Scherkräfte, die auf die Menisken wirken, müssen vermieden werden. Daher wird die Beweglichkeit für 4–6 Wochen auf 0–10–70° limitiert, für die gleiche Dauer sollte nur eine Teilbelastung mit 20 kg erlaubt werden. Isometrische Muskelkräftigungsübungen sind sofort möglich.

## Prognose

> *Nach jeder Meniskusentfernung, auch wenn nur ein Teil reseziert wurde, besteht die Gefahr der Arthrose.*

Diese kann mit schmerzhaften Reizergüssen und Beweglichkeitseinschränkungen den Patienten erheblich belasten.

## Komplikationen

Durch das Einnähen von Nerven oder kleineren Gefäßen im Rahmen einer Meniskusnaht können postoperativ hartnäckige Schmerzen, evtl. in Kombination mit einem oberflächlichen Taubheitsgefühl auftreten. Durch die Arthroskopie sind Infektionen und tiefe Beinvenenthrombosen möglich.

### 16.2.5 Patellafrakturen

Patellafrakturen entstehen entweder indirekt durch eine plötzliche, unerwartete Beugung des Kniegelenkes bei kontrahiertem M. quadriceps, oder durch ein direktes Trauma. Am häufigsten ist die „dashboard-injury", bei der das Knie im Rahmen eines Autounfalls an die Armaturen anschlägt (ca. 30%). Typisch sind auch Stürze auf das gebeugte Knie.

| Polfraktur | Quer- und Längsfraktur | Trümmerfraktur |

**Abb. 16.24** Formen der Patellafraktur.

## Klassifikation

Bei Patellafrakturen können Polfrakturen (distal oder proximal), einfache Frakturen (Quer- oder Längsbruch) und Mehrfragment- bzw. Trümmerfrakturen unterschieden werden (**Abb. 16.24**).

## Klinik

Es besteht eine auffällige Schwellung und schmerzhafte Streckhemmung. Bei dislozierten Frakturen kann ein Spalt getastet werden.

## Diagnose

Die Diagnose wird durch das Röntgenbild gestellt.

## Therapie

> *Die Patellafraktur ist eine Gelenkfraktur! Das Therapieziel besteht daher in der Wiederherstellung der Gelenkfläche, um die Gefahr der posttraumatischen Arthrose zu reduzieren.*

Eine konservative Therapie ist möglich, wenn keine Dislokation besteht und die Gefahr gering ist, dass es im weiteren Verlauf zu einer Dislokation der Fragmente kommt. Längsfrakturen werden durch den ansetzenden Streckapparat nicht auseinandergezogen, daher eignen sich diese besonders für eine konservative Therapie. Diese erfolgt frühfunktionell bis zur Schmerzgrenze unter Teilbelastung mit 20 kg für 6 Wochen. Die ersten 2 Wochen sollte die Flexion nicht über 90° hinaus erfolgen.

Alle übrigen Frakturen sollten operativ behandelt werden. Bei Querfrakturen wird eine Zuggurtung angelegt (**Abb. 16.25a–b**), bei Längsfrakturen bieten

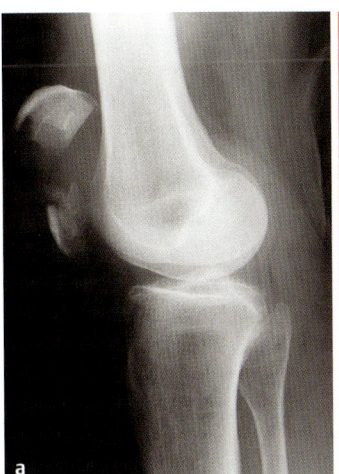
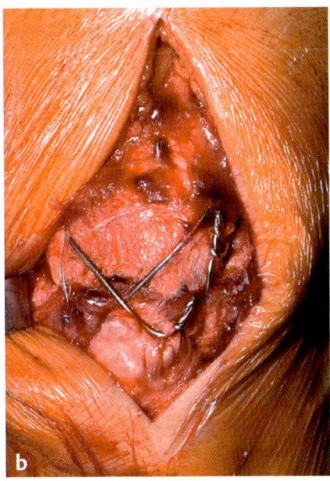

**Abb. 16.25a–b** Patella-Querfraktur. **a** Röntgenbefund. **b** Intraoperatives Bild der Versorgung mit Zuggurtung.

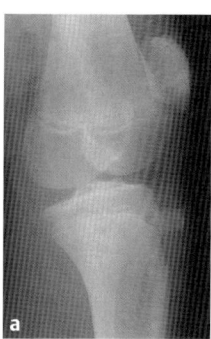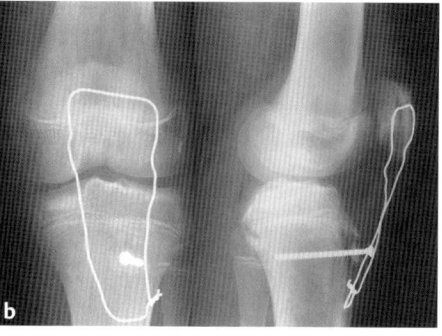

**Abb. 16.26a–b** Knöcherner Patellarsehnenausriss der Tuberositas tibiae. **a** Röntgenbefund. **b** Röntgenaufnahme nach Refixation mit Schraube, Sicherung über McLaughlin-Schlinge.

sich Zugschrauben an. Ausrisse an den Polen werden entweder refixiert, oder gegebenenfalls ohne großes funktionelles Defizit entfernt. Bei Trümmerfrakturen ist in seltenen Fällen eine vollständige Entfernung der Patella (Patellektomie) notwendig. Der Strecksehnenapparat wird dann mit der Patellarsehne unter Spannung adaptiert.

Ist die Osteosynthese nicht ausreichend stabil, oder ist zudem die Patellarsehne ausgerissen (siehe Kap. 5.2.3), wird eine zusätzliche Drahtschlinge (McLaughlin-Schlinge) zwischen Patella und Patellarsehne eingebracht (**Abb. 16.26a–b**).

**Fallbeispiel:** Ein taubstummer 13 Jahre alter Junge stürzt beim Fußballspiel in der Pause beim Kampf um den Ball. Er kann das linke Knie nicht mehr bewegen, weswegen der Rettungsdienst informiert wird. Nach Transport in die Notfallambulanz wird eine Röntgenuntersuchung durchgeführt. Hier zeigt sich ein knöcherner Abriss des Patellarsehnenansatzes an der Tuberositas tibiae. Am Folgetag wird die ausgerissene Sehne an der Tuberositas mit einer Schraube refixiert und der Sehnenzug durch eine eingebrachte McLaughlin-Schlinge aufgehoben. Für die Dauer von 6 Wochen darf der Junge das Bein nur bis 60° Flexion anbeugen und nicht voll belasten. Nach Entfernung der Schlinge nach 6 Wochen wird die Bewegungslimitierung aufgehoben und die volle Belastung erlaubt.

## Nachbehandlung

Nach der operativen Therapie sollte bis zum Abschwellen der Weichteile eine mehrtägige Ruhigstellung erfolgen. Anschließend sind aktive und passive Bewegungen möglich. Je nach Fraktur wird die Beweglichkeit in den ersten 2–4 Wochen auf Flexion nicht über 90° limitiert. Um Verklebungen der Gelenkkapsel zu vermeiden, erfolgt eine Motorschienenbehandlung. Isometrische Kräftigungsübungen der Mm. quadriceps sind von Beginn an erlaubt und fördern die Frakturheilung. Bis zur vollständigen Konsolidierung der Fraktur dürfen Patienten mit 20 kg Teilbelastung gehen.

Die Nachbehandlung der konservativ behandelten Patellafrakturen entspricht der der operierten. Allerdings müssen engmaschige Röntgenkontrollen eine sekundäre Dislokation ausschließen.

**Fallbeispiel:** Eine 67-jährige Patientin fällt beim Staubsaugen zu Hause über einen Teppich und stürzt auf das linke Knie. Da sie nicht mehr alleine aufstehen kann, ruft ihr Ehemann den Rettungswagen. In der Klinik wird eine dislozierte Querfraktur der Patella diagnostiziert. Am Folgetag wird eine operative Reposition und Fixierung mit einer Zuggurtung vorgenommen. Postoperativ wird die Beweglichkeit mit einer Mecron-Schiene limitiert. Das Bein darf die Patientin mit 20 kg belasten. Für die Dauer von 3 Wochen darf sie das Kniegelenk bis 30° Flexion, für weitere 2 Wochen bis 60° und bis nach Ablauf der 6. Woche bis 90° assistiv bewegen. Erst danach darf die Belastung des Beines gesteigert werden. 5 Wochen später ist bereits die freie Beweglichkeit erreicht.

## Prognose

Bei komplikationslosem Verlauf ist die Fraktur nach 6–8 Wochen vollständig knöchern durchbaut.

## Komplikationen

Gelingt es nicht, die Fraktur ausreichend zu stabilisieren, kann der Muskelzug die Frakturheilung stören und so eine Pseudarthrose entstehen. Durch

Verklebungen der Kniegelenkskapsel oder Verkürzungen der Muskulatur sind Störungen der Beweglichkeit möglich (Beugekontraktur, Streckhemmung). In diesem Zusammenhang kann es zu belastungsabhängigen Schmerzen kommen. Bleibt eine Gelenkstufe bestehen, erhöht sich das Risiko einer posttraumatischen Retropatellararthrose.

### 16.2.6 Patellaluxation

Die Patellaluxation zählt zu den Verletzungen des Kniestreckapparates (Quadrizepssehne, Patella, Patellarsehne). Bei der traumatischen Patellaluxation rutscht die Patella unter dem Einfluss äußerer oder innerer Gewalt aus ihrem Gleitlager nach lateral oder medial. Luxationen nach lateral sind sehr viel häufiger anzutreffen, als Luxationen nach medial. Begünstigt wird die Patellaluxation durch anlagebedingte Formvarianten der Patella (knöcherne Fehlformen der Patellarückfläche oder des femoralen Gleitlagers), durch lockeres Bindegewebe, eine hoch stehende Patella oder eine muskuläre Dysbalance mit Übergewicht der Zugrichtung der Oberschenkelmuskulatur nach lateral. Begleitend kommen Verletzungen des seitlichen Kniehalteapparates wie Abscherfrakturen des lateralen Kondylus oder Patellafrakturen vor.

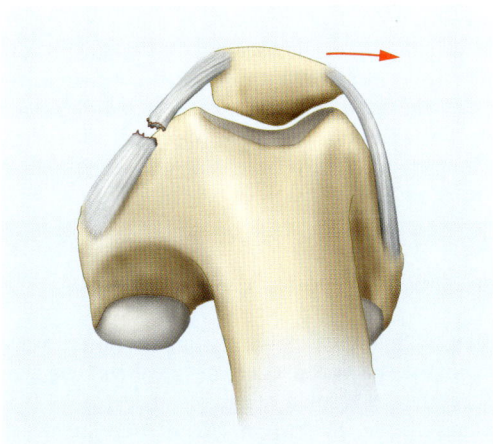

**Abb. 16.27** Patellaluxation nach lateral, Sicht von oben. Riss des medialen Retinakulums.

### Klassifikation

Bei der habituellen Patellaluxation kommt es zur immer wiederkehrenden Luxation, wobei diese typischerweise durch Bagatelleverletzungen ausgelöst werden. Der Grund für habituelle Luxationen sind anlagebedingte anatomische Veränderungen der Patella oder des femoralen Gleitlagers.

Davon unterschieden werden muss die traumatische Luxation, die meist durch Rotationsverletzungen nach außen entsteht. Regelmäßig ist das mediale Retinakulum zerrissen. Durch den fehlenden medialen Halt wird die Patella nach außen gezogen und nach lateral luxiert (**Abb. 16.27**). Verbleibt die Instabilität, kommt es zu immer wiederkehrenden Luxationen, die als rezidivierend traumatische Patellaluxationen bezeichnet werden.

### Klinik

Unmittelbar nach der Luxation kommt es häufig zu einer spontanen Reposition der Patella. Nach der Erstluxation besteht meist ein Druckschmerz an der Innenseite der Patella im Bereich des zerrissenen medialen Retinakulums. Oft ist ein Gelenkerguss gut zu tasten. Der Versuch, durch laterales Verschieben der (reponierten) Patella eine Luxation herbeizuführen, wird von dem Patienten durch Gegenspannen und Abwehrhaltung verhindert. Diese Reaktion ist als positives *Apprehension-Zeichen* häufig zu finden.

Die habituelle Luxation verursacht meist nur kurzzeitig Schmerzen. Die Patella reponiert spontan und es bildet sich ein nur kaum zu tastender Gelenkerguss.

### Diagnose

Die Schilderung des Unfallhergangs und die typischen Symptome weisen auf die Patellaluxation. Röntgen in 2 Ebenen ermöglicht den Frakturausschluss. Ein Riss des medialen Retinakulums kann sonographisch nachgewiesen werden. Bei Verdacht auf eine habituelle Luxation müssen die Beingeometrie und die Muskelverhältnisse genau untersucht werden. In der Röntgenuntersuchung (tangentiale Aufnahme der Patella) werden anatomische Varianten der Patella und des Gleitlagers diagnostiziert. Die anlagebedingte Form der Patella wird nach

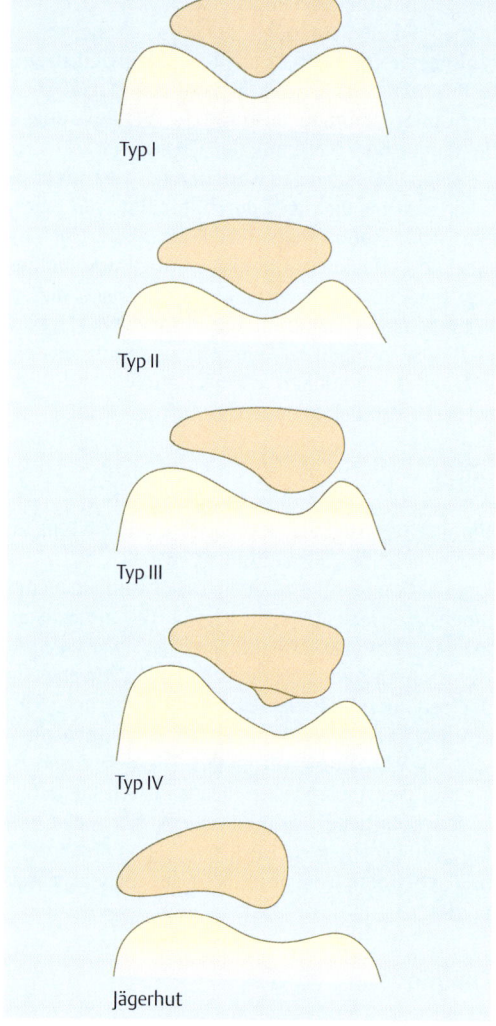

**Abb. 16.28** Einteilung der Patellaformen nach Wiberg und Baumgartl.

Wiberg und Baumgartl (1941) beschrieben (**Abb. 16.28**):
- Typ Wiberg I: mediale und laterale Facette gleich groß und konkav
- Typ Wiberg II: mediale Facette ist wesentlich kleiner als laterale, konkav
- Typ Wiberg III: mediale Facette ist wesentlich kleiner als laterale, konvex
- Typ Wiberg IV: kleine wulstförmig vorspringende Patellafacette
- als Jägerhut-Deformität wird die fehlende Patellafacette bezeichnet

## Therapie

Nach traumatischer Erstluxation erfolgt in der Regel zunächst die konservative Therapie. Diese sieht eine Ruhigstellung in 10° Flexion im Gips oder mit Orthese vor. Durch krankengymnastische Nachbehandlung soll eine Zweitluxation vermieden werden.

Bei habitueller oder rezidivierender traumatischer Luxation ist nur eine operative Therapie erfolgversprechend. Hierbei gibt es eine fast unüberschaubare Vielzahl von Operationsmöglichkeiten und -techniken. Es werden Eingriffe an den Weichteilen und an den Knochen unterschieden, wobei vor Abschluss des Wachstums nur Weichteileingriffe erfolgen sollten.

Die häufigsten Verfahren sind einzeln oder in Kombination möglich. An den seitlichen Weichteilstrukturen kann das laterale Retinakulum durchtrennt (Lateral Release) bzw. das mediale Retinakulum gerafft werden (**Abb. 16.29a–d**). Am Streckapparat sind Eingriffe mit einer Medialisierung des Ansatzes der Oberschenkelmuskulatur von denen zu unterscheiden, bei dem der distale Ansatz der Patellarsehne medialisiert wird.

## Nachbehandlung

Die Nachbehandlung richtet sich nach dem angewendeten Verfahren und kann sehr unterschiedlich ausfallen. Ziel der konservativen Therapie ist die Kräftigung des M. vastus medialis, wodurch die Patella in ihrem Gleitlager medialisiert wird. Wegen des bei Flexion erhöhten Anpressdruckes sind Übungen in Streckstellung denen in Beugestellung vor zu ziehen.

### 16.2.7 Tibiakopffraktur

Tibiakopffrakturen entstehen meist durch Stauchungsmechanismen oder durch Einwirkung von Scherkräften. Wenn die Femurkondyle in das Tibiaplateau gestaucht wird, kann der lockere spongiöse Knochen im Tibiakopfbereich erheblich zusammengepresst werden. Dadurch können größere Substanzdefekte entstehen.

Häufig bestehen Begleitverletzungen des Kapsel-Band-Apparates des Kniegelenkes und der Menisken. Durch die physiologische Valgusstellung ist das laterales Plateau ca. 3-mal häufiger betroffen als das mediale.

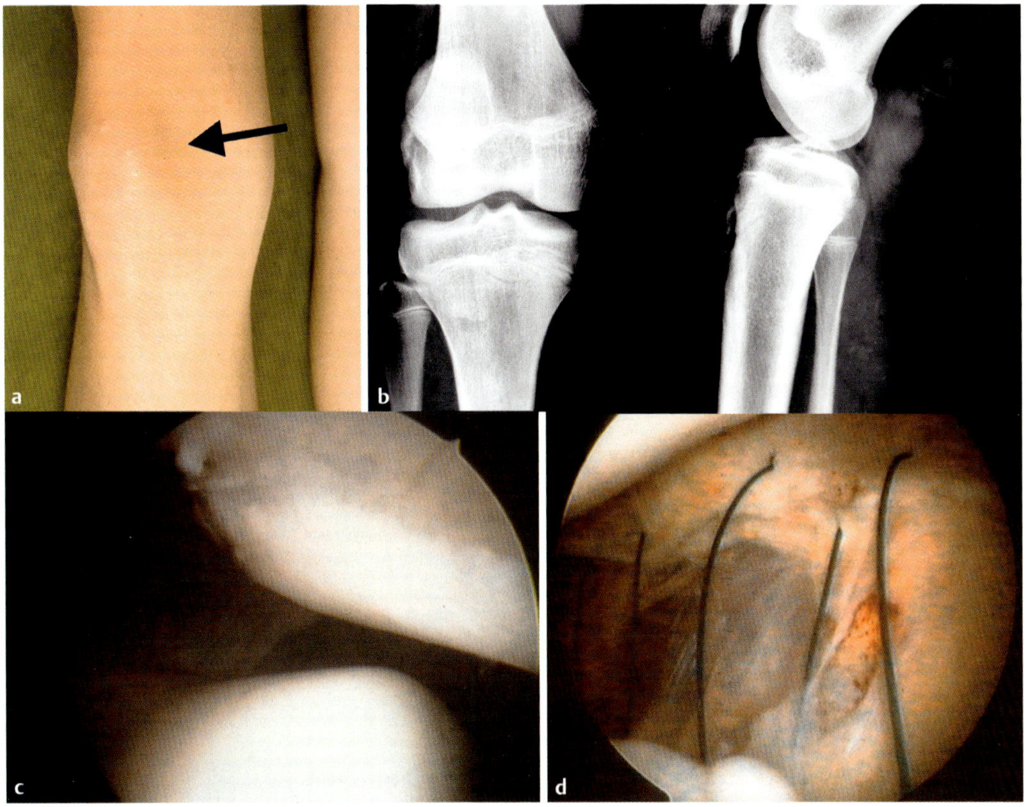

**Abb. 16.29 a–d** Patellaluxation und Therapie. **a** Klinisch eindeutige Luxation der Patella nach lateral (Pfeil). **b** Röntgenbefund. **c** Lateralisierung der Patella bei Arthroskopie. **d** Arthroskopische Naht des medialen Retinakulums.

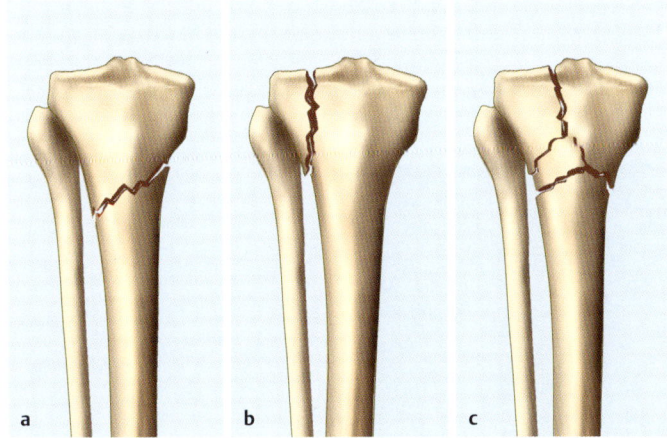

**Abb. 16.30** AO-Klassifikation der Tibiakopffrakturen (Typ A–C).

## Klassifikation

Man unterscheidet extraartikuläre (Typ A) von Gelenkfrakturen, die entweder das laterale oder mediale Plateau (Typ B) oder beide (Typ C) betreffen (**Abb. 16.30**).

## Klinik und Diagnostik

Auffällige Zeichen sind Schmerz, Schwellung und manchmal eine sichtbare Deformität des Kniegelenkes. Als Begleitverletzungen können Schädigungen des N. peronaeus vorkommen. Sowohl in der frühen als auch in der späten Phase kann es zur Ausbildung eines Kompartment-Syndroms kommen (siehe Kap. 9.3).

## Diagnose

Die Fraktur wird durch das Röntgen diagnostiziert. Zur genauen Beurteilung der Gelenkflächen und möglicher Defektzonen hat sich die Computertomographie (CT) bewährt. Bei Verdacht auf eine Schädigung des N. peronaeus sind gegebenenfalls neurologische Zusatzuntersuchungen (z.B. Nervenleitgeschwindigkeit) erforderlich.

## Therapie

Eine konservative Therapie ist möglich, wenn keine oder eine nur minimale Dislokation ohne Gelenkstufenbildung vorliegt. Bei allen dislozierten Tibiakopffrakturen ist eine operative Therapie indiziert. Die Rekonstruktion sieht zunächst die Wiederherstellung des Gelenkflächenniveaus vor, bei Spongiosadefekten ist häufig die Unterfütterung und Auffüllung bestehender Defekte mit körpereigener Spongiosa (Spongiosaplastik) nötig. Die Stabilisierung erfolgt mit Spongiosazugschrauben, evtl. in Kombination mit speziellen Abstützplatten (**Abb. 16.31a–b**).

Bei begleitendem schweren Weichteilschaden wird zunächst ein gelenküberbrückender Fixateur externe angelegt, bis eine definitive Versorgung möglich ist.

## Nachbehandlung

Zunächst erfolgt bis zur Konsolidierung der Weichteile die Lagerung in einer Schiene für wenige Tage. Anschließend können operativ versorgte Typ-A- und Typ-B- Frakturen frühfunktionell unter Entlastung behandelt werden. In vielen Fällen ist bereits eine Teilbelastung mit 20 kg erlaubt. Eine Steigerung der Belastung ist ab der 6. Woche möglich, die Vollbelastung wird nach 12 Wochen freigegeben. Für C-Frakturen gelten bisweilen deutlich längere Zeiträume.

Nach einer Spongiosaplastik gilt prinzipiell, dass eine mechanische Beanspruchung erst dann erfolgen sollte, wenn das frei transplantierte Knochengewebe revaskularisiert und revitalisiert ist. In der Regel ist dies nach 8 bis 12 Wochen zu erwarten. Um während dieser Zeit eine ausreichende Knorpelernährung zu gewährleisten und das Entstehen von Kapselverklebungen zu verhindern, muss das Kniegelenk passiv bewegt werden. Anfangs macht dies der Physiotherapeut, nach wenigen Tagen ist der Einsatz einer Motorschiene möglich. Nach 2 Wochen sollte eine Beweglichkeit von 0–0–90° (Extension/Flexion) erreicht sein.

## Komplikationen

Die häufigsten Komplikationen sind tiefe Beinvenenthrombosen und das Kompartment-Syndrom. Zudem treten aufgrund des dünnen Weichteilmantels relativ häufig Wundheilungsstörungen und Infektionen auf. Insbesondere bei Trümmerfrakturen kommen Redislokationen und Implantatversagen vor. Spätfolgen sind posttraumatische Arthrosen und Knieinstabilitäten.

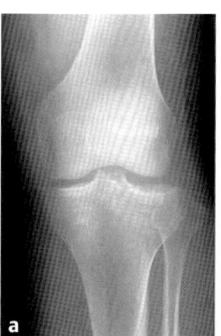
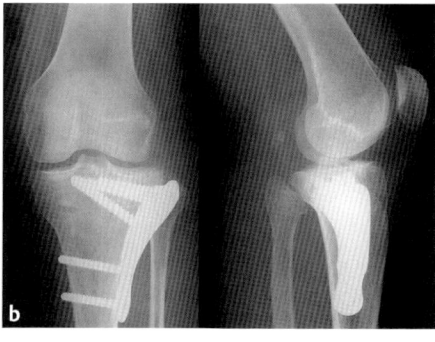

**Abb. 16.31a–b** Laterale Tibiakopffraktur. **a** Röntgenbefund. **b** Stabilisierung über winkelstabile Plattenosteosynthese.

## Zusammenfassung

- Verletzungen des Kniegelenks betreffen in erster Linie Bänder und Menisken, oft in Kombination. Typisch ist die „unhappy triad", bei der das VKB, das Innenband und der Innenmeniskus geschädigt werden. Besonders schwerwiegend ist die Kniegelenkluxation, bei der es zur Zerreißung aller Kniebinnenstrukturen kommt.
- Kreuzbandrupturen sind typische Sportverletzungen. Anamnese und klinische Tests erlauben eine sichere Diagnosestellung, die oft von modernen bildgebenden Verfahren (MRT) bestätigt wird. Die konservative Therapie ist möglich. Bei aktiven Patienten werden komplette Rupturen aber operativ behandelt, in erster Linie mit einer Ersatzplastik, die aus der Patellarsehne oder der Sehne des M. semitendinosus gewonnen wird. Grundsätzlich sollte die Operation erst durchgeführt werden, wenn das Gelenk reizfrei ist, um das Risiko von Bewegungsstörungen durch Arthrofibrose zu verringern. Für die Nachbehandlung gibt es unterschiedliche Empfehlungen. Entscheidend sind die Vorgaben des Operateurs. Die Prognose nach einer erfolgreichen Operation ist gut, aber das Risiko einer fortschreitenden Arthrose lässt sich häufig nicht vermeiden.
- Isolierte Seitenbandverletzungen werden fast ausschließlich konservativ behandelt. Eine Orthese verhindert für die Dauer von 6 Wochen ungünstige Belastungen und erlaubt eingeschränkte Bewegungen des Kniegelenks in Flexion und Extension. Die physiotherapeutische Nachbehandlung spielt für das Erreichen eines guten Behandlungsergebnisses eine herausragende Rolle.
- Die Kniegelenkluxation entsteht meist aufgrund großer Gewalteinwirkung. Neben der Verletzung des Kapsel-Band-Apparates kommt es häufig zu Schädigungen der A. poplitea und von Nerven. Wegen der drohenden Minderperfusion des Unterschenkels muss die Reposition und Rekonstruktion der Gefäße schnellstmöglich erfolgen. Für die Rekonstruktion verletzter Kapsel-Band-Strukturen sind gegebenenfalls weitere Eingriffe erforderlich. Die Nachbehandlung richtet sich nach dem Ausmaß der Kapsel-Band-Verletzungen, der erreichten Rekonstruktion und den Begleitverletzungen.
- Traumatische Meniskusschäden treten meist bei degenerativ vorgeschädigten Menisken auf. Nach der Form der Risse unterscheidet man verschiedene Typen. Klinische Tests ermöglichen die Diagnose. Im Röntgenbild erkennt man Meniskusverletzungen nicht, der Wert und die Notwendigkeit der MRT ist umstritten. Die Arthroskopie ermöglicht eine sichere Diagnose und erlaubt gleichzeitig die erforderliche Behandlung, die meist in der sparsamen Resektion und Glättung der Ränder besteht. Je mehr Meniskusgewebe entfernt wird, umso größer ist das Risiko einer posttraumatischen Arthrose. Nach Teilresektionen kann die Belastung relativ schnell wieder aufgenommen werden. Nach einer Meniskusnaht darf das Gelenk für 4–6 Wochen nur teilbelastet werden. Hartnäckige Schmerzen nach einer Meniskusnaht deuten darauf hin, dass kleine Gefäße oder Nerven eingenäht wurden.
- Die Patellafraktur ist eine Gelenkfraktur! Ziel der Therapie ist die optimale Rekonstruktion der Gelenkfläche, um das Risiko einer posttraumatischen Arthrose zu verringern. Daher erfolgt die Therapie in den meisten Fällen operativ. Wird die Fraktur nicht ausreichend stabilisiert, droht eine Pseudarthrose. Trotz frühfunktioneller Behandlung kann es durch Verklebungen der Kniegelenkskapsel zu dauerhaften Einschränkungen der Beweglichkeit kommen. Bei Trümmerfrakturen wird gelegentlich die gesamte Kniescheibe entfernt (Patellektomie).
- Die Patellaluxation wird durch Fehlformen der Patella oder des femoralen Gleitlagers begünstigt (habituelle Patellaluxation). Luxationen nach lateral sind wesentlich häufiger als nach medial. Bei der traumatischen Patellaluxation nach lateral zerreißt das mediale Retinakulum. Trotzdem kommt es meist zur spontanen Reposition. Die Therapie erfolgt nach traumatischer Erstluxation konservativ. Bei rezidivierender oder habitueller Luxation stehen verschiedene operative Verfahren zur Verfügung. Die Nachbehandlung hat immer das Ziel, muskuläre Dysbalancen zu beseitigen und den Zug des M. vastus medialis auf die Patella zu verstärken.
- Tibiakopffrakturen sind meist Stauchungsfrakturen mit Begleitverletzungen des Kapsel-Band-Apparates und der Menisken. Gelegentlich ist auch der N. peroneus betroffen. Die Therapie erfolgt meist operativ. Muss der Knochendefekt mit einer Spongiosaplastik aufgefüllt werden, darf das Gelenk bis zu 12 Wochen nicht belastet werden, muss aber bewegt werden.

## 16.3 Verletzungen des Unterschenkels und des Sprunggelenkes

### 16.3.1 Unterschenkelschaftfraktur

> Der Bruch beider Unterschenkelknochen im Schaftbereich bezeichnet man als Unterschenkelschaftfraktur. Bei isolierten Frakturen der Tibia oder der Fibula spricht man von Tibia- oder Fibulaschaftfraktur.

Da die Knochen des Unterschenkels nur von einem dünnen Weichteilmantel gedeckt sind, kommt es besonders häufig zu offenen Frakturen (40%). Somit können größere Defektbereiche bestehen. Aber auch bei geschlossenen Frakturen besteht häufig ein schwerer Weichteilschaden, der die Prognose und das Auftreten von Komplikationen maßgeblich beeinflusst.

### Klassifikation

Neben der Frakturform (Quer-, Schräg-, Biegungs-, und Spiralbruch, Mehrfragment- und Trümmerbruch) müssen der Grad der Weichteilschädigung bzw. der Grad der offenen Fraktur berücksichtigt werden (siehe Kap. 6.1.2).

### Klinik und Diagnostik

Klinisch bestehen in der Regel die typischen Frakturzeichen:
- Achsabweichung,
- Einschränkung der Gelenkbeweglichkeit,
- Weichteilschaden, u. U. mit sichtbaren Fragmenten.

Durch Blutungen kann es zu ausgeprägten Weichteilschwellungen oder Hämatomen kommen.

### Diagnose

Das Röntgenbild erlaubt die genaue Beurteilung von Form und Ausmaß der Fraktur. Besonders wichtig ist es, ein drohendes oder manifestes Kompartment-Syndroms zu erkennen, das sich durch die Weichteilschwellung oder ein Hämatom rasch entwickeln kann (s. Kap. 9.3). Die Dopplersonographie kann Hinweise auf Gefäßverletzungen geben, die bei Bedarf weiter abgeklärt werden müssen. Bei Verdacht auf eine Nervenläsion müssen die Sensibilität und entsprechende Kennmuskeln geprüft werden.

### Therapie

**Konservativ**
Die konservative Therapie hat, im Gegensatz zur Oberschenkelfraktur, einen hohen Stellenwert bei der Behandlung von Unterschenkelfrakturen.

> Es gilt der Grundsatz: „Konservativ, wenn möglich – operativ, wenn nötig."

Indikationen zur konservativen Therapie sind:
- geschlossene, nicht oder nur wenig dislozierte Schaftfrakturen,
- Spiralbrüche mit und ohne Drehkeil, die sich ohne Schwierigkeiten achsgerecht reponieren lassen (da man aufgrund der großen Frakturflächen beim Spiralbruch eine gute Frakturheilung erwarten kann),
- alle Frakturen im Wachstumsalter – mit Ausnahme offener Frakturen Grad II bis IV.

Die Therapie besteht in der Ruhigstellung im Oberschenkelgips unter Entlastung für 4–6 Wochen, dann kann eine zunehmende Belastung erfolgen. Je nach Durchbauung kann nach 6–8 Wochen auf einen Gips oder eine Orthese übergegangen werden. Ein Brace erlaubt Geh-Vollbelastung und freie Kniebeweglichkeit (**Abb. 16.32a–b**).

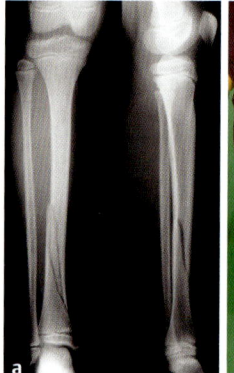
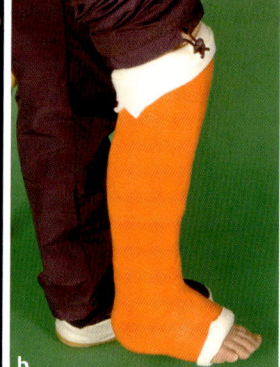

**Abb. 16.32a–b** Konservative Therapie bei Tibiaschaftspiralfraktur. **a** Röntgenbefund. **b** Behandlung im zirkulären Unterschenkelbrace.

**Operativ**
Für die operative Therapie wird heute, wenn möglich, der Marknagel verwendet. Dieser kann als „klassischer" Nagel in aufgebohrter Technik, oder als „Unreamed Tibia Nail" (UTN) in nichtaufgebohr-

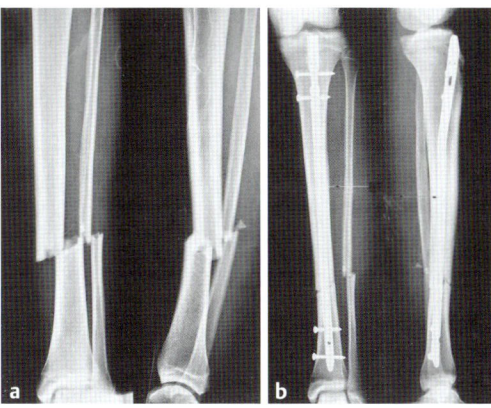
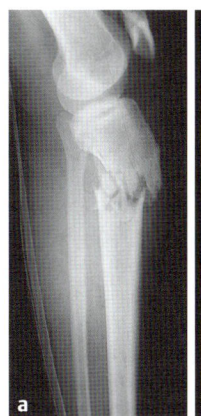
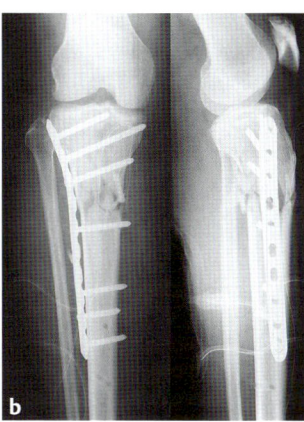

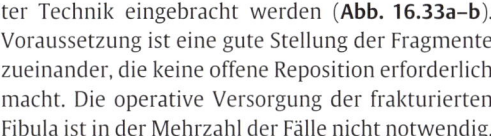

Abb. 16.33a–b Unterschenkelschaftfraktur. a Röntgenbefund. b Stabilisierung mit einem unaufgebohrten Verriegelungsmarknagel (UTN).

Abb. 16.34a–b Proximale Tibiaschaftfraktur. a Röntgenbefund. b Osteosynthese mit winkelstabiler Platte.

ter Technik eingebracht werden (**Abb. 16.33a–b**). Voraussetzung ist eine gute Stellung der Fragmente zueinander, die keine offene Reposition erforderlich macht. Die operative Versorgung der frakturierten Fibula ist in der Mehrzahl der Fälle nicht notwendig.

Bei Quer-, Dreh- und Schrägbrüchen, aber auch bei Mehrfragmentfrakturen, ist die Versorgung mit der Plattenosteosynthese möglich (**Abb. 16.34a–b**). Insbesondere bei Frakturen im Bereich der Metaphyse, bei Gelenkbeteiligungen oder begleitendem Kompartment-Syndrom ist die Platte das bevorzugte Verfahren. Da der Weichteilmantel an der Tibia dünn ist, ist unbedingt Vorsicht geboten: Frakturheilungsstörungen und Infektionen sind häufige Gefahren! Daher ist die Plattenosteosynthese bei offenen Frakturen in der Regel kontraindiziert. Ausnahmen sind leichtgradig offene Frakturen (Grad I).

Bei schweren Trümmer- oder Stückbrüchen sowie bei schwerem Weichteilschaden oder Polytraumatisierung, wird primär ein Fixateur externe angelegt (**Abb. 16.35a–c**). Nach Konsolidierung der Weichteile wird in der Regel ein Wechsel auf einen Nagel oder eine Plattenosteosynthese bevorzugt. Ist der Fixateur länger als 1 Woche angelegt, wird empfohlen, nach Entfernung des Fixateurs eine kurz Phase in der Gipsschiene vor der definitiven Versorgung anzuschließen, bis sich die Wunden der Fixateurpins sicher verschlossen haben. Alternativ ist nach Abbau des Fixateurs auch die Anlage eines Braces oder Sarmiento-Gipses möglich. Von einigen Autoren wird die Ausheilung im Fixateur bis zur Konsolidierung der Fraktur empfohlen. Aufgrund der höheren Infektionsgefahr über die Pineintrittsstellen und dem geringeren Patientenkomfort wird dies jedoch von den meisten Operateuren nicht favorisiert.

**Fallbeispiel:** Ein 57 Jahre alte Lagerarbeiter springt von einer Laderampe und kommt mit dem rechten Bein schräg auf. Hierbei kommt es zu einer II-gradig offenen Unterschenkelfraktur, die der eintreffende Notarzt steril verbindet. Zügig leitet er den Transport in die Klinik ein. Hier zeigt die Röntgenuntersuchung eine distale Unterschenkelfraktur, sodass der Patient notfallmäßig für den OP vorbereitet wird. Nach Stellen der Fibulafraktur mit einer Plattenosteosynthese wird die offene Fraktur mit einem gelenküberbrückenden Fixateur externe versorgt. Da die Weichteilschwellung während der OP stark

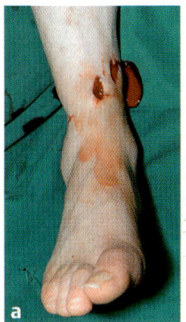
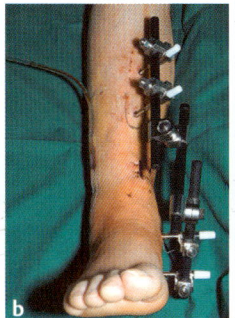
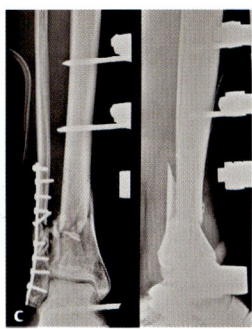

Abb. 16.35a–c II-gradig offene distale Unterschenkelfraktur. a Befund präoperativ. b Externe Fixation postoperativ. c Röntgenbefund. Plattenosteosynthese der Fibula, gelenküberbrückender Fixateur externe zur Stabilisierung der Tibiafraktur

zugenommen hat, wird die Wunde mit einer Vakuumversiegelung verschlossen. Zunächst muss noch ein Wechsel der Versiegelung erfolgen, bis schließlich 10 Tage nach dem Unfall die Wunde vernäht werden kann. Eine Woche später wird der Fixateur entfernt, und die Fraktur mit einer Plattenosteosynthese definitiv versorgt. Nach 8 Wochen Teilbelastung mit 20 kg kann der Patient zügig voll belasten.

### Nachbehandlung

Bei der konservativen Therapie beginnt die Nachbehandlung nach Gipsabnahme. Patienten dürfen bis zur Schmerzgrenze belasten. Wichtiges Ziel ist neben der Kräftigung die Mobilisierung der Fußgelenke, deren Beweglichkeit nach der Ruhigstellung im Gips meistens deutlich eingeschränkt ist.

Bis zum Abschwellen müssen Patienten das Bein in einer Schaumstoffschiene hoch lagern. In Abhängigkeit vom gewählten Operationsverfahren und dem Allgemeinzustand des Patienten kann die frühfunktionelle Behandlung ab dem 1. postoperativen Tag beginnen. Nach Marknagelung dürfen Patienten das Bein ab dem 3. Tag mit 20 kg teilbelasten. Bei einem dynamischen (nicht verriegelten) Marknagel kann die Belastung sukzessive bis zur Vollbelastung gesteigert werden, die Vollbelastung wird meist nach 6–8 Wochen erreicht. Bei statischer Verriegelung werden 20 kg Teilbelastung bis zur Röntgenkontrolle nach 6 Wochen beibehalten. Wird die Verriegelung entfernt, kann die Belastung zügig bis zur Vollbelastung gesteigert werden.

Mit der Plattenosteosynthese wird Bewegungsstabilität erreicht. Die Teilbelastung ist bis 20 kg möglich und darf frühestens nach der 6. Woche gesteigert werden. Nach 8–12 Wochen wird die Vollbelastung erreicht. Dies gilt ebenfalls für den Fixateur externe bis zum Verfahrenswechsel.

### Komplikationen

> *Wird die Belastung bei einem verriegelten Marknagel zu früh gesteigert, besteht die Gefahr, dass der Verriegelungsbolzen bricht!*
> *Wird die Belastung bei einem dynamischen Marknagel nicht schnell gesteigert, besteht die Gefahr, dass sich die Bruchheilung verzögert!*

Auf das Kompartment-Syndrom als wichtigste Komplikation ist bereits hingewiesen worden. Daneben sind Infektionen und Pseudarthrosen aufgrund des geringen Weichteilmantels sehr viel häufiger zu beobachten als am Oberschenkel. Die schwerste Komplikation ist sicherlich die infizierte Pseudarthrose, deren Behandlung langwierig und für den Patienten äußerst belastend ist (s. Kap. 9.2). Achsenfehler im Sinne von Längendifferenzen, Achsabweichung in sagittaler oder Frontalebene, sowie Rotationsfehler sind selten und je nach Behandlungsart unterschiedlich häufig anzutreffen. Dazu kommen implantatspezifische Komplikationen wie Materialbrüche bei Marknägeln und Platten.

## 16.3.2 Pilon-tibial-Fraktur

Die distale Tibiafraktur mit Beteiligung der horizontalen Gelenkfläche des oberen Sprunggelenks (OSG) nennt man Pilon-tibial-Fraktur. Sie gilt als schwere und folgenreiche Verletzung und muss deshalb von „einfachen" Knöchelbrüchen und distalen Tibiafrakturen ohne Gelenkbeteiligung unterschieden werden. Häufig gibt es schwere Begleitverletzungen und Weichteilschäden. Das Wort „pilon" kommt aus dem Französischen und heißt „Keule" oder „Hammer". Die Fraktur entsteht durch axiale Stauchung, wie z. B. beim Sturz aus großer Höhe.

### Klinik

Klinisch besteht eine ausgeprägte schmerzhafte Schwellung im Bereich der distalen Tibia, oft in Verbindung mit Blutergüssen oder offenen Wunden. Betroffene können das Bein nicht belasten.

### Diagnose

Die Fraktur wird mit der konventionellen Röntgenaufnahme diagnostiziert, für die weitere Planung gilt heute die Computertomographie als Standard.

### Therapie

Die Therapie hängt in erster Line vom Ausmaß des Weichteilschadens ab. Bei schwerem Weichteilschaden erfolgt zunächst die primäre Stabilisierung mit dem Fixateur externe, gegebenenfalls mit einer

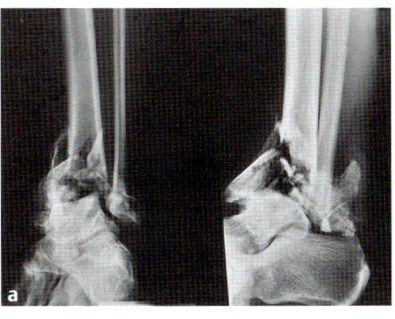
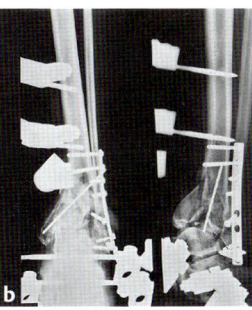

**Abb. 16.36 a–b** Schwere Defekt-Trümmerfraktur des Pilon tibial. **a** Röntgenbefund. **b** Kombination aus verschiedenen Osteosyntheseverfahren (Platte, Schrauben, Draht, Fixateur externe), wodurch die Fraktur stabilisiert und der Gelenkblock wieder hergestellt wird. Es verbleibt der knöcherne Defekt im Gelenkbereich.

Spaltung der Kompartimente. Nach Konsolidierung der Weichteile kann sekundär die Rekonstruktion der Gelenkfläche und Stabilisierung mit Schrauben- bzw. Plattenosteosynthese vorgenommen werden (**Abb. 16.36 a–b**). Oft ist sekundär eine Spongiosaplastik notwendig.

Bei guten Weichteilverhältnissen kann primär eine Plattenosteosynthese eingebracht werden. Hierbei wird stets zuerst die Fibula mit einer Drittelrohrplatte zur Wiederherstellung der korrekten Länge versorgt.

## Nachbehandlung

Nach Rekonstruktion der Gelenkfläche ist in der Regel nur Bewegungsstabilität zu erreichen. Das Bein wird postoperativ in einer Unterschenkelgipsschiene gelagert, aus der heraus nach wenigen Tagen die Mobilisation des OSG erfolgt. Mit dem Belastungsaufbau kann erst nach 8–10 Wochen begonnen werden, die Vollbelastung wird nicht vor der 10.–12. Woche erreicht. Bei ausgeprägter Schwellneigung ist manuelle Lymphdrainage mit Bandagierung indiziert, die Patienten müssen einen Kompressionsstrumpf tragen. Oft ist eine lang andauernde physiotherapeutische Behandlung erforderlich.

## Prognose

Pilon-Frakturen haben eine eher schlechte Prognose. Wenn die Gelenkfläche der Tibia nicht vollständig rekonstruiert werden kann, ist das Risiko einer posttraumatischen Arthrose hoch (ca. 50%). Diese kann später eine operative Versteifung erforderlich machen. Da meist ein schwerer begleitender Weichteilschaden vorliegt, kommt es in bis zu 30% der Fälle zu Wundheilungsstörungen und tiefen Infektionen der Knochen.

### 16.3.3 Malleolarfrakturen

Malleolarfrakturen, oder auch Sprunggelenk- oder Knöchelfrakturen, sind die zweithäufigsten Frakturen des Erwachsenen. Anatomisch wird der Außenknöchel von der distalen Fibula, der Innenknöchel von der distalen Tibia gebildet. Beide sind über die kräftige Syndesmose miteinander verbunden, als Malleolengabel bilden sie mit der distalen Tibiagelenkfläche den proximalen Anteil des OSG.

Die Fibula übernimmt zu großen Teilen die Führung der Talusrolle und hat daher eine besondere Funktion. Die Bänder am OSG haben wichtige stabilisierende Aufgaben. Neben der Syndesmose ziehen vom Außen- bzw. vom Innenknöchel mehrere Bandzüge zu den Knochen des Fußes. Je nach Verletzungsart (Pro- oder Supination in Kombination mit Abduktion) kommt es zu charakteristischen Kombinationen von Knochen- und Bandverletzungen.

## Klassifikation

Aufgrund der besonderen Bedeutung der Fibula erfolgt die Einteilung der Malleolarfrakturen nach

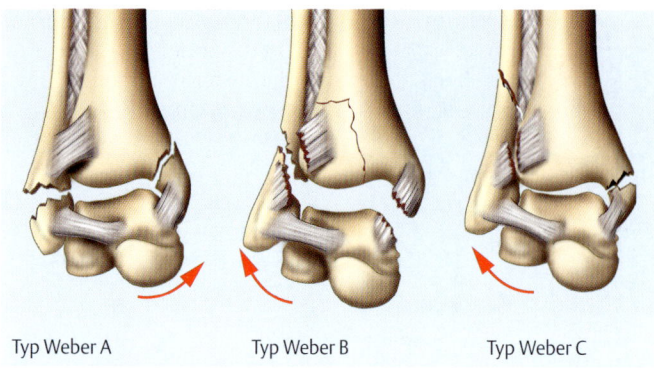

Abb. 16.37 Malleolarfrakturen. Einteilung nach Weber (Typ A–C) und entsprechende Verletzungsmechanismen (Pfeile).

Weber (1965) anhand der Höhe der Fraktur (**Abb. 16.37**).
- *Weber-A-Fraktur:* Fraktur verläuft quer unterhalb der intakten Syndesmose. Mechanismus: Supination des Talus mit Abrissfraktur der Fibula. Zusätzlich kann eine Abscherfraktur des Innenknöchels vorliegen.
- *Weber-B-Fraktur:* Fraktur schräg auf Höhe der Syndesmose, die unversehrt, teilweise oder komplett gerissen sein kann. Mechanismus: Pronation/Abduktion des Talus mit Abscher- oder Spiralfraktur der Fibula. Meist liegt auch eine quer verlaufende Abrissfraktur des Innenknöchels oder eine Ruptur des Innenbandkomplexes vor.
- *Weber-C-Fraktur:* Fraktur der Fibula oberhalb der Syndesmose, die immer zerrissen oder knöchern ausgerissen ist. Mechanismus: wie Weber-B-Fraktur.

Der knöcherne Ausriss der hinteren Syndesmose führt zu einem Abrissfragment an der hinteren lateralen Schienbeinkante, dem sog. *Volkmann-Dreieck* (**Abb. 16.38**). Eine Fraktur an beiden Malleolen bezeichnet man als *bimalleoläre Fraktur*. Liegt zudem eine Absprengung des Volkmann-Dreiecks vor, so spricht man von einer *trimalleolären Fraktur*.

Eine Sonderform der Weber C-Fraktur ist die *Maisonneuve-Fraktur* (**Abb. 16.39**), bei der die Fibula knapp unterhalb des Fibulaköpfchens gebrochen ist. Wie bei den Weber-C-Frakturen findet sich in fast allen Fällen entweder eine Abrissfraktur des Innenknöchels oder eine Ruptur des Innenbandes, die Syndesmose und weite Anteile der Membrana interossea sind zerrissen.

### Klinik

Klinisch besteht ein Hämatom und eine kräftige Weichteilschwellung über dem Außen- bzw. Innenknöchel, kombiniert mit einer schmerzhaften Bewegungseinschränkung. Bei Luxationsstellung des OSG ist diese meist auch ohne Röntgenbild eindeutig zu erkennen und sollte zu diesem Zeitpunkt reponiert werden, um die Gefahr von Weichteilschäden zu reduzieren. Ein lokaler Druckschmerz über den Bandansätzen gibt einen Hinweis auf Bandverletzungen.

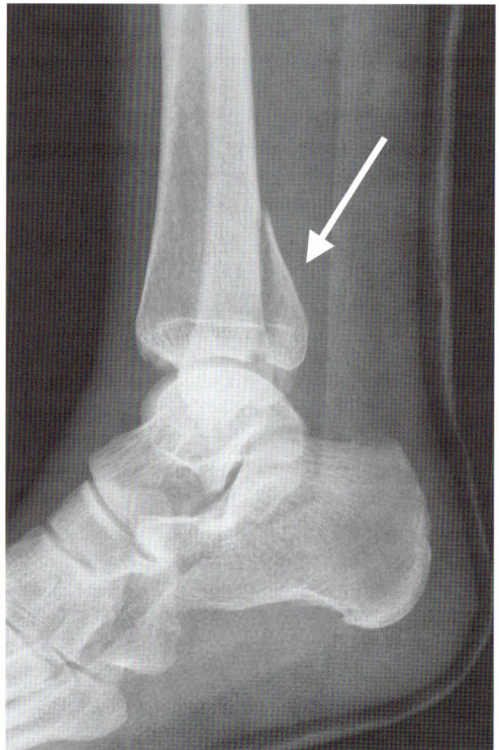

**Abb. 16.38** So genanntes Volkmann-Dreieck (Pfeil).

### Diagnose

Knöcherne Verletzungen sind im Röntgenbild gut zu erkennen. Um die Begleitverletzungen korrekt beurteilen zu können, wird heute eine Computer- oder

## 16.3 Verletzungen des Unterschenkels und des Sprunggelenkes

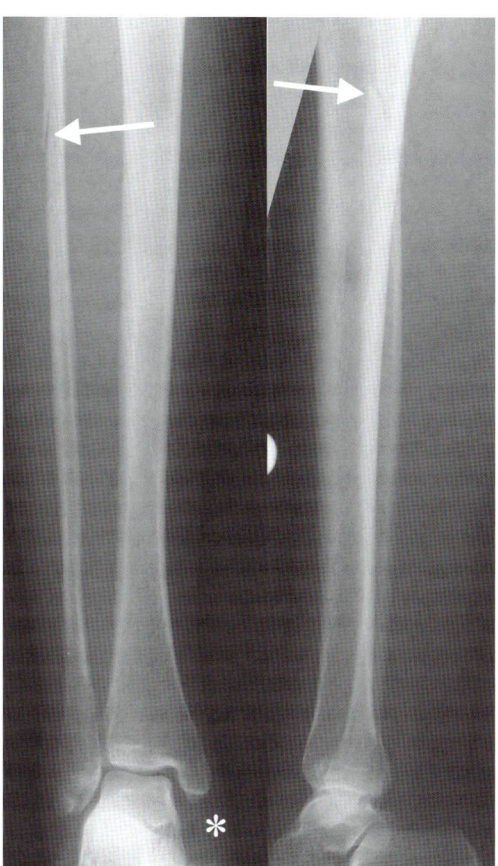

Abb. 16.39 Maisonneuve-Fraktur. Kombination aus hoher Fibulafraktur (Pfeil) und (in diesem Fall) Innenbandruptur (Stern)

Kernspintomographie veranlasst. Letztere erlaubt eine exakte Beurteilung der begleitenden Bandverletzungen, die sich in der akuten Phase durch die klinische Untersuchung kaum diagnostizieren lassen.

### Therapie

> Therapieziel ist die Ausheilung in exakter anatomischer Reposition, um die Entstehung einer posttraumatischen Arthrose zu verhindern.

#### Konservativ
Die Indikation zur konservativen Therapie wird bei Weber A-Fraktur gestellt, bei der über den gesamten Behandlungszeitraum die anatomische Reposition gehalten werden kann. Die Reposition kann in Bruchspaltanästhesie erfolgen und muss durch engmaschige Röntgenkontrollen verfolgt werden. Bis zum Abschwellen der Weichteile wird für 14 Tage eine Unterschenkelgipsschiene angelegt. Anschließend wird das Gelenk für weitere 4 Wochen in einem Gehgips ruhiggestellt.

#### Operativ
Dislozierte Frakturen werden operativ behandelt. Auch Abrissfrakturen an der Fibula vom Typ Weber A können bei erheblicher Dislokation mit einer Zuggurtung oder 2 kleinen Spongiosaschrauben refixiert werden. Weber-B- und -C-Frakturen können mit einer dorso-lateralen Drittelrohrplatte versorgt werden, falls notwendig in Kombination mit der Naht der Syndesmose und Stellschraube bzw. interfragmentärer Zugschraube (**Abb. 16.40a–c**). Einige Autoren favorisieren bei einem langen Drehfragment der Fibula die alleinige Schraubenosteosynthese ohne zusätzliche Platte. Damit die Syndesmose nach der Naht spannungsfrei ausheilen kann,

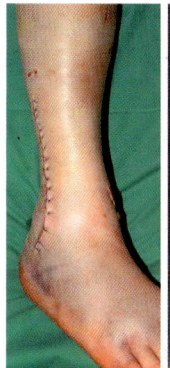 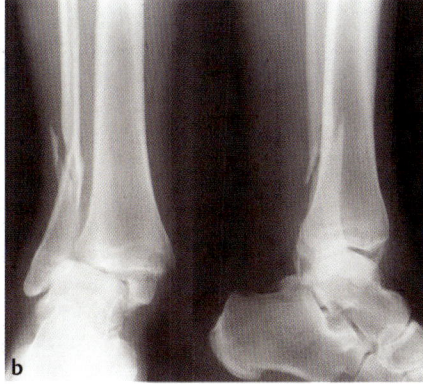 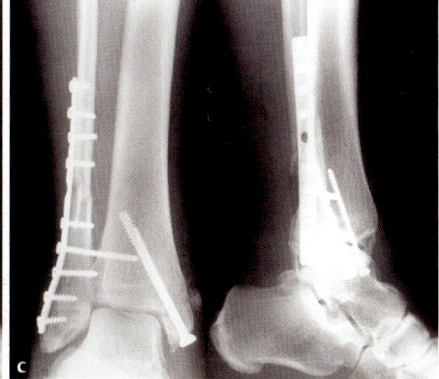

Abb. 16.40a–c OSG-Luxationsfraktur Typ Weber C. **a** Deutliche Schwellung und Hämatom des lateralen Fußes. **b** Röntgenbefund. **c** Versorgungsbild mit Neutralisationsplatte, Verschraubung des Innenknöchels mit 2 Spongiosaschrauben und Syndesmosentransfixation mit einer Stellschraube.

wird die Bewegung zwischen Tibia und Fibula durch eine parallel zum OSG-Gelenkspalt eingebrachte Stellschraube verhindert. Sind die Bandverbindungen fest, wird die Stellschraube nach 6 Wochen entfernt, das restliche Osteosynthesematerial nach einem Jahr postoperativ.

Eine begleitende Fraktur des Innenknöchels wird entweder mit einer Zuggurtung, Kirschner-Draht oder mit einer Schraubenosteosynthese stabilisiert (**Abb. 16.40a–c**). In gleicher Weise erfolgt auch die Osteosynthese eines eventuell vorhandenen Volkmann-Dreieckes. Dieses muss operativ versorgt werden, wenn mehr als $1/4$ der OSG-Gelenkfläche betroffen ist.

**Fallbeispiel:** Einem 59-jährigen Lagerarbeiter fährt ein beladener Gabelstapler über den rechten Fuß. Es besteht eine schmerzhafte Fehlstellung. In der Klinik zeigt sich eine Luxationsfraktur des OSG (Typ Weber C), jedoch ohne Beeinträchtigung der Nerven oder Gefäße. Die Reposition erfolgt bereits in der Ambulanz, im OP wird die Fibulafraktur verplattet, eine Schraube fasst den Innenknöchel, die Syndesmose wird genäht und mit einer Stellschraube transfixiert. Aufgrund der Weichteilschwellung und der eingebrachten Stellschraube wird der Fuß 6 Wochen entlastet. Anschließend wird die Stellschraube entfernt, eine sukzessive Belastungssteigerung wird eingeleitet. 3 Wochen später ist die Vollbelastung ohne Gehstützen möglich. Das Metall verbleibt insgesamt für 1 Jahr.

## Nachbehandlung

Die Nachbehandlung einer konservativ versorgten Malleolarfraktur beginnt nach der Gipsabnahme. Schwerpunkt der Behandlung ist die Mobilisation des OSG. Die Belastung wird zügig bis zur Vollbelastung gesteigert.

Postoperativ erfolgt die Lagerung in einer Unterschenkelgipsschiene. Die frühfunktionelle physiotherapeutische Behandlung strebt eine Verbesserung der Extension und Flexion aus der Schiene heraus an. Pro- und Supinationsbewegungen sollten während der ersten 6 Wochen vermieden werden. Zuverlässige Patienten dürfen ihr Bein bis zur 6. Woche mit 20 kg teilbelasten. Alternativ kann auch ein Gehgips angelegt werden, mit dem (weniger zuverlässige) Patienten voll belasten können.

Bei Weber-C-Frakturen kann häufig nur Bewegungsstabilität erreicht werden. Daher muss das verletzte Bein für 6 Wochen entlastet werden, beim Gehen ist nur Bodenkontakt erlaubt.

> Wurde eine tibiofibulare Stellschraube eingebracht, darf das Bein bis zur Entfernung der Schraube nur bis 20 kg belastet werden.

## Prognose

Die Prognose hängt von der Qualität der erreichten Reposition ab. Knorpelschäden erhöhen das Risiko für die Entstehung einer posttraumatischen Arthrose. Wurden Bandverletzungen nicht erkannt und behandelt, kann daraus eine Instabilität des OSG resultieren. Verletzungen von Gefäßen und Nerven kommen vor allem als Komplikation der operativen Behandlung vor. Am häufigsten betroffen ist der N. fibularis superficialis, ein Ast des N. suralis, der die Schnittführung am Außenknöchel kreuzt.

### 16.3.4 Bandverletzungen am OSG

Bandverletzungen am OSG sind häufig. Der Außenbandapparat ist öfters betroffen als die Innenbänder. Der Verletzungsmechanismus lässt Rückschlüsse auf die beteiligten Bandstrukturen zu.

Das Außenband setzt sich zusammen aus dem Lig. fibulotalare anterius (LFTA), dem Lig. fibulotalare posterius (LFTP) und dem Lig. fibulocalcaneare (LFC). Das LFTA verhindert die vordere, das LFTP die hintere Talusschublade, das LFC verhindert die Inversion und Adduktion des Kalkaneus. Das Innenband verhindert als Lig. deltoideum die Adduktion und Eversion des OSG.

Die Verletzung der Außenbandapparates nach einem Supinationstrauma des OSG ist die häufigste Verletzung am Bewegungsapparat. Hierbei reißt in bis zu 80% der Fälle das LFTA, anschließend das LFC (kombiniert mit LFTA bis zu 25%), das LFTP ist dagegen nur selten betroffen.

### Klinik

Die klinische Untersuchung ist aufgrund der Schwellung und schmerzhaften Gegenspannung des Patienten nicht immer zuverlässig. Als sicheres Zeichen für eine Bandruptur gilt die positive Talusschublade, d.h. das Subluxieren des Talus nach vorne bzw. nach hinten.

## Diagnose

In der Röntgenuntersuchung werden zunächst knöcherne Verletzungen ausgeschlossen. Mit Hilfe der Kernspintomographie ist eine sichere Diagnose möglich. Der Wert der Stressaufnahmen („gehaltene Aufnahme") im Röntgenbild zur Darstellung der Aufklappbarkeit ist umstritten und nur aussagekräftig, wenn die nicht betroffene Seite zum Vergleich herangezogen wird.

## Therapie

Die Diskussion über die optimale Therapie der Bandverletzungen am OSG ist heute wieder neu entbrannt. Während früher nahezu jede Bandruptur als Operationsindikation gesehen wurde, ging man später mehrheitlich zur funktionellen konservativen Behandlung über, nachdem gezeigt wurde, dass zwischen operativer und konservativer Therapie kein statistischer Unterschied hinsichtlich des Behandlungserfolgs bestand. Aus morphologischer Sicht ist jedoch bei einer 2-Band-Verletzung des LFTA und des LFC die Stabilität nur durch eine Naht der Bandverbindungen zu erreichen. Daher sollte beim sportlich aktiven Patienten zur operativen Rekonstruktion geraten werden.

*Konservativ*
Die konservative Behandlung sieht in der Regel eine 7- bis 10-tägige Ruhigstellung in der Unterschenkelgipsschiene vor. Im Anschluss werden Patienten für 4–6 Wochen mit einer Orthese (z. B. Aircast-Schiene) versorgt und dürfen das Bein voll belasten.

*Operativ*
Entscheidet sich der Patient für eine Operation werden die Bandenden miteinander vernäht. Anschließend muss bis zur vollständigen Heilung der Bandnaht (4–6 Wochen) ein Unterschenkelgips angelegt bleiben. Ein knöcherner Bandausriss sollte immer operiert werden. Das Fragment wird mit einer Schraube refixiert.
Bei chronischer Instabilität können eine Vielzahl von Techniken der Bandersatzplastik angewendet werden, die die Stabilität im OSG wiederherstellen sollen.

## Nachbehandlung

Sowohl nach konservativer wie auch operativer Behandlung erfolgt eine frühfunktionelle Physiotherapie. Flexion und Extension im OSG sind frei gegeben und sollten aktiv geübt werden, ebenso die Pronation des Fußes.
In der Nachbehandlung sollte zumindest vorübergehend eine Einlagenversorgung mit Erhöhung des Außenrandes verordnet werden, um ein erneutes Umknicken zu verhindern. Allerdings wird hierauf in der Praxis meist verzichtet.

### 16.3.5 Achillessehnenruptur

Die Achillessehne ist die stärkste Sehne des Menschen. Zu einer Ruptur kommt es daher meist nur dann, wenn die Sehne vor dem Trauma bereits degenerativ geschädigt ist. Die Achillessehne reißt bevorzugt in einem strukturschwachen Bereich zwischen 3 und 7 cm oberhalb ihres Ansatzes am Kalkaneus.

## Klinik

Patienten berichten über einen peitschenartigen, schmerzhaften Knall. Im Anschluss daran können sie nicht mehr auf die Zehenspitzen stehen, haben aber meist wenig Schmerzen.

## Diagnostik

Bei der Untersuchung ist die Ruptur als Delle gut sicht- und tastbar (siehe **Abb. 5.2a**). Der Zehenspitzenstand kann nicht mehr durchgeführt werden, allerdings ist die Plantarflexion ohne Widerstand (im Liegen) aufgrund der erhaltenen Muskelzüge des M. tibialis posterior, der langen Flexoren und des M. fibularis noch möglich.
Beim Wadenkneiftest nach Thompson führt das Zusammendrücken der Wade bei gesunder Sehne zur mechanischen Plantarflexion, bei Ruptur der Sehne bleibt diese aus.
In der Sonographie können nicht nur die Ruptur, sondern auch Teilrupturen der Achillessehne als Lücke sicher diagnostiziert werden.

## Therapie

Siehe Kap. 5.2.1

## Nachbehandlung

Siehe Kap. 5.2.1

## Komplikationen

Wundheilungsstörungen und Nekrosen der Wundränder können vor allem nach nicht-gewebeschonender Operationstechnik auftreten. Infektionen sind bei dem schlecht durchblutetem Sehnengewebe etwas häufiger als nach anderen Sehnenoperationen. Re-Rupturen kommen vor, sie sind jedoch mit 2% relativ selten.

### 16.3.6 Talusfraktur

Der Talus liegt als Bindeglied zwischen dem oberen und unteren Sprunggelenk (USG) im Zentrum des Sprunggelenkes, zudem sind 2/3 der Oberfläche mit Gelenkknorpel überzogen. Seine Gefäßversorgung ist problematisch, sie erfolgt über alle 3 Unterschenkelarterien. Daher sind die seltenen Frakturen des Talus meist folgenschwer und bergen ein hohes Risiko der Entwicklung einer Knochennekrose oder einer posttraumatischen Arthrose.

## Einteilung

Man unterscheidet
- periphere Frakturen der kleinen Fortsätze,
- zentrale Frakturen
    - des Taluskorpus,
    - der Talusrolle.

Es existieren eine Vielzahl von Einteilungen. Die gebräuchliche Klassifikation nach Hawkins und Marti (**Tab. 16.1**, **Abb. 16.41**) berücksichtigt die Zerstörung der Gefäßversorgung und gibt eine Prognose hinsichtlich der Nekrosewahrscheinlichkeit.

**Tab. 16.1** Einteilung der Talusfrakturen nach Hawkins und Marti

| Typ | Fraktur | Gefäßversorgung | Nekrose |
|---|---|---|---|
| I | periphere Fraktur | intakt | keine |
| II | nicht dislozierte zentrale Fraktur | weitgehend intakt | selten |
| III | dislozierte zentrale Fraktur | Versorgung zentraler Knochenanteile unterbrochen | häufig |
| IV | Luxationsfraktur | nahezu vollständig unterbrochen | fast immer |

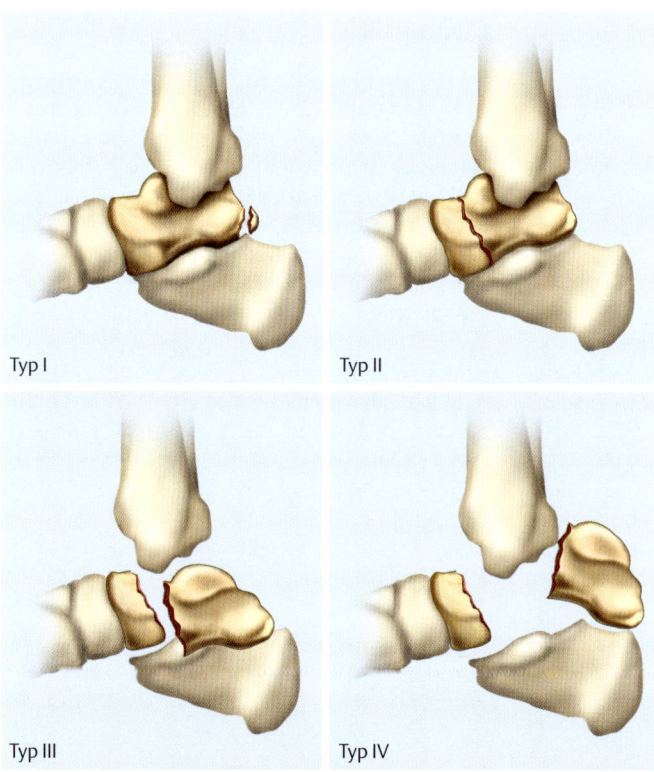

**Abb. 16.41** Talusfrakturen. Einteilung nach Hawkins und Marti (Typ I–IV).

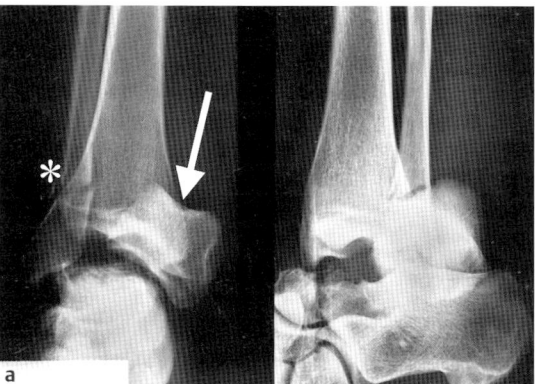 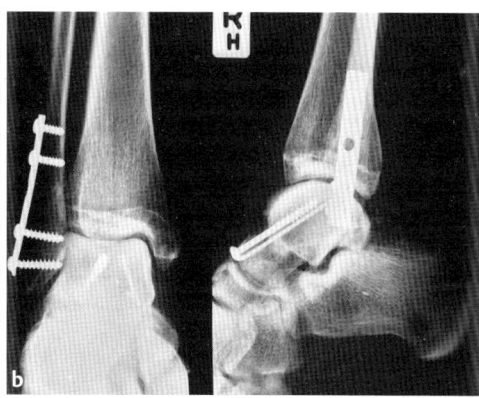

Abb. 16.42a–b Luxationsfraktur (Typ IV) des Talus (Pfeil). a Röntgenbefund. b Nach offener Reposition Fixierung mit einem Kirschnerdraht und einer Spongiosaschraube. Eine zusätzlich bestehende Weber B-Fraktur (Stern) wurde mit einer Plattenosteosynthese versorgt.

## Klinik

Es besteht eine schmerzhafte Einschränkung der Beweglichkeit im OSG und im USG, zudem ist meist eine ausgeprägte Schwellung mit Hämatom vorhanden. Bei einer Fraktur des hinteren Processus des Talus ist die Beugung der Großzehe äußerst schmerzhaft, da die Sehne des M. flexor hallucis longus hier vorbeizieht.

## Diagnose

Die Diagnose wird im Röntgenbild gestellt. Zur Planung der Therapie wird eine Computertomographie angefertigt.

## Therapie

*Konservativ*
Die konservative Behandlung erfolgt bei nicht oder nur wenig dislozierten Frakturen der Fortsätze (Typ I) oder des Taluskopfes (Typ II). Zur Erholung der Gefäßversorgung muss eine strikte 6- bis 10-wöchige Entlastung erfolgen.

*Operativ*
Dislozierte Frakturen werden immer operativ reponiert und mit Kleinfragmentschrauben oder resorbierbaren Stiften fixiert (**Abb. 16.42a–b**). Bei Luxationsfrakturen (Typ IV) muss die Reposition besonders schnell erfolgen, um die Gefahr der Nekrose zu reduzieren.

## Nachbehandlung

Postoperativ erfolgt zunächst die Lagerung in einer Schaumstoffschiene bzw. einer Unterschenkelgipsschiene. Aus der Schiene heraus können ab dem 2. postoperativen Tag aktive und passive Bewegungen des Sprunggelenkes gemacht werden. Ist das Bein abgeschwollen, dürfen Patienten für die Dauer von 6 Wochen unter Entlastung mit Sohlenkontakt gehen. Von einigen Autoren wird auch eine Teilbelastung von 10–20 kg ab der 3. postoperativen Woche empfohlen. Bei regulärem Verlauf ist ab der 7. Woche eine Belastungssteigerung möglich, die Vollbelastung sollte nach 8–12 Wochen erreicht sein.

Bei der häufig vorhandenen Schwellung unterstützt manuelle Lymphdrainage die Ödemresorption. Patienten sollen zusätzlich einen Kompressionsstrumpf tragen und das Bein hochlagern.

## Prognose und Komplikationen

Trotz Operationstechniken steigt die Rate der Talusnekrosen mit ansteigendem Frakturtyp (s.o.). Hinweise auf eine Nekrose gibt die vermehrte Sklerosierung des Knochens in den Röntgenkontrollen (**Abb. 16.43**). Eine genauere Beurteilung ist im Kernspintomogramm bzw. Szintigramm möglich.

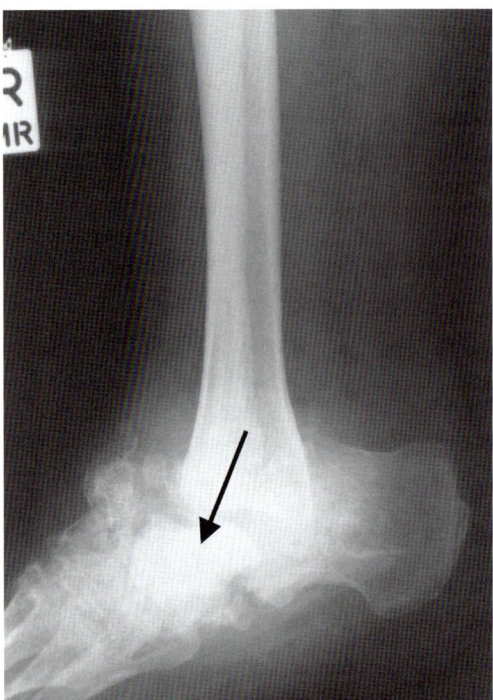

**Abb. 16.43** Schwere Talusnekrose, erkennbar an der vermehrten Sklerosierung und aufgehobener Taluskontur (Pfeil).

Weitere Komplikationen sind die posttraumatische Arthrose, die sympathische Reflexdystrophie des Fußes (Morbus Sudeck, siehe Kap. 9.4) und thromboembolische Ereignisse (siehe Kap. 8).

### 16.3.7 Kalkaneusfraktur

Frakturen des Fersenbeines sind verhältnismäßig häufig. Meist entstehen sie aufgrund eines Sturzes oder Sprungs aus großer Höhe, daher kommen auch doppelseitige Frakturen und schwere Begleitverletzungen vor. In der Mehrzahl sind Gelenkflächen beteiligt, was sich in einer hohen Zahl posttraumatischer Arthrosen und Invaliditätsrenten widerspiegelt.

### Klassifikation

Es existieren eine Vielzahl von Einteilungen, die u.a. den Schweregrad und die Anzahl der Fragmente berücksichtigen. Eine praktikable Einteilung wurde von Essex-Lopresti (1952) vorgeschlagen (**Abb. 16.44**):

- Typ A: extraartikuläre Frakturen
- Typ B: intraartikuläre Frakturen
  - ohne Dislokation
  - Joint depression-Typ
  - Tongue-Typ
  - unklassifizierbare Gelenkfrakturen
- Typ C: offene Frakturen

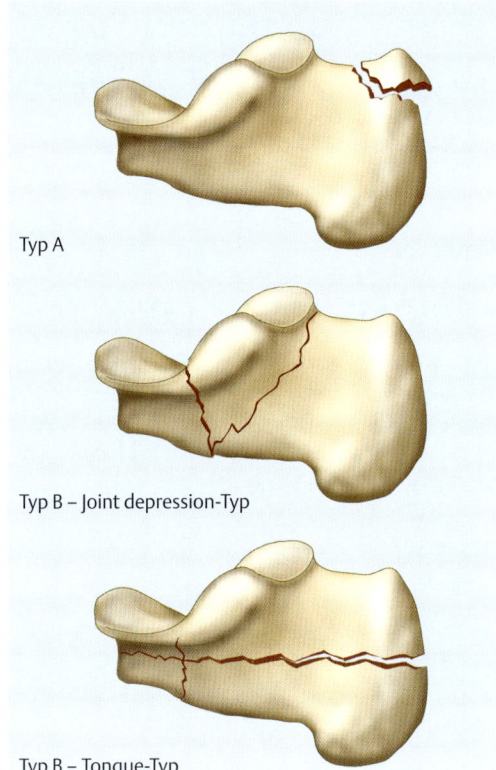

**Abb. 16.44** Typen der Kalkaneusfraktur.

### Klinik

In der Regel besteht eine deutliche Schwellung und Hämatombildung. Der Fuß ist sehr schmerzhaft und kann nicht belastet werden. Bei Gelenkbeteiligung fällt meist eine Verformung des Rückfußes auf.

### Diagnose

Mit der Röntgenaufnahme lässt sich die Ausdehnung einer Fraktur abschätzen. Eine genauere Klassifikation, die für die Therapieplanung wichtig ist,

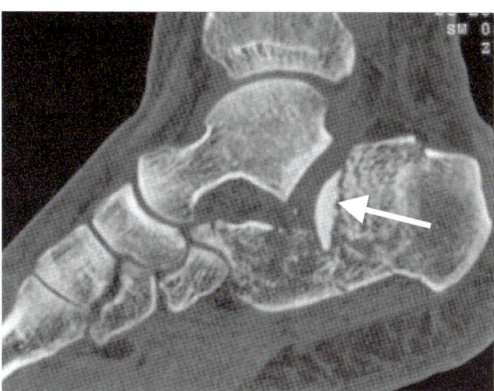

**Abb. 16.45** CT-Aufnahme einer Kalkaneusfraktur vom Joint-depression-Typ. Die talokalkaneare Gelenkfläche ist abgesunken (Pfeil).

erlaubt die Computertomographie (**Abb. 16.45**), gegebenenfalls mit einer 3D-Rekonstruktion, um eine bessere Vorstellung der komplexen Region zu erhalten. Von Bedeutung für die Beurteilung der Fraktur ist der Tubergelenkwinkel nach Böhler (Böhler-Winkel) zwischen der Gelenkfläche des USG und dem Tuber calcanei. Normal beträgt er 20–40° (**Abb. 16.46**). Bei der Kalkaneusfraktur ist er häufig deutlich abgeflacht.

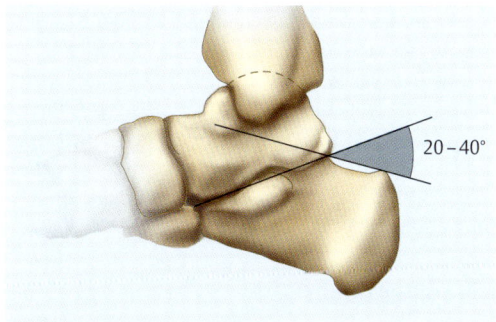

**Abb. 16.46** Physiologische Böhlerwinkel am Kalkaneus.

## Therapie

Das Behandlungsverfahren muss neben dem Frakturtyp auch andere Faktoren, wie Begleit- und Weichteilverletzungen, Alter, Kooperationsfähigkeit etc. berücksichtigen.

### Konservativ
Für eine konservative Behandlung kommen periphere, extraartikuläre Frakturen (Typ A) ohne größere Dislokationen in Betracht. Aber auch bei Begleiterkrankungen, wie z.B. Diabetes, Peripherer Arterieller Verschlusskrankheit (PAVK), chronischem Alkoholismus oder sonstigen schweren Allgemeinerkrankungen wird die konservative Therapie bevorzugt.

Zunächst wird eine Unterschenkelgipsschiene angelegt und das Bein konsequent hochgelagert. Aus der Schiene heraus kann ab dem 2. Tag mit der Mobilisation begonnen werden. Insgesamt ist eine Entlastung für 6–12 Wochen erforderlich, gegebenenfalls kann ab der 6. Woche ein Allgöwer-Gehapparat angelegt werden. Beim Übergang zur Vollbelastung sollten Einlagen oder orthopädisches Schuhwerk verordnet werden, um statische Defizite des Fußskeletts auszugleichen und Schmerzen zu reduzieren.

### Operativ
Die operative Behandlung ist bei dislozierten Typ-A-Frakturen sowie bei Typ-B- und -C-Frakturen indiziert. Kann nicht innerhalb der ersten Stunden operiert werden ist es notwendig, die Abschwellung abzuwarten. Um diesen Vorgang zu beschleunigen, wird das Bein hochgelagert und gekühlt (milde Kälte). Antiphlogistika unterstützen diese Maßnahmen. Bei offenen Frakturen werden die Knochen zumeist mit einem Fixateur externe bis zur Konsolidierung der Weichteile fixiert. Anschließend erfolgt die endgültige operative Versorgung.

> Therapieziel der operativen Versorgung ist die Rekonstruktion der dorsalen Gelenkfacette und des Rückfußes. Nur so kann die gesamte Fußstatik wieder hergestellt werden.

Bei Typ-B-Frakturen wird häufig zur Reposition zunächst ein Fixateur externe angelegt, und mit den eingebrachten Schrauben die Gelenkfacette rekonstruiert (vor allem Aufrichten der Gelenkfläche). Anschließend erfolgt die Stabilisierung mit Drähten,

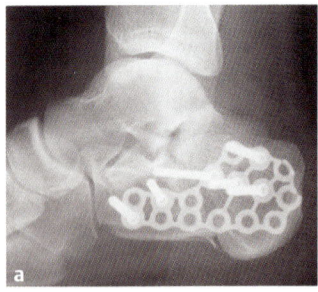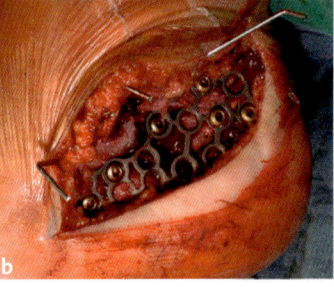

Abb. 16.47a–b Operative Versorgung einer Kalkaneusfraktur vom Joint-depression-Typ mit einer speziellen Rekonstruktionsplatte (Ulmer Platte). a Röntgenbefund. b Intraoperativer Situs.

Schrauben oder mit speziellen Platten (**Abb. 16.47a–b**). Nach der Rekonstruktion wird der Fixateur externe wieder entfernt. Defekte werden mit einer Spongiosaplastik aufgefüllt.

**Fallbeispiel:** Ein 40 Jahre alter Maler fällt vom Gerüst und kommt mit dem linken Bein zuerst auf einer Betonmauer auf. In der Klinik wird zuerst eine Röntgenuntersuchung, dann ein CT durchgeführt. Es zeigt sich eine Kalkaneusfraktur vom Joint-depression-Typ. Da der Fuß erheblich geschwollen ist, wird das Bein zunächst hochgelagert, elastisch gewickelt und eine antiphlogistische medikamentöse Therapie eingeleitet. Zudem erhält der Patient eine AV-Pumpe, die als pneumatische Manschette angelegt wird und durch wiederholtes, kurzzeitiges Aufblasen und Wieder-Ablassen der Luft den Rückfluss über die Beinvenen verstärkt. Nach 6 Tagen ist der Fuß so weit abgeschwollen, dass nun eine offene Reposition und Plattenosteosynthese erfolgen kann. Bereits 6 Tage später wird der Patient in die stationäre Rehabilitation entlassen. Mit einer Teilbelastung kann jedoch erst nach 10 Wochen begonnen werden. Das Metall wird nach einem Jahr entfernt.

## Nachbehandlung

Bei der konservativen Therapie ist eine frühfunktionelle Nachbehandlung möglich (s.o.). Nach operativer Versorgung ist das Vorgehen kaum anders. Zunächst wird das Bein in einer Unterschenkelgipsschiene hochgelagert. Nach dem 2. postoperativen Tag kann mit der Mobilisation (Dorsalextension/Plantarflexion, geführte Pronation/Supination) aus der Schiene heraus begonnen werden. Nach gesicherter Wundheilung dürfen Patienten für die Dauer von 8–10 Wochen mit Bodenkontakt (keine Belastung!) gehen. Die Nachbehandlung muss jedoch immer den individuellen Voraussetzungen und Gegebenheiten angepasst sein.

Ist in der Röntgenkontrolle eine zunehmende Frakturkonsolidierung sichtbar, wird die Belastung gesteigert. Die Vollbelastung wird im Allgemeinen nicht vor Abschluss der 12. Woche erreicht. Auch nach optimaler Rekonstruktion der Fußstatik wird die Einlagenbehandlung empfohlen, nur selten ist – anders als bei der konservativen Behandlung – ein orthopädischer Schuh notwendig.

## Prognose

Die Prognose hängt entscheidend von der Schwere der Verletzung ab. Je mehr die Gelenkflächen beschädigt waren, umso größer ist die Wahrscheinlichkeit, dass sich eine posttraumatische Arthrose im Subtalargelenk des USG entwickelt – auch trotz operativer Therapie. Die Arthrose kann beim Gehen so heftige Schmerzen verursachen, dass die Versteifung des USG notwendig wird.

## Komplikationen

Komplikationen sind Wundheilungsstörungen und Nervenläsionen, die aufgrund der nur mäßigen Gefäßversorgung und durch den operativen Zugang auftreten können.

## Zusammenfassung

- Bei einer Unterschenkelschaftfraktur handelt es sich um die Fraktur beider Knochen des Unterschenkels. Wegen des dünnen Weichteilmantels kommt es oft zu offenen Frakturen. Bei einer Einblutungen in die Faszienlogen ist das Risiko eines Kompartment-Syndroms hoch. Ist eine operative Behandlung indiziert, wird, wenn möglich, ein Marknagel verwendet. Bei nicht verriegeltem (dynamischem) Marknagel muss zügig die Vollbelastung erreicht werden. Bei verriegeltem Marknagel kann bei zu hoher Belastung der Verriegelungsbolzen brechen!
- Die Pilon-tibial-Fraktur, eine distale Tibiafraktur mit Beteiligung der horizontalen Gelenkfläche des OSG, ist eine schwere und folgenreiche Verletzung. Oft besteht neben den knöchernen Verletzungen ein erheblicher Weichteilschaden. Die Therapie erfolgt fast immer operativ und hat das Ziel, die Gelenkflächen so gut wie möglich zu rekonstruieren. Selbst nach einer gelungene Operation ist das Risiko hoch, dass Patienten eine posttraumatische Arthrose im oberen Sprunggelenk entwickeln. Wundheilungsstörungen und Infektionen sind ebenfalls häufig.
- Knöchelfrakturen werden nach Weber klassifiziert. Daneben gibt es weitere Sonderformen. Die Therapie hat das Ziel, die Ausheilung in exakter anatomischer Reposition zu gewährleisten. Bei dislozierten Frakturen oder Verletzungen der Syndesmose ist dieses Ziel meist nur mit operativen Verfahren zu erreichen. Eine tibiofibulare Stellschraube limitiert die Belastbarkeit!
- Bandverletzungen kommen am OSG häufig vor, öfter am lateralen als am medialen Bandapparat. Über die optimale Therapie streiten sich die Gelehrten. Heute rät man wieder öfter zur Operation als noch vor wenigen Jahren. Für sportlich ambitionierte Patienten ist eine gute Stabilität des OSG wichtig. Diese kann bei komplexen Verletzungen nur operativ erreicht werden. In jedem Fall erfolgt die Nachbehandlung frühfunktionell.
- Talusfrakturen sind selten, haben aber erhebliche Folgen. Das Risiko einer posttraumatischen Knochennekrose oder Arthrose ist hoch. Die Therapie erfolgt abhängig vom Ausmaß der Verletzung und dem Grad der Dislokation konservativ oder operativ.
- Öfter kommen Kalkaneusfrakturen vor, meist nach einem Sprung oder Sturz aus großer Höhe. Dies erklärt das relativ häufige Auftreten doppelseitiger Frakturen. Die Rate posttraumatischer Komplikationen ist auch bei optimaler Behandlung hoch. Dauerhafte Schmerzen können eine Versteifung des USG erforderlich machen.

## 16.4 Verletzungen des Mittel- und Vorfußes

Die Verletzungen des Mittel- und Vorfußes entstehen meist durch ein direktes Trauma, z. B. durch einen Tritt oder durch einen schweren Gegenstand. Nur selten (z. B. bei Os-metatarsale-I- und -V-Frakturen) ist ein Umknicken des Fußes verantwortlich. Am häufigsten kommt es zu Luxationen und Frakturen.

### Klassifikation

Am Mittelfuß können folgende Verletzungen der Fußwurzelknochen unterschieden werden:
- Fraktur des Os naviculare: selten, wird häufig übersehen.
- Fraktur des Os cuboideum und der Ossa cuneiformea: sehr selten, meist im Kombination mit einer Luxation im Lisfranc-Gelenk.

Am Vorfuß unterscheidet man:
- Luxation im Lisfranc-Gelenk: Luxation im Tarsometatarsalgelenk, in der Regel als Luxationsfraktur. Begleitende Gefäß- und Nervenverletzungen sind häufig.
- Frakturen der Phalangen und Ossa metatarsalia: häufig, kommen als Schaft- oder Gelenkfrakturen vor.
- Marschfraktur: Frakturen der Ossa metatarsalia, die durch Dauerbelastung verursacht werden. Meist sind die Metatarsalknochen des II., III. oder IV. Strahls betroffen.
- Frakturen der Zehen: häufig, im Röntgenbild gut zu diagnostizieren.

### Klinik

In der Regel steht der Belastungsschmerz beim Laufen im Vordergrund, über dem betroffenem Segment findet sich ein Druckschmerz und eine umschriebene Schwellung. Bei Frakturen der MT I bzw. V findet sich eine Abflachung des Fußgewölbes.

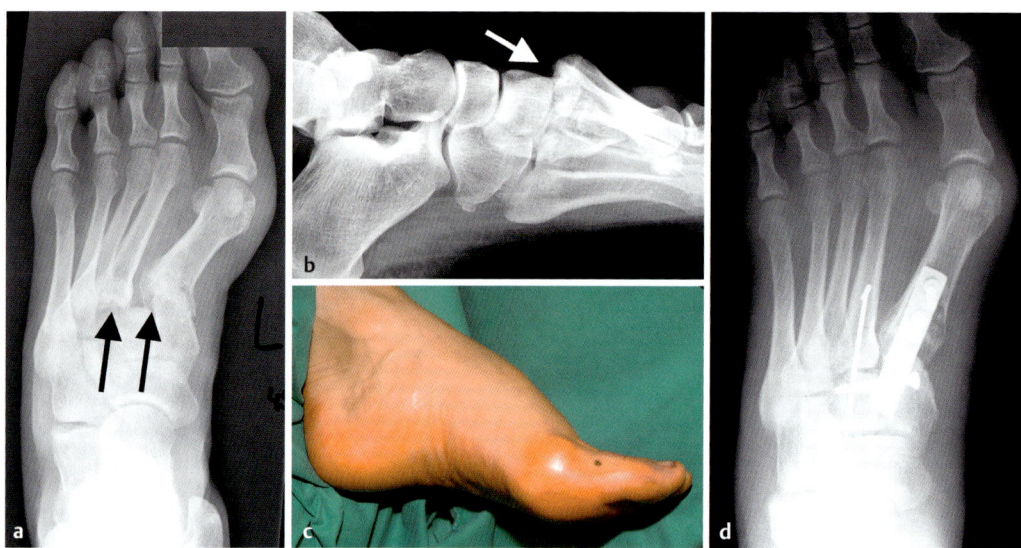

**Abb. 16.48a–d** Lisfranc-Luxation. **a und b** Röntgenbefund. Luxation im Lisfranc-Gelenk zwischen Os cuneiforme und den Ossa metatarsalia I und II (Pfeile). **c** Deutliche Luxationsdeformität des Fußrückens **d** Operative Versorgung mit Draht- bzw. Plattenosteosynthese. Die Schraube zwischen Os cuneiforme I und II stabilisiert eine zusätzliche Instabilität.

## Diagnose

Röntgen in 2 Ebenen.

## Therapie

*Fußwurzel*

Frakturen der Fußwurzelknochen werden nach Möglichkeit konservativ behandelt. Nur bei größeren Verschiebungen und Gelenkbeteiligung sollten die Fragmente sorgfältig anatomisch reponiert und mit einer Osteosynthese stabilisiert werden.

Bei der Luxation des Lisfranc-Gelenks ist ein einmaliger Repositionsversuch ohne Operation gerechtfertigt. Ist dieser erfolgreich, wird ein Unterschenkelgips angelegt und das Bein für 4 Wochen entlastet. Meist ist jedoch eine operative Therapie notwendig, bei der nach offener Reposition eine vorübergehende Gelenkfixation mit Drähten, Platten oder Schrauben erfolgt (**Abb. 16.48a–d**). Anschließend wird der Fuß in einer Gipsschiene für 4–6 Wochen ruhig gestellt.

**Fallbeispiel:** Eine 28 Jahre alte, angeschnallte PKW-Fahrerin stößt frontal mit einem entgegenkommenden PKW zusammen. Bei Eintreffen des Notarztes gibt sie massive Schmerzen im linken Fuß an, der im Seitenvergleich deutlich deformiert erscheint. Der Fuß wird geschient und die Patientin in die Chirurgische Ambulanz transportiert. Die Röntgenaufnahme zeigt eine Luxation im Lisfranc-Gelenk des 1. und 2. Strahls, sodass die Patientin notfallmäßig in den OP verbracht wird. Nach Reposition der Ossa metatarsalia I und II werden diese mit Drähten fixiert, zur zusätzlichen Sicherung wird über dem Os cuneiforme I und dem Os metatarsale I eine Platte angebracht. Intraoperativ zeigt sich zudem eine Instabilität zwischen dem Os cuneiforme I und II, die mit einer zusätzlichen Schraube fixiert wird. Postoperativ bildet sich die Schwellung langsam zurück. Die Patientin darf 4 Wochen lang nur mit Bodenkontakt gehen. Erst dann erfolgt eine Steigerung auf 20 kg Teilbelastung für weitere 5 Wochen und im Anschluss die Zunahme bis zur Vollbelastung. Orthopädische Schuheinlagen führen zu einer deutliche Schmerzreduktion beim Gehen. Trotzdem ist die Patientin 5 Monate arbeitsunfähig. Ein Jahr nach dem Unfall wird das Metall entfernt.

*Mittelfuß*

Bei der Versorgung von Mittelfußfrakturen muss versucht werden, eine achsgerechte Stellung der Fragmente ohne größerer Abweichung oder Verkürzung zu erreichen. Andernfalls können andauernde Abroll- und Belastungsstörungen die Folge sein. Bei nicht dislozierten Frakturen und bei wenig dislozierten Brüchen der Ossa metatarsalia II-IV reicht eine Ruhigstellung für 6 Wochen im Unterschenkelgips aus. Bei Frakturen der Ossa metatarsalia I und V wird die Operationsindikation früher gestellt, da diese beiden Schaftknochen mehr als die anderen für die Statik des Fußes und für die Abrollbewegung wichtig sind. Je nach Lokalisation und Weichteil-

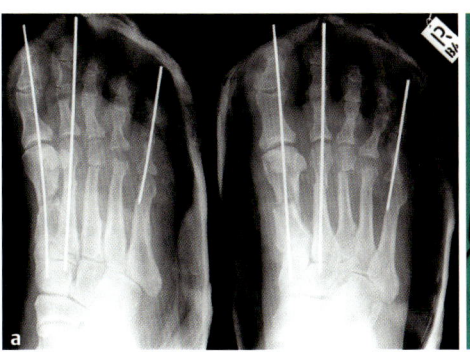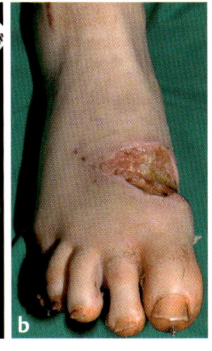

**Abb. 16.49a–b** III-gradig offene Mittelfußfraktur aller Metatarsalknochen. Drahtspickung des 1., 2. und 5. Strahls. **a** Röntgenbefund. **b** Verbleibender III-gradiger Weichteildefekt.

schaden kommen Zuggurtung, Drahtfixationen oder Kleinfragmentosteosynthesen zum Einsatz (**Abb. 16.49a–b**).

**Fallbeispiel:** Ein 63-jähriger Landwirt gerät mit dem rechten Fuß in einen Maisblockschneider. Der Notarzt schient den Fuß, verbindet den offenen Defekt steril und begleitet den Patienten anschließend in die Klinik. Hier zeigt sich eine komplette Fraktur des Mittelfußes im Sinne einer subtotalen Amputation mit tiefem Defekt über dem Rückfuß. Notfallmäßig erfolgt eine Drahtspickung des 1., 2. und 5. Strahls und chirurgisches Débridement des Defektes. Anschließend wird dieser mit einer Vakuumversiegelung gedeckt. Nach wenigen Tagen kann die Wunde über eine Sekundärnaht verschlossen werden, es kommt jedoch zur Wundnekrose mit anschließendem Infekt mit Enterokokken. Über 6 Wochen erfolgt eine offene Wundbehandlung, bis schließlich eine Meshgraft den Defekt erfolgreich deckt. Erst 12 Wochen nach der Operation sind die Frakturen durchbaut und die Drähte können entfernt werden. Die Mobilisation ist nur mit orthopädischem Schuhwerk möglich und es verbleiben brennende Missempfindungen im Vorfußbereich.

### Zehen

Luxationen und dislozierte Frakturen von Zehen werden schnellstmöglich reponiert. Dies ist in der Regel durch einen kurzen kräftigen Zug sofort durchführbar. Anschließend erfolgt die Ruhigstellung in einem Dachziegelverband. Die operative Behandlung ist bei dislozierten Groß- und Kleinzehenfrakturen notwendig. Hier erfolgt die Stabilisierung mit Drahtosteosynthesen oder Kleinfragmentplatten.

## Nachbehandlung

Nach der operativen Behandlung wird das betroffene Bein meist in einem Unterschenkelgips für 10–14 Tage ruhig gestellt. Haben sich die Weichteile erholt wird der Gips abgenommen und mit der frühfunktionellen physiotherapeutischen Behandlung begonnen. Damit es nicht zu Kontrakturen kommt, müssen alle Fußgelenke mobilisiert werden. Die Mobilisation wird bis zum Ende der 4. Woche mit Teilbelastung durchgeführt. Gegebenenfalls müssen im weiteren Verlauf Einlagen zum Stützen des Längs- und Quergewölbes verordnet werden.

## Zusammenfassung

- Mittel- und Vorfußverletzungen haben meist ein direktes Trauma als Ursache. Dabei kommt es neben Frakturen, die z. T. leicht übersehen werden, auch zu Luxationen mit begleitenden Nerven- und Gefäßverletzungen. Klinisch stehen Beschwerden beim Laufen im Vordergrund.
- Frakturen der Fußwurzel können meist konservativ behandelt werden. Bei Luxationen im Lisfranc-Gelenk ist in der Regel die operative Reposition und Versorgung notwendig.
- Im Bereich des Mittelfußes können Frakturen auch als Ermüdungsbruch nach Dauerbelastung (Marschfraktur) auftreten. Eine Indikation für die operative Therapie besteht meist nur bei Frakturen der Ossa metatarsalia I und V, da diese mehr als die anderen für die Statik und Abrollbewegung des Fußes wichtig sind.
- Die Behandlung von Zehenfrakturen ist meist unproblematisch.
- Nach Mittelfuß- und Vorfußverletzungen ist die Wiederherstellung der Beweglichkeit und der Fußstatik wichtig. Oft ist eine Einlagenversorgung erforderlich, um Defizite auszugleichen.

# 17 Verletzungen der oberen Extremität

Die Gelenke der oberen Extremität sind, verglichen mit denen der unteren, weitaus beweglicher. In erster Linie sind sie band- und muskelgeführt. Dieses Mehr an Beweglichkeit geht zu Lasten der Stabilität. Deshalb treten Luxationen und Muskel-Band-Verletzungen an der oberen Extremität häufiger auf als an der unteren.

Dieser Unterschied beeinflusst die Zielsetzung bei der Therapie. Während nach einem Trauma an der unteren Extremität eine optimale Stabilität und Belastbarkeit angestrebt wird, versucht man an der oberen Extremität, die volle Beweglichkeit wieder herzustellen.

Handverletzungen unterscheiden sich von den übrigen Verletzungen der oberen Extremität. Als besonders sensibles feinmotorisches Organ verlangt die Hand die Wiederherstellung aller anatomischen Strukturen, auch der kleinen Nerven und Gefäße. Daher ist die Handchirurgie eine Spezialdisziplin innerhalb der Unfallchirurgie, bei der mikrochirurgische, plastische und rekonstruktive Techniken zur Anwendung kommen.

## 17.1 Verletzungen des Schultergürtels und des Oberarmes

Die obere Extremität ist im Schultergelenk frei aufgehängt. Über den Schultergürtel besteht der Kontakt zum Thorax. Knöchern unterscheidet man am Schultergürtel die Klavikula, die Skapula, den Oberarm und die Thoraxwand. Zusammen mit den Bandstrukturen und der Muskulatur bilden sie eine funktionelle Einheit.

Von allen Gelenken ist das Schultergelenk das beweglichste, da die Schultergelenkspfanne (Cavitas glenoidalis) den Oberarmkopf (Caput humeri) nur zu 30% bedeckt (**Abb. 17.1**) und die Kapsel das Gelenk nur locker umfasst. Zwar wird die Gelenkpfanne durch das fibröse Labrum glenoidale (gelegentlich auch als Limbus bezeichnet) ein wenig vergrößert. Seine Stabilität verdankt die Schulter aber in erster Linie der Muskulatur. Wegen der außerordentlichen Bedeutung der Schulter für die Funktion der gesamten oberen Extremität spielen bei der Behandlung von Schulterverletzungen in erster Linie funktionelle Gesichtspunkte eine Rolle, weniger die anatomisch korrekte Wiederherstellung der Strukturen.

### 17.1.1 Klavikulafrakturen

Frakturen der Klavikula sind, insbesondere bei Kindern eine häufig vorkommende Verletzung. Sie machen ca. 10–15% aller Frakturen aus. Meist entstehen sie durch direkte Gewalteinwirkung, aber auch durch indirekte Gewalt beim Sturz auf den ausgestreckten Arm kann das Schlüsselbein brechen.

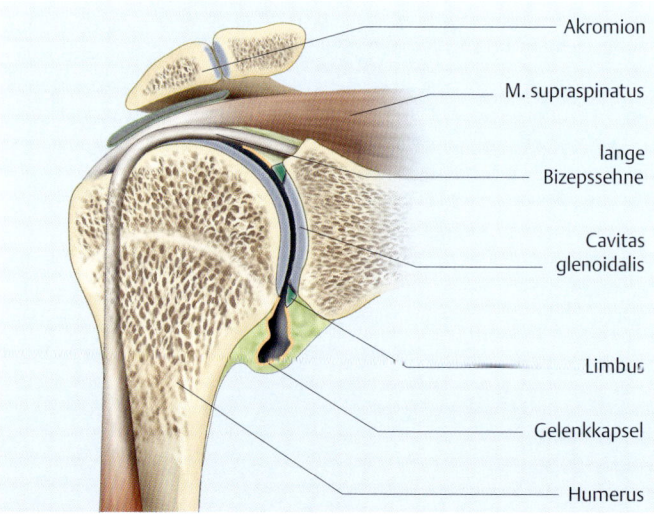

**Abb. 17.1** Anatomischer Aufbau der Schulter. Frontalschnitt.

## Klinik

Im Fall einer Dislokation erkennt man im Seitenvergleich Konturveränderungen. Lokal besteht eine schmerzhafte Schwellung. Bei der Betastung spürt man evtl. den Bruch mit Krepitation. Häufig kommt es zu Begleitverletzungen, die klinisch zu weiteren Symptomen führen.

50% der Klavikulafrakturen gehen mit Rippenfrakturen einher, gelegentlich in Kombination mit einem Hämato- oder Pneumothorax. Die Folge sind schmerzhafte Störungen der Atmung. Des Weiteren kann eine Verletzung der A. bzw. der V. subclavia oder des Plexus brachialis vorliegen. Dadurch kommt es entweder zu einer Störung der Durchblutung oder der Nervenfunktion.

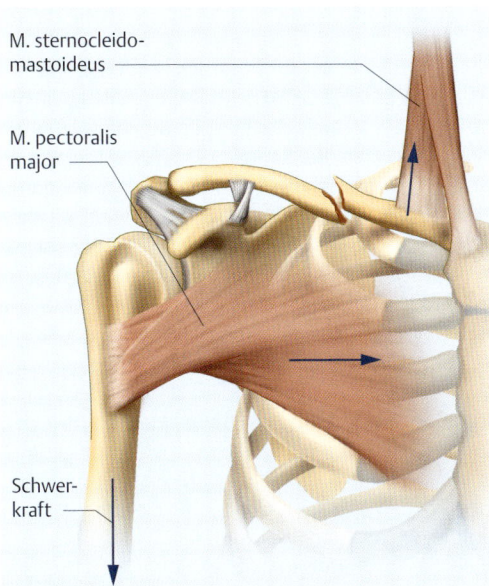

Abb. 17.2 Dislokation der Fragmente nach Klavikulafraktur durch Muskelzug.

## Diagnose

Im Röntgenbild ist die Klavikula gut einsehbar. Begleitverletzungen lassen sich durch entsprechende Zusatzuntersuchungen (CT, Angiographie, EMG, etc.) nachweisen.

## Klassifikation

Die Klassifikation erfolgt nach der Lokalisation. Unterschieden werden die Frakturen des
- medialen Drittels: sehr selten (5%)
- mittleren Drittels: häufig (80%)
- lateralen Drittels: selten (15%)

Durch den Zug der Muskulatur kommt es zu erheblichen Dislokationen. Das mediale Fragment wird durch den Zug des M. sternocleidomastoideus nach kraniodorsal disloziert, das laterale verlagert sich durch die Wirkung der Schwerkraft auf den Arm und den Zug des M. pectoralis major nach vorne unten (**Abb. 17.2**). Das Ausmaß der Dislokation beeinflusst die Therapieentscheidung.

## Therapie

*Konservativ*
90% der Klavikulafrakturen können erfolgreich konservativ behandelt werden. Im mittleren und medialen Drittel erfolgte die Ruhigstellung für ca. 3 Wochen durch einen Rucksackverband (**Abb. 17.3a**), der das Aufeinanderschieben der Fragmente verhindern soll. Trotz zum Teil erheblicher Dislokation kommt es meist zu einer schnellen Frakturheilung mit prominenter Kallusbildung. Der Rucksackverband muss zunächst täglich nachgezogen werden. Bei Frakturen im lateralen Drittel erfolgt die Ruhigstellung durch eine Gilchrist-Verband (**Abb. 17.3b**).

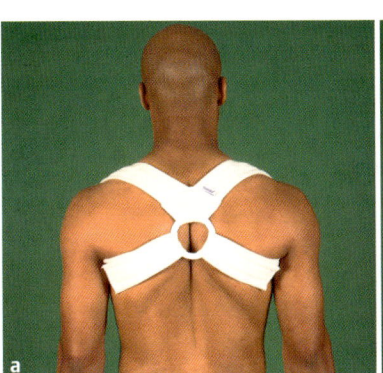
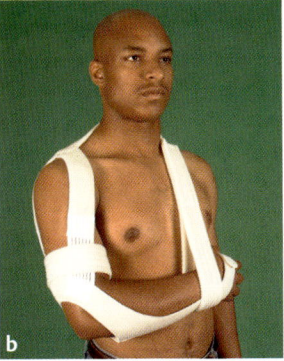

Abb. 17.3a–b Konservative Behandlung einer Klavikulafraktur. a Rucksackverband. b Gilchrist-Verband.

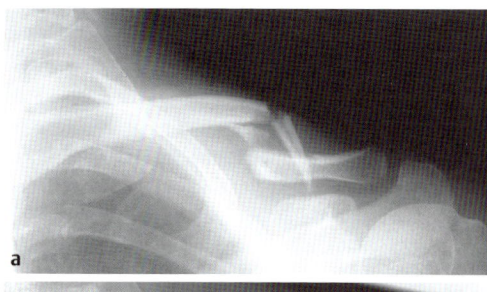

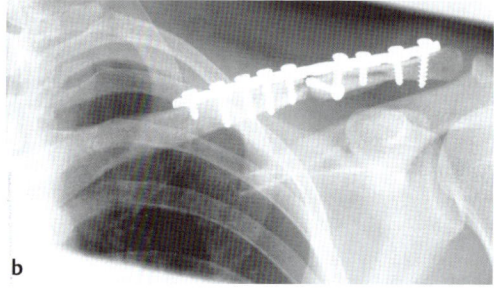

**Abb. 17.4a–b** Dislozierte Mehrfragmentfraktur der Klavikula im mittleren Drittel. **a** Röntgenbefund. **b** Versorgung mit Plattenosteosynthese und Zugschraube.

### Operativ

Indikationen zur selteneren operativen Therapie sind Gefäß- bzw. Nervenverletzungen, sowie offene Frakturen. Bei grober Dislokation besteht der Vorteil der operativen Behandlung in der Ausheilung in kosmetisch ansprechenderer Position. Außerdem sind Pseudarthrosen, v. a. bei aktiven Patienten, insgesamt seltener. Bei gelenknahen Brüchen bietet sich die Zuggurtungsosteosynthese an. In den übrigen Fällen wird eine Platte (**Abb. 17.4a–b**) oder ein intramedullärer Nagel (**Abb. 17.5**) eingebracht.

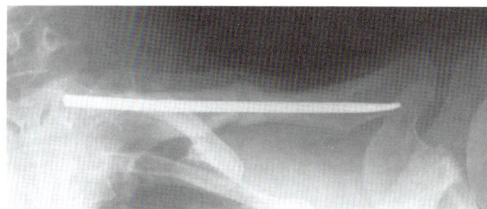

**Abb. 17.5** Intramedulläre Nagelung bei Klavikulafraktur im mittleren Drittel.

### Nachbehandlung

Bei der konservativen Therapie darf der Arm für 3 Wochen nicht über 90° angehoben werden. Ist in der Röntgenkontrolle die Frakturkonsolidierung sichtbar, kann die Schulter zügig mobilisiert werden.

Postoperativ wird die Schulter im Gilchrist-Verband ruhig gestellt. Die übrigen Gelenke des Armes müssen früh mobilisiert werden. Bei Frakturen im medialen und mittleren Drittel ist die Beweglichkeit ab dem 2. postoperativen Tag bis zur Schmerzgrenze möglich. Bei lateralen Frakturen werden ab dem 2. postoperativen Tag die Flexion und Abduktion bis maximal 90° zunächst passiv, je nach Schmerzen dann zunehmend aktiv geübt. Nach 6 Wochen wird die Bewegung frei gegeben und die Belastung gesteigert.

### Komplikationen

Pseudarthrosen kommen vorwiegend bei Brüchen im mittleren Drittel vor, sie sind jedoch insgesamt selten. Gerade bei Pseudarthrosen im mittleren Drittel kann es zu Schädigung des darunter verlaufenden Plexus brachialis kommen. Der N. ulnaris ist hierbei am häufigsten betroffen. Die Therapie besteht in der operativen Revision mit Resektion der pseudarthrotischen Fragmentenden, Defektauffüllung mit Spongiosaplastik und stabiler Plattenosteosynthese. Weitere Komplikationen sind Wundheilungsstörungen und tiefe Infektionen.

## 17.1.2 Luxation des Sternoklavikulargelenks

Die seltene Luxation des Sternoklavikulargelenks (SCG) entsteht in der Regel durch indirekte Gewalt. Meistens steht dabei das Klavikulaende nach vorne, nur selten nach oben oder nach innen. Bei letzterer Form können im Mediastinum verlaufende Organe (Herz, Ösophagus, Trachea) sowie Gefäß- und Nervenstraßen verletzt werden.

### Klinik

Über dem SCG findet man eine deutliche Schwellung. Die Region schmerzt bei Druck und Bewegung.

### Diagnose

Die Luxation ist gut vom Brustbein aus zu tasten. Insbesondere bei der seltenen Luxation nach innen muss man die Lagebeziehung der beteiligten Knochen durch die Kernspintomographie genau feststellen.

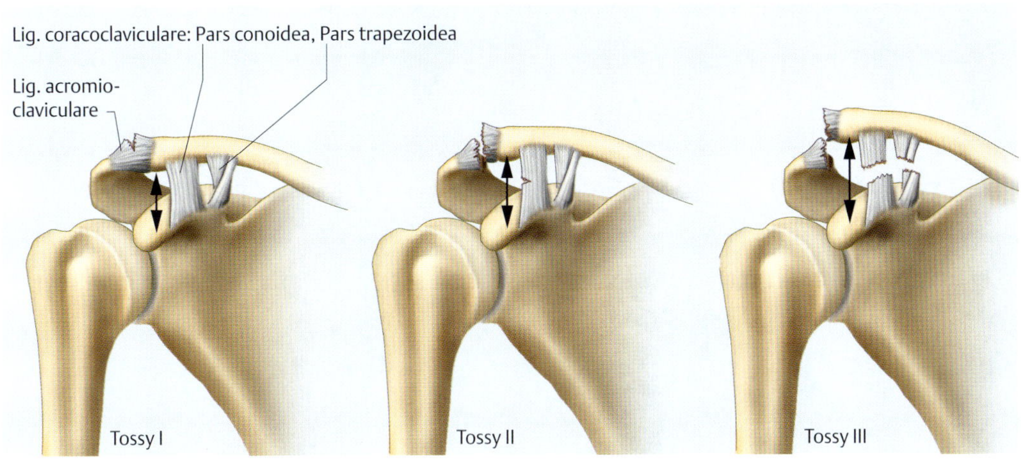

**Abb. 17.6** ACG-Luxation. Einteilung nach Tossy (I–III).

## Therapie

Die Luxation kann man gut reponieren, indem man die Klavikula über den Arm und die Schulter nach außen und hinten zieht. Anschließend erfolgt die Ruhigstellung im Rucksackverband für ca. 4 Wochen.

Nur in seltenen Fällen ist die Reposition durch den Verband nicht zu halten, sodass in diesen Fällen eine operative Behandlung erfolgt. Schrauben oder Drähte dürfen nicht angewendet werden, da die Gefahr der Verletzung lebenswichtiger Strukturen (Aorta, Herz, Thorax) groß ist. Die Gelenkverbindung zwischen Sternum und Klavikula kann nach Resektion eines Stückes der Klavikula durch eine Kordel oder durch andere Rekonstruktionen wieder hergestellt werden.

## Nachbehandlung

Postoperativ erfolgt die Ruhigstellung im Gilchrist- oder Desault-Verband. Das Nachbehandlungskonzept entspricht dem nach Operation der lateralen Klavikulafraktur (siehe Kap. 17.1.1).

### 17.1.3 Luxation des Akromioklavikulargelenks

Das Akromioklavikulargelenk (ACG) wird durch kräftige Bänder gesichert. Das Lig. coracoclaviculare übernimmt ca. 80%, das Lig. acromioclaviculare ca. 20% der Kraft im AC-Gelenk. Die Luxation des ACG erfolgt indirekt durch Sturz auf den Arm oder direkt, z.B. durch Gegnerzusammenstoß beim Fußball. Man spricht auch von einer Sprengung des Gelenks.

## Klassifikation

Nach Tossy (1963) werden ACG-Verletzungen in 3 Grade eingeteilt (**Abb. 17.6**):
- Tossy I
  - Dehnung oder inkomplette Zerreißung des Lig. acromioclaviculare
  - das ACG ist nicht luxiert
- Tossy II
  - komplette Zerreißung des Lig. acromioclaviculare
  - das ACG steht subluxiert (Höhertreten der Klavikula um bis zu 0,5 cm)
- Tossy III
  - komplette Zerreißung des Lig. coracoclaviculare und des Lig. acromioclaviculare
  - die Klavikula steht in Luxationsstellung (Klaviertastenphänomen)

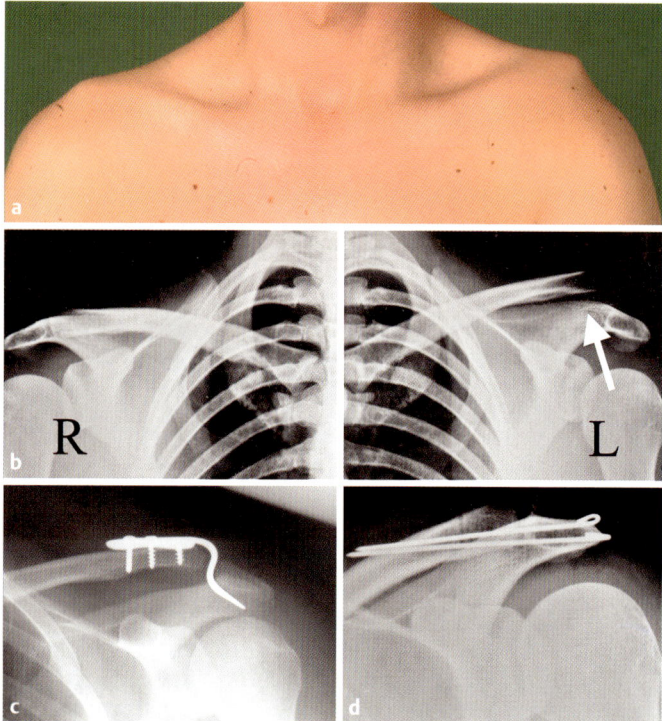

Abb. 17.7a–d ACG-Sprengung links (Tossy III). **a** Klaviertastenphänomen. **b** Röntgendiagnostik im Seitenvergleich (Armzug mit 5 kg Gewicht) mit deutlichem Klavikulahochstand links. **c** Nach Naht des akromioklavikulären Bandes Fixation mit Hakenplatte bzw. **d** Zuggurtung.

Darüber hinaus gibt es eine Erweiterung der Klassifikation nach Rockwood in die Grade IV-VI für schwere ACG-Luxationen in Kombination mit Skapulafrakturen.

### Klinik

Im Vordergrund steht der Bewegungsschmerz, vor allem bei Abduktion des Armes über 90°. Nur bei kompletter Luxation des AC-Gelenkes (Tossy III) ist das sog. Klaviertastenphänomen vorhanden, bei dem die prominente Klavikula nach unten gedrückt werden kann, aber wie eine Klaviertaste wieder nach oben federt (**Abb. 17.7a**).

### Diagnose

Schwierig ist die Diagnose bei Tossy I und II-Verletzungen, vor allem beim muskulösen Patienten. In diesen Fällen kann die Diagnose nur im Röntgen durch eine Vergleichsaufnahme der gesunden und verletzen Seite mit Gewichtszug an den Armen nach unten erfolgen (**Abb. 17.7b**).

### Therapie

Verletzungen nach Tossy I und die meisten nach Tossy II werden konservativ im Gilchrist- oder Desault-Verband bis zu 3 Wochen ruhig gestellt. Umstritten ist zur Zeit, ob die Ergebnisse der operativen Therapie nach Tossy-II-Verletzung erfolgversprechender sind. Einigkeit herrscht jedoch darüber, dass bei Tossy-III-Luxationen die operative Gelenkrekonstruktion für den Patienten bessere Resultate bringt – nicht zuletzt aus kosmetischen Gründen.

Es gibt eine Vielzahl von Operationstechniken. In jedem Fall muss das Lig. coracoclaviculare durch eine kräftige Naht refixiert werden, anschließend erfolgt die Stabilisierung des Gelenkes durch Draht oder kräftige Fäden (Fiberwire), alternativ kommt auch eine spezielle Plattenosteosynthese in Betracht (**Abb. 17.7c–d**).

### Nachbehandlung

Konservative ACG-Luxationen werden frühfunktionell behandelt. Im Gegensatz zur Tossy-I-Verletzung wird bei Tossy II eine Ruhigstellung bis zu 3

Wochen empfohlen, damit die zerrissenen Bandstrukturen heilen können. Anschließend können für die Dauer von 3 Wochen Bewegungen der Schulter bis 90° Abduktion bzw. Flexion geübt werden. Im Anschluss daran werden alle Bewegungen freigegeben.

Nach Operationen erfolgt eine kurzzeitige Ruhigstellung im Gilchrist-Verband für 1 Woche zum Abschwellen der Weichteile. Ab dem 2. Tag kann die Schulterbeweglichkeit aus dem Verband heraus geübt werden. Bis zur Metallentfernung nach ca. 6 Wochen sollen jedoch Bewegungen über 90° Abduktion bzw. Flexion vermieden werden, da andernfalls die Gefahr des Bruches oder der Wanderung des Implantates besteht. Ausnahmen sind Plattenosteosynthesen, die eine deutlich höhere Stabilität bieten. Je nach Operationsverfahren kann die Beweglichkeit zeitweise auch deutlicher limitiert sein.

**Fallbeispiel:** Ein 20-jähriger Patient stürzt mit dem Fahrrad auf den linken Arm. Er bemerkt, dass die linke Schulter schmerzt und lässt sich in die chirurgische Ambulanz fahren. Bei der Untersuchung fällt sofort ein Klavikulahochstand auf (Klaviertastenphänomen). Die Röntgenuntersuchung bestätigt die Verdachtsdiagnose AC-Gelenksprengung (Tossy III). Am nächsten Tag wird das Lig. acromioclaviculare genäht und das Gelenk über eine Hakenplatte ruhig gestellt. Postoperativ wird für 14 Tage ein Gilchrist-Verband angelegt, Bewegungen aus dem Verband heraus werden jedoch bereits ab dem 2. Tag bis max. 90° Abduktion und Flexion erlaubt. Ab der 7. Woche werden auch Bewegungen über 90° frei gegeben. 3 Monate nach der Operation wird die Hakenplatte entfernt und die Bewegung noch einmal für 3 Wochen bis 90° Abduktion und Flexion limitiert. Bereits 1 Monat nach der Metallentfernung kann der Patient wieder Basketball spielen.

## Komplikationen

Nach jeder Form der Therapie kann ein Hochstand der Klavikula verbleiben, verbunden mit einer Instabilität oder bleibenden Schmerzen.

## 17.1.4 Skapulafrakturen

> Skapulafrakturen sind ein Hinweis auf eine große Gewalteinwirkung auf den Oberkörper. Daher sollte immer nach Begleitverletzungen des Thorax, nach Rippenserien- und Wirbelfrakturen gesucht werden!

## Klassifikation

Man unterscheidet an der Skapula Frakturen des Korpus, des Skapulahalses und Glenoidfrakturen. Außerdem gibt es Abrissfrakturen des Akromions, des Korakoids, sowie Frakturen der Spina scapulae. Bei Frakturen des Glenoids kann begleitend eine traumatische Schulterluxation vorliegen (siehe Kap. 17.1.5).

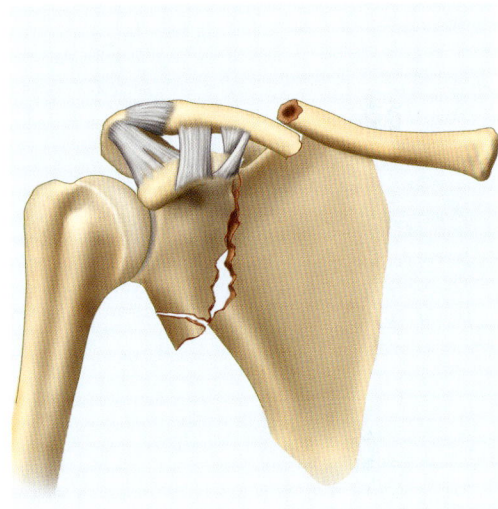

**Abb. 17.8** Floating Shoulder. Kombination aus Klavikula- und Skapulahalsfraktur.

Eine Sonderform ist die Kombination aus Glenoid- bzw. Skapulahals- und Klavikulafraktur, sie wird im Allgemeinen als „Floating Shoulder" bezeichnet, da die knöcherne Fixierung des Armes am Rumpf aufgehoben ist (**Abb. 17.8**).

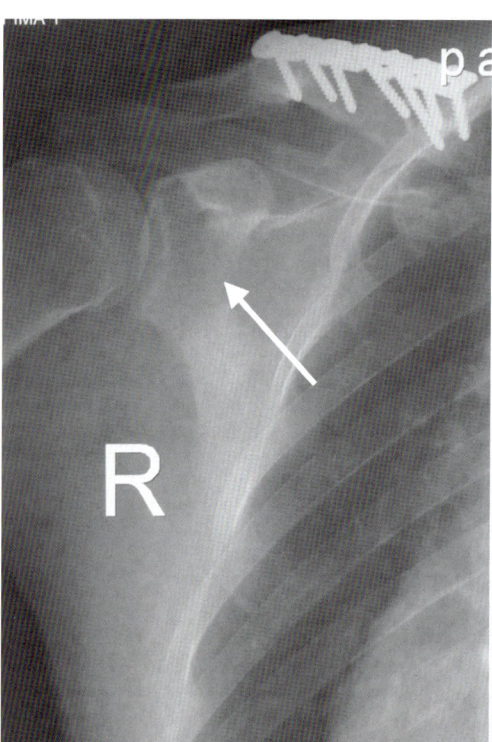

Abb. 17.9 Operative Therapie bei Floating shoulder. Die Klavikula wird durch die Plattenosteosynthese stabilisiert, die Skapulahalsfraktur (Pfeil) wird somit in anatomischer Position gehalten und kann konservativ behandelt werden.

## Klinik

Klinisch zeigt sich eine schmerzhafte Beweglichkeit, sowie ein Druckschmerz über der Fraktur.

## Diagnose

Im Röntgenbild sind Skapulafrakturen mitunter schwer zu erkennen. Im Zweifelsfall, oder aber bei Fraktur der Cavitas glenoidalis ist der genaue Frakturverlauf in der Computertomographie, ggf. mit 3D-Rekonstruktion, darzustellen.

## Therapie

Eine operative Therapie ist nur selten erforderlich. Bei der Mehrzahl der Skapulafrakturen genügt eine kurzzeitige Ruhigstellung für 2 Wochen im Gilchrist-Verband. Nur bei dislozierten Frakturen des Glenoids oder abgerissenen Fortsätzen ist in eine Operation indiziert. Nach Reposition werden die Fragmente mit Schrauben oder Platten refixiert.

Die Floating Shoulder muss immer operativ stabilisiert werden. Allerdings genügt hier die stabile Plattenosteosynthese der Klavikula, da sich der Bruch des Skapulahalses hierdurch von selbst in korrekter Stellung ausrichtet.

## Nachbehandlung

Die Nachbehandlung ist bei konservativer und operativer Frakturbehandlung frühfunktionell und nur durch die Schmerzen limitiert. In den ersten 2 Wochen sollten Bewegungen des Armes über die Horizontale hinaus vermieden werden.

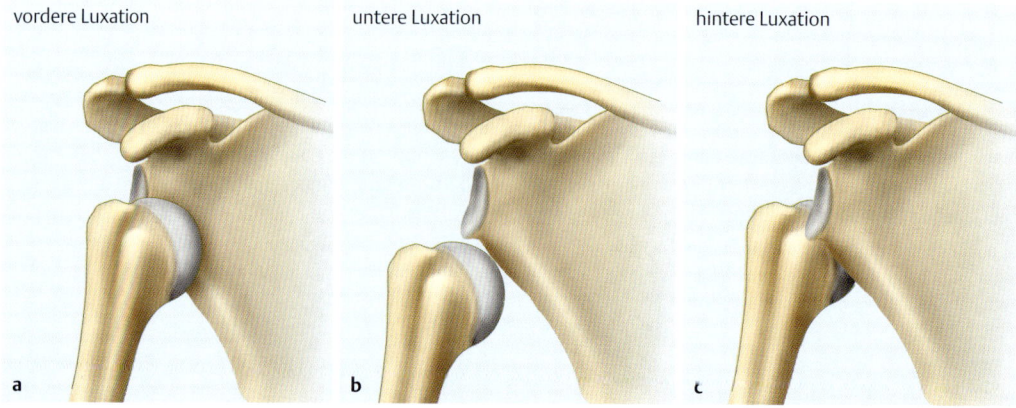

Abb. 17.10a–c Typische Formen der Schulterluxation: a vordere, b untere, c hintere Schulterluxation.

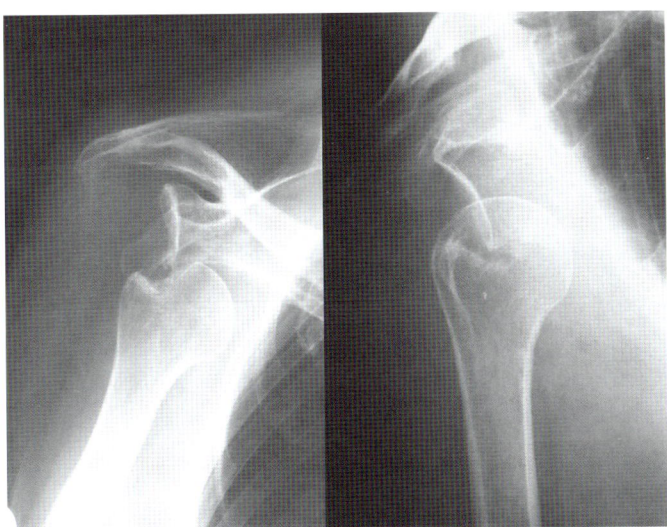

**Abb. 17.11** Röntgenbefund bei vorderer Schulterluxation.

## 17.1.5 Schulterluxation

Da die Stabilität der Schulter in erster Linie von der Funktion der Muskulatur abhängt, führt jede Störung der muskulären Balance zu einer vermehrten Luxationsgefahr. Daher verwundert es nicht, dass die Hälfte aller Gelenkluxationen an der Schulter passieren.

## Klassifikation

### Traumatische Schulterluxation
Ein einmaliges adäquates Trauma führt zur Überdehnung oder Zerreißung der stabilisierenden Strukturen. In einigen Fällen kommt es zu Rupturen der Rotatorenmanschette (siehe Kap. 17.16). Typisch ist die Abscherung am Labrum (Bankart-Läsion) sowie die Eindellung der korrespondierenden Stelle am Humeruskopf (Hill-Sachs-Delle). Auch eine Glenoidfraktur kann zur traumatischen Schulterluxation führen. Kommt es nach der ersten Luxation zu erneuten Luxationen, spricht man von einer *traumatisch-rezidivierenden Schulterluxation*.

### Habituelle Luxation
Diese wird auch als atraumatische oder gewohnheitsmäßige Luxation bezeichnet. Ursachen sind angeborene Fehlanlagen oder Fehlstellungen der Schulterpfanne oder eine Schwäche des Muskel- bzw. Kapsel-Bandapparates. Der ersten Luxation liegt typischerweise kein adäquates Trauma zu Grunde, in der Folge treten immer wieder erneute Luxationen auf, die sich häufig von selbst reponieren. Manche Patienten sind in der Lage, die Luxation sogar zu provozieren, man spricht dann von willkürlicher Schulterluxation.

### Nach der Luxationsrichtung
Man unterteilt Schulterluxationen auch nach ihrer Richtung (**Abb. 17.10a–c**):
- vordere Luxation: häufigste Form (80%), der Oberarmkopf steht vorne unter dem Proc. coracoideus
- untere Luxation: seltener (15%)
- Luxation nach hinten: selten (5%)

Daneben gibt es noch weitere, äußerst seltene Luxationsrichtungen.

## Klinik

Es besteht eine typische schmerzhafte Abduktionsfehlstellung mit einer schmerzhaften Bewegungseinschränkung des Armes. Daneben tastet man eine leere Gelenkpfanne, der Humeruskopf ist neben dem Gelenk zu tasten. Vor allem beim Vergleich mit der gesunden Seite ist der Unterschied deutlich.

## Diagnose

Im Röntgenbild ist die vordere Luxation meist ohne Probleme zu erkennen, jedoch sind Verletzungen der Weichteilstrukturen bzw. des Limbus nicht zu sehen (**Abb. 17.11**). Auch die seltenere hintere Form wird gelegentlich nicht erkannt (**Abb. 17.12a**). Daher ist eine genaue Diagnose nur mit Hilfe eines

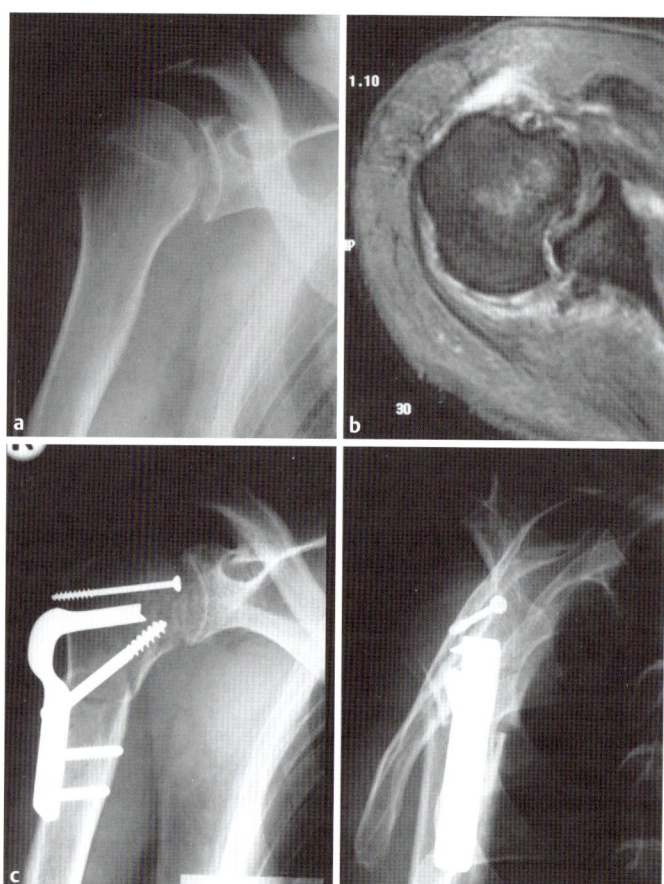

Abb. 17.12a–c Hintere Schulterluxation. **a** Röntgendiagnostik.. Die Luxation ist nur bei genauem Hinsehen zu erkennen **b** CT der Schulter. Der Humeruskopf ist in Subluxationsstellung in der Pfanne verhakt. **c** Operatives Ergebnis nach Rotationsosteotomie und Versetzen der Tubercula majus und minus, die mit Schrauben refixiert werden.

Computer- oder Kernspintomogramms möglich (**Abb. 17.12b**). Einen großen Stellenwert hat die Arthroskopie, die neben einer zuverlässigen Diagnostik auch die sofortige Therapie erlaubt. Es ist strittig, ob bei Schulterluxationen teure bildgebende Verfahren vor einer ohnehin notwendigen Arthroskopie gerechtfertigt sind.

Unbedingt muss geprüft werden, ob durch die Gelenkfehlstellung wichtige Nerven und Gefäße irritiert bzw. geschädigt sind. Dies betrifft v. a. den N. axillaris sowie die A. und V. axillaris.

## Therapie

### Reposition
Die Therapie der akuten Luxation besteht in der möglichst raschen Reposition. Hierzu gibt es verschiedene Techniken. Das Prinzip aller Techniken beruht darauf, durch Längszug am Arm in Verbindung mit einer Rotationsbewegung und Gegenzug am Thorax die Verhakung zu lösen und somit den Oberarmkopf wieder in die Pfanne zu reponieren. Die wichtigsten Repositionsmanöver sind (**Abb. 17.13a–e**):

- Reposition nach Matsen: Zug am Arm und Außenrotationsbewegung, Gegenzug durch Tuch in der Achselhöhle.
- Reposition nach Arlt: Zug am Arm, Stuhllehne als Hypomochlion in der Achselhöhle.
- Reposition nach Hippokrates: Zug am Arm, Ferse des Arztes als Hypomochlion in der Achselhöhle.
- Reposition nach Milch: Zug am Arm, Faust des Arztes als Hypomochlion in der Achselhöhle.
- Reposition nach Kocher (Vorsicht, nur bei gesicherter vorderer Luxation erlaubt!): Zug am Arm, dann erfolgen nacheinander Abduktion, Außenrotation, Elevation und schließlich Innenrotation.

*Vor und nach erfolgter Reposition muss immer die Durchblutung, Motorik und Sensibilität überprüft werden!*

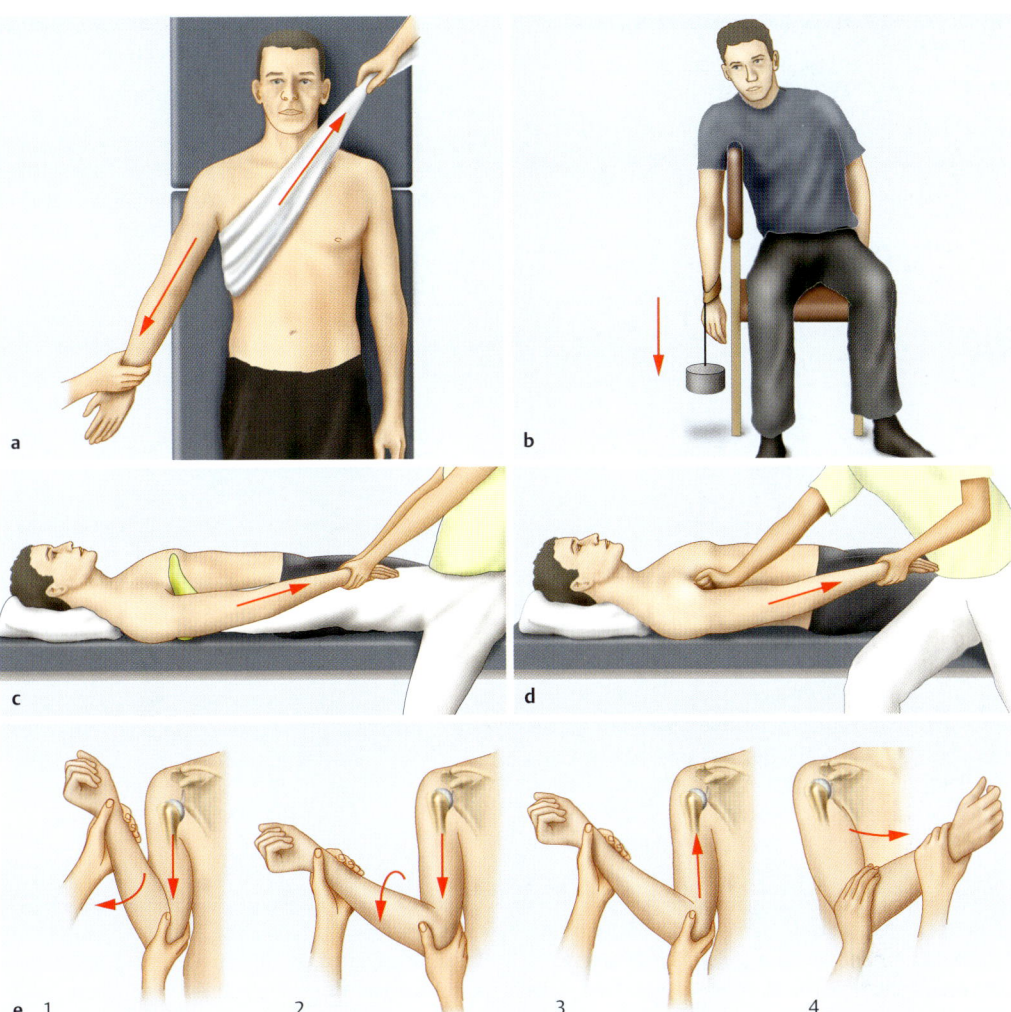

Abb. 17.13a–e Verschiedene Methoden der Schulterreposition. **a** Nach Matsen, **b** nach Arlt, **c** nach Hippokrates, **d** nach Milch, **e** nach Kocher.

*Konservativ*
Nach erfolgreicher Reposition erfolgt die Ruhigstellung im Gilchrist- oder Desault-Verband für 2–3 Wochen. Je älter der Patient, desto kürzer sollte die Fixierung andauern. Einige Autoren befürworten jedoch auch längere Immobilisationszeiten.

> Mit der Dauer der Ruhigstellung nimmt die Kontrakturgefahr zu, vor allem bei älteren Patienten.

*Operativ*
Bei rezidivierender traumatischer oder habitueller Schulterluxation besteht die Indikation zur operativen Behandlung. Zunehmend wird die Operation jedoch auch nach Erstluxationen bei jungen aktiven Patienten diskutiert. Es gibt eine große Vielzahl offener und arthroskopischer, sehr unterschiedlicher Operationsmethoden, die je nach Art der Luxation, Alter und anatomischen Gegebenheiten alleine oder in Kombination angewendet werden (z.B. wie in **Abb. 17.12c**). Einige Techniken sind in **Tab. 17.1** aufgeführt.

**Tabelle 17.1** Indikationen und operative Möglichkeiten bei Schulterluxation

| Art der Verletzung | OP | Prinzip |
|---|---|---|
| Bankart-Läsion | OP nach Bankart | Refixation des Labrums am Glenoidrand, offen oder arthroskopisch |
| ausgedehnt zerstörter Pfannenrand | OP nach Eden-Hybinette | Pfannenplastik durch einen kortikospongiösen Knochenblock vom Beckenkamm, offen |
| großer Hill-Sachs-Defekt | OP nach Weber | Osteotomie unterhalb des Humeruskopfes und Drehen des Kopfes um 30° nach innen, Plattenosteosynthese, offen |
| große weite Kapsel | OP nach Neer | T-förmiges Einschneiden der Kapsel und Doppelung, dadurch wird die Kapsel gerafft, offen |

## Nachbehandlung

Nach operativer Rekonstruktion erfolgt zunächst die Ruhigstellung im Gilchrist- oder Desault-Verband. Ab dem 2. postoperativen Tag bis zur 3. Woche sind neben Pendelbewegungen passiv-assistive Bewegungen bis 80° Abduktion und Flexion erlaubt. Außenrotationsbewegungen sind in dieser Phase zu vermeiden; aus der Innenrotationsstellung bis zur Neutralstellung des Schultergelenks ist sie jedoch erlaubt.

Ab der 4. Woche kann der Verband entfernt und die Abduktion und Flexion bis 90° gesteigert werden. Außenrotationsbewegungen sollen weiterhin nicht geübt werden. Erst ab der 7. Woche sind in Abhängigkeit der Schmerzen alle Bewegungen erlaubt.

## Komplikationen

Nach einer traumatischen oder atraumatischen Erstluxation kann es trotz abgeschlossener konservativer Behandlung zu einem Rezidiv kommen. Treten wiederholt Luxationen auf, ist eine Operation fast unumgänglich.

Nach der operativen Therapie sind bleibende Bewegungseinschränkungen möglich. In folgendem Fallbeispiel resultiert die Schultersteife vermutlich in erster Linie daraus, dass im Akutfall eine falsche Diagnose gestellt wurde und die erforderliche Therapie erst spät beginnen konnte.

**Fallbeispiel:** Ein 65 Jahre alter Radfahrer stürzt auf den rechten Arm und stellt sich mit Schulterschmerzen in der chirurgischen Ambulanz vor. Auf dem Röntgenbild wird von den diensthabenden Ärzten keine Auffälligkeit festgestellt und der Patient wird mit Schmerzmitteln wieder nach Hause geschickt. Weil die Schmerzen weiterhin bestehen, kommt der Patient 6 Wochen später erneut in die Sprechstunde, woraufhin eine Kernspintomographie der Schulter veranlasst wird. Auf den Bildern erkennt man eine verhakte hintere Schulterluxation, die sich nun nicht mehr reponieren lässt. Daher erfolgt eine offene Reposition. Der Humeruskopf muss, um die Verhakung aufzulösen, um 30° nach außen rotiert und mit einer Platte fixiert werden. Damit die Schulter weiterhin geführt werden kann, werden die Tubercula majus und minus umgesetzt und mit je einer Schraube befestigt. Da wegen der Umstellung eine Innenrotation vermieden werden muss, ist eine Ruhigstellung im Gilchrist-Verband nicht möglich. Passive Bewegungen sind in den ersten 6 Wochen nur bis 60° erlaubt. In den folgenden Wochen steift die Schulter trotz umfangreicher physiotherapeutischer Maßnahmen zunehmend ein. Knapp 4 Monate nach der Operation wird das Metall entfernt und die Schulter in Narkose mobilisiert. Trotzdem kann der Patient seine Schulter weiterhin nur bis maximal 60° abduzieren und flektieren. Es verbleibt ein erhebliches Bewegungsdefizit.

### 17.1.6 Rotatorenmanschettenruptur

Unter einer Rotatorenmanschettenruptur wird im Allgemeinen die Verletzung der gemeinsamen Sehnenplatte der Muskeln der Rotatorenmanschette (M. supraspinatus, M. infraspinatus, M. teres minor, M. subscapularis) bezeichnet. Mit Ausnahme des M. subscapularis, der seinen Ansatz am Tuberculum minus hat, setzen die übrigen Muskel am Tuberculum majus an. Es kommen komplette Rupturen und Teilrupturen vor.

Über 95% der Rotatorenmanschettenrupturen treten aufgrund degenerativer Veränderungen auf. Oft sind die schlecht durchbluteten Sehnen durch Mikrotraumen geschädigt. Daher kommt es, v. a. bei älteren Menschen, oft schon bei Bagatelltraumen zum (Ein-)Riss der Rotatorenmanschette. Die eigentliche traumatische Läsion ist selten und tritt u. a. im Zusammenhang mit Schulterluxationen auf (siehe Kap. 17.15).

## Klinik

Bei der traumatischen Ruptur bestehen unmittelbar Schmerzen, Kraft- und Funktionsverlust, der bis zur Unfähigkeit einer Abduktion des Armes führen kann

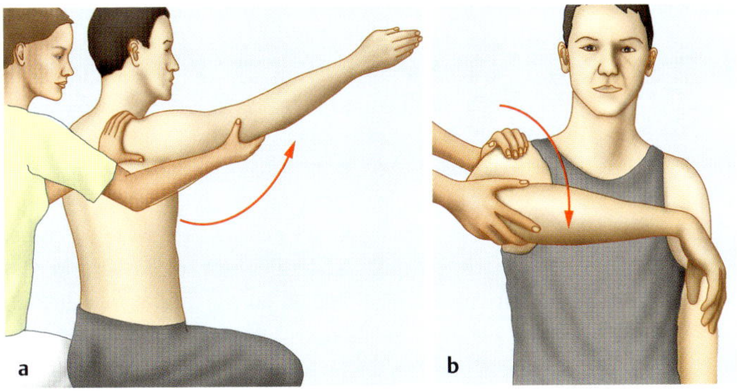

**Abb. 17.14a–b** Impingementtests. **a** Nach Neer. Der Untersucher fixiert die Skapula und führt den innenrotierten Arm in Abduktion. Mit zunehmender Abduktion klagt der Patient über Schmerzen. **b** Nach Hawkins. Führt der Untersucher den Arm aus mittlerer Flexion zunehmend in Innenrotation, proviziert er ein subakromiales oder subkorakoidales Impingement.

(Pseudoparalyse). Typischerweise besteht ein heftiger Druckschmerz über dem Tuberculum majus.

Bei einer degenerativen Läsion treten die Beschwerden weitaus weniger akut auf. Der Kraft- und Funktionsausfall ist mitunter gering und somit für den Patienten nicht zu bemerken.

## Diagnose

Die wichtigsten Untersuchungen bei der Rotatorenmanschettenruptur sind die unten genannten Tests. Dennoch muss in jedem Fall eine Röntgenuntersuchung erfolgen, um knöcherne Verletzungen auszuschließen. Bei der isolierten Rotatorenmanschettenruptur erkennt man im Röntgen einen Hochstand des Humeruskopfes. Durch die fehlende Zentrierung der Rotatorenmanschette wird der Humeruskopf durch den Zug des M. deltoideus nach oben gezogen.

Aussagekräftig und kostengünstig ist die Sonographie. Mit ihr kann die Ruptur und die übrige Muskulatur unter statischen und dynamischen Bedingungen beurteilt werden. Bei unklarem Befund ist eine Kernspintomographie zur Beurteilung der Muskel- und Weichteilverhältnisse erforderlich.

### Impingement-Tests

Schmerzen können durch Impingement-Tests nach Neer und Hawkins provoziert werden (**Abb. 17.14a–b**).

### Schmerzhafter Bogen

Ist noch genügend Kraft vorhanden, so findet sich typischerweise bei der Abduktion ein schmerzhafter Bogen („Painful arc") zwischen 60° und 120°, der durch die relative Enge des Subakromialraumes bei Abduktion entsteht (**Abb. 17.15**).

### Muskeltests

Wichtig zur Differenzierung der Ruptur sind die Funktions- und Kraftprüfungen der einzelnen Muskeln der Rotatorenmanschette (siehe auch Münzing, Schneider 2005):
- *90°-Supraspinatustest (Jobe-Test)*: aus 90° Abduktion, 30° transversaler Flexion und 90° Innenrotation (Daumen zeigt zum Boden) soll der Patient die Arme gegen den Widerstand des Untersuchers

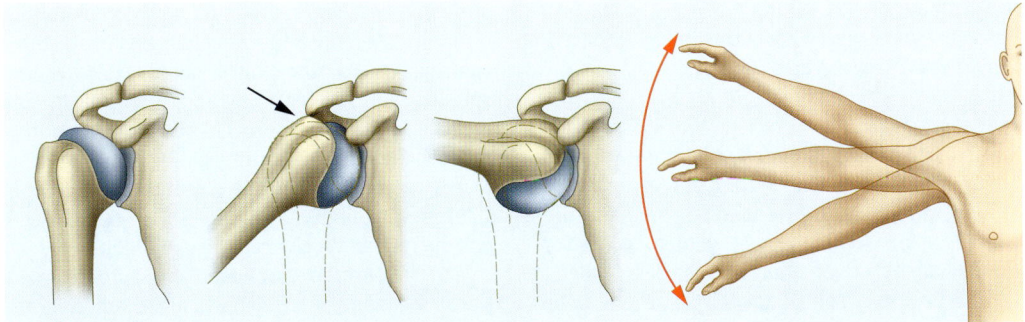

**Abb. 17.15** Schmerzhafter Bogen (Painful arc). Zwischen 60° und 120° Abduktion kommt es zur schmerzhaften Kompression der geschädigten Sehnenanteile unter dem Schulterdach.

von kranial halten. Positiv, wenn der Patient den Arm nicht halten kann.
- *Infraspinatustest*: der Patient versucht, bei herabhängendem und im Ellenbogengelenk 90° flektierten Arm den Unterarm gegen den Widerstand des Untersuchers nach außen zu rotieren. Positiv, wenn der Patient die Bewegung aktiv nicht bis zur passiv möglichen Endstellung ausführen kann. Bei einer vollständigen Insuffizienz der Außenrotatoren kann der passiv in die Außenrotation geführte Arm nicht in der Endstellung gehalten werden („Drop-arm-sign").
- *Außenrotationstest nach Patte* (Infraspinatus- und Teres minor-Test): Bei 90° Abduktion, 30° transversaler Flexion und 90° Ellenbogenflexion bewegt der Patient seinen Arm gegen den Widerstand des Untersuchers in Außenrotation. Positiv, wenn die Bewegung nicht möglich ist.
- *Lift-off-Test nach Gerber* (Subscapularistest): Der Patient versucht, den maximal innenrotierten und im Ellenbogen flektierten Arm hinter dem Körper zu halten. Der Test ist positiv, wenn die Hand nicht in der Endstellung gehalten werden kann.

## Therapie

### Konservativ

Die konservative Behandlung ist bei kleineren frischen Verletzungen und bei älteren Menschen indiziert. Bei diesen Patienten zeigen die operativen Ergebnisse kein besseres Ergebnis als unter konservativer Therapie (Hipp, 2003). Unter physiotherapeutischer Anleitung erfolgt ein Kraftaufbautraining und Koordinationsschulung. Wegen der Schmerzen werden begleitend Eisanwendungen und Antiphlogistika (z. B. Voltaren) verabreicht. Bei andauernden Schmerzen hat sich auch der Einsatz der Transkutanen Elektrischen Nervenstimulation (TENS) bewährt, die der Patient mit entsprechenden Geräten selbst durchführen kann. Ultraschall fördert die Heilung bei frischen Verletzungen.

### Operativ

Bei frischen größeren oder kompletten Rupturen, oder wenn die konservative Therapie versagt, bieten sich operative Möglichkeiten an. Kleinere Rupturen können arthroskopisch genäht werden. Ist die Kontinuität der Sehne erhalten und ist der Teildefekt bereits vernarbt, genügt in der Regel ein Débridement der Narbenzüge und gegebenenfalls der Synovitis, um Beschwerdefreiheit zu erreichen (**Abb. 17.16**).

Bei größeren oder kompletten Rupturen ist die alleinige Naht des Defektes meist nicht ausreichend. In diesen Fällen werden die Sehnenanteile über kräftige Nähte am Knochen refixiert. Der Ansatz des M. deltoideus sollte hierzu nach Möglichkeit erhalten bleiben. Muss er aus operationstechnischen Gründen abgelöst werden, so ist im Anschluss die Refixation am Knochen erforderlich. Nach Versorgung der Ruptur wird bei der offenen und der arthroskopischen Operation der Subakromialraum erweitert, um genügend Platz für die Sehne zu schaffen. Dies wird durch Knochenresektion am Unterrand des Akromions (subakromiale Dekompression) erreicht.

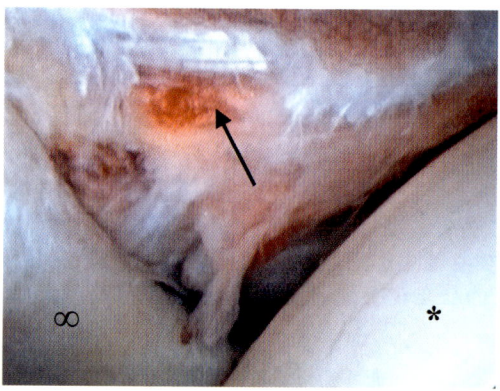

**Abb. 17.16** Schulterarthroskopie. Die Narbenzüge im kleinen Defektbereich der Supraspinatussehne (Pfeil) sind weggefräst (debridiert) worden. Gut einsehbar ist der Humeruskopf (Stern) und der intraartikuläre Teil der langen Bizepssehne (∞).

## Nachbehandlung

Die Empfehlungen für die Nachbehandlung nach rekonstruktiver Rotatorenmanschettenoperation sind nicht einheitlich. Einige Autoren halten eine 6-wöchige Ruhigstellung auf einem Thoraxabduktionskissen oder einer -schiene in 60° Abduktion für notwendig, um die Nähte gegen Zugbeanspruchung zu schützen. Aus der Schiene heraus wird der Arm passiv bis 90° bewegt, Rotationsbewegungen sind nicht erlaubt. Ab der 6. Woche erfolgt die physiotherapeutische Behandlung mit aktiven und passiven Bewegungen. Übungen für die muskuläre Gelenkstabilisierung und Krafttraining sollen erst ab der 9. postoperativen Woche begonnen werden.

Andere Autoren empfehlen eine progressivere Nachbehandlung mit nur 1-wöchiger Ruhigstellung im Gilchrist- oder Desault-Verband. Das weitere Behandlungsschema entspricht dann dem nach der rekonstruktiven Operation nach Schulterluxation (s. Kap. 17.1.5).

> Im Zweifel sollte immer den Empfehlungen des Operateurs gefolgt werden, da dieser den Zustand der Sehnen und die Reißfestigkeit der Naht am besten beurteilen kann.

## 17.1.7 Proximale Oberarmfrakturen

Frakturen des proximalen Humerus kommen vor allem bei älteren Menschen mit Osteoporose vor. Auslöser sind Stürze auf die Schulter (direkte Gewalt) oder auf den gestreckten Arm (indirekte Gewalt). Da die Blutgefäße zur Versorgung des Oberarmkopfes durch die typischen Bruchzonen verlaufen (**Abb. 17.17**), kommt es nach Frakturen häufig zu Störungen der Blutversorgung. Daher besteht ein hohes Risiko für die Entwicklung einer Nekrose des Humeruskopfes.

### Klassifikation

Die klassischen Begriffe des *Collum chirurgicum* und *Collum anatomicum* sind immer noch im Umlauf. Deshalb soll an dieser Stelle kurz darauf eingegangen werden (**Abb. 17.18**).
- Collum chirurgicum: schwache Zone unterhalb des Tuberculum minus und majus. Bei einfachen Frakturen durch das Collum chirurgicum ist die Blutversorgung meist nur wenig gestört, daher sind Frakturheilungsstörungen selten.
- Collum anatomicum: entspricht der ehemaligen Epiphysenfuge. Die seltener vorkommenden Frakturen haben eine sehr viel höhere Rate an Frakturheilungsstörungen, da häufig Störungen der Gefäßversorgung vorliegen.

*Klassifikation nach Neer*
Heute gebräuchlich ist die Klassifikation nach Neer (1970). Sie berücksichtigt neben den Frakturlinien durch das Collum chirurgicum (A) und Collum anatomicum (B) noch Abrissfrakturen des Tuberculum majus (C) und minus (D) (**Abb. 17.18**).
- *Typ I*: alle nicht oder nur wenig dislozierte Frakturen (Schaftbreite < 1cm, Achsenabknickung < 45°), unabhängig wo der Bruch ist und wie viel Fragmente vorliegen
- *Typ II*: Fraktur im Collum anatomicum
- *Typ III*: Fraktur im Collum chirurgicum
- *Typ IV*: Abrissfraktur des Tuberculum majus
- *Typ V*: Abrissfraktur des Tuberculum minus
- *Typ VI*: Luxationsfrakturen

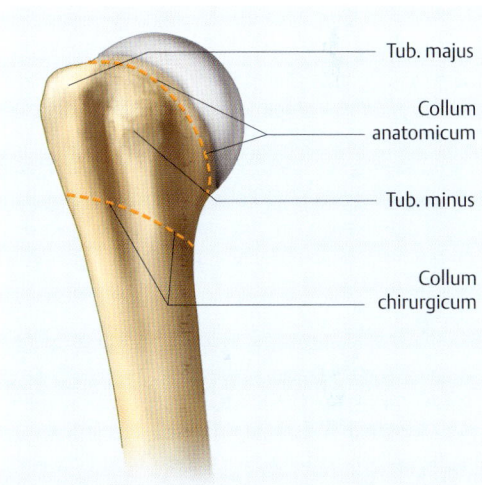

**Abb. 17.18** Hauptfragmente bei proximaler Humerusfraktur, berücksichtigt in der Neer-Klassifikation.

### Klinik

Bei der Untersuchung kann die Schulterkontur auffällig verändert sein, es besteht ein ausgeprägter Bewegungs- und Druckschmerz.

### Diagnose

Die Diagnose wird durch das Röntgen gestellt. Bei komplexen Verletzungen kann zur genaueren Beurteilung eine Computertomographie, ggf. mit 3D-Rekonstruktion, notwendig werden. Eine neurologische Untersuchung ist immer erforderlich, da es zu Schädigungen des N. axillaris (M. deltoideus) und

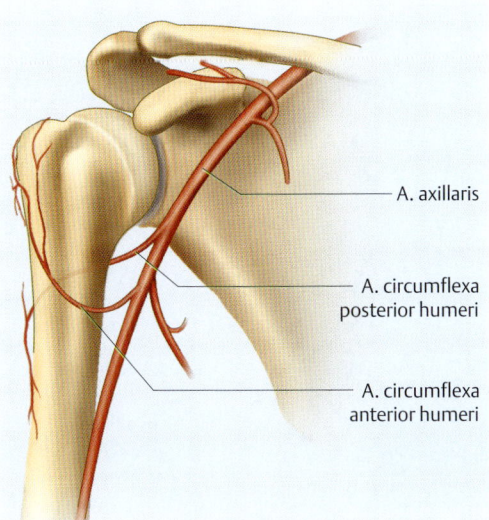

**Abb. 17.17** Gefäßversorgung des proximalen Humerus.

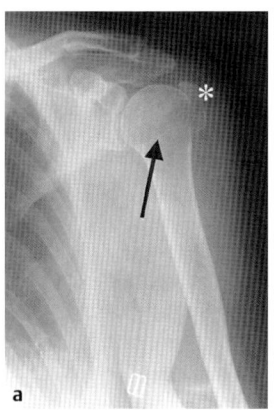
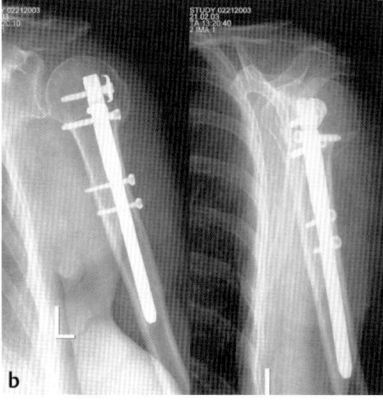

Abb. 17.19a–b Proximale Humerusfraktur mit Fraktur im Collum chirurgicum (Pfeil) und Abrissfraktur des Tuberculum majus (Stern). **a** Röntgenbefund. **b** Versorgung mit Targon-Nagel (winkelstabile Fixierung durch Schrauben).

des Plexus brachialis kommen kann. Die A. axillaris kann vor allem bei Luxationsfrakturen verletzt sein.

## Therapie

### Konservativ
Die überwiegende Mehrzahl der Oberarmkopffrakturen (ca. 80%) werden konservativ behandelt. Für 8–10 Tage wird der Arm in einem Gilchrist- oder Desault-Verband ruhig gestellt. Anschließend beginnt die frühfunktionelle Behandlung mit Pendelübungen sowie aktiven und passiven Bewegungen bis zur Schmerzgrenze.

### Operativ
Die Operationsindikation ergibt sich meist aus der erheblichen Dislokation eines oder mehrerer Fragmente. Abrissfrakturen des Tuberculum majus (Neer IV) werden reponiert und mit Schrauben oder Zuggurtung fixiert. Frakturen des Collum anatomicum (Neer II) werden fast immer operativ behandelt, da die Gefahr der Humeruskopfnekrose groß ist. Die Fixierung erfolgt bevorzugt mit Minimalosteosynthese, es kommen Drähte, Schrauben und Platten, in neurer Zeit auch Marknägel (z. B. Targon-Nagel) zur Anwendung (**Abb. 17.19a–b**).

Bei Trümmerfrakturen oder erheblicher Dislokation mit Zerstörung der Gefäßversorgung bleibt oft nur die Möglichkeit der Versorgung mit einer Schulterprothese (**Abb. 17.20**). Die Prothesen basieren im Wesentlichen auf der von Neer 1955 entwickelten Kopfprothese. Heute sind auch Systeme gebräuchlich, die ähnlich der Hüftprothetik nicht nur den Kopf, sondern auch die Pfanne ersetzen. Durch modulare Systeme kann der Kopf in verschiedenen Größen gewählt und somit die Weichteilspannung entsprechend gut eingestellt werden. Damit wird eine Instabilität verhindert. Die abgelöste Rotatorenmanschette wird entweder am Knochen oder an der Prothese refixiert. Schulterprothesen können zementiert oder zementfrei eingebracht werden. Weitere Indikationen für die Schulterprothese sind schwere Arthrosen und die Humeruskopfnekrose.

## Nachbehandlung

Nach einer Osteosynthese ist in der Regel Bewegungsstabilität erreicht, Bewegungen werden je nach Verletzung und Operation limitiert. Nur bei ungünstiger Verankerung von Drähten oder Mini-

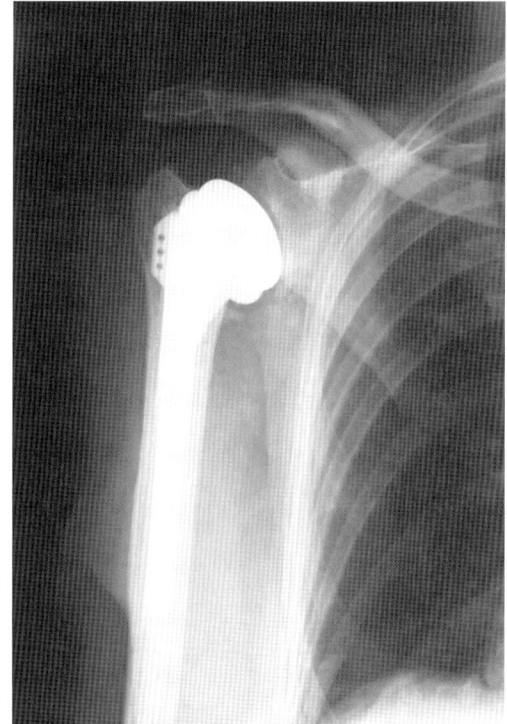

Abb. 17.20 Schulterprothese.

malosteosynthesen bei Osteoporose ist unter Umständen eine 3- bis 4-wöchige Ruhigstellung im Gilchrist- oder Desault-Verband notwendig. Schwerpunkt der frühfunktionellen Physiotherapie bilden mobilisierende und kräftigende Übungen. Ab der 5. Woche ist in der Regel die Abduktion und Flexion über 90° erlaubt.

Nach Implantation einer Schulterprothese wird der Arm für 3 Wochen auf einem 45°-Abduktionskissen gelagert, damit die refixierte Rotatorenmanschette einheilen kann. In dieser Zeit sind passive Bewegungen zwischen 45° und 90° Abduktion zur Gelenkmobilisierung wichtig, Rotationsbewegungen müssen jedoch unbedingt vermieden werden. Ab der 4. Woche sind assistive Bewegungen und Übungen im Bewegungsbad erlaubt. Ab der 6. Woche kann mit aktiven Übungen begonnen werden.

## Komplikationen

Je mehr Fragmente vorliegen, desto eher ist die Gefäßversorgung reduziert und Frakturheilungsstörungen sind wahrscheinlich. Diese verursachen eine Humeruskopfnekrose oder Pseudarthrose. Funktionell kann sich eine schmerzhafte Bewegungseinschränkung bis hin zur Schultersteife entwickeln. Bei Frakturen mit Gelenkbeteiligung kann sich posttraumatische eine Arthrose ausbilden. Werden Nervenläsionen nicht erkannt, kann es zu dauerhaften Lähmungen einzelner Muskeln kommen. Nerven können auch bei der Operation geschädigt werden (Hakendruck).

## Prognose

Die Prognose ist abhängig vom Frakturtyp und von der Anzahl der Fragmente. Je mehr Fragmente und je ausgeprägter die Dislokationen, umso schlechter ist die Prognose. Sind die Fragmente nicht verschoben, haben Patienten gute Chancen, ein befriedigendes Ergebnis zu erzielen. Nervenschäden verschlechtern die Prognose ebenfalls.

## 17.1.8 Humerusschaftfrakturen

Oberarmschaftfrakturen entstehen durch indirekte Gewalt beim Sturz auf die Hand oder auf den Ellenbogen, selten direkt durch einen Schlag. Zudem kommt es am Schaft des Oberarmes häufig zu pathologischen Frakturen. Begleitverletzungen treten insgesamt selten auf. Bei Brüchen im mittleren Drittel kommt es jedoch in ca. 15% der Fälle zur Verletzung des N. radialis, der in diesem Bereich dem Knochen anliegt.

## Klassifikation

Es kommen alle Frakturformen vor (Quer-, Schräg-, Biegungs-, und Spiralbruch, Mehrfragment- und Trümmerbruch). Spiral- und Querfrakturen sowie Mehrfragment- und Trümmerfrakturen heilen aufgrund einer großen Frakturfläche meist schnell.

## Klinik

Neben dem Frakturhämatom, dem Bewegungs- und Druckschmerz besteht häufig eine deutlich sichtbare Dislokation der Fragmente, die durch die ansetzenden Muskeln verursacht wird.

## Diagnose

Röntgen in 2 Ebenen. Bei der klinischen Untersuchung muss immer das Versorgungsgebiet des N. radialis auf mögliche Ausfallserscheinungen untersucht werden.

## Therapie

*Konservativ*
Die konservative Therapie ist die Standardbehandlung bei Oberarmschaftfrakturen. Nach Reposition in Lokalanästhesie erfolgt die Ruhigstellung in einer U-Schiene, ab der 2. Woche in einem Oberarmbrace. Dislozierte Schaftfrakturen sind schwierig zu reponieren und können oft nicht in der Reposition gehalten werden. Achsenfehlstellungen bis 10° und Verkürzungen von bis zu 1 cm können jedoch ohne größere funktionelle Probleme toleriert werden.

*Operativ*
Frakturen des Oberarms werden selten operiert. Indikationen für die operative Behandlung sind:
- offene und pathologische Frakturen,
- erhebliche Dislokation der Fragmente,
- vor allem das Vorliegen einer N.-radialis-Schädigung.

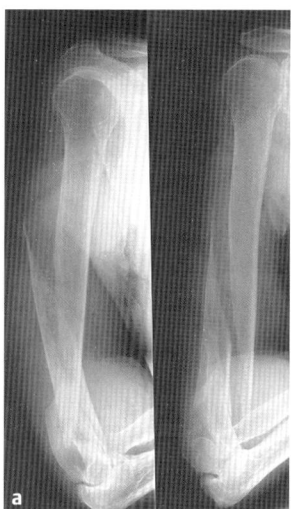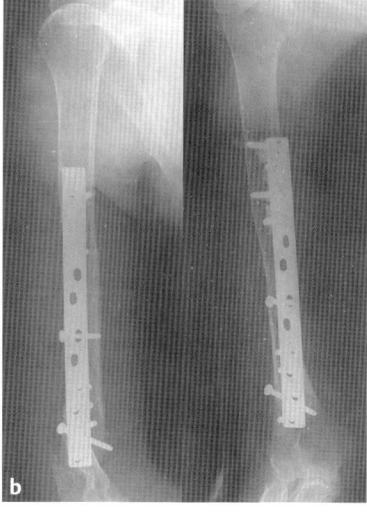

Abb. 17.21a–b Lange Mehrfragment-Spiralfraktur des Humerusschaftes. a Röntgenbefund. b Stabilisierung mit Plattenosteosynthese.

Das klassische Verfahren ist die dorsale Plattenosteosynthese (**Abb. 17.21a–b**). Heute finden jedoch überwiegend Marknägel Verwendung (**Abb. 17.22a–b**). Bei einem Substanzdefekt des N. radialis erfolgt die früh-sekundäre Rekonstruktion durch eine Nerventransplantation mit dem N. suralis. Hochgradig offene Frakturen oder Trümmerbrüche werden primär mit dem Fixateur externe versorgt (**Abb. 17.23a–b**). Sekundär kann dann auf eine Platte oder den Marknagel umgestiegen werden. Selten wird die Ausheilung im Fixateur externe empfohlen.

**Fallbeispiel:** Ein 90 Jahre alter Mann stürzt im Pflegeheim aus dem Bett. Aufgrund der heftigen Schmerzen im Oberarm wird der Rettungsdienst gerufen, der den Patienten in die Chirurgische Klinik transportiert. Bei der Untersuchung fällt neben der Fehlstellung des Oberarmes eine Extensorenparese (Radialisparese) auf. Im Röntgenbild zeigt sich eine lange Mehrfragment-Spiralfraktur des Oberarmes. Der Mann wird sofort operiert. Bei der Operation zeigt sich der N. radialis in den Bruchspalt eingeklemmt, in der Kontinuität jedoch erhalten. Die Fraktur wird mit einer Plattenosteosynthese stabilisiert. Da aufgrund der langen, bis dicht an das Gelenk reichenden Fragmente nur Bewegungsstabilität erreicht werden kann, wird zur zusätzlichen Sicherung postoperativ ein Oberarmbrace angelegt. In den folgenden Tagen ist der Patient verwirrt und stürzt beim Versuch aufzustehen erneut aus dem Bett. Hierbei bricht die Platte distal aus, sodass eine Reosteosynthese mit zwei medial und lateral angelegten Platten, in Verbindung mit Ze-

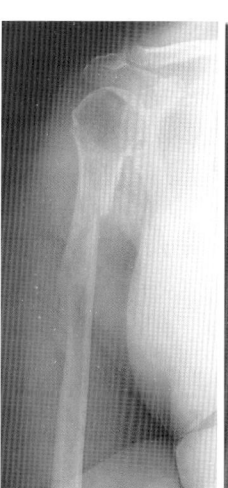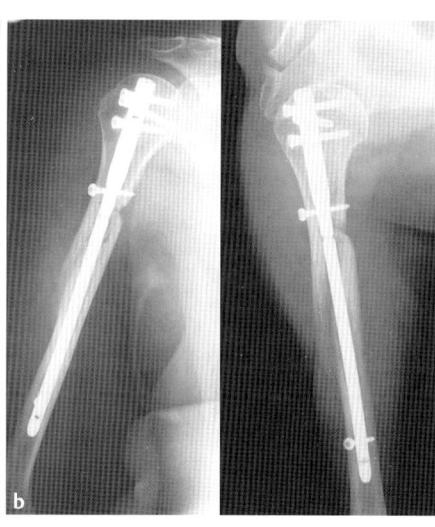

Abb. 17.22a–b Humerusschaft-Spiralfraktur. a Röntgenbefund. b Fixation mit Verriegelungsmarknagel.

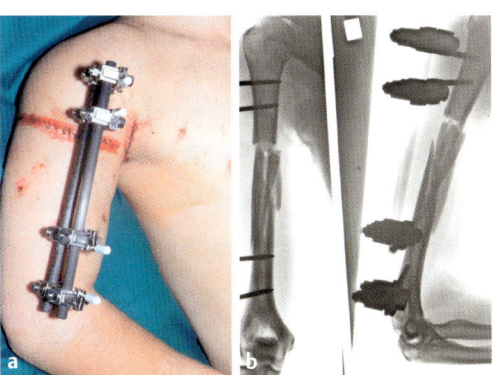

**Abb. 17.23a–b** III-gradig offene Humerusschaftfraktur. **a** Primäre Fixation mit einem Fixateur externe vor späterer sekundärer Plattenosteosynthese. **b** Röntgenbefund.

ment erfolgt. Der Oberarmbrace bleibt weiterhin bis zur knöchernen Heilung für 6 Wochen angelegt. Der Nerv hat sich nach 2 Monaten komplett regeneriert.

## Nachbehandlung

Schaftfrakturen des Oberarmes sind oft sehr schmerzhaft und setzen besonders initial eine gute Immobilisation voraus. Dennoch sollte mit dem Beginn der Physiotherapie nicht zu lange gewartet werden, damit es nicht zu Kontrakturen im Ellenbogen- und Schultergelenk kommt.

Nach der operativen Behandlung kann sofort mit der frühfunktionellen Behandlung begonnen werden. Die Beweglichkeit kann in Abhängigkeit von Schmerzen aktiv und passiv frei beübt werden. Eine Gewichtsbelastung sollte jedoch erst nach gesichertem Frakturdurchbau, nicht vor 6 Wochen, erfolgen.

## Prognose

Die Ausheilungsergebnisse sind sowohl bei konservativer wie auch bei operativer Therapie gut.

## Zusammenfassung

- Weil der Schultergürtel für die Funktion des Armes und der Hand sehr wichtig ist, liegt der Schwerpunkt bei der Behandlung von Verletzungen im Bereich des Schultergürtels in der Wiederherstellung der Funktion.
- Klavikulafrakturen treten relativ häufig auf, v. a. bei Kindern. In fast der Hälfte kommt es begleitend zu Rippenfrakturen. Durch den Zug der Muskulatur dislozieren die Fragmente, was bei konservativer Therapie oft auch nach der Frakturheilung erkennbar ist.
- Luxationen des Akromioklavikulargelenks bezeichnet man auch als ACG-Sprengung. Die Verletzung wird nach Tossy in 3 Grade unterteilt. Bei vollständiger Luxation (Tossy III) kann man das Klaviertastenphänomen beobachten: die Klavikula steht in Luxationsstellung, drückt man sie nach unten, federt sie wie eine Klaviertaste wieder nach oben. Tossy-III-Verletzungen sollten operativ behandelt werden.
- Skapulafrakturen sind ein Hinweis auf große Gewalteinwirkung auf den Oberkörper. Deshalb muss immer nach Begleitverletzungen gesucht werden. Brechen gleichzeitig Glenoid, Skapulahals und Klavikula, ist die knöcherne Fixierung des Armes am Rumpf aufgehoben, man spricht von einer „Floating shoulder". Diese muss operativ stabilisiert werden.
- Das Schultergelenk ist das beweglichste Gelenk und daher besonders anfällig für Luxationen – fast die Hälfte aller Luxationen tritt an der Schulter auf. Man unterscheidet:
  - die traumatische Luxation, der ein einmaliges Trauma vorangeht. Dabei kommt es häufig zu knöchernen Begleitverletzungen, die Reposition erfordert einen gewissen Kraftaufwand.
  - die habituelle Luxation, bei der die Schulter ohne adäquates Trauma luxiert. Dabei sind Begleitverletzungen selten, die Reposition gelingt oft spontan.
- Nach Schulterluxation wird das Gelenk für 2–3 Wochen ruhig gestellt. Mit der Dauer der Ruhigstellung steigt das Kontrakturrisiko.
- Fast 95% aller Rotatorenmanschettenrupturen haben eine degenerative Ursache. Trotzdem treten Beschwerden wie Schmerzen und Kraftlosigkeit meist plötzlich auf, oft nach Bagatelltraumen. Neben der sonographischen Untersuchung ermöglichen spezielle klinische Tests eine genauere Lokalisation. In den meisten Fällen liefert die konservative Therapie gute Ergebnisse. Die operative Therapie ist bei frischen größeren oder kompletten Rupturen indiziert. Die Empfehlungen für die Nachbehandlung variieren.

- Proximale Oberarmfrakturen treten v. a. bei älteren Menschen auf. Je nach Lokalisation ist das Risiko für Frakturheilungsstörungen relativ hoch. In der Mehrzahl erfolgt die Therapie konservativ. Oft bleiben Restfunktionsstörungen im Schultergelenk.
- Oberarmschaftfrakturen werden häufig konservativ behandelt. Liegt kein adäquates Trauma vor muss an eine pathologische Fraktur (Osteoporose, Tumor) gedacht werden. Wegen der Kontrakturgefahr muss die physiotherapeutische Behandlung früh einsetzen. Dabei muss strikt darauf geachtet werden, in der Frühphase die Ruhigstellung der Fraktur nicht zu gefährden.

## 17.2 Verletzungen des Ellenbogens

*Passive Übungen und Massagebehandlungen sind am Ellenbogen in den ersten Wochen nach einer Verletzung kontraindiziert, da die Gefahr der periartikulären Verkalkung (traumatische Myositis ossificans) groß ist!*

### 17.2.1 Distale Oberarmfraktur

Ellenbogengelenknahe Oberarmfrakturen entstehen meist bei einem Sturz auf den ausgestreckten Arm, seltener auf den Ellenbogen. Dabei kommt es oft zu Begleitverletzungen der Gefäß- und Nervenbündel.

### Klassifikation

Die Klassifikation distaler Oberarmfrakturen erfolgt nach den Richtlinien der AO (**Abb. 17.24**):
- extraartikuläre Fraktur (Typ A): keine Gelenkbeteiligung
- intraartikuläre monokondyläre Fraktur (Typ B): Gelenkfraktur, Fraktur durch einen der beiden Kondylen
- intraartikuläre bikondyläre Fraktur (Typ C): Gelenkfraktur, Fraktur durch beide Kondylen mit Y-förmigem Frakturverlauf oder Trümmerbrüche

### Klinik

Klinisch imponiert eine meist ausgeprägte Hämatombildung mit Bewegungsschmerzen. Gleichzeitig bestehende Ellenbogengelenkluxationen sind häufig.

### Diagnose

Röntgen in 2 Ebenen. Bei der klinischen Untersuchung sind sensible und motorische Defizite des N. radialis (15%), des N. ulnaris (10%) und des N. medianus (4%) genau zu erfassen.

### Therapie

Ziel der Therapie ist es, die Stabilität und Funktion des Ellenbogengelenks wiederherzustellen. Bei Gelenkfrakturen (Typ B und C) steht die Rekonstruktion der Gelenkflächen im Vordergrund. Paresen durch Traumatisierung von Nerven erholen sich in den meisten Fällen spontan, da nur selten eine wirk-

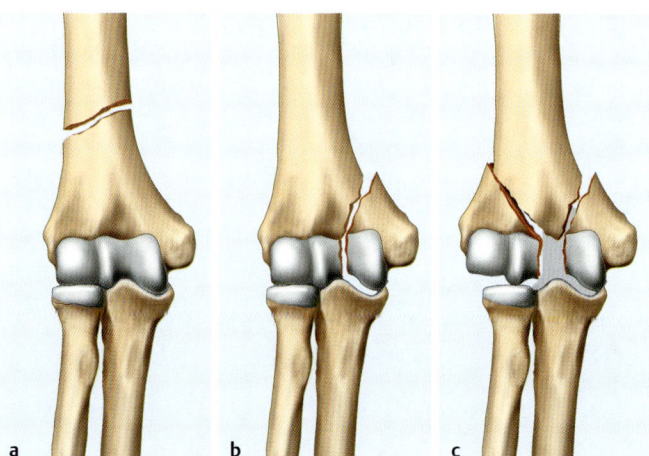

**Abb. 17.24** Frakturen des distalen Humerus. AO-Klassifikation (Typ A-C).

liche Kontinuitätsunterbrechung vorliegt, sondern der Nerv entweder nur gedehnt oder kurzzeitig druckbelastet wurde.

*Konservativ*
Die konservative Therapie ist bei stabilen Frakturen außerhalb des Gelenkes (Typ-A-Frakturen) bzw. nichtdislozierten Gelenkfrakturen (Typ-B- oder -C-Frakturen) indiziert. Bei älteren Patienten mit Begleiterkrankungen bzw. niedriger Aktivität wird man sich auch bei ungünstigeren Frakturtypen (z. B. dislozierte Gelenkfraktur) zur konservativen Therapie entschließen.

Der Arm wird zunächst in einem gespaltenen Oberarmgips ruhig gestellt. Sind die Weichteile abgeschwollen, wird für 4 Wochen ein zirkulärer Oberarmgips angelegt. Anschließend erfolgt die aktive Mobilisation aus dem geschienten Gips heraus.

*Operativ*
Die operative Therapie ist dann indiziert, wenn sich mit der konservativen Behandlung kein befriedigendes Ergebnis erzielen lässt. Dies gilt v. a. für instabile Typ-A-Frakturen und dislozierte Typ-B- und -C-Frakturen.

Je nach Typ wird die Fraktur mit Drähten, Schrauben oder Platten stabilisiert (**Abb. 17.25a–b**). In neuerer Zeit kommen auch bioresorbierbare Implantate zum Einsatz. Priorität hat die Rekonstruktion des Gelenkblockes. Bei schweren Trümmerfrakturen werden bestehende Defekte mit Spongiosa, zumeist aus dem Beckenkamm des Verletzten, aufgefüllt.

### Nachbehandlung

Bei der konservativen Therapie beginnt die Mobilisation des Ellenbogens nach der Gipsabnahme. Nach der operativen Behandlung kann die Physiotherapie bei stabiler Osteosynthese unmittelbar nach der Operation beginnen. Häufig erfolgt aufgrund der Weichteilschwellung jedoch eine 1- bis 2-wöchige Ruhigstellung. In dieser Zeit beschleunigen Lagerungen und abschwellende Maßnahmen (z. B. manuelle Lymphdrainage, „Muskelpumpe") die Ödemresorption. Massagen sind kontraindiziert (s. o.). Aktive Bewegungen des Ellenbogens bis zur Schmerzgrenze reduzieren das Kontrakturrisiko. Bei instabiler Osteosynthese wird die Ruhigstellung zumeist auf mindestens 4 Wochen ausgedehnt, in dieser Zeit sind in der Regel passive Bewegungen aus der Schiene heraus erlaubt.

### Prognose

Sind die Gelenkflächen erhalten (Typ A-Frakturen), ist die Prognose gut. Bei einer Gelenkflächenbeteiligung (Typ-B- und -C-Frakturen) hängt das langfristige Ergebnis davon ab, wie gut die Gelenkflächen rekonstruiert werden können und wie gut sich das Osteosynthesematerial platzieren lässt. Gelegentlich kommt es durch Metallimplantate zu Bewegungseinschränkungen. Die Folge sind hartnäckige Kontrakturen, die sich mit konservativen Maßnahmen kaum behandeln lassen.

### Komplikationen

Siehe Komplikationen bei Luxation des Ellenbogens.

### 17.2.2 Luxation des Ellenbogens

Luxationen des Ellenbogens werden meist durch Einwirkung indirekter Gewalt verursacht. Am häufigsten sind Luxationen von Radius und Ulna nach dorsoradial beim Sturz auf die pronierte Hand bei

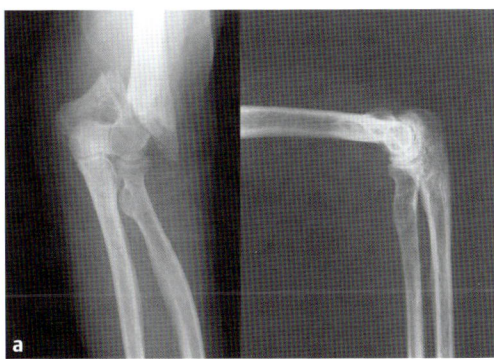
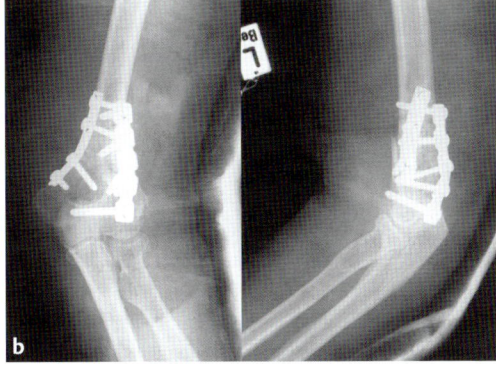

**Abb. 17.25a–b** Distale Humerusfraktur (Typ C). **a** Röntgenbefund. **b** Fixierung des Gelenkblockes mit einer Schraube. Der gesamte Block wird anschließend mit 2 Platten stabilisiert.

gestrecktem oder leicht gebeugtem Arm. Seltener sind Luxationen nach vorne oder die isolierte Luxation des Radiusköpfchens bzw. der Ulna. Oft sind Luxationen des Ellenbogens mit Frakturen des Olekranons bzw. des Unterarmschaftes kombiniert.

## Klinik

Es besteht eine auffällige Deformität des Ellenbogens mit federnder Fixation. Patienten haben erhebliche Schmerzen. Die Weichteile sind geschwollen.

## Diagnose

Neben der klinischen Untersuchung muss in jedem Fall eine Röntgenuntersuchung erfolgen, mit der sich die Luxation beweisen und eine Begleitfraktur ausschließen oder nachweisen lässt. Die sensible und motorische Funktion des N. ulnaris und N. medianus muss getestet werden, da es in ca. 15% der Fälle zu Läsionen dieser Nerven kommt.

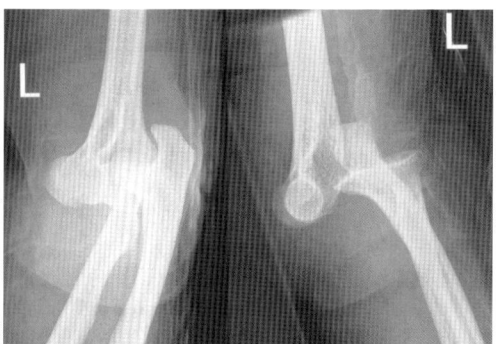

**Abb. 17.26** Röntgenbefund bei Ellenbogenluxation.

## Therapie

### Konservativ
Die Luxation ist möglichst umgehend durch Zug am gebeugten Unterarm bei fixiertem Oberarm zu beheben. In der Regel ist hierfür eine Narkose erforderlich. Anschließend wird der Arm nach erfolgter Röntgenkontrolle im Oberarmgips für 2–3 Wochen ruhiggestellt, da fast immer eine Instabilität der Seitenbänder vorhanden ist.

### Operativ
Die Operationsindikation besteht bei Luxationsfrakturen, oder wenn die Reposition nicht oder nur vorübergehend erfolgreich war. Neben der Frakturstabilisierung wird in diesen Fällen der Kapsel-Band-Apparat rekonstruiert.

## Nachbehandlung

Bei konservativer Behandlung ist nach Gipsabnahme die funktionelle Behandlung möglich. Der Schwerpunkt liegt auf der Mobilisation und aktiven Stabilisation der Gelenke des Ellenbogens.

Nach einer Operation wird der Arm in einer Oberarmschiene mit 90° Flexion im Ellenbogengelenk ruhig gestellt. In Abhängigkeit der Begleitverletzungen verbleibt die Fixierung für 2–4 Wochen. Nach Abschwellen der Weichteile sind geführte Bewegungen aus der Schiene heraus möglich. Nach der Gipsabnahme darf der Arm in vollem Umfang aktiv bewegt werden.

**Fallbeispiel:** Beim Aussteigen aus der Badewanne rutscht eine 71 Jahre alte Frau aus und stürzt auf den linken Ellenbogen. Der Ehemann ruft den Rettungsdienst, der die Frau in die Chirurgische Klinik bringt. Hier wird eine Luxation des Ellenbogengelenks ohne knöcherne Verletzung festgestellt. Die Hand ist kühl und weder der Radialis- noch der Ulnarispuls lassen sich tasten. Nach einem einmaligen vergeblichen Repositionsversuch erfolgt die sofortige OP-Vorbereitung. In Narkose wird das Ellenbogengelenk reponiert, wodurch die Hand spontan rosig wird und nun auch kräftige Pulse getastet werden können. Aufgrund einer ulnarseitigen Instabilität luxiert das Gelenk jedoch spontan erneut. Daher wird ein Fixateur externe in 45° Flexion angebracht, die ulnaren Bänder werden genäht. Nach 3 Wochen wird der Fixateur abgebaut und eine Oberarmgipsschiene angelegt, aus der heraus die Extension des Ellenbogengelenks frei beübt wird. Nach weiteren 2 Wochen wird die Schiene abgenommen und das Gelenk funktionell beübt. 3 Monate später ist das Gelenk frei beweglich.

## Komplikationen

Komplikationen der Fraktur sind bleibende schmerzhaften Bewegungseinschränkungen und die posttraumatische Arthrose. Die *traumatische Myositis ossificans* tritt bevorzugt um das Ellenbogengelenk und im M. brachialis auf und kann zur völligen Einsteifung des Ellenbogengelenkes führen (siehe **Abb. 5.1**). Wie bei der Frakturheilung entstehen im Muskel Keimgewebe mit Bindegewebszellen, welche die Funktion von Osteoblasten übernehmen können (siehe Kap. 5.1.1).

Die Ursache ist bis heute noch nicht vollständig geklärt. Wahrscheinlich wird sie durch mehrfache Repositionsmanövern oder *unsachgemäße Nachbehandlung* mit Massagen und passiver Mobilisation verursacht! Daneben ist eine schwere Traumatisierung mit ausgedehnten Hämatomen, Muskelfaserzerreißungen und Muskelquetschungen ein weiterer begünstigender Faktor.

Da es keine ursächliche Therapie gibt, hat die Prophylaxe einen großen Stellenwert. Liegt bereits eine ausgedehnte Verkalkung vor können Bestrahlungsversuche und eine medikamentöse Therapie mit Diphosphonaten oder Antiphlogistika unternommen werden. Da es bei der operativen Entfernung häufig zu Rezidiven kommt wird sie nur in Ausnahmefällen durchgeführt.

### 17.2.3 Olekranonfraktur

Eine Olekranonfraktur entsteht durch Sturz oder Schlag auf den Ellenbogen oder indirekt durch Schermechanismen. Durch Zug des am Olekranon ansetzenden M. trizeps wird das Olekranon nach kranial gezogen.

### Klinik

Bei der Untersuchung findet man ein Hämatom und eine schmerzhafte Bewegungseinschränkung. Bei Streckung des Armes gegen Widerstand zeigt sich ein Kraftdefizit.

### Diagnose

Die dislozierte Fraktur ist von außen gut als Spalt zu tasten. Vor allem im seitlichen Röntgenbild lässt sich die Fraktur diagnostizieren.

### Therapie

*Konservativ*
Die konservative Therapie ist nur bei den seltenen nichtdislozierten Frakturen indiziert. Die Fraktur wird durch eine dorsale Oberarmgipsschiene in Rechtwinkelstellung (90° Flexion) für 3–4 Wochen fixiert.

*Operativ*
Bei Abrissfraktur bietet sich die Zuggurtung oder Schraubenosteosynthese an (**Abb. 17.27**). Bei Trümmerfraktur kann eine Rekonstruktion oder zusätzliche Abstützung mit einer Plattenosteosynthese erfolgen (**Abb. 17.28a–b**). Erleiden ältere Patienten mit Osteoporose eine Trümmerfraktur, kann die Resektion des proximalen Fragmentes und distale Readaptation der Trizepssehne indiziert sein.

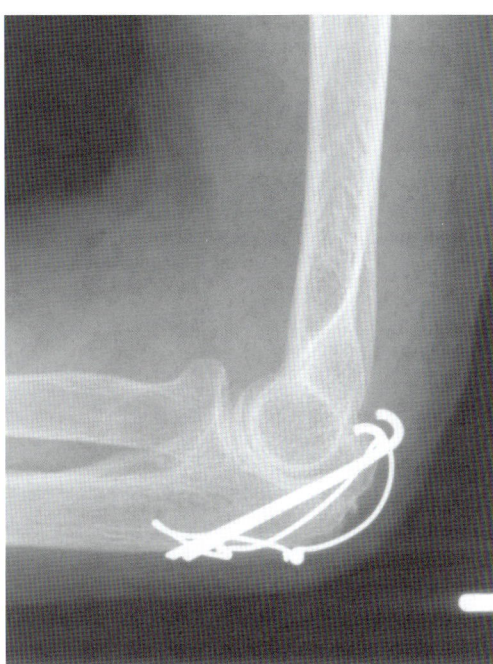

Abb. 17.27 Zuggurtung bei Olekranonfraktur.

### Nachbehandlung

Bei der konservativen Behandlung ist das wichtigste Ziel nach Gipsabnahme die freie Beweglichkeit des Ellenbogens. Die Streckung kann von Beginn an aktiv, aber ohne Widerstand beübt werden.

Nach stabiler Osteosynthese kann sofort frühfunktionell behandelt werden. Eine Ruhigstellung in der Schiene ist meist nur für wenige Tage erforderlich. Bei Trümmerfraktur und erfolgter Stabilisierung mit einer Plattenosteosynthese kann es sein, dass der Operateur bis zur Frakturheilung eine Ruhigstellung in der Oberarmgipsschiene anordnet.

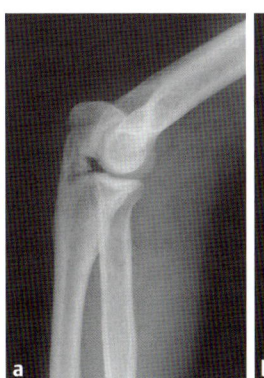 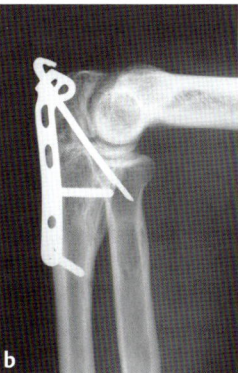

Abb. 17.28a–b Olekranonfraktur. a Röntgenbefund. b Stabilisierung mit Kirschnerdraht und Abstützplatte.

In dieser Zeit sollte aber in jedem Fall eine Mobilisation aus der Schiene heraus erfolgen. Ziel ist es, im Ellenbogengelenk die volle Extension und 90° Flexion zu erreichen. Die normale Frakturheilungszeit beträgt 6 Wochen.

### 17.2.4 Proximale Radiusfraktur

Der klassische Mechanismus ist der Sturz auf die Hand bei gestrecktem Ellenbogen. Während es bei Erwachsenen häufiger zur Radiusköpfchenfraktur kommt, treten bei Kindern eher Fraktur des Radiushalses auf.

### Klassifikation

Man unterscheidet 4 Formen der proximalen Radiusfraktur (**Abb. 17.29**):
- Meißelfraktur: Längsfraktur des Radiusköpfchens
- Impressionsfraktur: Einstauchung bei meist partieller Köpfchenfraktur
- Trümmerfraktur: durch große Gewalteinwirkung
- Fraktur des Radiushalses

### Klinik

Patienten klagen in der Regel über Druckschmerz über dem Radiusköpfchen, verbunden mit Bewegungseinschränkung des Ellenbogengelenkes.

### Diagnose

Im Röntgenbild ist die Fraktur gelegentlich schwierig zu erkennen. Daher ist eine Zielaufnahme des Radiusköpfchens bei entsprechender Klinik oft hilfreich.

### Therapie

*Konservativ*
Stabile Frakturen des Radiusköpfchens mit Dislokation von weniger als 2 mm können konservativ behandelt werden. Bei Fraktur des Radiushalses ist eine Fehlstellung bis zu 30° oder eine Seitverschiebung bis zu 3 mm akzeptabel. Nach Immobilisation von 1–2 Wochen schließt sich die aktive Physiotherapie an.

*Operativ*
Bei Meißelfraktur mit einer Stufenbildung über 2 mm erfolgt die operative Versorgung mit zwei interfragmentären Kleinfragmentschrauben oder bioresorbierbaren Stiften. Liegt eine Mehrfragmentfraktur vor – was häufig der Fall ist – kann diese auch mit einer Plattenosteosynthese versorgt werden (**Abb. 17.30a–b**). Bei einer dislozierten Fraktur des Radiushalses muss die operative Reposition und perkutane Drahtspickung oder die Versorgung mit interfragmentärer Zugschraube oder einer Plattenosteosynthese erfolgen.

Bei einer Trümmerfraktur kann beim Erwachsenen das Radiusköpfchen reseziert werden. Beim Kind ist dies kontraindiziert, da sich durch das fehlende Radiusköpfchen eine erhebliche Fehlstellung im Bereich des Handgelenkes entwickelt. In Ausnahmefällen kann versucht werden, das Radiusköpfchen prothetisch zu ersetzen. Die Ergebnisse dieser Operation waren in der Vergangenheit jedoch wenig überzeugend.

### Nachbehandlung

Die Nachbehandlung nach operativer Therapie entspricht der bei konservativer Behandlung. Die

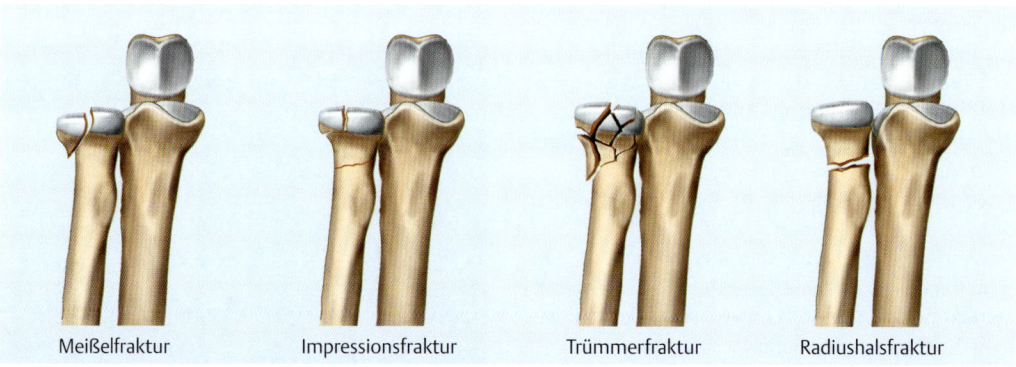

**Abb. 17.29** Verschiedene Formen der proximalen Radiusfraktur.

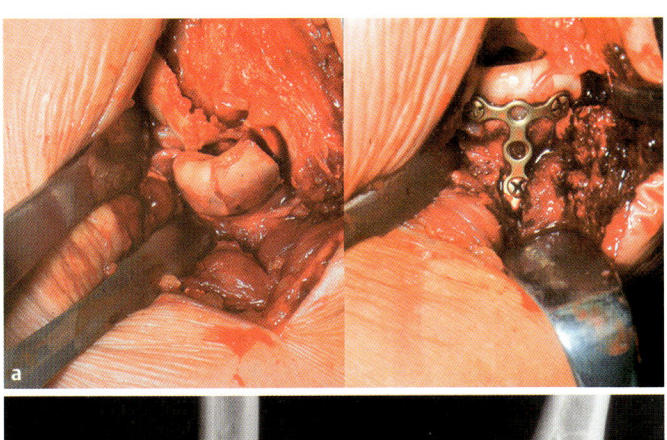
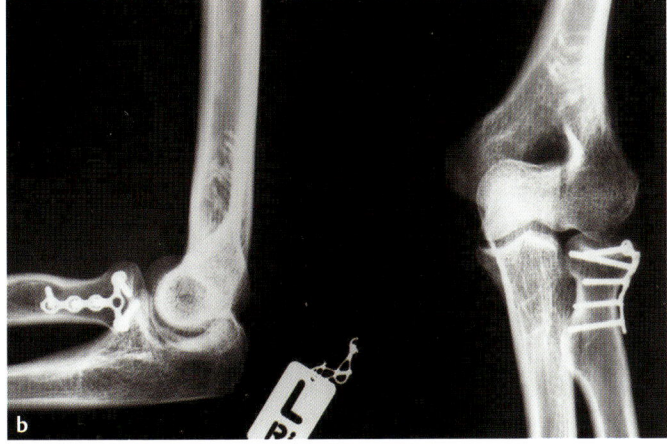

Abb. 17.30a–b Lange Meißelfraktur des Radiusköpfchens. **a** Operationssitus und Versorgung mit Rekonstruktionsplatte. **b** Röntgenbefund.

Ruhigstellung erfolgt nur kurzzeitig, eine frühfunktionelle Nachbehandlung mit aktiver Mobilisation kann ohne Bewegungslimit unter Berücksichtigung der Schmerzgrenze erfolgen.

## Zusammenfassung

- Im Bereich des Ellenbogens kommt es sehr oft zu periartikulären Verkalkungen. Deshalb sind passive Maßnahmen wie Massagen und Weichteiltechniken in den ersten Wochen nach Verletzung absolut kontraindiziert!
- Frakturen des Ellenbogens gehen oft mit Begleitverletzungen der Nerven- und Gefäßbündel einher. Die Therapie richtet sich nach dem Ausmaß der Dislokation und der Gelenkflächenbeteiligung. Diese bestimmen auch die Prognose.
- Luxationen des Ellenbogens sind sehr schmerzhaft. Meist luxieren Radius und Ulna nach dorsoradial. Oft werden der N. medianus oder der N. ulnaris geschädigt. Die Reposition gelingt meist nur in Narkose. Die Therapie kann konservativ erfolgen, wenn keine Frakturen vorliegen und die geschlossene Reposition gelingt. Das Risiko für bleibende Kontrakturen, verursacht durch die traumatische Myositis ossificans, ist hoch. Physiotherapeuten können durch eine umsichtige Behandlung mit dazu beitragen, das Risiko für das Auftreten dieser Komplikation gering zu halten. Massagen und passive Mobilisationen des Ellenbogens sind in der Frühphase nach der Verletzung kontraindiziert!
- Olekranonfrakturen müssen wegen der Dislokation meist operiert werden. In der Regel ist eine frühfunktionelle Behandlung möglich.
- Proximale Radiusfrakturen betreffen bei Erwachsenen eher das Radiusköpfchen, bei Kindern eher den Radiushals. Die Behandlung richtet sich nach dem Ausmaß der Dislokation und dem Verletzungstyp.

## 17.3 Verletzungen des Unterarmes und des Handgelenkes

### 17.3.1 Unterarmschaftfraktur

> Unterarmfrakturen sind besonders gefährdet für die Entwicklung eines Kompartment-Syndroms.

Radius und Ulna bilden den knöchernen Unterarm. Sie sind durch die Membrana interossea, proximal durch das Lig. anulare radii und distal durch die Bänder des distalen Radioulnargelenks miteinander verbunden. Die direkte Gewalteinwirkung, häufig durch Abwehr eines Schlages (Parierfraktur) führt typischerweise zur Radiusschaft- oder Ulnaschaftfraktur. Durch die häufigere indirekte Krafteinwirkung kommt es zum Bruch beider Unterarmknochen (60% der Fälle).

> Man spricht von einer Unterarmfraktur, wenn sowohl der Radius als auch die Ulna betroffen sind.

Isolierte Frakturen der *Ulna* sind in der Regel nicht verkürzt, da die Länge durch den Radius gehalten wird. Sie können jedoch abgeknickt und durch den Zug der ansetzenden Muskulatur disloziert sein. Wegen des geringeren Weichteilmantels im Bereich der Ulna ist die Rate offener Frakturen höher als bei isolierten Radiusfrakturen.

Bei isolierter Fraktur des *Radius* kann zusätzlich zur Abknickung und Dislokation das proximale Fragment rotieren. Bei Abwinklung des Radius kommt es zur Radialabweichung im Handgelenk mit sichtbarer Verkürzung des Unterarmes und Ulnavorschub. Besonders bei Frakturen im distalen Drittel ist die Gefahr einer Schädigung des N. radialis hoch (6%). Auch der N. medianus (3%) und N. ulnaris (2%) können betroffen sein.

### Klassifikation

Wie bei allen Schaftfrakturen kommen auch am Unterarm sämtliche Frakturformen vor (Quer-, Schräg-, Biegungs-, und Spiralbruch, Mehrfragment- und Trümmerbruch).

Tritt zusätzlich zum Bruch einer der beiden Unterarmknochen eine Luxation im distalen oder proximal angrenzenden Gelenk auf, so kommt es zu den typischen Luxationsfrakturen am Unterarm.

#### Monteggia-Fraktur

Fraktur der Ulna im proximalen Drittel, kombiniert mit einer Luxation des Radiusköpfchens (**Abb. 17.31a**). Hierbei ist das Lig. anulare radii stets zerrissen. Monteggia-Frakturen entstehen durch

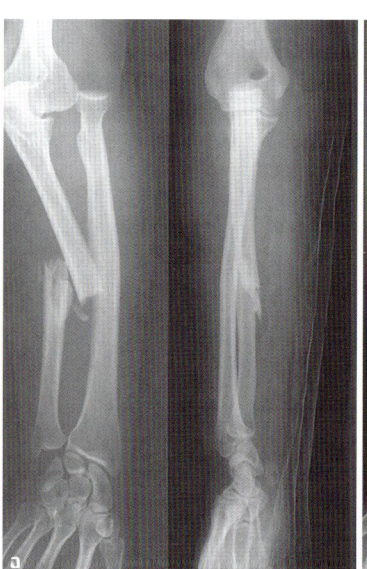
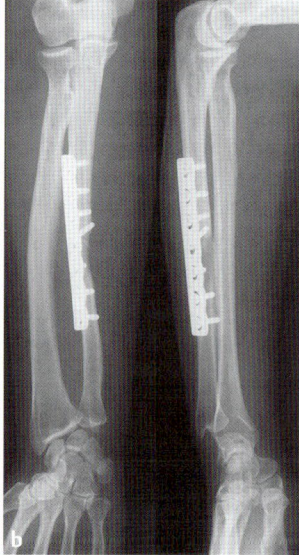

Abb. 17.31a–b Monteggia-Fraktur. **a** Röntgenbefund. **b** Stabilisierung der Ulnafraktur mit Plattenosteosynthese, das Radiusköpfchen ist ohne weitere Maßnahme retiniert.

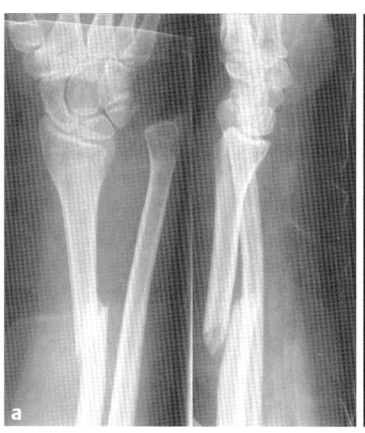
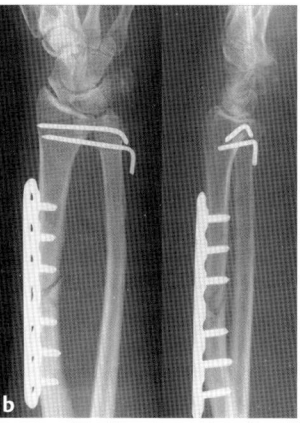

Abb. 17.32a–b Galeazzi-Fraktur. a Röntgenbefund. b Stabilisierung der Radiusfraktur mit Plattenosteosynthese, das distale Radioulnargelenk wird rekonstruiert und mit Drähten transfixiert.

direkte Gewalteinwirkung auf den pronierten Unterarm (Parierverletzung) oder beim Sturz auf den gebeugten und pronierten Arm.

*Galeazzi-Fraktur*
Fraktur des Radiusschaftes im mittleren bis distalen Drittel, kombiniert mit der Luxation im distalen Radioulnargelenk (**Abb. 17.32a**). Zusätzlich kommt es meist zum Abriss des Proc. styloideus ulnae. Die Fraktur ist fast immer über dem proximalen Ansatz des M. pronator quadratus lokalisiert. Sie entsteht durch direkte Gewalteinwirkung auf den supinierten Unterarm (Parierverletzung).

## Klinik

Zumeist bestehen die typischen Frakturzeichen wie Schwellung, Hämatom und schmerzhafte Bewegungseinschränkung. Ist nur ein Knochen frakturiert, können diese jedoch auch nur wenig vorhanden sein. Auch die angrenzenden Gelenke müssen auf Druck- und Bewegungsschmerzen überprüft werden. Zudem wird immer der Pulsstatus überprüft und auf eventuelle Nervenausfälle untersucht.

## Diagnose

Neben der klinischen Untersuchung ist die Röntgendiagnostik obligat. Auf dem Röntgenbild des Unterarmes sollte immer das angrenzende Ellenbogen- und Handgelenk mit abgebildet werden, um Luxationen zu erkennen.

## Therapie

*Konservativ*
Nur nichtdislozierte Frakturen können konservativ behandelt werden. Nach geschlossener Reposition, die sich meist als schwierig erweist, wird eine dorsale Oberarmgipsschiene angelegt, die nach dem Abschwellen durch einen zirkulären Oberarmgips ersetzt wird. Allerdings kommt es häufig nach erfolgreicher Reposition zum sekundären Abrutschen der Fragmente. Weil die Heilung in Fehlstellung zu erheblichen Einschränkungen der Pronation und Supination führt, wird überwiegend der primär operativen Behandlung der Vorzug gegeben.

*Operativ*
Gesicherte Indikationen für die operative Therapie sind die nicht korrigierbare Achsabweichung > 10°, offene Frakturen, Frakturen mit Nerven- und Gefäßbeteiligung sowie Luxationsfrakturen.

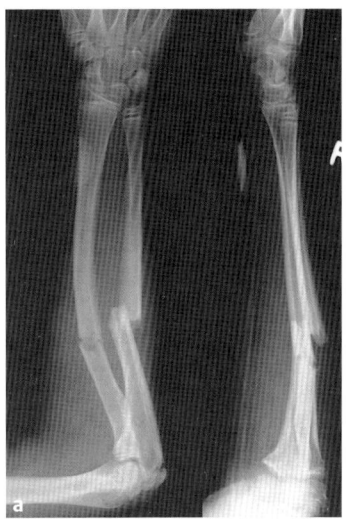
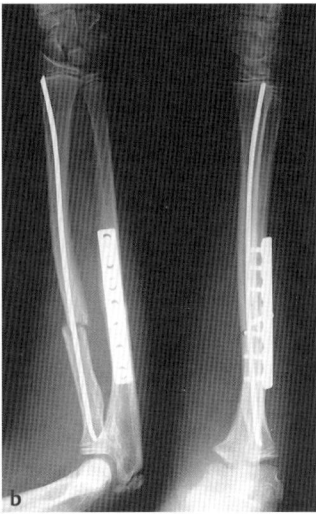

Abb. 17.33a–b Unterarmfraktur. a Röntgenbefund. b Die Ulna ist mit einer Plattenosteosynthese, die Radiusschaftfraktur wird mit einem intramedullären Nagel fixiert.

An Radius und Ulna wird die Fraktur entsprechend der Bruchform mit einer Platte oder einem Nagel stabilisiert (**Abb. 17.33a–b**). Bei Trümmer- und Defektbrüchen oder beim schweren Weichteilschaden wird jedoch besser ein Fixateur externe angelegt, eventuell in Kombination mit einer Spongiosaplastik zur Defektauffüllung.

Die Therapie der Luxationsfrakturen ist immer operativ. Bei Monteggia-Fraktur wird zunächst die Ulna mit einer Plattenosteosynthese stabilisiert, gefolgt von der Reposition des Radiusköpfchens durch Druck und Supination. Eine Fixierung des proximalen Radioulnargelenkes ist meist nicht notwendig (siehe **Abb. 17.31b**).

Die Therapie der Galeazzi-Fraktur besteht in der offenen Reposition und Stabilisierung des Radius mit Plattenosteosynthese. Dadurch reponiert sich die Luxation des Radioulnargelenks meist selbst. Zur Sicherung werden die syndesmalen Bänder genäht und das Gelenk für 4 Wochen mit Draht transfixiert (siehe **Abb. 17.32b**). Alternativ zur Plattenosteosynthese gibt es auch die Möglichkeit, die Fraktur über spezielle Marknägel zu stabilisieren, die jedoch den Nachteil der fehlenden Rotationssicherung haben.

**Fallbeispiel:** Eine 61-jährige Radfahrerin stürzt und fällt auf den linken Arm. Vom Notarzt wird eine offene Fraktur an der Unfallstelle steril verbunden und geschient. In der Chirurgischen Ambulanz wird die Diagnose einer I-gradig offenen Galeazzi-Fraktur gestellt und die notfallmäßige operative Versorgung vorbereitet. Nach sorgfältiger Säuberung des Frakturbereiches entschließt man sich bei sauberen Weichteilverhältnissen zur Plattenosteosynthese des Radius. Die zerrissenen syndesmalen Bänder des distalen Radioulnargelenkes werden genäht und das Gelenk mit zwei Kirschnerdrähten transfixiert. Die Wunde wird mit einer Vakuumversiegelung verschlossen. Es erfolgt eine Ruhigstellung im Oberarmgips in Supination und eine hochdosierte antibiotische Behandlung. Nach mehreren Versiegelungswechseln kann 1 Woche später die Sekundärnaht erfolgen, die in den engmaschigen Kontrollen reizfrei verheilt. Der Oberarmgips in Supination verbleibt für 6 Wochen. Erst als die distalen Drähte entfernt werden kann eine physiotherapeutische Behandlung des Ellenbogen- und Handgelenkes erfolgen. Nach 6 Monaten ist die Umwendbewegung immer noch auf die Hälfte vermindert.

## Nachbehandlung

### Konservativ

Konservativ behandelte Frakturen bleiben bis zur Konsolidierung für ca. 6 Wochen ruhig gestellt. Danach sind alle Bewegungen aktiv und passiv erlaubt. Während der Ruhigstellung müssen die Patienten die angrenzenden Gelenke (Schulter, Hand, Finger) bewegen, um deren Mobilität zu erhalten. Es ist günstig, wenn Physiotherapeuten Patienten beim Erlernen der Übungen anleiten.

### Operativ

Postoperativ wird der Unterarm mit einer dorsalen Oberarmgipsschiene bis zum Abschwellen der Weichteile ruhig gestellt. Nach Gipsabnahme ist die frühfunktionelle Behandlung möglich. Erlaubt sind passive und aktive Bewegungen in allen Gelenken des Armes. Pronation und Supination sollten am Anfang noch vorsichtig beübt werden, damit es nicht zur Dislokation der Fragmente kommt. Nach Durchbauung der Fraktur (in der Regel nach 6–8

Wochen) dürfen Patienten zunehmend gegen Widerstand bewegen.

Nach operativer Stabilisierung einer Monteggia-Fraktur erfolgt die Nachbehandlung wie bei den Unterarmfrakturen – mit der Ausnahme, dass in den ersten 4 Wochen keine Pronation geübt werden darf, weil das reponierte Radiusköpfchen hierbei erneut luxieren kann. Bei der Galeazzi-Fraktur gilt diese Einschränkung sowohl für die Pronation wie auch die Supination. Beide Bewegungen dürfen erst nach 4 Wochen erfolgen, in jedem Fall muss zuvor die Drahttransfixation entfernt werden!

**Fallbeispiel:** Ein 40 Jahre alter Mann stürzt auf der Treppe und fängt sich mit dem rechten Arm ab. Hierbei hört er ein lautes Krachen. Er lässt sich von der Ehefrau in die Chirurgische Ambulanz bringen. Der Arzt diagnostiziert eine Monteggia-Fraktur ohne sensible oder motorische Störungen. Es erfolgt die notfallmäßige operative Versorgung. Nach Stabilisierung der Ulnafraktur reponiert sich das Radiusköpfchen nahezu von selbst, eine Bandnaht erfolgt nicht. Ab dem 2. Tag kann bereits die frühfunktionelle Behandlung aus der Oberarmgipsschiene heraus erfolgen. Nach 2 Wochen sind Übungen ohne die Schiene möglich. In den nächsten Monaten zeigt sich der knöcherne Durchbau noch verzögert, nach 6 Monaten ist der Bruch ohne weitere Maßnahme vollständig durchbaut. Die Beweglichkeit des Ellenbogens ist bis auf ein endgradiges Streckdefizit nahezu frei. Die Metallentfernung ist nicht vor Ablauf von 2 Jahren geplant.

## Komplikationen

Wegen des dünnen Weichteilmantels oder bei unzureichender operativer Fixation (zu kleine Platten z.B.) entwickeln sich gelegentlich Pseudarthrosen. Oft bleibt bei Pronation oder Supination ein Bewegungsdefizit bestehen, das in manchen Fällen auf eine knöcherne Überbrückung (Brückenkallus) von Radius und Ulna zurückzuführen ist. Der Kallus kann unter Schonung der Weichteile entfernt werden. Bei Kompartment-Syndrom (siehe Kap. 9.3) müssen die Unterarmfaszien gespalten werden, um ischämische Muskelnekrosen (Volkmann-Kontraktur) zu vermeiden.

### 17.3.2 Distale Radiusfraktur

Die distale Radiusfraktur ist mit 10–25% aller Frakturen die häufigste Fraktur des Menschen überhaupt. Allein ihr Anteil an den Frakturen der oberen Extremität beträgt 75%. Frauen sind mit 80% häufiger betroffen, und $^2/_3$ der Patienten sind älter als 50 Jahre. (Hipp 2003). Die distale Radiusfraktur entsteht beim Sturz auf den ausgestreckten Arm, wobei das Handgelenksfragment je nach Stellung der Hand (Extension oder Flexion) nach hinten oder vorne verkippt ist.

## Klassifikation

*Klassifikation nach Verletzungsmechanismus*
Ohne eine weitere Unterteilung klassifiziert man zunächst nach der Stellung des Handgelenksfragmentes und nach dem Sturzmechanismus (**Abb. 17.34a–b**):
- *Colles-Fraktur* (Fraktur „loco classico"): mit 85% aller distalen Radiusfraktur häufigste Form. Durch Sturz auf die 40–90° dorsalextendierte Hand kommt es zum Bruch im Bereich der metaphysären Schwachstelle, ca. 1–2 cm proximal der Gelenkfläche. Das Handgelenkfragment steht gegenüber dem Radius in Fehlstellung nach dorsal.
- *Smith-Fraktur:* Beim Sturz auf die palmarflektierte Hand kommt es zur metaphysären Biegungsfraktur mit Fehlstellung des Handgelenkfragmentes nach palmar.

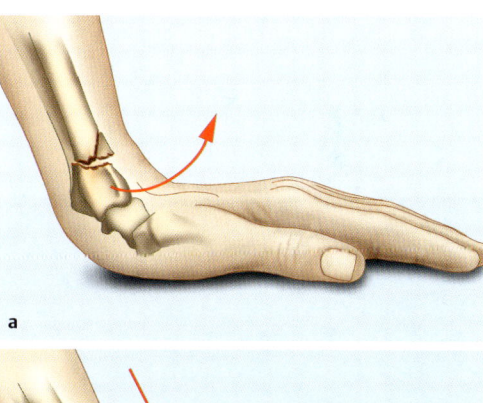

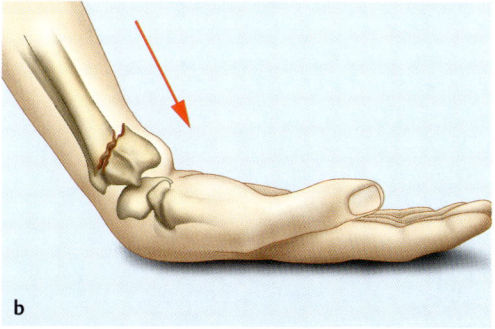

**Abb. 17.34a–b** Einteilung der distalen Radiusfraktur nach dem Verletzungsmechanismus. **a** Extensionsfraktur (Colles) durch Sturz auf die dorsalextendierte Hand. **b** Flexionsfraktur (Smith) durch Sturz auf die palmarflektierte Hand.

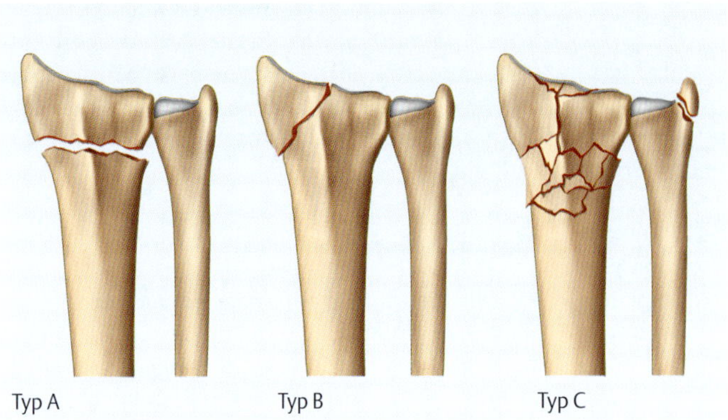

| Typ A | Typ B | Typ C |

**Abb. 17.35** Frakturen des distalen Radius. AO-Klassifikation (Typ A–C).

## AO-Klassifikation

Nach der AO werden distale Radiusfrakturen unterteilt in (**Abb. 17.35**):
- Typ-A-Frakturen ohne Gelenkbeteiligung
- Typ-B-Frakturen mit teilweiser Gelenkbeteiligung bzw. Randkantenfraktur des Radius
- Typ-C-vollständige Gelenkfraktur des Radius mit Trümmerbruch

## Klinik

Es besteht eine schmerzhafte Bewegungseinschränkung sowie Druckschmerz über dem Handgelenk. Oft ist eine Fehlstellung nach dorsal oder volar sichtbar.

## Diagnose

Die Röntgenaufnahme führt zur Diagnose und erlaubt die Abschätzung des Dislokationsgrads und der Anzahl der Fragmente (**Abb. 17.36**). Von Bedeutung ist der Grad der Gelenkfehlstellung. Hierzu orientiert man sich an den so genannten Böhler-Winkeln des distalen Radius (**Abb. 17.37**). Normalerweise fällt der Radius in der a.-p.-Aufnahme um 30° zur Mitte hin und in der Seitaufnahme um 10° nach hinten ab. Bei B- und C-Frakturen gibt die Computertomographie, ggf. mit 3D-Rekonstruktion, wichtige Orientierungshilfen für die Therapieentscheidung.

## Therapie

### Konservativ

Die Mehrzahl der distalen Radiusfraktur wird nach wie vor konservativ behandelt. Allerdings ist zuvor eine genaue Beurteilung des Frakturtyps notwendig, um schlechte funktionelle Resultate zu vermeiden.

Der Reposition geht ein mindestens 10-minütiger Aushang mit Extension der Fraktur durch Gewichte

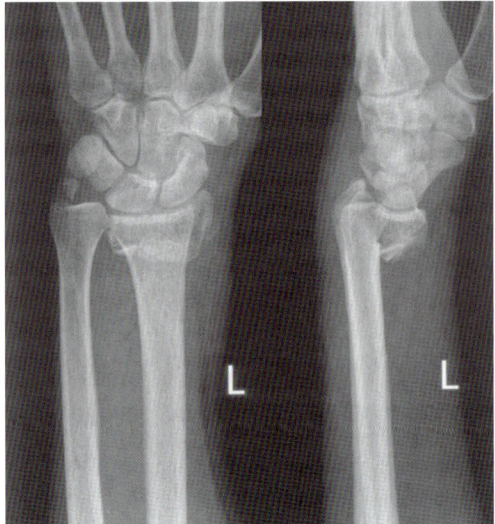

**Abb. 17.36** Distale Radius-Flexionsfraktur (Smith) mit Dislokation nach volar.

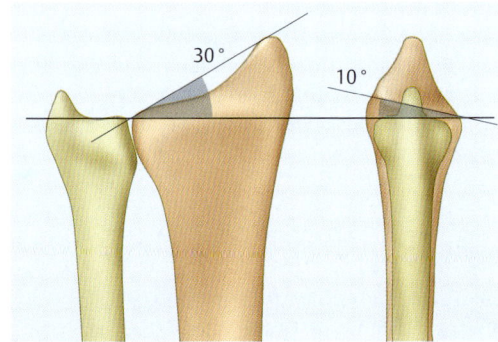

**Abb. 17.37** Physiologische Böhler-Winkel des distalen Radius von vorne und seitlich.

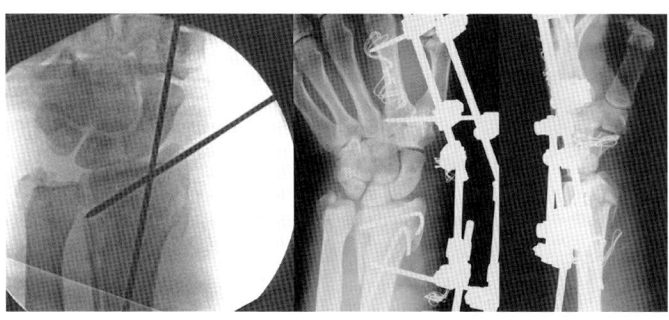

Abb. 17.38 Distaler Radius-Trümmerfraktur mit Gelenkbeteiligung, versorgt mit Fixateur externe und Drahtspickung.

voraus. Anschließend wird die Fraktur durch Zug, Abduktion, danach Druck auf das Fragment von dorsal (am Handrücken) reponiert. Das Ergebnis muss sofort kontrolliert werden. Ziel ist eine nahezu vollständige Aufrichung in a.-p.-Richtung, und Volarbzw. mindestens Neutralstellung in lateraler Ebene. Verkürzungen können bis max. 2 mm toleriert werden. Falls dies nicht erreicht wird, kann ein erneutes Repositionsmanöver versucht werden. Allerdings erhöhen wiederholte Repositionsversuche das Risiko, später eine Sympathische Reflexdystrophie (Morbus Sudeck, siehe Kap. 9.4) zu erleiden. Vor und nach Reposition muss immer auf ein mögliches Karpaltunnelsyndrom untersucht werden. Ein Schaden des N. medianus, der nach Reposition bestehen bleibt, erfordert eine chirurgische Spaltung des Karpaltunnels. Nach erfolgreicher Reposition erfolgt die Ruhigstellung in einer dorsalen Gipsschiene in Abduktion und leichter Flexion im Handgelenk.

*Operativ*
Die Operation ist bei instabiler oder offener Fraktur, Luxationsfraktur oder bei begleitenden Nerven- oder Gefäßverletzungen indiziert. Nach Reposition in Narkose kann die instabile Fraktur mit Kirschner-Drähten fixiert werden (**Abb. 17.38**). Dabei besteht das Risiko einer Verletzung des sensorischen Asts des N. radialis superficialis durch den Draht. Im Anschluss wird eine dorsale Gipsschiene angelegt.

Gelenkfrakturen werden aufgerichtet und mit einer Plattenosteosynthese stabilisiert (**Abb. 17.39a–b**). Ausgedehnte Defekte müssen mit einer Spongiosaplastik aufgefüllt werden. Bei Trümmerfrakturen mit erheblichem Längenverlust kann die Fraktur über einen Fixateur externe ruhig gestellt werden (**Abb. 17.38**). Der Fixateur kann auch mit anderen Osteosyntheseverfahren kombiniert werden. Durch den Fixateur externe wird der Bruch durch Längszug der Bänder und der Weichteile (Ligamentotaxis) reponiert und in korrekter Stellung gehalten.

**Fallbeispiel:** Ein 36 Jahre alter Bauarbeiter stürzt aus 5 m Höhe von einem Gerüst. Für mehrere Minuten ist er bewusstlos. Als der Notarzt eintrifft ist er bereits wieder wach, kann sich jedoch an den Unfall selbst nicht erinnern. Außer dem linken Handgelenk gibt er keine Schmerzen an, wird jedoch aus Sicherheitsgründen auf einer Vakuummatratze in die Klinik transportiert. Hier wird neben einem I-gradigen Schädel-Hirn-Trauma eine

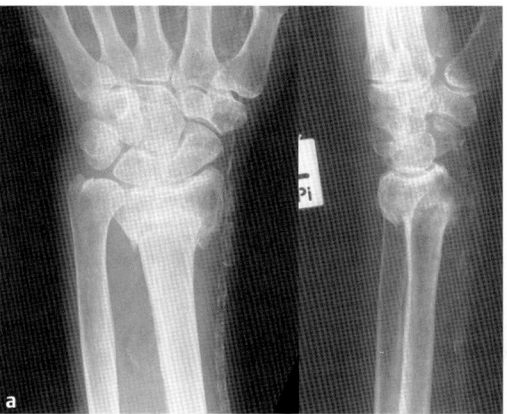
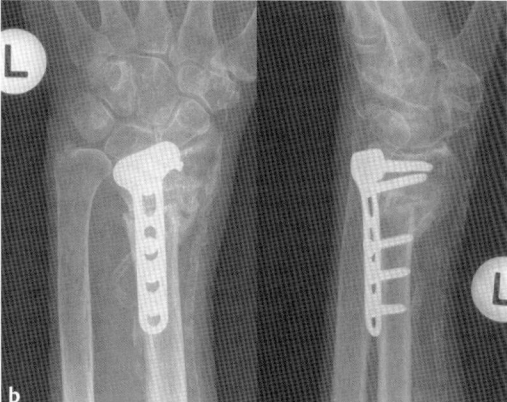

Abb. 17.39a–b Distale Radius-Extensionsfraktur (Colles) mit Dislokation nach dorsal. **a** Röntgenbefund. **b** Reposition und Stabilisierung mit dorsaler Plattenosteosynthese.

Mehrfragmentfraktur des distalen Radius mit Gelenkbeteiligung Typ C festgestellt. Im OP wird der Gelenkblock mit Kirschner-Drähten aufgerichtet und die Fraktur über einen gelenküberbrückenden Fixateur externe (Jakobsfixateur) in ulnarer Abduktion (Schedestellung) stabilisiert. 14 Tage später wird der Fixateur in Neutralstellung umgebaut und 6 Wochen später mit den Kirschner-Drähten entfernt. Nun erst beginnt die Mobilisationsbehandlung des Handgelenks. 6 Monate nach Fraktur ist die Beweglichkeit noch deutlich eingeschränkt (Extension/Flexion 20–0–30° und radiale-/ulnare Abduktion 5–0–20°).

## Nachbehandlung

### Konservativ
Während der Ruhigstellung im Gips können Patienten durch vorsichtige Bewegungen der Fingergelenke und des Ellenbogens (in Flexion und Extension) verhindern, dass sich Kontrakturen entwickeln. Nachdem die Fraktur durchbaut ist, in der Regel nach 6 Wochen, erfolgt die Gipsabnahme. Im Anschluss kann der Patient selbstständig frei im Handgelenk und den angrenzenden Gelenken bewegen. Gelingt das nicht, besteht die Indikation für eine mobilisierende physiotherapeutische Behandlung.

### Operativ
Postoperativ wird das Handgelenk kurzzeitig bis zum Abschwellen der Weichteile mit einer Gipsschiene ruhiggestellt. Danach kann in der Regel mit einer frühfunktionelle Physiotherapie ohne Belastung begonnen werden. Von diesem Konzept kann jedoch im Einzelfall abgewichen werden, sodass in jedem Fall nach Maßgabe des Operateurs nachbehandelt werden sollte.

## Komplikationen

Durch die Fraktur oder iatrogen kann es zur Ruptur der Sehne des M. extensor pollicis longus und des N. medianus kommen. Daher müssen beide Strukturen hinsichtlich ihrer Funktion untersucht werden. In seltenen Fällen kommt es zu einem Kompartment-Syndrom. Weitaus häufiger erleiden Patienten eine Sympathische Reflexdystrophie. Dadurch verzögert sich die Wundheilung erheblich und oft bleiben Folgeschäden wie Kontrakturen der Hand- und Fingergelenke zurück. Weitere Spätfolgen sind die posttraumatische Arthrose und Bewegungseinschränkungen.

## Zusammenfassung

- Bei Unterarmfrakturen besteht ein erhöhtes Risiko für das Auftreten eines Kompartmentsyndroms. Typisch sind Luxationsfrakturen die Monteggia- und die Galeazzi-Fraktur:
  - Monteggia-Fraktur: Fraktur der Ulna im proximalen Drittel, kombiniert mit einer Luxation des Radiusköpfchens.
  - Fraktur des Radiusschaftes im mittleren bis distalen Drittel, kombiniert mit einer Luxation im distalen Radioulnargelenk.
- Wegen der Gefahr, dass Fragmente nach der Reposition abrutschen, werden Unterarmfrakturen bevorzugt operativ behandelt. Dies erlaubt eine frühfunktionelle Behandlung, wobei bei der Monteggia-Fraktur die Pronation, bei der Galeaazi-Fraktur Pronation und Supination für 4 Wochen verboten sind. Oft verbleibt ein Bewegungsdefizit bei Umwendbewegungen des Unterarms.
- Die distale Radiusfraktur ist die häufigste Fraktur des Menschen. Frauen sind wesentlich öfter betroffen als Männer, die Mehrzahl der Patienten ist älter als 50 Jahre. Die typische Frakturform ist die Extensionsfraktur (Colles-Fraktur) mit einem Bruch des Radius im Bereich der Metaphyse („loco classico"). Die meisten distalen Radiusfrakturen werden konservativ behandelt. Das Ergebnis ist abhängig von der Reposition. Bei wiederholten Repositionsversuchen steigt das Risiko für das Auftreten einer Sympathischen Reflexdystrophie (M. Sudeck).

## 17.4 Handverletzungen

Handverletzungen lassen sich zunächst in Frakturen, Luxationen, Verletzungen des Kapsel-Band-Apparates, Sehnenverletzungen und Amputationen unterteilen. Im Folgenden werden die wichtigsten Verletzungen besprochen.

### 17.4.1 Kahnbeinfraktur (Skaphoidfraktur)

Die Handwurzel besteht aus 8 Knochen. Etwa 80% aller Frakturen im Bereich der Handwurzel betreffen das Kahnbein (Os scaphoideum). Der klassische Unfallmechanismus ist der Sturz auf die ausgestreckte, dorsalextendierte Hand. Wegen der engen Nachbarschaft zum N. medianus, der den Karpaltunnel durchzieht, kann es bei Frakturen des Kahnbeins zu Schädigungen dieses Nervs kommen.

### Klassifikation

Proximale Kahnbeinfrakturen neigen wegen der kritischen Gefäßversorgung oft zu Störungen der Frakturheilung (**Abb. 17.40**). Aus der Einteilung von Watson-Jones (1976), die Kahnbeinfrakturen nach der Lokalisation unterscheidet, können Aussagen über das Risiko einer Pseudarthrose oder Nekrose abgeleitet werden:
- distale Frakturen des Kahnbeins (10%): geringes Pseudarthrose- und Nekroserisiko
- Frakturen im mittleren Bereich (70%): geringes Pseudarthrose- und Nekroserisiko
- proximale Frakturen des Kahnbeins (20%): höchstes Pseudarthrose- und Nekroserisiko

### Klinik

Patienten geben typischerweise einen Druckschmerz in der Tabatière an. Auch die Radialabduktion ist schmerzhaft. Allerdings können diese klinischen Zeichen auch nur gering ausgeprägt sein oder sogar fehlen. Bei der Untersuchung muss immer geprüft werden, ob der N. medianus durch Kompression geschädigt ist.

### Diagnose

Im Röntgenbild sind Kahnbeinfrakturen meist nur sehr schwer zu erkennen. Daher werden nicht nur Aufnahmen in 2 Ebenen, sondern insgesamt aus 4 Richtungen gemacht (so genanntes Kahnbeinquartett). Bei Unklarheiten sollte man eine Computertomographie durchführen bzw. die Röntgenaufnahmen nach 8–14 Tagen wiederholen. In diesem Zeitraum finden im Bereich des Frakturspaltes Umbauvorgänge statt (siehe Kap.. 6.3.2), sodass die Fraktur besser abgegrenzt werden kann.

### Therapie

*Konservativ*
Die konservative Behandlung ist nach wie vor die Standardtherapie der Kahnbeinfraktur. Über 90% der Frakturen heilen unter adäquater Ruhigstellung im Unterarmgips mit Daumeneinschluss aus (so genannter Kahnbeingips).

Heilungszeiten und das Nekrose- bzw. Pseudarthroserisiko sind von der Lokalisation abhängig (s.o.). So heilen fast alle Frakturen im distalen Drittel, aber nur 60–70% im proximalen Drittel unter konservativer Therapie. Während Frakturen im distalen Drittel nach 6–8 Wochen durchbaut sind, solche im mittleren Drittel nach 8–12 Wochen, sind Frakturen im proximalen Drittel erst nach 12–23 Wochen durchbaut.

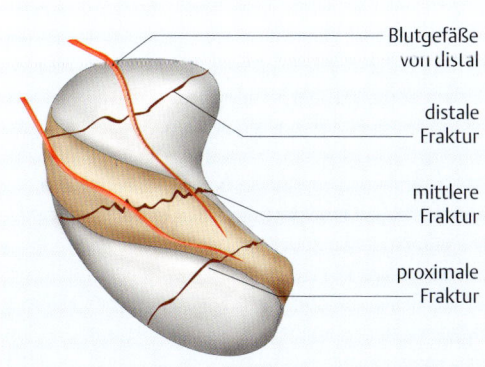

**Abb. 17.40** Gefäßversorgung des Kahnbeins. Die kleinen Gefäße treten von distal in den Knochen ein. Je weiter proximal und je kleiner das Fragment ist, desto höher ist das Nekrose- oder Pseudarthroserisiko.

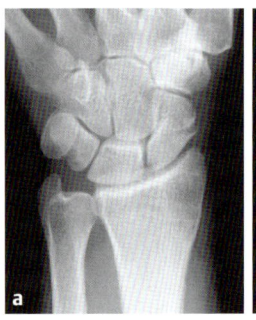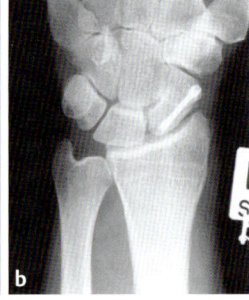

**Abb. 17.41a–b** Dislozierte Kahnbeinfraktur im mittleren Drittel. **a** Röntgenbefund. **b** Reposition und Fixierung mit einer Herbert-Schraube.

### Operativ

Operationsindikationen sind:
- über 1 mm verschobene Frakturen,
- offene und Luxationsfrakturen (**Abb. 17.41a–b**).

Zur Fixierung wird eine Spezialschraube (Herbert-Schraube = Doppelgewindeschraube) eingebracht, die über unterschiedlich große Gewinde eine Kompression der Fraktur bewirkt (**Abb. 17.42**). Unter primärer osteosynthetischer Versorgung heilen 97% der Frakturen aus.

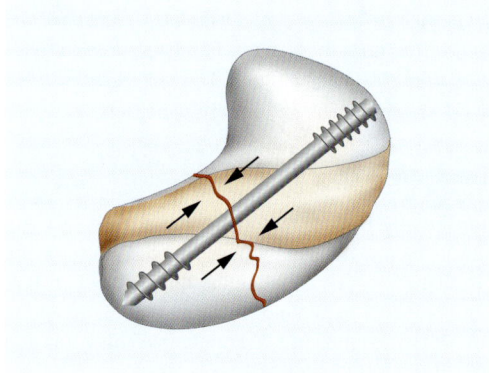

**Abb. 17.42** Prinzip der Doppelgewinde-Schraube (Herbert-Schraube). Das Gewinde an der Schraubenspitze ist größer als das am Ende der Schraube. Somit wird beim Eindrehen Kompression auf die Fraktur erzeugt.

### Nachbehandlung

Nach operativer Stabilisierung muss eine Ruhigstellung von mindestens 4–6 Wochen im Kahnbeingips erfolgen, aber auch sehr viel längere Ruhigstellungszeiten bis zu 12 Wochen können notwendig sein. Nach Gipsabnahme sind wie auch bei konservativer Behandlung aktive und passive Bewegungsübungen erforderlich.

### Komplikationen

Pseudarthrosen und Nekrosen können nach operativer und konservativer Behandlung auftreten, vor allem aber bei nicht erkannten und daher nicht adäquat behandelten Frakturen (**Abb. 17.43**). In diesem Fall kann das Kahnbein durch eine Spongiosaplastik revitalisiert werden. Bei dieser Operation (Matti-Russe-Plastik) wird ein kortikospongiöser Knochenspan aus dem Beckenkamm längs in das aufgefräste Kahnbein eingebracht. Bei Nekrosen kleinerer Pole werden die nekrotischen Knochenanteile lediglich entfernt.

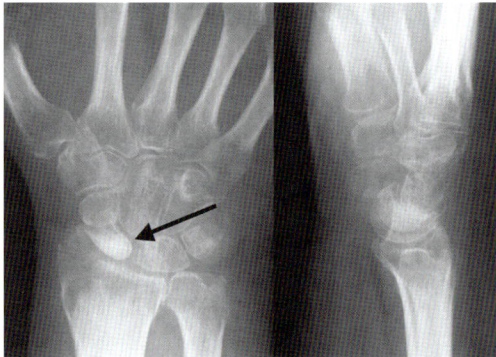

**Abb. 17.43** Kahnbeinpseudarthrose. Das distale Fragment ist nekrotisch, sichtbar an der deutlich Mehrsklerosierung (Pfeil).

**Fallbeispiel:** Ein 44-jähriger LKW-Fahrer stürzt beim Sprung aus dem LKW auf die rechte Hand. Bei der Untersuchung in der chirurgischen Ambulanz besteht ein Druckschmerz in der Tabatière. Radiologisch wird der Verdacht auf eine nichtdislozierte Kahnbeinfraktur bestätigt. Eine konservative Therapie mit Kahnbeingips für 16 Wochen wird eingeleitet. Als der Gips schließlich entfernt und mit Physiotherapie begonnen wird, klagt der Patient weiterhin über Schmerzen im Frakturbereich. Es erfolgt eine Röntgenuntersuchung, in der sich eine Pseudarthrose des Kahnbeins darstellt. Zunächst lehnt der Patient einen operativen Eingriff ab, nach weiteren 6 Wochen haben die Belastungs- und Bewegungsschmerzen jedoch derart zugenommen, dass er in die Operation einwilligt. Die Pseudarthrose wird angefrischt und ein kortikospongiöser Span aus dem Beckenkamm in Längsrichtung eingebracht. Die Stabilisierung erfolgt mit einer Herbert-Schraube. Anschließend wird das Handgelenk erneut für 8 Wochen im Kahnbeingips ruhig gestellt. Nach der Gipsabnahme ist der Bruch fest durchbaut und das Handgelenk kann mobilisiert werden. Nach 4 Monaten ist die Beweglichkeit des Handgelenks annähernd wiederhergestellt.

## 17.4.2 Weitere Handwurzelfrakturen

Frakturen der restlichen Handwurzelknochen sind selten. In der Regel erfolgt die Behandlung konservativ, mit Ausnahme von dislozierten Frakturen des Os trapezium und des Os capitatum. Wird die Hand in einem Unterarmgips ruhiggestellt, heilen die meisten Frakturen nach 4–8 Wochen aus. Ist eine Operation erforderlich, stehen Minischrauben oder Drahtosteosynthesen zur Verfügung. Die Nachbehandlung entspricht der nach Kahnbeinfraktur.

## 17.4.3 Luxation des Mondbeins (perilunäre Luxation)

Kommt es durch direkte oder indirekte Gewalt, z. B. bei Stürzen, zu einer Überdehnung oder Zerreißung des Kapsel-Band-Apparates der Handwurzel, kann es auch zu einer Luxation von Handwurzelknochen kommen. Am häufigsten ist das Mondbein (Os lunatum) betroffen. Begleitend können Frakturen benachbarter Handwurzel- oder Mittelhandknochen vorliegen.

Verursacht wird die perilunäre Luxation durch einen Sturz mit ausgestrecktem Arm nach hinten auf die dorsalflektierte Hand (Abfangversuch). Die Folge ist ein Riss der Bandverbindung zwischen Os lunatum und Os capitatum. Hierbei kommt es entgegen dem Begriff der Luxation des Mondbeines eigentlich zur Luxation der Mittelhand um das Mondbein herum. Allerdings ist es das Mondbein, das letztendlich außerhalb des Knochenverbundes verbleibt, sodass sich der Begriff der perilunären Luxation etabliert hat. Häufig kommt es begleitend zu Frakturen der Processus styloideus radii oder des Kahnbeines (De-Quervain-Fraktur).

### Klinik

Patienten klagen über diffuse Schmerzen im Bereich des Handgelenks, das oft geschwollen und druckschmerzhaft ist. Die Beweglichkeit des Handgelenks ist vermindert. Im Versorgungsgebiet des N. medianus können Hypästhesien auftreten.

### Diagnose

Neben der klinischen Untersuchung sind für die Diagnose immer Röntgenbilder anzufertigen. Da perilunäre Luxationen leicht übersehen werden, muss nach Veränderungen des Mondbeines immer bewusst gefahndet werden. Bei Luxation stellt sich das Mondbein, das in der a.-p.-Aufnahme normalerweise rechteckig erscheint, als dreieckige Kontur dar. In der Seitaufnahme liegt die Mondsichel bei regulären Verhältnissen um das os capitatum, bei Luxation hingegen zeigt die Mondsichel nach vorne oder nach hinten (**Abb. 17.44**).

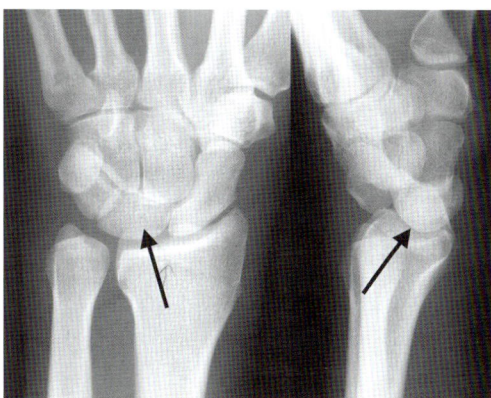

**Abb. 17.44** Perilunäre Luxation. In der a.-p.-Aufnahme ist das Os lunatum dreieckig (statt viereckig), in der seitlichen Aufnahme zeigte die Mondsichel nach volar und steht nicht im Verbund (Pfeile).

### Therapie

Die perilunäre Luxation muss unter Längszug und Druck auf das Mondbein schnellstmöglich reponiert werden. Anschließend wird die zerrissene Bandverbindung operativ adaptiert. Danach erfolgt die Ruhigstellung im Unterarmgips mit Daumeneinschluss für 3–4 Wochen. Bei begleitender Fraktur wird fast immer eine Osteosynthese durchgeführt.

### Nachbehandlung

Nach Gipsabnahme kann das Handgelenk aktiv und passiv mobilisiert werden. Übungen gegen Widerstand sind nach 6 Wochen möglich.

### Komplikationen

Wird die Luxation nicht erkannt und entsprechend behandelt, kann es zur Nekrose des Mondbeins kommen. Trotz operativer Behandlung kann es infolge verbleibender Instabilität zur Arthrose im proximalen Handgelenk kommen (Art. radiocarpea). Gelegentlich klagen Patienten nach der Ruhigstellung trotz intensiver Physiotherapie über verbleibende Bewegungsstörungen.

### 17.4.4 Frakturen der Mittelhandknochen

Die außen stehenden Mittelhandknochen I und V sind häufiger betroffen als die zentral gelegenen.

#### Klassifikation

Unterschieden werden bei den Mittelhandfrakturen Schaftfrakturen, gelenknahe und Gelenkfrakturen. Eine Besonderheit sind Frakturen des 1. Mittelhandknochens, die häufig dislozieren (**Abb. 17.45**):
- Bennett-Luxatiosfraktur: basisnahe Schrägfraktur mit Gelenkbeteiligung und Luxation im Daumensattelgelenk. Dislokation des Metakarpale-Fragments durch Muskelzug des M. abductor pollicis longus nach radial und palmar.

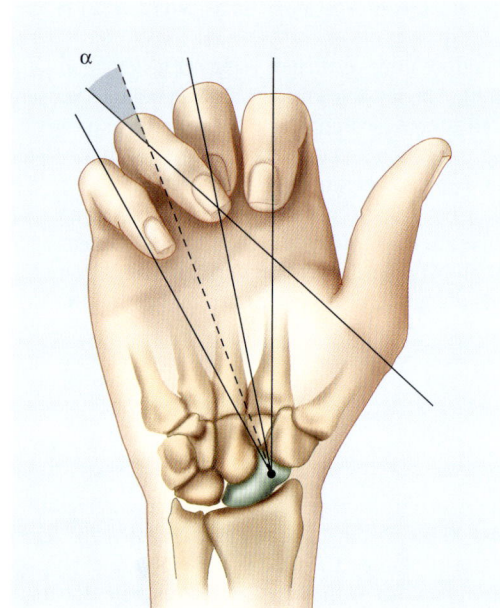

Abb. 17.46 Rotationsfehler des Ringfingers bei Mittelhandfraktur.

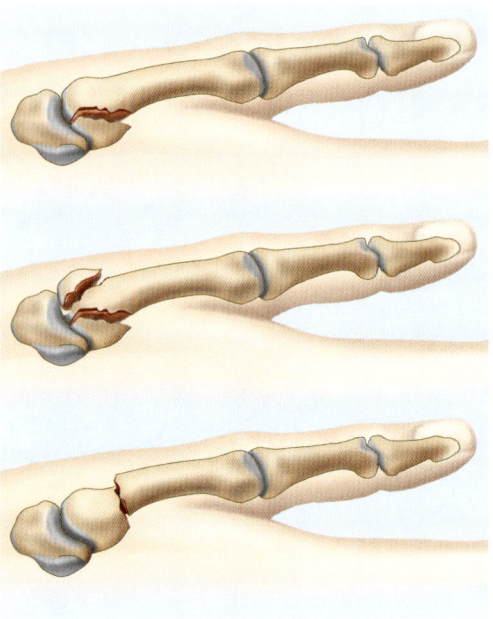

Abb. 17.45 Verschiedene Frakturtypen des 1. Mittelhandknochens. Bennett-Fraktur (oben), Rolando-Fraktur (Mitte), Winterstein-Fraktur (unten).

- Rolando-Fraktur: basisnahe Y- oder T-förmige Gelenkfraktur und Subluxation im Daumensattelgelenk. Dislokation des Metakarpale-Fragmentes durch Muskelzug des M. abductor pollicis longus nach radial und palmar.
- Winterstein-Fraktur: basisnahe Schrägfraktur des Schaftes, keine Gelenkbeteiligung. Durch Muskelzug des M. interosseus dorsalis I Dislokation des proximalen Fragments in Abduktion.

#### Klinik

Meist besteht eine lokale Schwellung mit Druck- und Bewegungsschmerz. Eine Rotationsfehlstellung wird am besten klinisch diagnostiziert. Bei korrekter Rotationsstellung zeigen die Finger II-V beim Faustschluss auf das Kahnbein. (**Abb. 17.46**). Bei einer Rotationsfehlstellung weicht der betroffene Finger ab.

#### Diagnose

Die Diagnose der Mittelhandfraktur wird durch die klinische Untersuchung und Röntgenaufnahmen in 2 Ebenen gestellt. Bei basisnahen Frakturen kann die Diagnose schwierig sein, sodass Schrägaufnahmen erforderlich sind.

#### Therapie

*Konservativ*
Nicht oder nur wenig dislozierte Schaftfrakturen mit einer Achsabknickung unter 30° sowie nicht dislozierte Gelenkfrakturen können konservativ behandelt werden. Ist eine Rekonstruktion nicht möglich, z.B. bei Trümmerfrakturen, ist ebenfalls die konservative Behandlung angezeigt. Nach

geschlossener Reposition erfolgt die Ruhigstellung in der Unterarmgipsschiene für 2–3 Wochen.

## Operativ

Basisnahe Frakturen des 1. Strahls (Bennett-, Rolando-, Wintersteinfraktur) werden aufgrund der hohen Dislokationsgefährdung stets operativ behandelt. Das Gleiche gilt für dislozierte Frakturen der anderen Mittelhandknochen. Die Osteosynthese erfolgt mit Miniplatten, Schrauben oder Draht. Nach operativer Stabilisierung wird die Hand mit einer Unterarmgipsschiene (bei Frakturen des 1. Mittelhandknochens mit Daumeneinschluss) für 4 Wochen ruhig gestellt.

## 17.4.5 Frakturen der Finger

### Klassifikation

Bei Fingerfrakturen des Grund-, Mittel- oder Endgliedes lassen sich wie bei den Mittelhandfrakturen Schaftfrakturen, gelenknahe und Gelenkfrakturen abgrenzen. Zusätzlich sind Nagelkranzfrakturen des Endgliedes zu nennen.

### Klinik

Klinisch zeigt sich eine lokale Schwellung mit Hämatom und Druckschmerz, verbunden mit einem Bewegungsschmerz.

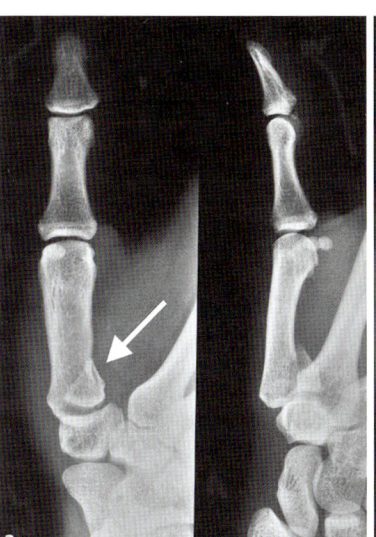 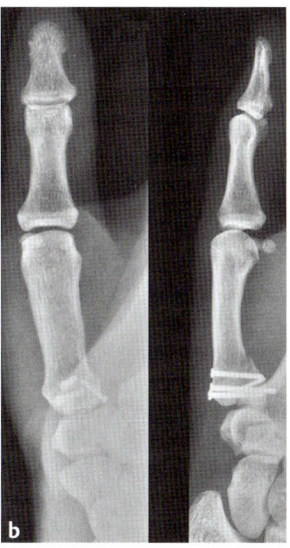

Abb. 17.47a–b Bennett-Fraktur. a Röntgenbefund (Pfeil). b Osteosynthese mit Schrauben.

## Nachbehandlung

Nach Gipsabnahme kann die Hand sowohl bei konservativer wie auch bei operativer Therapie funktionell behandelt werden. Wurden mehrere Mittelhandknochen mit Draht transfixiert, kann die Mobilisation erst nach Metallentfernung erfolgen.

## Komplikationen

Komplikationen sind relativ selten, sodass Mittelhandfrakturen eine sehr gute Prognose haben. Bei mangelhafter Reposition kann es zu Fehlstellungen kommen. Selten kommt es bei unzureichender Retention zu Pseudarthrosen.

## Diagnose

Zur Diagnose reicht in der Regel eine Röntgenaufnahme in 2 Ebenen aus. Wie bei Mittelhandfrakturen muss unbedingt auf die korrekte Rotation geachtet werden (siehe **Abb. 17.46**), da es auch bei Frakturen der Finger zur Rotationsfehlstellung kommen kann.

## Therapie

Die meisten Fingerfrakturen können konservativ mit einer Unterarmgipsschiene, Frakturen des Endgliedes mit einer Kunststoffschiene (Stack Schiene) für 3–4 Wochen behandelt werden. Nur Frakturen, die sich nicht reponieren lassen, werden operativ mit einer Miniplatte oder Drahtosteosynthese behandelt.

## Nachbehandlung

Nach Abnahme des Gipses kann der Finger aktiv und passiv mobilisiert werden.

## Komplikationen

Selten Rotations- oder andere Fehlstellungen.

### 17.4.6 Verletzungen des Kapsel-Band-Apparates an den Fingern

Am häufigsten sind Rupturen des ulnaren Seitenbandes des Daumens, der radialen Seitenbänder des Zeigefingers sowie der ulnaren Seitenbänder des Kleinfingers.

*Kapsel-Band-Verletzungen des Daumengrundgelenks*

Das volare Seitenband rupturiert bei kräftiger Überstreckung. Eine Ruptur des ulnaren Seitenbandes geschieht durch einen Sturz auf den abgespreizten Daumen (so genannter *Skidaumen*). Bei einer Ruptur des ulnaren Seitenbandes luxiert dieses unter der Aponeurose des M. abductor pollicis longus und kann nicht mehr in die anatomisch korrekte Position zurückkehren. Daher verbleibt unter konservativer Therapie eine ulnare Instabilität. Neben den reinen Bandverletzungen kommen auch knöcherne Bandausrisse vor.

*Klinik*
Über der Ruptur findet sich eine Schwellung mit Hämatom und Druckschmerz. Je nachdem, welches Band betroffen ist, besteht volar oder ulnar eine Instabilität.

*Diagnose*
Ist die Diagnose klinisch nicht eindeutig, kann neben der Röntgenaufnahme in 2 Ebenen eine gehaltene Aufnahme erfolgen, entweder in Extensions- oder Abduktionsstellung des Daumens.

*Therapie*
Volare Seitenbandrupturen heilen gut unter konservativer Therapie. Hierzu erfolgt eine 3- bis 4-wöchige Ruhigstellung mit einem Daumen-Unterarm-Gips. Bei knöchernen und bei ulnaren Bandverletzungen ist die Indikation zur Bandnaht gegeben, gegebenenfalls mit Refixation der knöcherner Ansätze über Ausziehnähte (**Abb. 17.48**).

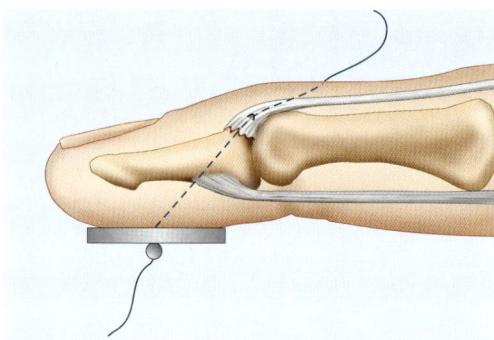

**Abb. 17.48** Refixation eines knöchernen Strecksehnenausrisses über eine Ausziehnaht.

*Nachbehandlung*
Nach Abnahme des Gipses erfolgt sowohl bei operativer als auch konservativer Behandlung die funktionelle physiotherapeutische Behandlung. In erster Linie müssen die Mobilität und die aktive Stabilisation verbessert werden.

*Bandrupturen der Langfinger*

Am häufigsten sind ulnare Seitenbänder des Zeigefingers und radiale Bänder des Kleinfingers betroffen.

*Klinik*
Typisch sind Druck- und Bewegungsschmerzen im Bereich der Verletzung.

*Diagnose*
Die Instabilität im Bereich betroffener Gelenke lässt sich durch Aufklappen nachweisen. Stressaufnahmen sind nur selten erforderlich.

*Therapie*
Die Behandlung erfolgt in der Regel konservativ mit 3-wöchiger Ruhigstellung. Eine operative Refixation über Ausziehnähte ist nur bei knöchernen Ausrissen indiziert.

*Nachbehandlung*
Nach Gipsabnahme ist abhängig vom Befund (Mobilität, Stabilität) Physiotherapie indiziert.

## 17.4.7 Sehnenverletzungen an der Hand

Der komplizierte anatomische Aufbau der Beuge- und Strecksehnen an der Hand (**Abb. 17.49**) gewährleistet komplexe feinste Bewegungen. Palmarseitig werden tiefe und oberflächliche Beugesehnen unterschieden. Die oberflächlichen setzen am Mittelglied an und beugen im Grund- und Mittelgelenk. Auf Höhe des Grundgliedes teilt sich die oberflächliche Beugesehne für ein kurzes Stück auf, durch die beiden Zügel tritt die tiefe Beugesehne hindurch und setzt an der Endphalanx an. Die Beugesehnen verlaufen in Sehnenscheiden und werden durch Ringbänder am Knochen fixiert. Die Strecksehnen dagegen haben keine Sehnenscheiden. Sie sind auf Höhe der Mittelhandköpfchen über den Connexus intertendineus miteinander verbunden. Mit dem Tractus intermedius setzen sie an der Basis des Mittelgliedes an, daran vorbei ziehen als Tractus lateralis zwei Zügel zum Endglied.

Neben den langen Fingerflexoren und -extensoren gibt es noch zahlreiche kleine Handmuskeln, die sowohl die Streckung als auch die Beugung der Finger unterstützen. Beugeseitig verlaufen die Sehnen mit Gefäß-Nerven-Bündeln, die daher bei Verletzungen oft mit betroffen sind.

### Verletzungen der Beugesehnen

Durchtrennungen der Beugesehnen entstehen fast ausschließlich durch Schnitt- oder Stichverletzungen.

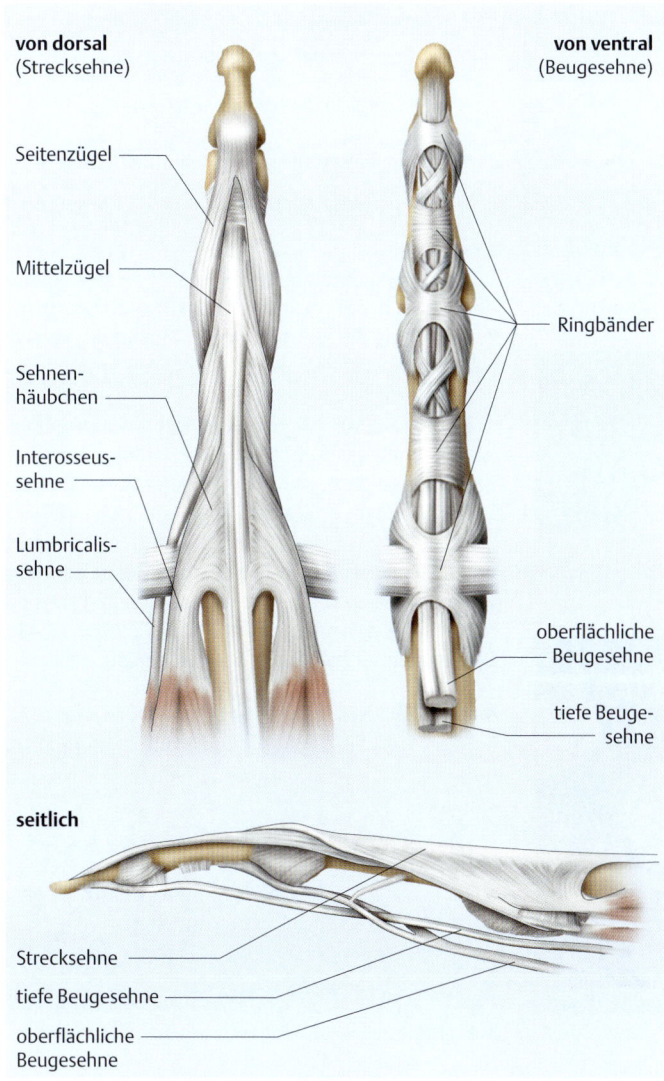

Abb. 17.49 Anatomie der Streck- und Beugesehnen der Finger.

## Klinik

Die Fingerflexion ist erschwert. Entsprechend der Ursache der Verletzung findet man häufig eine offene Wunde.

## Diagnostik

Die Diagnose wird nach dem Ausfall der betroffenen Sehne gestellt. Schwierigkeiten bereiten Sehnen*teil*durchtrennungen, bei denen die Funktion der Sehne erhalten bleibt. Hier gibt die Schmerzangabe bei der Prüfung der Funktion gegen Widerstand den oft einzigen Hinweis:

- die Prüfung der *oberflächlichen Beugesehnen* ist schwierig, da die Sehnenanteile des 3., 4. und 5. Fingers im proximalen Bereich miteinander verbunden sind. Daher müssen bei der klinischen Untersuchung der oberflächlichen Beugesehnen die benachbarten Finger in Streckstellung fixiert werden (**Abb. 17.50a**). Dann kann bei fehlender Beugung im Mittelgelenk die Diagnose gestellt werden.
- ist die *tiefe Beugesehne* betroffen, kann das Endglied in Streckstellung nicht mehr aktiv gebeugt werden (**Abb. 17.50b**).
- die *oberflächliche Beugesehne* eines Langfingers wird auch mit dem Spitzgriff überprüft (**Abb. 17.51a–b**). Ist die Sehne durchtrennt, kann ein Blatt zwischen Daumen und Zeigefinger nur noch mit Beugung im Endgelenk gehalten werden.

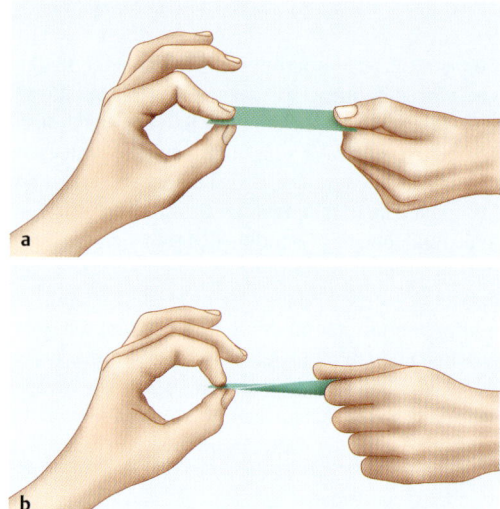

Abb. 17.51a–b Spitzgriff zur Überprüfung der Funktion der oberflächlichen Beugesehne. **a** Fassen eines Papierblattes unverletzt. **b** Oberflächliche Beugesehne verletzt.

## Therapie

Beugesehnenverletzungen werden operativ behandelt. Dabei hat die primäre Versorgung ein günstigeres Ergebnis als die sekundäre. Eine konservative Behandlung ist nur in absoluten Ausnahmefällen gerechtfertigt.

Voraussetzung für ein gutes Operationsergebnis ist eine genaue Kenntnis der Anatomie und das Beherrschen atraumatischer Operationstechniken. Die Sehnennaht erfolgt z. B. nach Kirchmayr-Kessler (**Abb. 17.52**), bei der zunächst eine tiefe Kernnaht und anschließend eine feine Naht zirkulär angelegt wird. Durchtrennungen nahe dem Endglied werden über eine Ausziehnaht adaptiert (siehe **Abb. 17.48**). Durchtrennte Ringbänder müssen genäht werden.

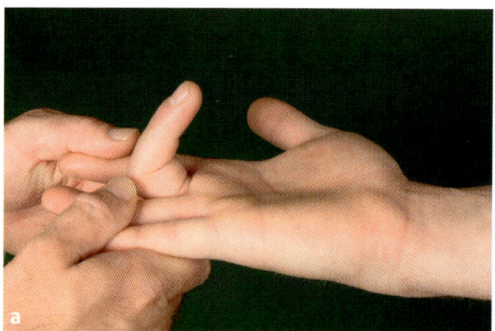
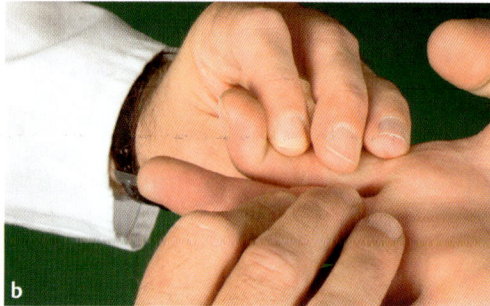

Abb. 17.50a–b Klinische Prüfung der Beugesehnen. **a** Oberflächliche Beugesehne. **b** Tiefe Beugesehne.

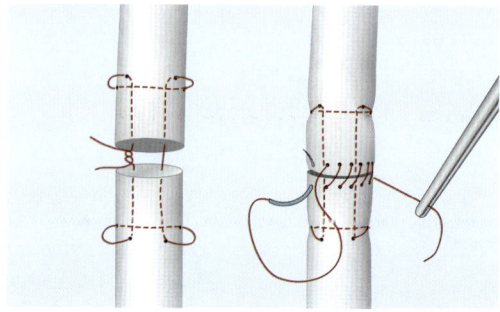

Abb. 17.52 Beugesehnennaht nach Kirchmayr-Kessler.

Bei alten Sehnenabrissen ist häufig nur noch die Resektion der Sehnen sinnvoll (**Abb. 17.53**). Bis zur Transplantation einer Sehne wird für ca. 3 Monate ein Silikonsplint eingelegt, der eine Einscheidung der Sehne erzielen soll (siehe Fallbeispiel). Erst dann kann z. B. die Plantaris-longus-Sehne an Stelle des Silokonsplintes transplantiert werden.

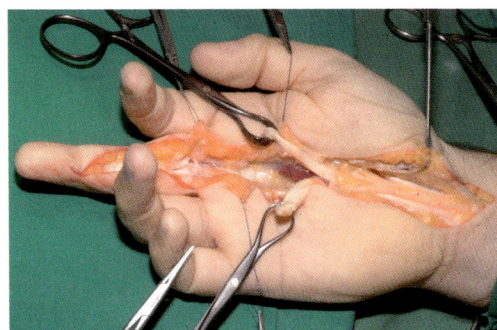

**Abb. 17.53** Operationssitus bei älterem Sehnenabriss der beiden Beugesehnen des Mittelfingers.

### Nachbehandlung
Die Nachbehandlung operativ behandelter Beugesehnenrisse hat einen hohen Stellenwert. Bei Ruhigstellung kommt es rasch zum Verkleben der Sehnen in den Sehnenscheiden und somit zum Funktionsausfall der entsprechenden Sehnen. Dies wird durch die dynamische Schiene nach Kleinert vermieden (**Abb. 17.54**). Das Handgelenk ist hierbei in 20° Volarflexion, die Grundgelenke der Finger sind in 40° Flexion fixiert. Die Mittel- und Endgelenke sind extendiert. An den Fingern wird ein Gummizügel befestigt, der die Finger ab dem 1. postoperativen Tag passiv in die Beugung führt, jedoch eine aktive Streckung gegen Widerstand zulässt. Hierdurch wird die Sehnennaht entlastet, die Bewegung in den Gleitfächern jedoch erlaubt. Nach 3 Wochen wird der Gips abgebaut. Die Gummizügel werden für eine weitere Woche belassen. Anschließend kann die aktive Beugung beübt werden, jedoch für 3 Wochen ohne Widerstand. Ab der 7. Woche ist die Streckung frei gegeben. Im Detail kann das Nachbehandlungskonzept von Klinik zu Klinik etwas variieren.

**Fallbeispiel:** Ein 44 Jahre alter Mann stellt sich in der chirurgischen Ambulanz vor. Bei einem Sturz 3 Monate zuvor hatte er eine Fraktur des Grundglieds des rechten Mittelfingers erlitten, die konservativ behandelt worden war. Nach der Gipsabnahme konnte er den Mittelfinger nicht mehr beugen. Klinisch zeigt sich ein Ausfall beider Beugesehnen des Mittelfingers. Dem Patienten wird zur Operation geraten. Hier zeigt sich ein Abriss der Sehnen auf Höhe der Fraktur, die Sehnenstümpfe sind jedoch aufgrund der Degenerationen nicht ohne Distanzverlust adaptierbar. Daher werden die Sehnenstümpfe reseziert und ein Silikonsplint zur Schaffung eines Gleitlagers eingebracht. Nach 3 Monaten wird der Splint wieder entfernt und eine vom linken Fuß entnommene Plantarislongus-Sehne transplantiert. Die Nachbehandlung erfolgt für 5 Wochen im Kleinert-Gips. 3 Monate nach der letzten Operation ist die Beugefähigkeit des Mittelfingers soweit wieder hergestellt, dass die Hand voll funktionsfähig ist.

## Verletzungen der Strecksehnen

Neben offenen Verletzungen kommen an den Strecksehnen auch geschlossene Verletzungen vor, oft im Rahmen eines Bagatelltraumas (z. B. beim Volleyball oder bei Hausarbeiten).

### Klinik
Es kommt zum teilweisen oder vollständigen Ausfall der Muskelfunktion am betroffenen Finger (s. u.). Bei offenen Verletzungen findet man eine Wunde.

### Diagnose
Die Funktionstests geben Hinweise auf die Höhe der Verletzung:
- bei *Abrissen am Endglied* oder in Höhe des Endgelenks kann das Endglied nicht mehr aktiv gestreckt werden.
- Verletzungen *auf Höhe des Mittelgelenks* zeigen je nach Ausmaß der Verletzung ein unterschiedliches klinisches Bild:
  - ist lediglich der Tractus intermedius abgerissen, zeigt sich das typische Bild der Knopfloch-

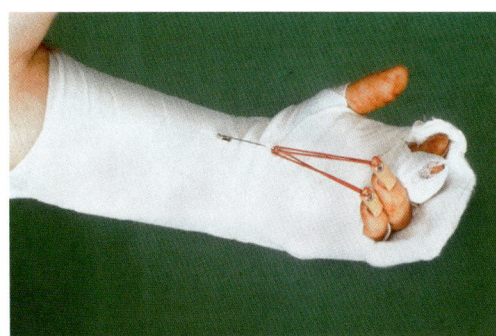

**Abb. 17.54** Dynamische Schiene nach Kleinert.

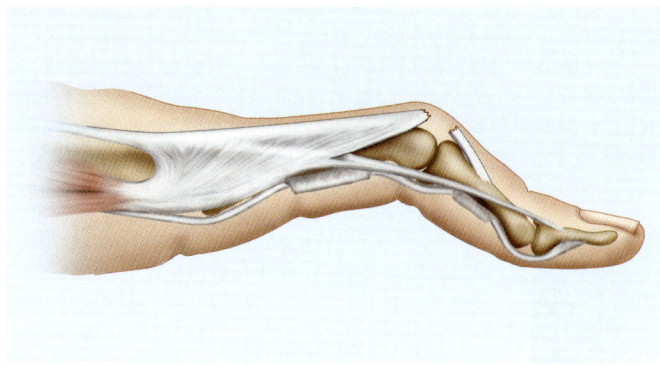

**Abb. 17.55** Knopflochdeformität bei Ruptur des Strecksehnen-Mittelzügels über dem Mittelgelenk.

deformität (**Abb. 17.55**). Die Seitenzügel weichen hierbei zur Seite ab und beugen im Mittelgelenk, das Gelenk selbst schiebt sich nach dorsal durch das Strecksehnenfach.
– bei Durchtrennung aller Strecksehnenzügel auf Höhe des Mittelgelenkes führt dies zum Verlust der aktiven Streckung im Mittelgelenk.
- Durchtrennungen *auf Höhe des Grundgelenks* führen zu einem Ausfall der Streckfähigkeit im Grundgelenk, während im Mittel- und Endgelenk durch die kleinen Fingermuskeln die Streckung möglich ist.

Weiter proximal gelegene Verletzungen über dem Handrücken bzw. dem Handgelenk sind schwierig zu diagnostizieren, da die Sehnen distal über den Connexus intertendineus miteinander verbunden sind.

### Therapie

Einfache Strecksehnenverletzungen am Endgelenk bzw. Endglied können konservativ mit einer Stack-Schiene für 6 Wochen behandelt werden.

In den übrigen Fällen ist die primäre operative Versorgung indiziert. Falls möglich werden die Sehnenstümpfe je nach Sehnendurchmesser mit einer Kirchmayr-Kessler- oder U-Naht aneinandergenäht (siehe **Abb. 17.52**). Bei ansatznahen Ausrissen kann die Sehne über eine Ausziehnaht refixiert werden. Zur Entlastung der Naht kann es erforderlich sein, das Gelenk durch einen Draht für 6 Wochen zu transfixieren.

Bei der frischen geschlossenen Ruptur der langen Daumenstrecksehne ist nur bei glatten Rupturenden eine direkte Naht möglich. Bei der sehr viel häufigeren degenerativen Durchtrennung erfolgt primär ein ulnarer Sehnentransfer der Sehne des M. extensor indicis proprius auf den Stumpf der langen Strecksehne des Daumens (**Abb. 17.56**).

### Nachbehandlung

Eine dynamische Schienenbehandlung ist bei den Strecksehnen nicht notwendig, da keine Verklebungen mit Sehnenscheiden auftreten können. Dies darf jedoch nicht darüber hinwegtäuschen, dass die Nachbehandlung von Strecksehnenverletzungen meist langwierig und schwierig ist. Oft verbleiben Bewegungsdefizite, die den Patienten durch den nicht möglichen Faustschluss behindern.

Nach operativer Rekonstruktion erfolgt für die Dauer von 4 Wochen die Ruhigstellung in einer palmaren Schiene. Das Handgelenk steht dabei in 20° Dorsalextension, die Grundgelenke der Finger sind in 60° Flexion bei Extension der Fingermittel- und -endgelenke fixiert. Anschließend kann die funktio-

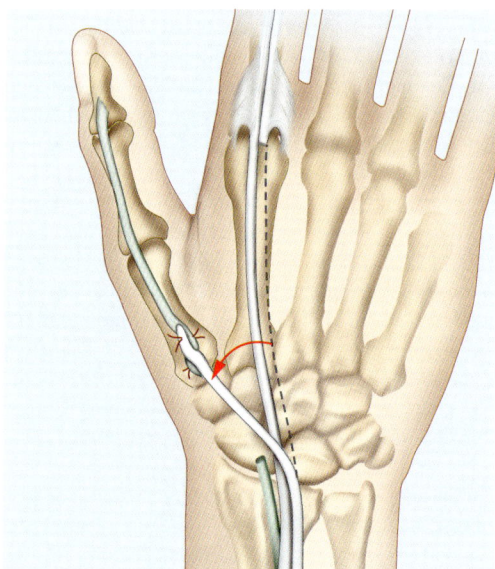

**Abb. 17.56** Indizis-Plastik. Die Sehne des M. extensor indicis proprius wird zur Rekonstruktion der langen Daumenstrecksehne umgeschlagen.

nelle Nachbehandlung erfolgen. Der komplette Faustschluss muss intensiv geübt werden.

Bei sicherer Naht proximaler Sehnendurchtrennungen kann alternativ eine „Reversed-Kleinert"-Schiene angelegt werden, welche die Streckung der Finger über Gummizügel erlaubt. Die Finger können aktiv gebeugt werden.

## 17.4.8 Amputationsverletzungen

Durch das Arbeiten an Sägen und Maschinen treten Amputationen vor allem an der Hand auf. Da es keinen vollwertigen prothetischen Ersatz gibt, sollte wann immer möglich eine Replantation abgetrennter Gliedmaßen erfolgen.

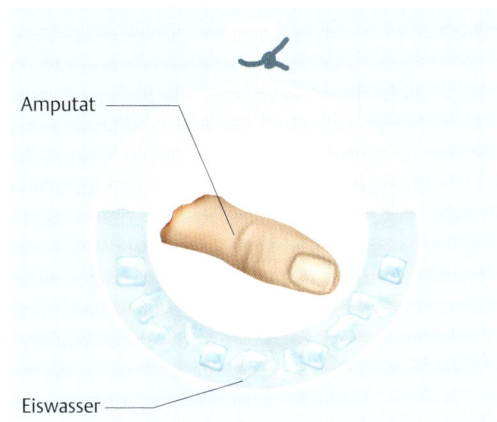

Abb. 17.59 Transport eines Amputates.

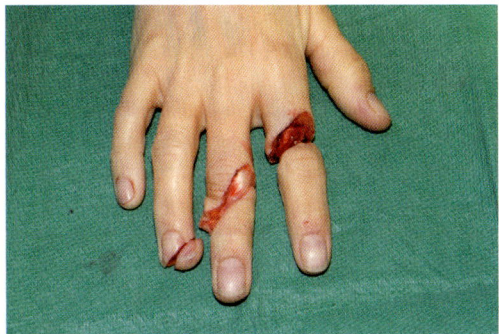

Abb. 17.57 Kreissägenverletzung mit kompletter Amputation mehrerer Fingerglieder.

Die Amputation bezeichnet die komplette Abtrennung der Gliedmaße (**Abb. 17.57**), davon abgegrenzt wird die subtotale Amputation, bei der eine Weichteilbrücke bestehen bleibt (**Abb. 17.58**).

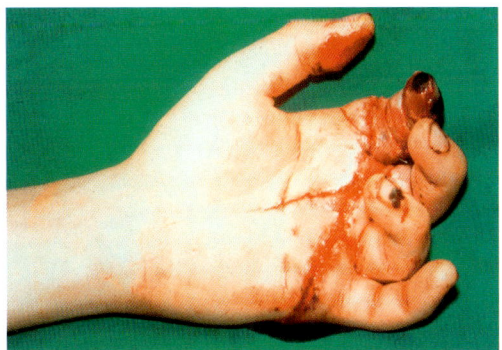

Abb. 17.58 Subtotale Amputation von 4 Fingern.

### Erstversorgung und Transport
Der Amputationsstumpf wird mit einer sterilen Kompresse und einem Druckverband versorgt. Das Amputat muss gegebenenfalls aufgesucht und mit einer sterilen Kompresse eingewickelt werden. Ein Säubern der Wundränder oder Gefäßunterbindungen sollen nicht vorgenommen werden. Das eingewickelte Amputat wird in einen Plastikbeutel gegeben und verschlossen. Dieser wird in einen zweiten Beutel mit Eiswasser gegeben (bis max. 4°C). Bei sachgemäßem Transport ist die Haltbarkeit des Amputates bis auf 24 Stunden verlängert.

### Klinik
Da bei der Amputationsverletzung immer auch größere Gefäßäste betroffen sind, besteht die Gefahr des hämorrhagischen Schocks. Die Gefahr ist umso größer, je weiter stammwärts sich die Amputation ereignet. In der Akutphase haben Patienten wegen des Schocks oft auffallend wenig Schmerzen. Diese können aber im späteren Verlauf als sog. Phantomschmerzen, oder nach erfolgreicher Replantation als Neuromschmerzen auftreten und Probleme verursachen.

### Diagnose
Vor einer geplanten Replantation muss immer eine Röntgenaufnahme des Stumpfes und des Amputates erfolgen, um die knöchernen Voraussetzungen für die Replantation zu überprüfen. Ist der Knochen des Amputates völlig zerstört ist eine Replantation oft nicht mehr möglich. Entscheidend für die Frage, ob das Amputat replantationsfähig ist, sind meist die Wundränder. Sind diese z. B. durch eine Quetschung

oder Ausrisse langstreckig defekt, so kommt eine Replantation nicht in Frage.

*Therapie*

> *Die optimale Therapie ist die Replantation. Ziel der Replantation ist die Wiederherstellung der Funktion und erst sekundär das kosmetische Ergebnis.*

Bevor die Indikation zur Replantation gestellt wird, muss die Replantationsfähigkeit und das Replantationsrisiko abgewogen werden. Ungünstige Voraussetzungen des Amputates sind:
- Ausriss- und Quetschverletzungen
- Hitze- und Druckschäden
- bei Amputationen proximal des Handgelenks Zeit zwischen Unfall und OP > 4–6 Stunden
- bei Amputationen distal des Handgelenkes Zeit zwischen Unfall und OP > 18–24 Stunden
- verdreckte Wunde
- Begleiterkrankungen (Diabetes mellitus, periphere Arterielle Verschlusskrankheit)
- Polytrauma, Schock
- nicht sachgemäßer Transport

Ist die Replantationsfähigkeit nach den genannten Kriterien gegeben, so ist bei folgenden Amputationsverletzungen die Replantation immer indiziert:
- Amputation des Daumens
- Amputation von mehreren Fingern (siehe **Abb. 17.57** und **Abb. 17.58**)
- Amputation der Mittelhand und des Handgelenkes
- Amputation einzelner Finger bei Kindern

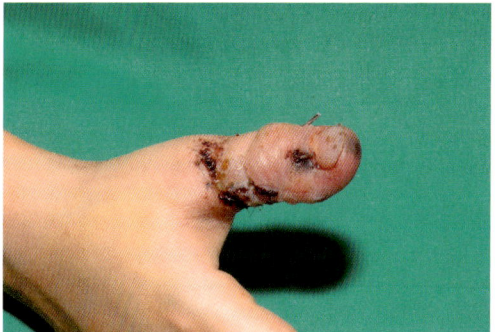

**Abb. 17.60** Replantation nach subtotaler Daumenamputation.

Nach Säuberung im OP erfolgt zunächst die Stabilisierung des Knochens. Hierzu werden Platten, Drähte und Schrauben verwendet. Anschließend werden die tiefen und oberflächlichen Beugesehnen, danach die beiden volaren Fingerarterien und Nerven rekonstruiert. Im Anschluss erfolgt die Naht der Strecksehnen und die Anastomose von mindestens zwei dorsalen Venen (**Abb. 17.60**).

**Fallbeispiel:** Ein 8 Jahre alter Junge verunfallt beim Schleppliftfahren, als ein defekter, talabwärts fahrender Bügel den des Jungen umwickelt und samt dem Jungen nach oben zieht. Erst am Zugseil zerreißt der Bügel und der Junge stürzt ca. 4 m auf den Boden. Mit dem Hubschrauber wird der Junge in die Chirurgische Klinik transportiert. Dort zeigt sich neben einer suprakondylären Humerusfraktur und einer Unterarmfraktur eine subtotale Amputation des rechten Daumens durch die Zugseile. Zunächst ist die Kuppe des Daumens kalt und dunkel. Im OP erfolgt die Drahtspickung zur knöchernen Stabilisierung sowie die Naht der ulnaren palmaren Arterie und einer gut erhaltenen dorsalen Vene. Die Sehnen sind nicht verletzt. Die übrigen Brüche werden ebenfalls mit Kirschner-Drähten stabilisiert. Nach der Operation ist der Daumen wieder gut durchblutet. Bis zur Entfernung des Drahtes 5 Wochen später bleibt eine Daumenschiene angelegt. Schon wenige Monate später ist der Daumen wieder nahezu frei beweglich und voll funktionsfähig.

*Nachbehandlung*
Postoperativ erfolgt die Ruhigstellung und Hochlagerung zum Abschwellen. Meist kann schon nach einigen Tagen die Physiotherapie mit passiven Bewegungen begonnen werden. Das Nachbehandlungsschema hängt jedoch stark von der Art der Replantation und den replantierten Strukturen ab, sodass detailliert nach Maßgabe des Operateurs nachbehandelt werden muss.

## Zusammenfassung

- Frakturen im Bereich der Handwurzel betreffen meist das Kahnbein. Da die Frakturen im Röntgenbild schlecht zu erkennen sind, werden sie trotz spezieller Aufnahmen („Kahnbeinquartett") nicht selten übersehen. Wegen der kritischen Gefäßversorgung ist, v. a. bei proximalen Frakturen, das Pseudarthrose- und Narkoserisiko erhöht. Üblich ist die konservative Behandlung im Kahnbeingips, wobei distale Frakturen wesentlich schneller heilen als proximale. Kommt es zur Pseudarthrose oder Nekrose, ist eine aufwändige Operation erforderlich, um das Kahnbein zu revitalisieren.
- Eine weitere typische Verletzung im Bereich der Handwurzel ist die perilunäre Luxation, die im Röntgenbild ebenfalls schwer zu erkennen ist und die in Verbindung mit einer Kahnbeinfraktur auftreten kann (De-Quervain-Fraktur). Die Reposition des Mondbeins sollte so schnell wie möglich erfolgen. Zerrissene Bandstrukturen müssen in der Regel operativ adaptiert werden. Danach ist eine 3- bis 4-wöchige Ruhigstellung erforderlich.
- Bei Frakturen im Bereich der Mittelhand sind v. a. der 1. und der 5. Mittelhandknochen betroffen. Bei Frakturen des 1. Strahls kommt es häufig zu Dislokationen. Eine operative Therapie ist erforderlich, da bei einer Dislokation oder Gelenkbeteiligung Funktionsstörungen der Hand drohen.
- Fingerfrakturen sind in der Regel unproblematisch und können konservativ mit gutem Ergebnis behandelt werden.
- Kapsel-Band-Verletzungen im Bereich der Finger betreffen in erster Linie den Daumen, den Zeige- und den Kleinfinger. Abgesehen von knöchernen Ausrissen und ulnaren Bandverletzungen des Daumengrundgelenks erfolgt die Therapie konservativ.
- Sehnenverletzungen der Hand betreffen v. a. die Beuge- und Strecksehnen der Langfinger.
  - Beugesehnenverletzungen treten v. a. infolge von Schnitt- und Stichverletzungen auf. Die Diagnose von Beugesehnenverletzungen ist schwierig, wenn die Sehnen nur teildurchtrennt sind. Die Therapie erfolgt operativ. Entscheidend für das Ergebnis ist die Erfahrung und das Können des Operateurs sowie die Nachbehandlung, die in enger Abstimmung mit dem Operateur erfolgt. Beugesehen neigen stark zum Verkleben mit den Sehnenscheiden und dürfen deshalb nicht ruhig gestellt werden.
  - Strecksehen reißen oft schon bei Bagatellverletzungen. Funktionstests ermöglichen die genaue Lokalisation der Verletzung. Liegt die Verletzung in Höhe des Endgelenks oder Endglieds eines Fingers, ist eine konservative Behandlung möglich. In anderen Fällen werden die Sehnenenden miteinander vernäht. Obwohl die Strecksehnen nicht so leicht verkleben können, ist die Nachbehandlung langwierig. Oft verbleiben Bewegungsdefizite der betroffenen Finger.
  - Beim Riss der Sehne des M. extensor pollicis longus ist eine Naht nur bei glatten Rupturenden bei einer frischen Verletzung möglich. Bei der häufigeren degenerativen Durchtrennung wird die zerstörte Sehne durch die Sehne des M. extensor indicis proprius ersetzt (Indizis-Plastik).
- Bei der Amputation wird ein Körperteil komplett abgetrennt. Verbleibt eine Weichteilbrücke, spricht man von einer subtotalen Amputation. Der Transport des Amputats muss gekühlt erfolgen, damit die Chance auf eine Replantation erhalten bleibt. Betroffene haben oft einen Schock und wenig Schmerzen. Die optimale Therapie ist die Replantation, die an bestimmte Voraussetzungen geknüpft ist: neben dem Zustand der Wunde und des Amputats u. a. die Zeit zwischen dem Unfall und der Operation, der Verschmutzungsgrad, Begleiterkrankungen, etc. Bei gelungener Replantation kann meist schon bald mit der Nachbehandlung begonnen werden. Dabei sind die Maßgaben des Operateurs streng zu beachten.

## Glossar zur speziellen Traumatologie

**Abdomen:** Bauch, Unterleib.

**Adäquat:** einer Sache angemessen.

**Allogen:** Transplantat, das von einem genetisch differenten Individuum derselben Spezies stammt.

**Anastomose:** operativ hergestellte Verbindung zwischen zwei Körperstrukturen (z. B. Nerven, Gefäßen, Darm).

**Angiographie:** Röntgen-Darstellung von Blutgefäßen mit Hilfe von Kontrastmittel.

**Ante(ro)grad:** die Zeitspanne nach einem Ereignis betreffend.

**Antiarrhythmika:** Substanzen zur Behandlung von Herzrhythmusstörungen.

**Antiphlogistika:** entzündungshemmende Medikamente.

**Artikulieren:** miteinander ein Gelenk bilden.

**Axillarlinie:** Orientierungslinien an der seitlichen Brustwand. Man unterscheidet eine mittlere Axillarlinie (Linea axillaris) als Senkrechte vom höchsten Punkt der Achselgrube (Axilla) nach kaudal, eine vordere Axillarlinie (Linea axillaris anterior) als Senkrechte vom Schnittpunkt der Sehne des M. pectoralis major mit dem vorderen Rand der Achselgrube und eine hintere Axillarlinie (Linea axillaris posterior) als Senkrechte vom Schnittpunkt der Sehne des M. latissimus dorsi mit dem hinteren Rand der Achselgrube.

**Ballonembolisation:** therapeutischer Gefäßverschluss mit Hilfe eines Ballonkatheters.

**basal:** an der Basis (z. B. des Gehirns) liegend.

**Beckenzwinge:** Instrument, mit der ein instabiles Becken notfallmäßig stabilisiert werden kann. Mit einer Stichinzision wird rechts und links ein Verankerungsdorn eingebracht. Die beiden Dorne stützen sich auf den Beckenhälften ab, mit eine Schraube kann der Beckenring komprimiert werden.

**Blut-Hirn-Schranke:** Schranke zwischen Blut und Hirnsubstanz, die bestimmte Stoffe passieren lässt und das Gehirn vor schädigenden Stoffen schützt; kann bei bestimmten Erkrankungen vermehrt durchlässig sein (SHT, bakteriellen Infekten, Fieber, Hypoxie).

**Brace:** Stütze, Strebe.

**Commotio:** Erschütterung, Kurzbezeichnung für Commotio cerebri (Gehirnerschütterung).

**Connexus intertendineus:** schräg verlaufende Verbindung zwischen den einzelnen Strecksehnen der Finger.

**Contusio:** Quetschung, Prellung.

**Dashboard:** Armaturenbrett (beim Auto).

**definitiv:** endgültig, abschließend.

**Diathermie:** Hochfrequenzwärmetherapie, Elektrokoagulation.

**Diffusion:** selbsttätige Verteilung von Stoffen in einem Raum bei Vorhandensein eines Konzentrationsgefälles bis zur gleichmäßigen Verteilung dieser Stoffe.

**Digitale Subtraktionsangiographie (DSA):** Röntgenkontrastdarstellung von Gefäßen, bei der durch die Anwendung spezieller Rechenoperationen überflüssige Information auf digital aufgezeichneten Bildern beseitigt wird. Bei der intraarteriellen DSA wird Kontrastmittel direkt in die entsprechenden Gefäße appliziert.

**Dopplersonographie:** Verfahren der Ultraschalldiagnostik, die mit dem Doppler-Effekt arbeiten. Der Doppler-Effekt beschreibt die von der Strömungsgeschwindigkeit abhängige Änderung der Schallfrequenz.

**Embolisation:** künstlicher Verschluss von Blutgefäßen.

**Fibrinklebung:** Verwendung eines Fibrinklebers zur Blutstillung oder Fixation kleinster Knochenfragmente. Fibrinkleber ist ein Gewebekleber, der hochkonzentriertes Fibrinogen (Faktor der Blutgerinnung) enthält.

**Fissur:** Spalt, Einriss, z. B. in einen Knochen oder die Haut.

**Fistel:** gangartige Verbindung zwischen Körperhöhlen bzw. Hohlorganen untereinander oder mit der Körperoberfläche.

**Frühfunktionelle Behandlung:** Behandlungskonzept, bei dem die Therapie nach einer Verletzung so schnell wie möglich beginnt und sich an der Funktion der verletzten Struktur oder Extremität orientiert. Ziel der Behandlung ist es, Immobilisationsschäden (z. B. Muskelatrophien) zu vermeiden und frühzeitig die normale Funktion zu erreichen. Voraussetzung für eine frühfunktionelle Behandlung ist eine ausreichende Belastbarkeit (mindestens Bewegungsstabilität).

**Gammanagel:** Kombination aus Hüftschraube und Femurnagel, kommt v. a. bei der pertrochantären Femurfraktur zum Einsatz. Die Kombination von Hüftschraube und Femurnagel macht eine mediale Abstützung der Fraktur überflüssig, das Prinzip der Dynamischen Hüftschraube (siehe Kap. 7) bleibt dabei erhalten, sodass eine sofortige Belastung möglich ist.

**Glukokortikoid:** Gruppe von Hormonen der Nebennierenrinde, zu denen auch Kortison gehört.

**Hämorrhagischer Schock:** Volumenmangel-Schock infolge einer starken Blutung.

**Hemiplegie:** Halbseitenlähmung, vollständige Lähmung einer Körperhälfte.

**Herzenzyme:** Eiweißverbindungen (Proteine), die gehäuft im Herzen vorkommen und bei einer Schädigung des Herzens freigesetzt und vermehrt im Blut nachgewiesen werden können. Hierzu zählen CK (Kreatinkinase), CK-MB (eine Untereinheit des CK) sowie LDH (Laktatdehydrogenase).

**Hypomochlion:** Unterstützungs- bzw. Drehpunkt eines Hebels, Kraftumlenkpunkt.

**Impingement:** Zusammenstoß, Stoß, Einwirkung.

**interventionell:** medikamentös oder operativ eingreifend.

**Intubation:** Einführen eines Tubus (Röhre) in die Trachea (Luftröhre) oder einen Hauptbronchus.

**invasiv:** eindringend.

**irreversibel:** nicht umkehrbar, nicht rückgängig zu machen.

**Ischämie:** Verminderung oder Unterbrechung der Durchblutung eines Organs oder Gewebes.

**Kaudasyndrom:** nach einer Schädigung der Cauda equina (Nervenfaserbündel am Ende des Rückenmarks) auftretende schlaffe Lähmung der unteren Extremitäten mit Schmerzen und typischen Sensibilitätsstörungen (Reithosenanästhesie), oft mit Störungen der Blasen- und Mastdarmfunktion.

**Koagulation:** Gerinnung.

**Kongruenz:** Übereinstimmung.

**Konsolidierung:** knöcherne Verfestigung einer Fraktur.

**Konussyndrom:** nach Schädigung des Conus medullaris (unteres Ende des Rückenmarks in Höhe von LWK 1 oder 2) auftretende Lähmung der Blase, des M. sphincter ani externus und der Mm. glutaei, oft begleitet von typischen Sensibilitätsstörungen (Reithosenanästhesie).

**Kortikospongiöser Span:** meist vom Beckenkamm entnommener Knochenspan der aus kompakter und spongiöser Knochensubstanz besteht.

**Kyphoplastie:** Aufrichtung eines eingebrochenen Wirbelkörpers durch Einspritzung eines speziellen Knochenzementes.

**letal:** tödlich.

**Limbus:** Saum, Rand. Bezogen auf die Schulter ist das Labrum glenoidale gemeint, eine bindegewebige Struktur, die aus dem Knorpelüberzug der Cavitas glenoidalis hervorgeht und die knöcherne Gelenkpfanne des Schultergelenks vergrößert.

**Lisfranc-Gelenk:** Articulatio tarsometatarsea.

**Loco classico (auch loco typico):** an typischer Stelle. Stelle, an der eine Verletzung in der Mehrzahl der Fälle lokalisiert ist, z. B. die distale Radiusfraktur im Bereich der metaphysären Schwachstelle proximal des Handgelenks.

**Mediastinum:** Mittelfell, mittleres Gebiet des Brustraums.

**Meningitis:** (Pl.: Meningitiden) Hirnhautentzündung.

**Morphologisch:** die Gestalt und den Aufbau eines Organs betreffend.

**Mortalität:** Sterblichkeit.

**Muskelrelaxanzien:** Medikamente, die den Spannungszustand der Muskulatur herabsetzen.

**Neurom:** Nervengeschwulst, das bei überschießender Regeneration nach der Durchtrennung eines peripheren Nerven (Amputationsneurom) auftreten und erhebliche Schmerzen (Hyperästhesie, Hyperalgesie) verursachen kann.

**Null-Linien-EEG:** pathologischer Befund zum Nachweis des Hirntodes; das Elektroenzephalogramm zeigt keine Potentialschwankungen (Nulllinie, isoelektrisches EEG).

**obligat:** zwingend erforderlich, unerlässlich, unentbehrlich.

**Parenchym:** die spezifischen Zellen eines Organs, die dessen Funktion bedingen.

**Parenterale Ernährung:** Ernährung unter Umgehung des Magen-Darm-Kanals, z. B. mit Infusionen.

**Perforation:** Durchbruch, Eröffnung einer geschlossenen Körperhöhle.

**Perfusion:** Durchströmung, z. B. des Körpers mit Blut.

**Perikard:** Herzbeutel, zweiblättrige bindegewebige Umhüllung des Herzens.

**Peritoneallavage:** Spülung der Bauchhöhle.

**Persistierend:** anhaltend, fortdauernd.

**Phantomschmerz:** Schmerz, der in einem nicht mehr vorhandenen Körperglied empfunden wird.

**Phrenikus-Atemmuskellähmung:** (auch Phrenikuslähmung) Lähmung des Zwerchfells durch Schädigung des N. phrenicus ($C_3$-$C_4$).

**Pseudoparalyse:** nicht auf eine Lähmung zurückzuführende Bewegungsunfähigkeit. Ursache kann zum Beispiel ein Sehnenriss sein.

**Rebound:** Rückstoß.

**Reithosenanästhesie:** Sensibilitätsstörungen im Bereich der spinalen Segmente S1–S5 (Innenseite der Beine) bei Schädigung des Conus medullaris oder der Cauda equina.

**Release:** Entlastung.

**Renten- und Entschädigungsneurose:** auch Unfall- oder Begehrungsneurose; Reaktion auf einen Unfall, die verschiedene körperliche oder seelische Symptome zeigen kann und beim Betroffenen den Wunsch dach einer angemessenen Entschädigung oder Rentenleistung weckt. Oft steht das Begehren in keinem angemessenen Verhältnis zum Unfall und verhindert die Genesung.

**restriktiv:** einschränkend, eingeschränkt.

**retrograd:** den Zeitraum vor einem Ereignis betreffend, rückwirkend.

**Retroperitonealraum:** Raum hinter dem Peritoneum (Bauchfell) und der dorsalen Leibeswand; reicht kranial bis zum Zwerchfell und hängt kaudal mit dem Subperitonealraum des Beckens zusammen; enthält u. a. die Nieren und Harnleiter.

**retrosternal:** hinter dem Brustbein.

**revaskularisiert:** siehe Vaskularisation.

**rigide:** steif, starr.

**Ruptur:** Zerreißung eines Gewebes.

**Sarmiento-Gips:** eng anliegender Unterschenkelgips mit Knieführung, der Knie- und Fußbewegungen zulässt, kommt v. a. bei Humerus- oder Unterschenkelschaftfrakturen zum Einsatz.

**Sesambein:** in Sehnen, Bänder oder Gelenkkapseln befindlicher kleiner rundlicher Knochen. Das größte Sesambein des Menschen ist die Kniescheibe (Patella), weitere finden sich z. B. im Bereich des Großzehen- und Daumengrundgelenks.

**Sickerblutung:** schleichende Blutung im Inneren des Körpers aus einem traumatisch oder degenerativ geschädigten Blutgefäß.

**Sintern:** Verfestigung von Knochen durch Zusammensacken.

**Spiegelbildung:** im Röntgenbild deutlich sichtbare waagrechte Linie an einer Flüssigkeits-Luft-Grenze, z. B. beim Darmverschluss.

**Spinaler Schock:** unmittelbar nach einer Rückenmarksverletzung auftretender Verlust der Sensibilität mit schlaffer Lähmung, Reflexminderung sowie Lähmung von Mastdarm und Blase.

**Spiral-CT:** computergestütztes bildgebendes Verfahren, das eine dreidimensionale Rekonstruktion des Körpers erlaubt.

**Spondylolisthese:** Wirbelgleiten.

**Steilstellung:** Abweichung der Wirbelsäulenkrümmung im Sinne einer Verminderung der Lordose.

**Stoma:** operativ hergestellte Öffnung an einem Hohlorgan, z. B. ein künstlicher Darmausgang.

**Strangulationsileus:** Darmverschluss durch Einklemmung.

**subchondral:** unter dem Knorpel befindlich.

**Suprapubischer Katheter:** Blasenkatheter, der oberhalb des Schambeins unter Umgehung der Harnröhre in die Blase eingebracht und an der Bauchdecke fixiert wird.

**Syndesmose:** Bandhafte, feste Verbindung zweier Knochen durch kräftige Bänder.

**Tabatière:** frz.: Schnupftabakdose. Bei gestrecktem und abduzierten Daumen distal des Radius auftretende Vertiefung, die durch die Sehnen des M. abductor pollicis longus, M. extensor pollicis brevis und M. extensor pollicis longus begrenzt wird. In diese Vertiefung wird beim Schnupfen von Schnupftabak der Tabak platziert, bevor er mit der Nase aufgesaugt wird.

**Tanzende Patella:** Zeichen für einen Erguss im Kniegelenk. Der Untersucher streicht von distal und proximal die Kniegelenkkapsel aus und prüft, ob die Kniescheibe auf Druck nach unten federnd nachgibt.

**Thorakoskopie:** endoskopische Untersuchung der Pleurahöhle mit einem Spezialendoskop.

**Thorakotomie:** chirurgische Eröffnung der Brusthöhle.

**Thromboembolie:** akuter venöser oder arterieller Gefäßverschluss durch einen verschleppten Thrombus.

**Transkutane Elektrische Nervenstimulation (TENS):** Form der Elektrostimulationsanalgesie (Schmerzlinderung mit Hilfe von Strom).

**Transösophageale Echokardiographie:** Ultraschalluntersuchung der Herzfunktion durch die Speiseröhre (Ösophagus).

**transpedikulär:** durch den Wirbelbogen.

**Trepanation:** neurochirurgisches Verfahren zur Eröffnung des Schädels.

**Troponin I:** eine Untereinheit des Troponin, das als fadenförmiges Proteinmolekül in Muskeln enthalten ist und bei der Muskelkontraktion von Bedeutung ist.

**unreamed:** nicht aufgebohrt.

**Vaskularisation:** Neueinsprossung von Gefäßen.

**Vernichtungskopfschmerz:** heftige Kopfschmerzen, die Betroffene als außergewöhnlich stark und bedrohlich empfinden.

**zerebral:** Das Gehirn (lat.: cerebrum) betreffend.

**Zisterne:** unterirdischer Wasserbehälter; bezogen auf das Schädelinnere sind Erweiterungen des Subarachnoidalraums gemeint, die mit Liquor gefüllt sind (Cisternae subarachnoideae).

**Zystographie:** Röntgenkontrastdarstellung der Harnblase.

## Übungsfragen zur speziellen Traumatologie

> *Wiederholen und vertiefen Sie die Inhalte und bereiten Sie sich auf das Examen vor. (Die Seitenzahlen in Klammern nennen Ihnen die Fundstellen für die Antworten.)*

Ab welchem Schweregrad des SHT sind Dauerschäden des Gehirns zu befürchten? (Seite 76)

Wie wird ein Hirnödem therapiert? (Seite 77)

Wie unterscheidet sich das subdurale Hämatom von der epiduralen Blutung im CT? (Seite 79)

Welche Verletzung muss man bei Monokel- oder Brillenhämatom unbedingt ausschließen? (Seite 81)

Welche Untersuchungsbefunde beweisen den Hirntod? (Seite 83)

Welche therapeutischen Optionen bestehen bei der HWS-Beschleunigungsverletzung? (Seite 85)

Nennen Sie zwei wichtige Klassifikationen der Densfrakturen. (Seite 86)

Welche Frakturen der BWS bzw. LWS kommen für eine konservative Therapie in Betracht? (Seite 91)

Welche Komplikationen können bei Rippenfrakturen auftreten? (Seite 93)

Welche Form des Pneumothorax erfordert eine notfallmäßige Therapie? (Seite 95)

Wie wird eine Herzkontusion im Rahmen eines stumpfen Thoraxtraumas diagnostiziert? (Seite 98)

Was versteht man unter einem „akuten Abdomen"? Nennen Sie die wichtigsten Ursachen. (Seite 101)

Warum kann eine Milz „zweizeitig" reißen? (Seite 102)

Welche Symptome weisen auf eine Verletzung des Urogenitaltraktes? (Seite 104)

Auf welche Begleitverletzungen muss bei Beckenfraktur unbedingt geachtet werden? (Seite 107)

Welche Azetabulumfrakturen können konservativ behandelt werden? Wie sieht die Behandlung konkret aus? (Seite 109)

Welche Luxationsrichtungen des Hüftgelenks gibt es? Wie ist die jeweilige Stellung des Beines? (Seite 111–112)

Wie ist die Prognose von Femurkopf-Frakturen? (Seite 114)

Nennen Sie 2 wichtige Einteilungen der Schenkelhalsfraktur (nach Frakturwinkel und Dislokation). (Seite 114)

Warum wird die endoprothetische Therapie bei Schenkelhalsfraktur beim alten Menschen häufig bevorzugt? (Seite 115)

Wie kann nach Hüftprothese, DHS, Kondylenplatte und Schraubenosteosynthese jeweils die Belastung erfolgen? (Seite 116)

Welche Therapieoptionen gibt es bei Oberschenkelfraktur? (Seite 119)

Über welche Spätfolgen sollte man den Patienten mit Kondylenfraktur (mit Gelenkbeteiligung) unbedingt aufklären? (Seite 122)

Welcher Verletzungsmechanismus überwiegt bei Verletzung des VKB? (Seite 125)

Welche operativen Optionen gibt es zur Behandlung der VKB-Ruptur? (Seite 126)

Erläutern Sie die konservative Therapie bei Innenbandruptur. (Seite 128)

Welche klinischen Tests zur Diagnose der Meniskusverletzung kennen Sie? (Seite 129–130)

Welche anlagebedingten Variationen der Patella gibt es? (Seite 133)

Welche Komplikationen bzw. Spätfolgen treten häufig bei Tibiakopffraktur auf? (Seite 136)

Welche therapeutischen Möglichkeiten gibt es bei Unterschenkelschaftfraktur? (Seite 138)

Was versteht man unter bi- bzw. trimalleolärer OSG-Fraktur? (Seite 142)

Welche Konsequenz für die Nachbehandlung ergibt sich aufgrund einer eingebrachten tibiofibularen Stellschraube? (Seite 144)

Welche therapeutischen Möglichkeiten bieten sich bei Achillessehnenruptur? (Seite 145)

Welches ist die häufigste Komplikation nach Talusfraktur? (Seite 147)

Welche Therapieziele verfolgt die operative Behandlung der Kalkaneusfraktur? (Seite 149)

Welche Dislokation tritt bei Klavikulafraktur am häufigsten auf? (Seite 155)

Wie werden Bandverletzungen des AC-Gelenkes eingeteilt? (Seite 157)

Unterscheiden Sie traumatische und habituelle Schulterluxation. (Seite 161)

Nennen Sie einige Repositionsmanöver bei Schulterluxation. (Seite 162)

Welche operativen Möglichkeiten gibt es bei Schulterluxation und wonach wird die jeweilige OP ausgewählt? (Seite 163–164)

Nennen Sie wichtige Untersuchungsbefunde bei Rotatorenmanschettenruptur. (Seite 165)

Beschreibe das Nachbehandlungsschema nach operativ versorgter Humeruskopffraktur. (Seite 168–169)

Nennen Sie Komplikationen der Ellenbogenluxation. (Seite 174)

Welche 2 typischen Kombinationsverletzungen (Luxation + Fraktur) kennen Sie am Unterarm? (Seite 178–179)

Woran macht man im Röntgenbild „normale" Gelenkverhältnisse am distalen Radius aus? (Seite 182)

Welche Lokalisation der Kahnbeinfraktur hat das höchste Pseudarthroserisiko? (Seite 185)

Warum sind Sehnenverletzungen der Beugesehnen an der Hand schwieriger zu behandeln als Verletzungen der Strecksehnen? (Seite 193)

Welche Voraussetzungen müssen gegeben sein, damit eine Replantation eines amputierten Fingers überhaupt in Frage kommt? (Seite 196)

# III Polytrauma und Erste Hilfe

| 18 | Polytrauma | 208 |

# Teil III Polytrauma und Erste Hilfe

Der dritte Teil des Lehrbuchs stellt Ihnen Polytraumen und das Gebiet der Ersten Hilfe vor. Als Polytrauma bezeichnet man die Verletzung von mindestens zwei Körperregionen oder Organsystemen, wobei mindestens eine oder die Kombination aus diesen Verletzungen lebensbedrohlich ist. Sie lernen was man unter Schock versteht und wie eine kardiopulmonale Reanimation verläuft.

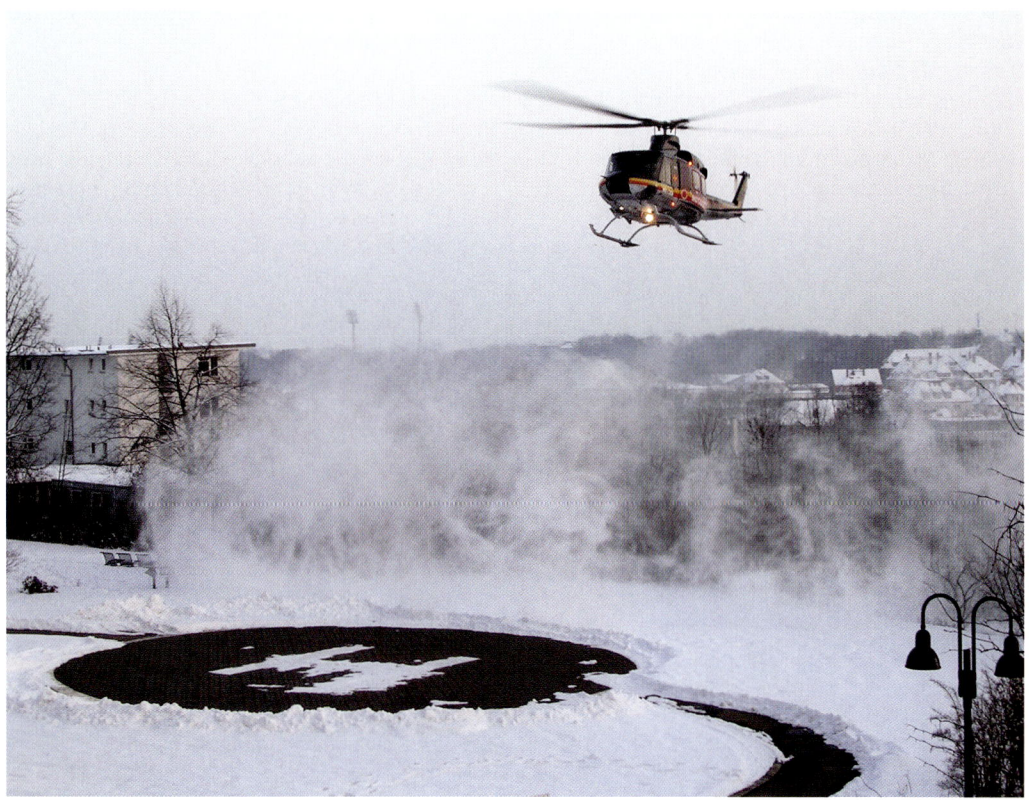

# 18 Polytrauma

> Als Polytrauma bezeichnet man die Verletzung von mindestens zwei Körperregionen oder Organsystemen, wobei mindestens eine oder die Kombination aus diesen Verletzungen lebensbedrohlich ist.

## 18.1 Akutphase

Der polytraumatisierte Patient ist nicht nur durch die Schwere der Einzelverletzungen, sondern durch deren komplexes Zusammenwirken und die dadurch bedingten schweren systemischen Folgen in einem lebensbedrohlichen Zustand. Die Versorgung eines Polytraumatisierten erfordert grundlegende Kenntnisse über die Abläufe und Interaktionen des verletzen Organismus. Nur so lassen sich gezielte Therapiemaßnahmen sinnvoll und zum richtigen Zeitpunkt einsetzen. Dabei ist es wichtig, innerhalb kürzester Zeit die notwendige Diagnostik durchzuführen und mit der Therapie zu beginnen. Dies ist nur durch ein eingespieltes Team zu erreichen, das koordinierte Abläufe systematisch ohne Zeitverlust eintrainiert hat. Am Unfallort sind einige wichtige Maßnahmen im Rahmen der Ersten Hilfe zu bedenken (siehe unten).

### 18.1.1 Schock

Die meisten Polytraumen entstehen im Rahmen von Verkehrsunfällen. Weitere Ursachen sind Arbeitsunfälle, Sportunfälle und Stürze aus großer Höhe. In der Akutphase ist der Patient durch die Folgen des Schocks vital bedroht.

> Der Schock ist gekennzeichnet durch das Missverhältnis von Sauerstoffangebot und -bedarf, verursacht durch die reduzierte Durchblutung lebenswichtiger Organe.

**Formen des Schocks**

Man unterscheidet nach der Ursache verschiedene Formen des Schocks:
- Volumenmangel-Schock
- kardiogener Schock
- neurogener Schock
- septischer Schock
- anaphylaktischer Schock

*Volumenmangel-Schock*
Dies ist die zentrale Schockform in der Unfallchirurgie. Durch den akuten Blutverlust kommt es zur Verminderung des zirkulierenden Volumens. Durch die begleitende Gewebetraumatisierung werden Entzündungsmediatoren und Gerinnungssubstanzen frei gesetzt, die durch eine systemische Trauma-Reaktion zum Versagen der Immunabwehr, zur Sepsis und schließlich zum Multiorganversagen führt.

*Kardiogener Schock*
Durch eine Erkrankung des Herzens (z.B. Herzinfarkt) oder eine das Herz betreffende Erkrankung (z.B. Perikarderguss) wird die Auswurfleistung des Herzens vermindert.

*Neurogener Schock*
Ursachen können extremer Schmerz, SHT, Hirnblutung, Apoplex etc. sein. Durch die Verletzung bzw. Erkrankung kommt es zur Fehlsteuerung auf zentralem Hirnniveau, die eine Gefäßfehlregulation bewirkt. Das klinische Bild ähnelt letztendlich dem des Volumenmangel-Schocks.

*Septischer Schock*
Durch eine schwere Entzündungsreaktion im Rahmen einer systemischen Infektion kommt es zur Gefäßdysregulation und zu Schäden der Kapillaren, wodurch eine hämodynamische Entgleisung verursacht wird.

*Anaphylaktischer Schock*
Ursache dieser Schockform ist eine schwere allergische Reaktion, die von leichteren Allgemeinsymptomen (Schwindel, Kopfschmerz, Hautrötung) über Kreislaufversagen bis hin zum Kreislaufstillstand reicht. Ursache sind meist intravenös verabreichte Medikamente, Infusionen oder Kontrastmittel z.B. im Rahmen von Röntgenuntersuchungen.

**Schockspirale**

Durch die Verminderung des Gefäßvolumens wird das Herzminutenvolumen reduziert. Dies bewirkt eine Minderversorgung des Gewebes mit Sauerstoff, was an den Gefäßen zur Weitstellung und Erhöhung der Durchlässigkeit führt. Hierdurch geht weiteres

Volumen verloren, man spricht von der so genannten Schockspirale.

## Zentralisation

Im Schock versucht der Körper die Durchblutung der lebenswichtigen Organe (Gehirn, Herz) trotz vermindertem Volumen aufrecht zu erhalten, indem die Gefäße zu Niere, Leber, Pankreas, Darm und den Extremitäten eng gestellt werden. Dieser Effekt wird als Zentralisation bezeichnet. Es lässt sich nur noch ein fadenförmiger Puls tasten, der Verletze klagt über Durst, Übelkeit und Kaltschweißigkeit. Der anhaltende Volumenmangel führt zu schweren Beeinträchtigungen:
- Niere: bei systolischem Blutdruck < 80 mmHg droht ein akutes Nierenversagen
- Herz: Herzinsuffizienz durch irreversible Schädigung der Herzmuskelzellen
- Leber: Nekrosen der Leberzellen durch den Sauerstoffmangel, als Folge Leberversagen
- Lunge: schwere Beeinträchtigung der Atmung durch die so genannte „Schocklunge" (ARDS = acute respiratory distress syndrome) mit generalisiertem Lungenödem und Mikroembolien
- Gehirn: durch Sauerstoffmangel werden Gehirnzellen irreversibel geschädigt

Bei Dekompensation kann es zum Herz-Kreislauf-Stillstand kommen. Dafür können neben dem Schock aber auch andere Ursachen wie z. B. Herzinfarkt, Stromunfälle oder Vergiftungen verantwortlich sein.

### 18.1.2 Erstuntersuchung

Die erste Untersuchung stellt die Vitalparameter fest (ABC):
- *A*tmung: durch Hebung des Brustkorbes
- *B*ewusstsein: Ansprechbarkeit und Wachheit
- *C*irculation (Kreislauf): Pulse tasten

In der Praxis haben sich so genannte *Traumascores* bewährt, die rasch eine Einschätzung der Verletzungsschwere durch Erfassen von standardisierten Parametern erlauben, z. B. die Glasgow Coma Scale (siehe **Tab. 11.1**). Erst anschließend erfolgt eine eingehende körperliche Untersuchung des Kopfes, der Wirbelsäule, des Bauches und des Brustkorbs, des Beckens und der Extremitäten.

Die Sonographie hat in der apparativen Diagnostik einen hohen Stellenwert, weil sie schnell eine zuverlässige Aussage über Verletzungen im Bauchraum ermöglicht. Frakturen werden durch das Röntgen diagnostiziert. Mit dem Spiral-CT ist heute schnell eine zuverlässige Schnittbilddiagnostik des Kopfes, des Brust- und des Bauchraums möglich.

## 18.2 Erste Hilfe und fortführende Therapie

Notfallmaßnahmen, die im Rahmen der Ersten Hilfe bei den speziellen Verletzungen erfolgen sollen, sind in den einzelnen Kapitel bereits dargelegt worden und werden nicht noch einmal im Einzelnen wiederholt.

Am Unfallort steht die Sicherung der Vitalsysteme und die Behandlung des Schocks im Vordergrund. Ist die Atmung nicht suffizient wird der Patient noch am Unfallort intubiert, gegebenenfalls wird ein Spannungspneumothorax (siehe Kap. 13.2.1) mit einer Drainage entlastet. Anschließend wird der Patient transportfähig gemacht und in ein Traumazentrum verbracht.

### 18.2.1 Therapiemaßnahmen des Schocks

Die Behandlung und Erstmaßnahmen beim Schock richten sich nach der Schockursache (siehe Kap. 18.1). Für alle Schockformen gilt, dass die Prognose umso besser ist, je früher eine adäquate Therapie eingeleitet wird.

**Volumenmangel-Schock**
Die wichtigste Maßnahme besteht in der ausreichenden Substitution von Flüssigkeit in Form von isotonischen Infusionen und Plasmaexpandern. Dadurch wird der Kreislauf stabilisiert. Dies gilt auch für alle übrigen Schockformen mit Ausnahme des kardiogenen Schocks. Bei Blutverlust muss die Gabe von Erythrozytenkonzentraten erfolgen. Gerinnungsstabilisierende Faktoren werden in der Notfallsituation in der Klinik verabreicht. Ist eine offene Verletzung zunächst nicht sichtbar, ist die so genannte *Schocklagerung* ratsam, bei der die Beine des flach auf dem Rücken liegenden Patienten angehoben werden. Hierdurch wird das Blutvolumen der unteren Extremitäten für den Blutkreislauf zur Verfügung gestellt. Offene Verletzungen werden steril abgedeckt, bei hohem Blutverlust aufgrund von

Gefäßverletzungen mit einem Kompressionsverband.

*Kardiogener Schock*
Als Erste-Hilfe-Maßnahme eignet sich die *Oberkörperhochlagerung*, um die Last auf das Herz zu senken. Zudem wird hierdurch die Atmung wesentlich erleichtert. Wichtig ist die Beruhigung des Patienten, wodurch ein geringer Sauerstoff-Verbrauch des Herzens erreicht wird. Falls vorhanden muss dem Patienten über eine Nasensonde oder Maske Sauerstoff gegeben werden. Die weitere Therapie erfolgt durch den Notarzt bzw. in der Klinik entsprechend der individuellen Ursache des kardiogenen Schocks.

*Neurogener Schock*
Die über die Flüssigkeitssubstitution hinaus gehende Erstmaßnahme hängt von der jeweiligen Ursache ab, z.B. einer Wirbelsäulenfraktur, einer Schädel-Hirn-Verletzung oder einem apoplektischen Insult. In jedem Fall sollte eine Schocklagerung vermieden werden, da es hierdurch zu einem Anstieg des Hirndrucks kommt und Atemwegsverlegungen, z.B. durch Aspiration, den Patienten gefährden können.

*Septischer Schock*
Neben der raschen Volumengabe muss ein hochwirksames Breitbandantibiotikum bei unbekanntem, bzw. ein ausgetestetes bei bekanntem Erreger verabreicht werden. Nach der ersten Stabilisierung wird der Infektherd unverzüglich saniert, falls dieser bekannt ist.

*Anaphylaktischer Schock*
Die wichtigste Maßnahme besteht in der Entfernung der die allergische Reaktion auslösenden Ursache, z.B. Stoppen einer Infusion oder Kontrastmittelgabe. Die rasche Volumenbehandlung ist von entscheidender Bedeutung. In der Klinik oder vom Notarzt werden in hoher Dosierung Adrenalin und Kortison verabreicht. Bei Asthma-ähnlicher Symptomatik ist auch die Gabe von Kortison-Sprays indiziert.

## 18.2.2 Kardio-pulmonale Reanimation (CPR)

Beim so genannten Herz-Kreislauf-Stillstand werden an beiden Halsschlagadern keine Pulse mehr getastet, keine Atembewegungen mehr registriert und es besteht eine Bewusstlosigkeit. Nach 2 Minuten sind die Pupillen weit und reaktionslos.

Liegt diese Situation vor, darf man keine Zeit mehr durch Abhören, Blutdruckmessen o.Ä. verlieren, sondern muss unverzüglich mit der CPR beginnen. Die Maßnahmen werden in folgender Reihenfolge eingeleitet:
- *A* – Atemwege frei machen
- *B* – Beatmen, Basismaßnahmen
- *C* – Circulation (Herzdruckmassage)
- *D* – „Drugs" (medikamentöse Behandlung)
- *E* – EKG-Diagnostik bzw. Elektrotherapie, erweiterte Maßnahmen
- *F* – Fortgesetzte Therapie (im Notarztwagen bzw. auf der Intensivstation)

### Atemwege frei machen

Als Sofortmaßnahmen sollten Mund und Rachenraum gereinigt werden. Hierzu muss der Kopf überstreckt und nach hinten gebeugt sowie das Kinn vorgezogen werden (**Abb. 18.1**). In dieser Position ist der Zungengrund angehoben und verlegt nicht die Atemwege. Als Untergrund muss eine harte Unterlage gewählt werden, z.B. ein Brett oder eine harte Liege.

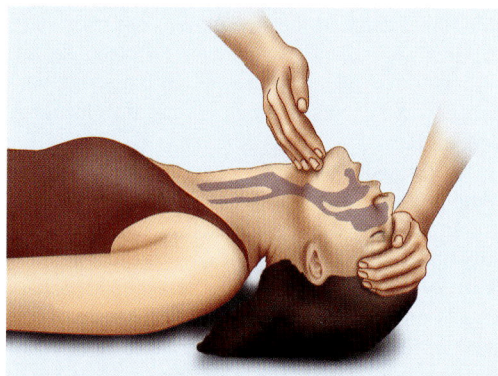

**Abb. 18.1** Überstrecken des Halses bei CPR.

## Beatmung

Die Beatmung erfolgt bevorzugt Mund-zu-Nase (Mund wird verschlossen, Beatmung über Nase des Verletzten), falls nicht möglich Mund-zu-Mund (Nase wird verschlossen, Beatmung über Mund). In der Ersthelfersituation bieten sich hierzu, falls vorhanden, spezielle Tücher an.

| Jede Reanimation sollte mit 2–3 Beatmungen beginnen.

Anschließend erfolgen Herzdruckmassagen und Beatmungen abwechselnd.

## Herzdruckmassage

Die Durchführung der Herzdruckmassage hängt davon ab, ob ein oder zwei Ersthelfer am Ort sind.
- *Ein-Helfer-Methode*: abwechselnd 15 Massagen, dann 2 Beatmungen (15:2)
- *Zwei-Helfer-Methode*: abwechselnd 5 Massagen, dann 1 Beatmung (5:1)

Der Druckpunkt für die Herzdruckmassage beim Erwachsenen liegt 2 Querfinger oberhalb des Rippenwinkels (**Abb. 18.2**).

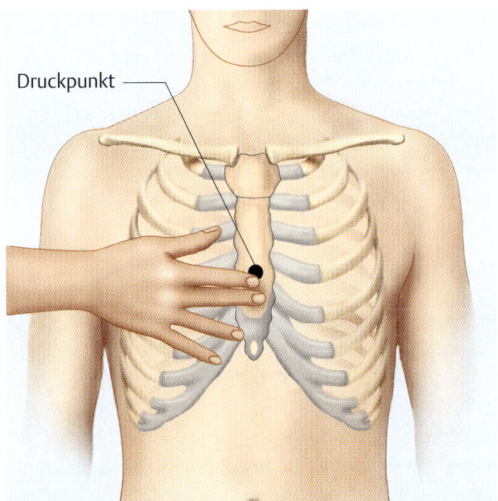

**Abb. 18.2** Druckpunkt für die Herzdruckmassage beim Erwachsenen. 2 Querfinger oberhalb des Rippenwinkels, Hand wird darüber aufgelegt.

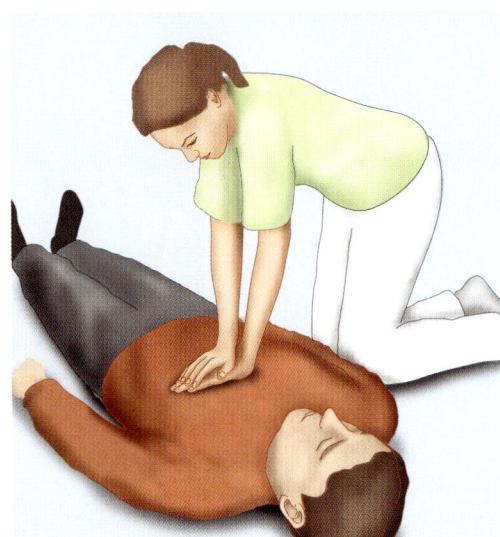

**Abb. 18.3** Position bei Herzdruckmassage.

Mit übereinander gelegten Händen und durchgestreckten Armen wird der Thorax komprimiert, die Position ist seitlich neben dem Patienten (**Abb. 18.3**). Nach 2 Minuten werden erneut Puls und Atmung kontrolliert und die Maßnahmen so lange fortgeführt, bis der Notarzt bzw. der Rettungsdienst die CPR übernehmen. Diese setzen auch die weiterführenden Maßnahmen an.

| Eventuelle Komplikationen durch die CPR, wie z. B. Rippen- und Sternumfrakturen, Herz- oder Lungenverletzungen, oder auch Verletzungen der Bauchorgane sollten nicht zu einer ängstlichen, zaghaften Durchführung oder gar zum Abbruch der CPR führen. Nur die selbstbewusst durchgeführte CPR ist erfolgversprechend. Der Patient muss seine „Komplikationen" erst einmal erleben dürfen.

Allerdings ist es unerlässlich, nach erfolgreicher Reanimation eine umfassende Untersuchung inkl. Röntgen-Thorax und Sonographie des Abdomens durchzuführen.

## CRP bei Säuglingen und Kleinkindern

Für Säuglinge und Kleinkinder sind die Vorgaben etwas anders. Zunächst umschließt der Mund nach Möglichkeit Nase und Mund des Kindes. Zudem wird eine Ausatmung auf 3–4 Einzelbeatmungen

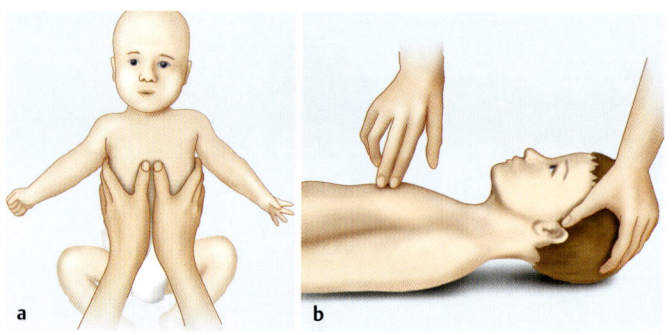

**Abb. 18.4a–b** Druckpunkte bei Herzdruckmassage. **a** Beim Säugling Daumen nebeneinander auf Verbindungslinie der Brustwarzen. **b** Beim Kleinkind 2 Querfinger direkt unterhalb der Verbindungslinie der Brustwarzen.

verteilt. Die Halsstellung ist beim Kind und Säugling nicht überstreckt, sondern in Neutralstellung. Auch die Druckpunkte sind anders zu wählen als beim Erwachsenen (**Abb. 18.4a–b**).

## Lagerung bei stabilem Herz-Kreislauf-System

Die Lagerung beim bewusstlosen, aber kardiopulmonal stabilen Patienten (d. h. Puls und Atmung sind vorhanden) unterscheidet sich von der bei der CPR. Der Patient ist in erster Linie durch die Verlegung der Atemwege gefährdet, entweder durch Aspiration von Erbrochenem oder durch das Zurücksinken der Zunge. Daher ist die geeignete Lagerung die *Linksseitenlage*. Hierdurch sind die Atemwege frei und Erbrochenes wird nicht aspiriert, da der Kehlkopf der tiefste Punkt der Trachea ist.

## 18.3 Operative Polytraumaversorgung in der Klinik

In der Klinik erfolgt die Volumengabe durch Flüssigkeit (Infusionen) und Blutkonserven. Die weitere operative Versorgung orientiert sich an der Dringlichkeit der Eingriffe. Hierbei hat sich die Einteilung in 3 Phasen durchgesetzt.

*Phase 1 – unaufschiebbare Noteingriffe*
Versorgung von schweren Blutungen, Entlastung von Blutungen des Schädels, des Herzbeutels oder des Thorax, offene Schädel-Hirn-Verletzungen. Sofortige Operation.

*Phase 2 – verzögerte Primäreingriffe*
Offene Frakturen oder Gelenkverletzungen, instabile Beckenverletzungen, anhaltende Blutungen, Schädelimpressionsfrakturen, Rückenmarkskompression, Kompartment-Syndrom, grobe Skelettinstabilitäten. Operation bis spätestens am 1. Tag.

*Phase 3 – definitive chirurgische Versorgung*
Alle plastischen Deckungsmaßnahmen, Gelenkrekonstruktionen, Osteosynthesen von Extremitätenfrakturen, einfachen Beckenfrakturen und Frakturen des Gesichtsschädels. Operation möglichst innerhalb der 1. Woche.

## Nachbehandlung

In der ersten Phase auf der Intensivstation muss die Lagerung mit erhöhtem Oberkörper erfolgen. Freie Lagerungswechsel müssen möglich sein, um pulmonale Komplikationen zu reduzieren. Daher hat die frühzeitige Mobilisierung und Lagerung einen hohen Stellenwert. Im Vordergrund stehen Atemtherapie zur Verbesserung der Ventilation und die Mobilisation großer Gelenke. Die weiteren Behandlungsziele ergeben sich aus der Art der einzelnen Verletzungen.

## Zusammenfassung

- Polytraumen verursachen lebensgefährliche Verletzungen. In der Akutphase erleiden Betroffene einen Schock, der neben den Verletzungen eine zusätzliche vitale Bedrohung darstellt.
- Die Erste Hilfe sichert die Vitalfunktionen und ist Voraussetzung für weitere Therapiemaßnahmen. Im Mittelpunkt stehen die kardiopulmonale Reanimation (CPR) und die Schockbehandlung.
- Die operative Behandlung polytraumatisierte Patienten gliedert sich in 3 Phasen, entsprechend der Schwere der Verletzung, der Dringlichkeit der Eingriffe und des Zustandes des Patienten.
- Die Nachbehandlung orientiert sich am Zustand des Patienten und seiner Verletzungen. Neben der Lagerung ist eine frühestmögliche Mobilisation und die Verbesserung der Atemfunktion wichtig, um Komplikationen in der Akutphase und Spätfolgen zu vermeiden.

## Glossar zum Kapitel Polytrauma

**Akut:** plötzlich auftretend, von heftigem und kurz dauerndem Verlauf.

**Anaphylaktisch:** im Zusammenhang mit einer allergischen Reaktion auf körperfremde Substanzen auftretend.

**Apoplektischer Insult:** Schlaganfall.

**Entzündungsmediatoren:** Überträgerstoffe, die im Rahmen einer Entzündung freigesetzt werden und die typischen Gewebereaktionen auslösen.

**Isotonisch:** Lösungen mit gleichem osmotischem Druck.

**Kardiogen:** ausgehend vom Herzen.

**Multiorganversagen:** gleichzeitiges oder sehr kurz aufeinander folgendes Versagen der Funktion mehrerer lebenswichtiger Organe.

**Neurogen:** ausgehend vom Nervensystem.

**Plasmaexpander:** Infusionslösung zum Ausgleich größerer Blutverluste.

**Reanimation:** Wiederbelebung.

**Sanieren:** einen Krankheitsherd beseitigen.

**Schnittbilddiagnostik:** Diagnoseverfahren mithilfe schichtweise erstellter Abbildungen des Körpers in verschiedenen Ebenen (CT, MRT).

**Schock:** akutes Kreislaufsyndrom mit mangelhafter Durchblutung lebenswichtiger Organe.

**Score:** Punktezahl, Bewertungsziffer.

**Septisch:** mit einer Sepsis einhergehend.

**Substitution:** Ersatz eines Stoffes durch einen anderen.

**Vitalparameter:** Kenngröße, die eine Aussage über die Lebendigkeit eines Organismus erlaubt.

## Übungsfragen zu Polytrauma und Erste Hilfe

*Wiederholen und vertiefen Sie die Inhalte und bereiten Sie sich auf das Examen vor. (Die Seitenzahlen in Klammern nennen Ihnen die Fundstellen für die Antworten.)*

Wodurch ist der Schock gekennzeichnet? (Seite 208)

Welche Schockformen kennen Sie? (Seite 208)

Welche Folgen des Schocks an den Organen können auftreten? (Seite 209)

Welche Eingriffe in der Klinik zählen zu den „Phase 1 – unaufschiebbaren Noteingriffen"? (Seite 212)

# Literaturverzeichnis

Adams JE, Davis GG, Alexander CB, Alonso JE. Pelvic trauma in rapidly fatal motor vehicle accidents. J.Orthop.Trauma. 2003; 6: 406.

Aldridge JM, Easley M, Nunley JA.. Open calcaneal fractures: results of operative treatment. J.Orthop.Trauma. 2004; 1: 7.

Aldridge JW, Bruno RJ, Strauch RJ, Rosenwasser MP. Management of acute and chronic biceps tendon rupture. Hand Clin. 2000; 3: 497.

Ali M, Safriel Y, Sclafani SJ, Schulze R. CT signs of urethral injury. Radiographics. 2003; 4: 951.

Anders JJ, Geuna S, Rochkind S. Phototherapy promotes regeneration and functional recovery of injured peripheral nerve. Neurol.Res. 2004; 2: 233.

Arbeitsgemeinschaft für Osteosynthese 1991. Klassifikation des Weichteilschadens bei Frakturen. In: Trentz O, Bühren V. Checkliste Traumatologie. Stuttgart: Thieme; 2001, S. 109.

Athanassiadi K, Gerazounis M, Kalantzi N. Treatment of post-pneumonic empyema thoracis. Thorac.Cardiovasc.Surg. 2003; 6: 338.

Bagatur AE, Zorer G. Complications associated with surgically treated hip fractures in children. J.Pediatr.Orthop.B. 2002; 3: 219.

Balci AE, Eren N, Eren S, Ulku R. Surgical treatment of post-traumatic tracheobronchial injuries: 14-year experience. Eur.J.Cardiothorac.Surg. 2002; 6: 984.

Ballmer FT, Notzli HP. Treatment concept in complex fractures of the head of the tibia. Swiss.Surg. 1998; 6: 288.

Barnes C, Newall F, Monagle P. Post-thrombotic syndrome. Arch.Dis.Child. 2002; 3: 212.

Bauer GJ, Sarkar MR. Injury classification and surgical approach in hip dislocations and fractures. Orthopedics. 1997; 4: 304.

Bavetta S, Benjamin JC. Assessment and management of the head-injured patient. Hosp.Med. 2002; 5: 289.

Bayeff-Filloff M, Beck A, Lackner CK, Waydhas C. Emergency treatment of penetrating, combined thoracic- and abdominal injury. Pre-hospital i.v. fluid therapy. Unfallchirurg. 2002; 11: 995.

Beck A, Kinzl L, Ruter A, Strecker W. Fractures involving the distal femoral epiphysis. Long-term outcome after completion of growth in primary surgical management. Unfallchirurg. 2001; 7: 611.

Beck A, Ruter A. Femoral neck fractures–diagnosis and therapeutic procedure. Unfallchirurg. 1998; 8: 634.

Beck A, Ruter A. Therapy concepts in femoral neck fractures. 2. Chirurg. 2000; 3: 347.

Beiner JM, Jokl P. Muscle contusion injury and myositis ossificans traumatica. Clin.Orthop. 2002; 403 Suppl.: 110.

Berry GK, Stevens DG, Kreder HJ, McKee M, Schemitsch E, Stephen DJ. Open fractures of the calcaneus: a review of treatment and outcome. J.Orthop.Trauma. 2004; 4: 202.

Bhatia R, Prabhakar S, Grover VK. Tetanus. Neurol.India. 2002; 4: 398.

Bircher M, Giannoudis PV. Pelvic trauma management within the UK: a reflection of a failing trauma service. Injury. 2004; 1: 2.

Bizzini, M. Sensomotorische Rehabilitation nach Beinverletzungen. Stuttgart: Thieme; 2000.

Bliss D, Silen M. Pediatric thoracic trauma. Crit Care Med. 2002; 11 Suppl.: 409.

Borg T, Larsson S, Lindsjo U. Percutaneous plating of distal tibial fractures. Preliminary results in 21 patients. Injury. 2004; 6: 608.

Brown AW, Leibson CL, Malec JF, Perkins PK, Diehl NN, Larson DR. Long-term survival after traumatic brain injury: a population-based analysis. NeuroRehabilitation. 2004; 1: 37.

Brown MA, Sirlin CB, Hoyt DB, Casola G. Screening ultrasound in blunt abdominal trauma. J.Intensive Care Med. 2003; 5: 253.

Bruce D. Craniofacial trauma in children. J.Craniomaxillofac.Trauma. 1995; 1: 9.

Brug E, Joosten U, Pullen M. Fractures of the distal forearm. Which therapy is indicated when?. Orthopedies. 2000; 4: 318.

Bureau NJ, Chhem RK, Cardinal E. Musculoskeletal infections: US manifestations. Radiographics. 1999; 6: 1585.

Burke JT, Harris JH, Jr. Acute injuries of the axis vertebra. Skeletal Radiol. 1989; 5: 335.

Burri C. Bone transplantation in post-traumatic osteitis. Aktuelle Probl.Chir.Orthop. 1990; 34: 107.

Burri C. Chronic post-traumatic osteitis. Helv.Chir Acta. 1990; 6: 845.

Burri C, Neugebauer R. Infection of bones and joints. Aktuelle Probl.Chir Orthop. 1989; 34: 1.

Cain EL Jr, Dugas JR, Wolf RS, Andrews JR. Elbow injuries in throwing athletes: a current concepts review. Am.J.Sports Med. 2003; 4: 621.

Caviglia HA, Osorio PQ, Comando D. Classification and diagnosis of intracapsular fractures of the proximal femur. Clin.Orthop. 2002; 399:17.

Ceylan H, Gunsar C, Etensel B, Sencan A, Karaca I, Mir E. Blunt renal injuries in Turkish children: a review of 205 cases. Pediatr.Surg.Int. 2003; 11: 710.

Chelly MR, Major K, Spivak J, Hui T, Hiatt JR, Margulies DR. The value of laparoscopy in management of abdominal trauma. Am.Surg. 2003; 11: 957.

Chesnut RM. Management of brain and spine injuries. Crit Care Clin. 2004; 1: 25.

Chia JP, Holland AJ, Little D, Cass DT. Pelvic fractures and associated injuries in children. J.Trauma. 2004; 1: 83.

Chu MM. Splinting programmes for tendon injuries. Hand Surg. 2002; 2: 243.

Claes L, Heitemeyer U, Krischak G, Braun H, Hierholzer G. Fixation technique influences osteogenesis of comminuted fractures. Clin.Orthop. 1999; 365: 221.

Claes L, Wolf S, Augat P. Mechanical modification of callus healing. Chirurg. 2000; 9: 989.

Clark DC. Common acute hand infections. Am.Fam.Physician. 2003; 11: 2167.

Cosnard G, Duprez T, Morcos L, Grandin C. MRI of closed head injury. J.Neuroradiol. 2003; 3: 146.

Curtis RJ, Jr. Operative management of children's fractures of the shoulder region. Orthop.Clin.North Am. 1990; 2: 315.

Cutler L, Boot DA. Complex fractures, do we operate on enough to gain and maintain experience? Injury. 2003; 12: 888.

Czosnyka M, Pickard JD. Monitoring and interpretation of intracranial pressure. J.Neurol.Neurosurg.Psychiatry. 2004; 6: 813.

Day AC. Emergency management of pelvic fractures. Hosp.Med. 2003; 2: 79.

Dickie AS. Current concepts in the management of infections in bones and joints. Drugs. 1986; 5: 458.

Dollery W, Driscoll P. Resuscitation after high energy polytrauma. Br.Med.Bull. 1999; 4: 785.

Eglseder WA, Jasper LE, Davis CW, Belkoff SM. A biomechanical evaluation of lateral plating of distal radial shaft fractures. J.Hand Surg. 2003; 6: 959.

Eismont FJ, Currier BL, McGuire RA, Jr. Cervical spine and spinal cord injuries: recognition and treatment. Instr.Course Lect. 2004; 53: 341.

Ekere AU, Yellowe BE, Umune S. Surgical mortality in the emergency room. Int.Orthop. 2004; 3: 187.

Emsley HC, Tyrrell PJ. Inflammation and infection in clinical stroke. J.Cereb.Blood Flow MeTab.2002; 12: 1399.

Endara SA, Xabregas AA, Butler CS, Zonta MJ, Avramovic J. Major mediastinal injury from crossbow bolt. Ann.Thorac.Surg. 2001; 6: 2106.

Enderle A, Gregl A. Sudeck disease. Z.Lymphol. 1990; 2: 68.

Eriskat J, Furst M, Stoffel M, Baethmann A. Correlation of lesion volume and brain swelling from a focal brain trauma. Acta Neurochir.Suppl. 2003; 86: 265.

Farng E, Sherman O. Meniscal repair devices: a clinical and biomechanical literature review. Arthroscopy. 2004; 3: 273.

File TM. Necrotizing Soft Tissue Infections. Curr.Infect.Dis.Rep. 2003; 5: 407.

French B, Tornetta P, III. High-energy tibial shaft fractures. Orthop.Clin.North Am. 2002; 1: 211.

Fritschy D, Panoussopoulos A, Wallensten R, Peter R. Can we predict the outcome of a partial rupture of the anterior cruciate ligament? A prospective study of 43 cases. Knee.Surg.Sports Traumatol.Arthrosc. 1997; 1: 2.

Gabler C, Kukla C, Breitenseher MJ, Trattnig S, Vecsei V. Diagnosis of occult scaphoid fractures and other wrist injuries. Are repeated clinical examinations and plain radiographs still state of the art? Langenbecks Arch.Surg. 2001; 2: 150.

Gaetz M. The neurophysiology of brain injury. Clin.Neurophysiol. 2004; 1: 4.

Gardner MJ, Lawrence BD, Griffith MH. Surgical treatment of pediatric femoral shaft fractures. Curr.Opin.Pediatr. 2004; 1: 51.

Garland DE, Rhoades ME. Orthopedic management of brain-injured adults. Part II. Clin.Orthop. 1978; 131: 111.

Garland DE, Toder L. Fractures of the tibial diaphysis in adults with head injuries. Clin.Orthop. 1980; 150: 198.

Gavelli G, Canini R, Bertaccini P, Battista G, Bna C, Fattori R. Traumatic injuries: imaging of thoracic injuries. Eur.Radiol. 2002; 6: 1273.

Gehr J, Friedl W. New concept in therapy of distal tibial metaphyseal fractures and pilon fractures with minor dislocations and severe soft tissue damage. Unfallchirurg. 2002; 7: 643.

Giannasca PJ, Warny M. Active and passive immunization against Clostridium difficile diarrhea and colitis. Vaccine. 2004; 7: 848.

Glassman AH. Exposure for revision: total hip replacement. Clin.Orthop. 2004; 420: 39.

Goldhaber SZ. Pulmonary embolism. Lancet. 2004; 9417: 1295.

Goldman SM, Sandler CM. Urogenital trauma: imaging upper GU trauma. Eur.J.Radiol. 2004; 1: 84.

Gongol T, Mracek D. Functional therapy of diaphyseal fractures of the humeral bone. Acta Chir Orthop.Traumatol.Cech. 2002; 4: 248.

Gotzen L, Petermann J. Rupture of the anterior cruciate ligament in the athlete. Chirurg. 1994; 11: 910.

Greene KA, Dickman CA, Marciano FF, Drabier JB, Hadley MN, Sonntag VK. Acute axis fractures.

Analysis of management and outcome in 340 consecutive cases. Spine. 1997; 16: 1843.

Gross T, Kaim AH, Regazzoni P, Widmer AF. Current concepts in posttraumatic osteomyelitis: a diagnostic challenge with new imaging options. J.Trauma. 2002; 6: 1210.

Gupta NM, Kaman L. Personal management of 57 consecutive patients with esophageal perforation. Am.J.Surg. 2004; 1: 58.

Habermeyer P, Ebert T. Current status and perspectives of shoulder replacement]. Unfallchirurg. 1999; 9: 668.

Hach W, Prave F, Hach-Wunderle V, Sterk J, Martin A, Willy C, Gerngross H. The chronic venous compartment syndrome. Vasa. 2000; 2: 127.

Hahn MP, Thies JW. Pilon tibial fractures. Unfallchirurg. 2002; 2: 211.

Hak DJ, Golladay GJ. Olecranon fractures: treatment options. J.Am.Acad.Orthop.Surg. 2000; 4: 266.

Handoll HH, Madhok R. Conservative interventions for treating distal radial fractures in adults. Cochrane.Database.Syst.Rev. 2003; 2: CD000314.

Handoll HH, Madhok R. Surgical interventions for treating distal radial fractures in adults. Cochrane.Database.Syst.Rev. 2003; 3: CD003209.

Hanks PW, Brody JM. Blunt injury to mesentery and small bowel: CT evaluation. Radiol.Clin.North Am. 2003; 6: 1171.

Hashmi S, Rogers SO. Tension pneumothorax with pneumopericardium. J.Trauma. 2003; 6: 1254.

Heers G, Torchia ME. Shoulder hemi-arthroplasty in proximal humeral fractures. Orthopäde. 2001; 6: 386.

Hehl G, Rapp F, Kramer M, Kinzl L, Krischak G. Arthroscopic therapy of patellar dislocation. Surgical technique and clinical results. Unfallchirurg. 1999; 8: 632.

Heit JA. Current management of acute symptomatic deep vein thrombosis. Am.J.Cardiovasc.Drugs. 2001; 1: 45.

Helfet DL, Suk M. Minimally invasive percutaneous plate osteosynthesis of fractures of the distal tibia. Instr.Course Lect. 2004; 53: 471.

Hempfling H, Probst J. Therapy of empyema of the knee and hip. Z.Unfallchir.Versicherungsmed.Berufskr. 1988; 1: 21.

Herbsthofer B, Schuz W, Mockwitz J. Indications for surgical treatment of clavicular fractures. Aktuelle Traumatol. 1994; 7: 263.

Herscovici D Jr, Saunders DT, Johnson MP, Sanders R, DiPasquale T. Percutaneous fixation of proximal humeral fractures. Clin.Orthop. 2000; 375: 97.

Heye S, Matthijs P, Wallon J, van Campenhoudt M. Cat-scratch disease osteomyelitis. Skeletal Radiol. 2003; 1: 49.

Hill G, Davies K. Blunt chest trauma: a challenge to accident and emergency nurses. Accid.Emerg.Nurs. 2002; 4: 197.

Hipp EG; Plötz W, Thiemel G. Orthopädie und Traumatologie. Stuttgart: Thieme; 2002.

Hochschild J. Strukturen und Funktionen begreifen. Band 2. LWS, Becken und Hüftgelenk, Untere Extremität. Stuttgart: Thieme; 2002.

Hsu JM, Joseph T, Ellis AM. Thoracolumbar fracture in blunt trauma patients: guidelines for diagnosis and imaging. Injury. 2003; 6: 426.

Hughes R. The management of patients with spinal cord injury. Nurs.Times. 2003; 50: 38.

Iannotti JP, Ramsey ML, Williams GR Jr, Warner JJ. Nonprosthetic management of proximal humeral fractures. Instr.Course Lect. 2004; 53: 403.

Jessel M. Neurologie für Physiotherapeuten. Stuttgart: Thieme; 2004.

Jones GL, McCluskey GM 3rd, Curd DT. Nonunion of the fractured clavicle: evaluation, etiology, and treatment. J.South.Orthop.Assoc. 2000; 1: 43.

Jones NF. Concerns about human hand transplantation in the 21st century. J.Hand Surg.[Am.]. 2002; 5: 771.

Kaeding CC, Whitehead R. Musculoskeletal injuries in adolescents. Prim.Care. 1998; 1: 211.

Kahn SR, Ginsberg JS. Relationship between deep venous thrombosis and the postthrombotic syndrome. Arch.Intern.Med. 2004; 1: 17.

Kaplan FT, Raskin KB. Indications and surgical techniques for digit replantation. Bull.Hosp.Jt.Dis. 2001-2002; 3–4: 179

Karmy-Jones R, DuBose R, King S. Traumatic rupture of the innominate artery. Eur.J.Cardiothorac.Surg. 2003; 5: 782.

Karmy-Jones R, Jurkovich GJ. Blunt chest trauma. Curr.Probl.Surg. 2004; 3: 211.

Kesemenli C, Subasi M, Necmioglu S, Kapukaya A. Treatment of multifragmentary fractures of the femur by indirect reduction (biological) and plate fixation. Injury. 2002; 8: 691.

Kinzl L, Bischoff M, Beck A. Endoprosthesis in medial femoral neck fractures. Chirurg. 2001; 11: 1266.

Kitsis CK, Marino AJ, Krikler SJ, Birch R. Late complications following clavicular fractures and their operative management. Injury. 2003; 1: 69.

Klaue K. Talus fractures. Zentralbl.Chir. 2003;7: W64.

Klimkiewicz JJ, Shaffer B. Meniscal surgery 2002 update: indications and techniques for resection, repair, regeneration, and replacement. Arthroscopy. 2002; 9 (Suppl 2): 14.

Kocher MS, Waters PM, Micheli LJ. Upper extremity injuries in the paediatric athlete. Sports Med. 2000; : 117.

Krasin E, Goldwirth M, Gold A, Goodwin DR. Review of the current methods in the diagnosis and treatment of scaphoid fractures. Postgrad.Med.J. 2001; 901: 235.

Krettek C, Schandelmaier P, Lobenhoffer P, Tscherne H. Complex trauma of the knee joint. Diagnosis – management – therapeutic principles. Unfallchirurg. 1996; 9: 616.

Krischak G, Beck A, Wachter N, Jakob R, Kinzl L, Suger G. Relevance of primary reduction for the clinical outcome of femoral neck fractures treated with cancellous screws. Arch.Orthop.Trauma Surg. 2003; 8: 404.

Krischak G, Hömig D, Beck A, Wachter N, Pokar S, Kinzl L, Hehl G. Evaluation of cartilage changes within the scope of second-look arthroscopy 12 months after surgical reconstruction of anterior cruciate ligament rupture. Unfallchirurg. 2001; 7: 629.

Krischak GD, Gebhard F, Mohr W, Krivan V, Ignatius A, Beck A, Wachter NJ, Reuter P, Arand M, Kinzl L, Claes LE. Difference in metallic wear distribution released from commercially pure titanium compared with stainless steel plates. Arch.Orthop.Trauma Surg. 2004; 2: 104.

Krischak GD, Janousek A, Wolf S, Augat P, Kinzl L, Claes LE. Effects of one-plane and two-plane external fixation on sheep osteotomy healing and complications. Clin.Biomech.(Bristol., Avon.). 2002; 6: 470.

Krischak GD, Wachter NJ, Zabel T, Suger G, Beck A, Kinzl L, Claes LE, Augat P. Influence of preoperative mechanical bone quality and bone mineral density on aseptic loosening of total hip arthroplasty after seven years. Clin.Biomech.(Bristol., Avon.). 2003; 10: 916.

Kudsk KA, Hanna MK. Management of complex perineal injuries. World J.Surg. 2003; : 895.

Kumar K, Maffulli N. The ligament augmentation device: an historical perspective. Arthroscopy. 1999; 4: 422.

Kuster M, Blatter G, Hauswirth L, Neuer W, Wood GA. The anterior cruciate ligament, an important structure of the knee joint. Schweiz.Rundsch.Med.Prax. 1995; 5: 134.

Kutscha-Lissberg F, Schildhauer TA, Kollig E, Muhr G. Internal fixation of subcapsular fractures of the femoral neck. Chirurg. 2001; 11: 1253.

Lane JG, McFadden P, Bowden K, Amiel D. The ligamentization process: a 4 year case study following ACL reconstruction with a semitendinosis graft. Arthroscopy. 1993; 2: 149.

Lepore L, Lepore S, Maffulli N. Intramedullary nailing of the femur with an inflatable self-locking nail: comparison with locked nailing. J.Orthop.Sci. 2003; 6: 796.

Lerner A, Stein H. Hybrid thin wire external fixation: an effective, minimally invasive, modular surgical tool for the stabilization of periarticular fractures. Orthopedics. 2004; 1: 59.

Leung F, Kwok HY, Pun TS, Chow SP. Limited open reduction and Ilizarov external fixation in the treatment of distal tibial fractures. Injury. 2004; 3: 278.

Lim LH, Kumar M, Myer CM, 3rd. Head and neck trauma in hospitalized pediatric patients. Otolaryngol.Head Neck Surg. 2004; 2: 255

Livsey S. Clostridium difficile: towards a standard operating procedure. Commun.Dis.Public Health. 2003; 3: 263.

Lungershausen W, Markgraf E, Dorow C, Winterstein K. Joint empyema. Chirurg. 1998; 8: 828.

Mackenzie R. Spinal injuries. J.R.Army Med.Corps. 2002; 2: 163.

Marmarou A. Pathophysiology of traumatic brain edema: current concepts. Acta Neurochir.Suppl. 2003; 86: 7.

Matava MJ. Patellar Tendon Ruptures. J.Am.Acad.Orthop.Surg. 1996; 4: 287.

McCahill JP, Carrington RW, Skinner JA. Current concepts in venous thromboembolism and major lower limb orthopaedic surgery. Int.J.Clin.Pract. 2002; 4: 292.

McCarty EC, Marx RG, DeHaven KE. Meniscus repair: considerations in treatment and update of clinical results. Clin.Orthop. 2002; 402: 122.

McKay PL, Katarincic JA. Fractures of the proximal ulna olecranon and coronoid fractures. Hand Clin. 2002; 1: 43.

Mears DC, Velyvis JH. Primary total hip arthroplasty after acetabular fracture. Instr.Course Lect. 2001; 50: 335.

Mears DC, Velyvis JH, Chang CP. Displaced acetabular fractures managed operatively: indicators of outcome. Clin.Orthop. 2003; 407: 173.

Meghoo CA, Gonzalez EA, Tyroch AH, Wohltmann CD. Complete occlusion after blunt injury to the abdominal aorta. J.Trauma. 2003; 4: 795.

Michalko KB, Bentz ML. Digital replantation in children. Crit Care Med. 2002; 11 (Suppl.): S444.

Michelson JD, Myers A, Jinnah R, Cox Q, Van Natta M. Epidemiology of hip fractures among the elderly.

Risk factors for fracture type. Clin.Orthop. 1995; 311: 129.

Mikhail MG, Levitt MA, Christopher TA, Sutton MC. Intracranial injury following minor head trauma. Am.J.Emerg.Med. 1992; 1: 24.

Moerer O, Heuer J, Benken I, Roessler M, Klockgether-Radke A. Blunt chest trauma with total rupture of the right main stem bronchus–a case report. Anaesthesiol.Reanim. 2004; 1: 12.

Morgan SJ, Jeray K, Kellam JF. Treatment of acetabular fractures. J.South.Orthop.Assoc. 2000; 1: 55.

Morgan WJ, Breen TF. Complex fractures of the forearm. Hand Clin. 1994; 3: 375

Münzing C, Schneider F. Physiotherapie in der Traumatologie. Stuttgart: Thieme; 2005.

Newberg AB, Alavi A. Neuroimaging in patients with head injury. Semin.Nucl.Med. 2003; 2: 136.

Nijhawan S, Shimpi L, Mathur A, Mathur V, Roop RR. Management of ingested foreign bodies in upper gastrointestinal tract: report on 170 patients. Indian J.Gastroenterol. 2003; 2: 46.

O'Driscoll SW, Jupiter JB, Cohen MS, Ring D, McKee MD. Difficult elbow fractures: pearls and pitfalls. Instr.Course Lect. 2003; 52: 113.

Oestern HJ, Laque K. Classification of post-traumatic soft tissue lesions. Acta Chir Belg. 1992; 5: 228.

Oestern HJ, Tscherne H. Pathophysiology and classification of soft tissue damage in fractures. Orthopedics. 1983; 1: 2.

Oestern HJ, Tscherne H, Sturm J, Nerlich M. Classification of the severity of injury. Unfallchirurg. 1985; 11: 465.

Oishi M, Toyama M, Tamatani S, Kitazawa T, Saito M. Clinical factors of recurrent chronic subdural hematoma. Neurol.Med.Chir (Tokyo). 2001; 41: 382.

Otero AL, Hutcheson L. A comparison of the doubled semitendinosus/gracilis and central third of the patellar tendon autografts in arthroscopic anterior cruciate ligament reconstruction. J. Arthroscopy 1993;:143.

Ozyurekoglu T, Tsai TM. Ruptures of the distal biceps brachii tendon: results of three surgical techniques. Hand Surg. 2003; 1: 65.

Pallasch TJ. Antibiotic prophylaxis: problems in paradise. Dent.Clin.North Am. 2003; 4: 665.

Papo I, Caruselli G, Luongo A, Scarpelli M, Pasquini U. Traumatic cerebral mass lesions: correlations between clinical, intracranial pressure, and computed tomographic data. Neurosurgery. 1980; 4: 337.

Parisi DM, Koval K, Egol K. Fat embolism syndrome. Am.J.Orthop. 2002; 9: 507.

Pennock PW. Radiographic diagnosis of joint diseases. Vet.Clin.North Am. 1974; 4: 627.

Pipkin G. Treatment of grade IV fracture-dislocation of the hip. J.Bone Joint Surg.Am. 1957; 5: 1027.

Pokar S, Wissmeyer T, Krischak G, Kiefer H, Kinzl L, Hehl G. Arthroscopically-assisted reconstruction of the anterior cruciate ligament with autologous patellar tendon replacement-plasty. 5 years results. Unfallchirurg. 2001; 4: 317.

Poletti PA, Wintermark M, Schnyder P, Becker CD. Traumatic injuries: role of imaging in the management of the polytrauma victim (conservative expectation). Eur.Radiol. 2002; 5: 969.

Pollak AN, McCarthy ML, Bess RS, Agel J, Swiontkowski MF. Outcomes after treatment of high-energy tibial plafond fractures. J.Bone Joint Surg.Am. 2003; 10: 1893.

Potaris K, Gakidis J, Mihos P, Voutsinas V, Deligeorgis A, Petsinis V. Management of sternal fractures: 239 cases. Asian Cardiovasc.Thorac.Ann. 2002; 2: 145.

Povacz P, Resch H. Osteosynthesis of proximal humerus fractures. Ther.Umsch. 1998; 3: 192.

Rammelt S, Zwipp H. Calcaneus fractures: facts, controversies and recent developments. Injury. 2004; 5: 443.

Redfern DJ, Syed SU, Davies SJ. Fractures of the distal tibia: minimally invasive plate osteosynthesis. Injury. 2004; 6: 615.

Reindl R, Sen M, Aebi M. Anterior instrumentation for traumatic C1-C2 instability. Spine. 1-9-2003; 17: E329.

Resch H. Fractures of the humeral head. Unfallchirurg. 2003; 8: 602.

Rettig AC. Traumatic elbow injuries in the athlete. Orthop.Clin.North Am. 2002; 3: 509.

Revel M. Whiplash injury of the neck from concepts to facts. Ann.Readapt.Med.Phys. 2003; 3: 158.

Riand N, Sadowski C, Hoffmeyer P. Acute acromioclavicular dislocations. Acta Orthop.Belg. 1999; 4: 393.

Richardson M. Acute wounds: an overview of the physiological healing process. Nurs.Times. 27-1-2004; 4: 50.

Riemer BL, Foglesong ME, Miranda MA. Femoral plating. Orthop.Clin.North Am. 1994; 4: 625.

Rifat SF, Gilvydis RP. Blunt abdominal trauma in sports. Curr.Sports Med.Rep. 2003; 2: 93.

Ring D, Hannouche D, Jupiter JB. Surgical treatment of persistent dislocation or subluxation of the ulnohumeral joint after fracture-dislocation of the elbow. J.Hand Surg.[Am.]. 2004; 3: 470.

Ring D, Jupiter JB, Herndon JH. Acute fractures of the scaphoid. J.Am.Acad.Orthop.Surg. 2000; 4: 225.

Rockwell WB, Butler PN, Byrne BA. Extensor tendon: anatomy, injury, and reconstruction. Plast.Reconstr.Surg. 2000; 7: 1592.

Rorabeck CH, Angliss RD, Lewis PL. Fractures of the femur, tibia, and patella after total knee arthroplasty: decision making and principles of management. Instr.Course Lect. 1998; 47: 449.

Rose RE. The Ilizarov technique in the treatment of tibial bone defects. Case reports and review of the literature. West Indian Med.J. 2002; 4: 263.

Rouby JJ, Puybasset L, Nieszkowska A, Lu Q. Acute respiratory distress syndrome: lessons from computed tomography of the whole lung. Crit Care Med. 2003; 4 (Suppl.): 285.

Ruch DS, Weiland AJ, Wolfe SW, Geissler WB, Cohen MS, Jupiter JB. Current concepts in the treatment of distal radial fractures. Instr.Course Lect. 2004; 53: 389.

Rudack C, Eikenbusch G, Stoll W, Hermann W. Therapeutic management of necrotizing neck infections. HNO. 2003; 12: 986.

Ruter A, Mayr E. Pseudarthrosis. Chirurg. 1999; 11: 1239.

Sanchez-Sotelo J, Sperling JW, Rowland CM, Cofield RH. Instability after shoulder arthroplasty: results of surgical treatment. J.Bone Joint Surg.Am. 2003; 4: 622.

Schafer AI, Levine MN, Konkle BA, Kearon C. Thrombotic disorders: diagnosis and treatment. Hematology.(Am.Soc.Hematol.Educ.Program.). 2003: 520.

Schafer D, Regazzoni P, Hintermann B. Early functional treatment of surgically managed Achilles tendon rupture]. Unfallchirurg. 2002; 8: 699.

Schulz RH, Buch K. Sudeck disease-pathology, clinical aspects and therapy. Sportverletz.Sportschaden. 1998; 7: 79.

Sculco TP, Bottner F. Current concepts of nonpharmacologic thromboembolic prophylaxis. Instr.Course Lect. 2002; 51: 481.

Schünke M. Topographie und Funktion des Bewegungssystems. Stuttgart: Thieme; 2000.

Shah R, Sabanathan S, Mearns AJ, Choudhury AK. Traumatic rupture of diaphragm. Ann.Thorac.Surg. 1995; 5: 1444.

Siddique MS, Gregson BA, Fernandes HM, Barnes J, Treadwell L, Wooldridge TD, Mendelow AD. Comparative study of traumatic and spontaneous intracerebral hemorrhage. J.Neurosurg. 2002; 1: 86.

Siebenrock KA, Gerber C. Classification of fractures and problems in proximal humeral fractures. Orthopedics. 1992; 2: 98.

Sirlin CB, Brown MA, Andrade-Barreto OA, Deutsch R, Fortlage DA, Hoyt DB, Casola G. Blunt abdominal trauma: clinical value of negative screening US scans. Radiology. 2004; 3: 661.

Smith JK, Kenney PJ. Imaging of renal trauma. Radiol.Clin.North Am. 2003; 5: 1019.

Sorbie C. Arthroplasty in the treatment of subcapital hip fracture. Orthopedics. 2003; 3: 337.

Spier W, Krischak G, Burri C. Pathological fractures of the acetabulum. Hefte.Unfallheilkd. 1975; 174: 281.

Stamatis ED, Myerson MS. Supramalleolar osteotomy: indications and technique. Foot Ankle Clin. 2003; 2: 317.

Stamos BD, Leddy JP. Closed flexor tendon disruption in athletes. Hand Clin. 2000; 3: 359.

Stannard JP, Harris HW, McGwin G Jr., Volgas DA, Alonso JE. Intramedullary nailing of humeral shaft fractures with a locking flexible nail. J.Bone Joint Surg.Am. 2003; 11: 2103.

Statistisches Bundesamt 2004, Wiesbaden Name der Publikation?

Steelman P. Treatment of flexor tendon injuries: therapist's commentary. J.Hand Ther. 1999; 2: 149.

Stefanopoulos P, Karabouta Z, Bisbinas I, Georgiannos D, Karabouta I. Animal and human bites: evaluation and management. Acta Orthop.Belg. 2004; 1: 1.

Stengel D, Bauwens K, Porzsolt F, Rademacher G, Mutze S, Ekkernkamp A. Emergency ultrasound for blunt abdominal trauma – meta-analysis update 2003. Zentralbl.Chir. 2003; 12: 1027.

Strickland JW. Development of flexor tendon surgery: twenty-five years of progress. J.Hand Surg.[Am.]. 2000; 2: 214.

Sung SW, Park JJ, Kim YT, Kim JH. Surgery in thoracic esophageal perforation: primary repair is feasible. Dis.Esophagus. 2002; 3: 204.

Syed AA, Agarwal M, Boome R. Dynamic external fixator for pilon fractures of the proximal interphalangeal joints: a simple fixator for a complex fracture. J.Hand Surg.[Br.]. 2003; 2: 137.

Szczesny A, Martirosian G. Treatment of infections associated with Clostridium difficile. Wiad.Lek. 2003; 5-6: 278.

Szyszkowitz R, Schippinger G. Fractures of the proximal humerus. Unfallchirurg. 1999; 6: 422.

Taras JS, Lamb MJ. Treatment of flexor tendon injuries: surgeons' perspective. J.Hand Ther. 1999; 2: 141.

Taylor HG. Research on outcomes of pediatric traumatic brain injury: current advances and future directions. Dev.Neuropsychol. 2004; 1-2: 199.

Tepper KB, Ireland ML. Fracture patterns and treatment in the skeletally immature knee. Instr.Course Lect. 2003; 52: 667.

Thirumal M, Shong HK. Bone transport in the management of fractures of the tibia. Med.J.Malaysia. 2001; 1: 44.

Tomak SL, Fleming LL. Achilles tendon rupture: an alternative treatment. Am.J.Orthop. 2004; 1: 9.

Trenz O, Krischak G, Holz U. Distal femoral fracture. Results of surgical treatment. Hefte.Unfallheilkd. 1975; 120: 25.

Tscherne H, Echtermeyer V, Oestern HJ. Pathophysiology of the compartment syndrome. Helv.Chir Acta. 1984; 6: 671.

Tscherne H, Oestern HJ. A new classification of soft-tissue damage in open and closed fractures (author's transl.)]. Unfallheilkunde. 1982; 3: 111.

Tucker HL, Kendra JC, Kinnebrew TE. Management of unstable open and closed tibial fractures using the Ilizarov method. Clin.Orthop. 1992; 280: 125.

Vaccaro AR, Kim DH, Brodke DS, Harris M, Chapman JR, Schildhauer T, Routt ML, Sasso RC. Diagnosis and management of sacral spine fractures. Instr.Course Lect. 2004; 53: 375.

Vaccaro AR, Kim DH, Brodke DS, Harris M, Chapman JR, Schildhauer T, Routt ML, Sasso RC. Diagnosis and management of thoracolumbar spine fractures. Instr.Course Lect. 2004; 53: 359.

Vallier HA, Nork SE, Benirschke SK, Sangeorzan BJ. Surgical treatment of talar body fractures. J.Bone Joint Surg.Am. 2003; 9: 1716.

van der Laan L, Goris RJ. Sudeck's syndrome. Was Sudeck right? Unfallchirurg. 1997; 2: 90.

Van Glabbeek F, Van Riet R, Verstreken J. Current concepts in the treatment of radial head fractures in the adult. A clinical and biomechanical approach. Acta Orthop.Belg. 2001; 5: 430.

Veldhuizen JW, Stapert JW, Oostvogel HJ, Koene FM. Transposition of the semitendinosus tendon for early repair of medial and anteromedial laxity of the knee. Injury. 1989; 1: 29.

Vencevicius VJ. The diagnosis and treatment of spontaneous pneumothorax of different etiologies. Probl.Tuberk. 2000; 5: 42.

Verlaan JJ, Diekerhof CH, Buskens E, van dT, I, Verbout AJ, Dhert WJ, Oner FC. Surgical treatment of traumatic fractures of the thoracic and lumbar spine: a systematic review of the literature on techniques, complications, and outcome. Spine 2004; 7: 803.

Vogt M. Diagnosis and treatment of bites by cats, dogs and humans. Dtsch.Med.Wochenschr. 9-5-2003; 19: 1059.

Voloshin I, Schmitz MA, Adams MJ, DeHaven KE. Results of repeat meniscal repair. Am.J.Sports Med. 2003; 6: 874.

von Oppell UO, Bautz P, De Groot M. Penetrating thoracic injuries: what we have learnt. Thorac.Cardiovasc.Surg. 2000; 1: 55.

von Segesser LK, Fischer A, Vogt P, Turina M. Diagnosis and management of blunt great vessel trauma. J.Card Surg. 1997; 12: 181.

Wachter NJ, Krischak GD, Mentzel M, Sarkar MR, Ebinger T, Kinzl L, Claes L, Augat P. Correlation of bone mineral density with strength and microstructural parameters of cortical bone in vitro. Bone. 2002; 1: 90.

Walker J, Criddle LM. Pathophysiology and management of abdominal compartment syndrome. Am.J.Crit Care. 2003; 4: 367.

Wanek S, Mayberry JC. Blunt thoracic trauma: flail chest, pulmonary contusion, and blast injury. Crit Care Clin. 2004; 1: 71.

Weber M, Neundorfer B, Birklein F. Sudeck's atrophy: pathophysiology and treatment of a complex pain syndrome. Dtsch.Med.Wochenschr. 2002; 8: 384.

Willy C, Sterk J, Volker HU, Sommer C, Weber F, Trentz O, Gerngross H. Acute compartment syndrome. Results of a clinico-experimental study of pressure and time limits for emergency fasciotomy. Unfallchirurg. 2001; 5: 381.

Winkler H, Schlamp D, Wentzensen A. Treatment of acromioclavicular joint dislocation by tension band and ligament suture. Aktuelle Traumatol. 1994; 4: 133.

Wiss DA. What's new in orthopaedic trauma. J.Bone Joint Surg.Am. 2002; 11: 2111.

Wolfe WG. Pulmonary embolism. Ann.Surg. 2003; 6 (Suppl.): S67.

Wong J, Barrass V, Maffulli N. Quantitative review of operative and nonoperative management of achilles tendon ruptures. Am.J.Sports Med. 2002; 4: 565.

Wu JJ, Huang DB, Pang KR, Tyring SK. Vaccines and immunotherapies for the prevention of infectious diseases having cutaneous manifestations. J.Am.Acad.Dermatol. 2004; 4: 495.

Yeo TP. Long-term sequelae following blunt thoracic trauma. Orthop.Nurs. 2001; 5: 35.

Young RJ, Destian S. Imaging of traumatic intracranial hemorrhage. Neuroimaging Clin N Am 2002; 2: 189.

# Sachverzeichnis

## A

Abdomen, akutes 101
Abdominalorganzerreißung 101
Abrissfraktur 31 f
– malleoläre 143
Absatzerhöhung 26
Abstrich 20, 67
Abszess 18 f, 67
Abwehrspannung, abdominale, generalisierte 101
Achillessehnenruptur 26, 145 f
Achsfehlstellung 35
Affenhand 29
Aitken-Klassifikation, Epiphysenfraktur 36 f
Akromioklavikulargelenkluxation 157 ff
Akromioklavikulargelenksprengung 157 f
Akromion 154
Allergie 43
Amnesie 76
Amputat
– Replantationsfähigkeit 196
– Transport 195
Amputation 14, 58, 195
– subtotale 70, 195
– nach Verbrennung 16
Amputationsstumpf, Versorgung 195
Amputationsverletzung, Hand 195 f
Anaerobier 20, 67
Anastomose 198
Anderson-Klassifikation, Dens-axis-Fraktur 86 f
Aneurysma 27
– intrakranielles
– – Ballon-Embolisation 80
– – Ruptur 80
Angiographie 198
Angio-MRT 52

Angiomruptur, intrakranielle 80
Antiarrhythmika 198
Antibiogramm 20, 67
Antibiotika-Träger, lokaler 57
Antibiotikum 20
Antidot 17, 67
Antiphlogistika 198
Antitoxin, humanes 20, 22
Aortenruptur 98 f
Aortenverletzung 98 f
Apley-Zeichen 130
Apprehension-Zeichen 133
Arbeitsunfall 4 f, 67
Arlt-Schulterreposition 162 f
Armabduktion
– schmerzhafte 158
– Unfähigkeit 164
Armabduktionsfehlstellung, schmerzhafte 161
Arm-Pseudoparalyse 165
Arteria
– axillaris 167
– circumflexa
– – anterior humeri 167
– – posterior humeri 167
Arterienverletzung 27
Arthrose, posttraumatische 65
– subtalare 150
Arthroskopie, diagnostische, Kniegelenk 126
Articulatio tarsometatarsea (Lisfranc-Gelenk) 151 f, 199
Atemmuskellähmung 200
Atemnot 52
Atemwege frei machen 210
Atlasbogensprengung 85
Atlasringfraktur 85

Atmung, paradoxe, posttraumatische 93
Atmungsstillstand 83
Atrophie 61
AT-Winkel 111
Augenverätzung 17
Ausrissfraktur 25
Außenmeniskus 124
Außenrotationstest nach Patte 166
Axillarlinie 198
Axisbogenfraktur 86
Axisverletzung 86 f
Axonotmesis 28, 30, 67
Azetabulumfraktur 108 f, 113
– 3-D-Rekonstruktion, computertomographische 108 f
Azetabulumsäulen 108

## B

Baker-Zyste 67
Ballonembolisation 198
Bandagenbehandlung 64
Bandruptur 64
Bandverletzung 64
Bandzerrung 64
Bankart-Läsion 161
– Operation 164
Bankart-Operation 164
Bauchtrauma 101 f
Bauchverletzung 27
Beatmung 211
Becken, Rotationsstabilität 105
Beckenfraktur 105 ff
– AO-Klassifikation 105
– 3-D-Rekonstruktion, computertomographische 106
– Stabilisierung 106 f
Beckenvenenthrombose 51
Beckenverletzung 105 ff
– Blutverlust 106
Beckenzwinge 198

Behandlung, frühfunktionelle 199
Beinfehlstellung 106
Beinvenenthrombose, tiefe 50
Beinverkürzung 106
Belastungsstabilität 43
Bennett-Luxationsfraktur 188 f
Berührungsempfindlichkeit 61
Beugesehne 191 f
– Funktionsprüfung 192
– Naht 192 f
– oberflächliche 192
– tiefe 192
Beugesehnenriss 192 ff
– Nachbehandlung 193
Bewegungsschmerz 61, 65
Bewegungsstabilität 43 f, 46
Bewegungstherapie, passive, Kontraindikation 25
Bewusstlosigkeit 76, 80
Bisswunde 7
Bizepssehne, lange 154
Bizepssehnenruptur 26 f
Blasenbildung 15
Blow-Out-Fraktur 82
Bluterguss 7
Blut-Hirn-Schranke 77, 198
Blutmangelschock 27
Blutströmungsgeschwindigkeit 50
Blutung 27
– intrakranielle 78 ff
– intrazerebrale 79 f
– punktförmige 6
Blutverlust 27
Bogen, schmerzhafter 165

Böhler-Winkel, physiologischer
– distaler Radius 182
– Kalkaneus 149
Böhler-Zeichen 130
Bone bruise 65, 67
Brace 138, 198
Brillenhämatom 81
Brustwirbelsäule
– Kompressionsverletzung 88
– Rotationsverletzung 88, 90
Brustwirbelsäulenverletzung 88 ff
– Operationsindikation 91
Bustwirbelsäule, Distraktionsverletzung 88 f
Butterfly-Fraktur 32
Bypass 27

## C

Calor 18
Caput-Collum-Diaphysen-Winkel (CCD-Winkel) 111
Cerclage 46
Clostridium
– perfringens 22
– tetani 20
Coldexplatte 10
Colles-Fraktur 181
Collum
– anatomicum 167
– chirurgicum 167
– – Fraktur 167 f
Commotio 198
– cerebri 76
Computertomographie 33
Connexus intertendineus 191, 198
Contusio 24, 64, 198
– cerebri 76
– cordis 94
Corium 6, 67
– Verbrennungsgrad 12 f
CPR (kardiopulmonale Reanimation) 210 ff
CRPS (komplexes regionales Schmerzsyndrom) s. Reflexdystrophie, sympathische

## D

Dashboard-injury 108, 130, 198
Daumenamputation, subtotale 196
Daumengrundgelenk, Kapsel-Band-Verletzung 190
Daumenstrecksehne
– Ruptur 194
– Sehnentransfer, ulnarer 194
DCP (Dynamic Compression Plate) 44
Débridement 20, 33, 67
Décollement 7, 67
Defektbruch 31 f
Defektdeckung 14 f
Defektheilung 6, 8
Dehnung 64
Dekubitus 67
Denis-Drei-Säulen-Modell 88
Dens-axis-Fraktur 86 f
De-Quervain-Fraktur 187
Desault-Verband 157 f, 163, 166
DHS (dynamische Hüftschraube) 48 f, 118
Diaphyse 67
Diathermie 198
Diffusion 198
Dislokation 32, 39, 67
Distorsion 63 f
Distraktion 67
Distraktionsverletzung, Wirbelsäule 88 f
Dolor 18
Doppelbildersehen, posttraumatisches 82
Doppelgewindeschraube 186
Doppler-Sonographie 198
Draht 46
Drainage 10, 19, 67
Drei-Säulen-Modell 88
Duplex-Sonographie 51, 67

Durchblutung 27
Durchflechtungsnaht 26
Durchgangsarzt 5, 67
Dynamic Compression Plate 44
Dystrophie 61

## E

Echokardiographie 98, 201
Eden-Hybinette-Operation 164
Effendi-Klassifikation, Axisbogenfraktur 86
Einflussstauung, obere, posttraumatische 99
Einwilligung des Patienten 7
Eiter 18 f, 67
Ellenbogenarthrose, posttraumatische 174
Ellenbogengelenk, Funktionsstellung 41
Ellenbogengelenkluxation 172 ff
– Röntgenbefund 174
Ellenbogenverletzung 172 ff
Embolie 52
Embolisation 67, 198
Empyem 19, 67
Enterothorax 99
Entschädigungsneurose 84, 165
Entzündung 18, 67
Entzündungsmediatoren 208, 214
Epidermis 6
– Verbrennungsgrad 12 f
Epiduralblutung 79
Epiduralraum 78
Epiphysenfraktur 36 ff
Epiphysenfuge 35 f
– Stauchung 36 f
– Verletzung 35 ff, 46
Epiphysiolyse 36 ff, 67
Epithelisation 9
Erfrierung, lokale 15 f
Erfrierungsverletzung 7
Ermüdungsfraktur 31
Ermündungsfraktur 67
Ernährung, parenterale 200

Erste Hilfe 207
Erysipel 19
Exotoxin 18
Exsudation 68
Exsudationsphase 8
Extensionsbehandlung 42
Extensionsfraktur, Radius, distaler 181

## F

Fallhand 29
Femoropatellargelenk 124
Femorotibialgelenk 123 f
Femurantetorsion 111
Femurersatz, endoprothetischer 116
Femurfraktur
– distale 121 f
– pertrochantäre 48, 118
– proximale 118
– subtrochantäre 118
Femurkopf, Blutversorgung 111 f
Femurkopfdislokation bei Schenkelhalsfraktur 114
Femurkopffraktur 113 f
Femurkopfnekrose 111, 113, 117
Femurnagel 119 f
– proximaler 118 f
Femurpseudarthrose 121
Femurschaftfraktur 119 f
Fersenbein s. Kalkaneus
Fettembolie 119
Fibrin 8 f
Fibrinklebung 198
Fibulafraktur, hohe 142 f
Fibulaschaftfraktur 138
Fieber 18
Finger, Kapsel-Band-Verletzung 190
Fingeramputation, subtotale 195
Fingerbeugesehne s. Beugesehne
Fingerfraktur 189 f
Fingergelenk, Funktionsstellung 41
Fingerstrecksehne s. Strecksehne

Fissur 198
Fistel 55, 199
Fixateur
– externe 47 f, 68
– – Beckenstabilisierung 106
– – gelenküberbrückender 120, 122
– – Humerusschaftfraktur, offene 170 f
– – Kalkaneusfraktur 149
– – Oberschenkelschaftfraktur 120
– – Ostitis 56
– – Radius-Trümmerfraktur, distale 183
– – Unterschenkelschaftfraktur 48, 139
– interne 48, 68
Flexionsfraktur, Radius, distaler 181 f
Floating Shoulder 159 f
Fluktuation 18, 68
Fragmentdislokation 32, 39, 67
Fragmentendenkontakt, mangelnder 53
Fraktur 31 ff
– Achsabweichung 32, 40
– bimalleoläre 142
– Diagnostik 33
– Extensionsbehandlung 42
– Fragmentdislokation 32, 39, 67
– gelenknahe 39
– geschlossene 32
– kindliche 35 ff, 46
– Nachbehandlung 41
– nicht-traumatische 31
– offene 32 f
– pathologische 31, 43, 69
– Reposition 39
– – wiederholte 60
– Retention 39
– Ruhigstellung 40 f
– Therapie 39 ff
– – konservative 40 ff
– – operative 40, 42 ff
– traumatische 31

– trimalleoläre 142
– Weichteilschaden 32 f
Frakturbehandlung, Komplikation 53 ff
Frakturform 31 f
Frakturheilung
– Komplikation 53 ff
– primäre 34
– sekundäre 34
Frakturzeichen 33, 138
Freizeitunfall 5, 68
Fremdkörper, intraabdominaler 102
Functio laesa 18
Funktionsstellung 40 f, 68
Fußgewölbeabflachung 151
Fußwurzelknochen-Verletzung 151 f

## G

Galeazzi-Fraktur 179
– Nachbehandlung 181
– Operation 180
Gammanagel 118, 199
Garden-Einteilung, Schenkelhalsfraktur 114 f
Gasbildung 22
Gasbrand 22 f
Gefäßverletzung 27 f
Geflechtknochen 35, 68
Gelenk
– Anatomie 63
– Funktionsstellung 40 f
Gelenkbeweglichkeit 41
Gelenkempyem 66
Gelenkerguss 65 f
Gelenkfraktur 65, 122
Gelenkkapselschrumpfung 42
Gelenkknorpel 63
Gelenkverletzung 63 ff
Gelenkzyste 66
Gerinnungshemmung 51 f
Gesichtsschädelfraktur 82
Giftnotrufzentrale 17
Gilchrist-Verband 155, 157 f, 163, 166

Gipsverband 40 f
Girdlestone-Situation 57
Glasgow Coma Scale 77
Glenoidfraktur 161
Glenoid-Skapulahals-Klavikula-Fraktur 159
Glukokortikoid 78, 199
Granulationsgewebe 68
Granulationsphase 8 f
Großzehenbeugung, schmerzhafte 147
Großzehenfraktur, dislozierte 153
Gruber-Test 166
Grünholzfraktur 35, 68

## H

Halo-Fixateur 85
Halsüberstreckung 210
Halswirbelfraktur 87
Halswirbelluxationsfraktur 87
Halswirbelsäule
– Beschleunigungsverletzung 84 f
– Verletzung 84 ff
Hämarthros 65 f, 68
Hämatom 28
Hämatothorax 93, 97
Hand
– Amputationsverletzung 195 f
– Innervationsgebiete, sensible 29
Handgelenk
– Arthrose, posttraumatische 184
– Funktionsstellung 41
– Schmerz, diffuser 187
Handregel 13, 68
Handsehnenverletzung 191 ff
Handverletzung 185 ff
Handwurzelknochen
– Fraktur (s. auch Skaphoidfraktur) 187
– Luxation 187
Harnblasenkatheter, suprapubischer 201
Harnblasenverletzung 104
Harnleitereinriss 104

Haut
– Aufbau 6
– gespannte, rote 61
Hautnaht, adaptive 10
Hauttransplantation 14
Havers-Kanal 54 f, 68
Hawkins-Impingementtest 165
Hawkins-Marti-Einteilung, Talusfraktur 146
Hemiplegie 80, 199
Heparin 51
Heparinisierung 68, 107
Herbert-Schraube 186
Herzbeuteltamponade 98
Herzdruckmassage 211 f
– Säugling/Kleinkind 212
Herzenzyme 199
Herzrasen 52
Herzverletzung 98
– offene 98
Hill-Sachs-Defekt 161
– Operation 164
Hippokrates-Schulterreposition 162
Hirndruck, einseitiger 79
Hirndrucksonde 78
Hirnhäute 78
Hirnödem 77 f
Hirntod 83
Hirntrauma 76
Hitzeverletzung 7
Hohlorganperforation 101
Hospitalismuskeim 15
Hüftarthrose, posttraumatische 109
Hüftgelenk, Funktionsstellung 40
Hüftgelenksluxation 111 ff
– Azetabulumfraktur 108
– Reposition 112
– traumatische isolierte 112
Hüftkopf s. Femurkopf
Hüftoperation, postoperative Lagerung 116 f
Hüftschraube, dynamische 48 f, 118

Hüft-Totalendoprothese 115 f
– Luxation, postoperative 117
– Nachbehandlung 116 f
– nicht-zementierte 116
Humerus, proximaler, Gefäßversorgung 167
Humerusfraktur
– distale 172 f
– – AO-klassifikation 172
– – intraartikuläre 172
– – Operationsindikation 173
– proximale 167 ff
– – Klassifikation 167
– – Komplikation 169
– – Operationsindikation 168
Humeruskopfhochstand 165
Humeruskopfnekrose 169
Humerusnagel 168
Humeruspseudarthrose 169
Humerusschaftfraktur 169 ff
– offene 170 f
Humerusschaft-Mehrfragment-Spiralfraktur 170
Humerusschaft-Trümmerfraktur 170
Humerus-Verriegelungsmarknagel 170
Hyaluronidase 68
Hybridfixateur 48
Hydrokolloidverband 11, 68
Hypomochlion 199
Hypothermiestadium 16

I

IC (integument closed) 32
Ilizarow-Ringfixateur 47 f
Immobilisationsschaden 41 f, 68
Immunabwehr, geschwächte 55

Impingement 199
– subakromiales 165
– subkorakoidales 165
Impingementtest 165
Implantat 43
– bioresorbierbares 43
Impressionsfraktur
– Radius, proximaler 176
– Schädeldach 81
– Wirbelkörper 89
Indizis-Plastik 194
Infektanfälligkeit, erhöhte 55
Infektion 18, 68
– chirurgische 18 ff
– spezifische 20 ff
– bei Verbrennung 15
Infraspinatus-Teres-minor-Test 166
Infraspinatustest 166
Innenknöchel-Abrissfraktur 142
Innenmeniskus 124
Instabilität 53
Insult, apoplektischer 208, 214
Integument 68
Intervention 199
Intubation 199
IO (integument open) 32
Ischämie 199

J

Jägerhut-Patelladeformität 134
Jefferson-Fraktur 85
Jobe-Test 165

K

Kahnbein
– des Fußes s. Os naviculare
– der Hand s. Skaphoid
Kahnbeinquartett, röntgenologisches 185
Kalkaneusfraktur 148 ff
– intraartikuläre 148
– Joint-depression-Typ 148 f
– Tongue-Typ 148

Kallus 34, 68
Kallusdistraktion 57
Kälteschaden 15 f
Kammer, feuchte 10 f
Karpaltunnelspaltung 183
Katheter, suprapubischer 201
Kaudasyndrom 88, 199
Keimreduktion 9 f
Kernspintomographie 33, 65
Kirchmayr-Kessler-Sehnennaht 192, 194
Kirschner-Draht 46, 175, 183
Klaviertastenphänomen 158
Klavikulafraktur 154 ff
– Fragmentdislokation 155
– gelenknahe 156
– Nachbehandlung 156
– Operationsindikation 156
Klavikulapseudarthrose 156
Kleinert-Schiene, dynamische 193
Kleinfingerband, radiales, Ruptur 190
Kleinzehenfraktur, dislozierte 153
Knickbruch 35, 68
Kniegelenk 123 ff
– Arthroskopie 126, 130
– Funktionsstellung 40 f
– Kapsel-Band-Apparat 124
– Kernspintomographie 126
– Seitenbänder 124 f
– Seitenbandverletzung 128
– Stabilitätstest 125 f
– Streckhemmung 129
Kniegelenkfraktur 121 f, 131
Kniegelenkinstabilität 125, 127 f
Kniegelenkluxation 128 f
Kniegelenkserguss 125 f

– Punktion 126
Knöchelfraktur 44
Knochenheilung, verzögerte 53
Knochen-Knorpel-Transplantation, autologe 65
Knochenmarködem 65
Knochenmetastase 31
Knochennekrose 55
Knochensegmentresektion 57
Knochensegmenttransport nach Ilizarov 48, 57 f
Knochensequester 55
Knochenzement 43
Knopflochdeformität 193 f
Knorpel 35 f
Knorpelverletzung 65
Koagulationsnekrose 16
Kocher-Schulterreposition 162 f
Kolliquationsnekrose 16
Koma 83
Kompartment-Druckmessung 60
Kompartmentspaltung 60
– Vakuumversiegelung 10
Kompartment-Syndrom 10, 27, 59 f
– Unterarm 178, 181
– Unterschenkel 136, 139 f
Kompressenverband, steriler 10
Kompressionsbruch 31 f
Kompressionsstrumpf 51 f
Kompressionsverband 11, 52
– Thrombose 51
Kompressionsverletzung, Wirbelsäule 88
Konsolidierung 200
Kontrakturprophylaxe 15
Kontusion s. Contusio
Konussyndrom 88
Kopfschmerzen, Blutung, intrazerebrale 80

Korbhenkelriss, Meniskus 129
Körperkerntemperatur 16
Körperverletzung 7
Kortikalisschraube 43
Krallenhand 29
Krankenversicherung 5
Kratzwunde 7
Kreuzband
– hinteres 124 f
– vorderes 124 f
Kreuzbandausriss, knöcherner 126 f
Kreuzbandersatzplastik 126 f
Kreuzbandruptur 125 ff
Kunststoffverband 40
Kyphoplastie 92, 199

## L

Lachmann-Test 125
Lagerungsstabilität 43
Lamellenknochen 34 f, 68
Längenwachstum 35 ff
Langfinger, Bandruptur 190
Lateral Release 134
Lauge 7, 16 f
– Neutralisierung 17
Lavage 56, 68
Leberruptur 103
Leberverletzung 101
LeFort-Fraktur 82
Lendenwirbelfraktur 91
Lendenwirbelsäulenverletzung 88 ff
– Operationsindikation 91
Leukozyten 18
LFC (Ligamentum fibulocalcaneare) 144 f
LFTA (Ligamentum fibulotalare anterius) 144 f
LFTP (Ligamentum fibulotalare posterius) 144
Lift-off-Test nach Gruber 166
Ligamentotaxis 183
Ligamentum
– acromioclaviculare 157

– anulare radii, Ruptur 178
– coracoclaviculare 157
– – Naht 158
– fibulocalcaneare 144 f
– fibulotalare
– – anterius 144 f
– – posterius 144
Limbus 154, 199
Linea axillaris 198
Linksseitenlage 212
Lisfranc-Gelenk 151 f, 199
Lisfranc-Luxation 151 f
Loco classico 199
Luft, intrakranielle 81
Luftsichel, subdiaphragmale 101
Lungenarterienembolie 52
Lungenkontusion 97
Lungenperfusionsszintigraphie 52
Lungenriss 97
Lungenverletzung 97
Luxatio
– centralis 112
– iliaca 111, 113
– ischiadica 112 f
– obturatoria 112 f
– pubica 112 f
Luxation 64
– perilunäre 187
Luxationsfraktur 64
Lymphadenitis 18, 68
Lymphangitis 18, 68
Lymphdrainage, manuelle 61
Lymphödem 51
Lysetherapie 52

## M

Maden 10
Magen-Darm-Trakt, Verletzung 103
Mageneinriss 103
Magnetresonanztomographie 33
– Knorpelverletzung 65
Maisonneuve-Fraktur 142 f
Malleolarfraktur 141 ff
– Therapie 143 f

Mannitol 78
Marknagel 138
– aufgebohrter 138 f
– Kontraindikation 119
– unaufgebohrter 138 f
– Verriegelung 47, 119
Marknagelung 46 f
Markraumphlegmone 57
Marschfraktur 31, 151
Massage, Kontraindikation 25
Matsen-Schulterreposition 162 f
Matti-Russse-Plastik 186
McLaughlin-Schlinge 132
Mediastinalemphysem 98
Mediastinitis 98
Mediastinum 199
Meißelfraktur 176
Meningitis 200
Meniskektomie, arthroskopische 130
Meniskus 124
Meniskusersatz 130
Meniskusnaht 130
Meniskusoperation, arthroskopische 130
Meniskusriss 129 f
Meniskusverletzung 129 f
– Arthroskopie 130
– Kernspintomographie 130
Meshgraft-Hauttransplantat 14
Metakarpale-I-Fraktur 188
Metaphyse 69
Metatarsale s. Os metatarsale
Microfracturing 65, 69
Milch-Schulterreposition 162 f
Milzruptur 102 f
– zweizeitige 102
Mittelfußfraktur 151 ff
– Versorgung 152
Mittelfußverletzung 151 ff
Mittelgesichtsfraktur 82
– laterale 82
Mittelhandknochenfraktur 188 f

Mobilisation, postoperative 51
Mondbein s. Os lunatum
Monofixateur 48
Monteggia-Fraktur 178
– Nachbehandlung 181
– Operation 180
Morphologie 200
Mortalität 200
Multiorganversagen 208, 214
Mumifikation 15 f, 69
Musculus
– extensor indicis proprius, Sehnentransfer zur Daumenstrecksehne 194
– infraspinatus 164
– interosseus 29
– lumbricalis 29
– subscapularis 164
– supraspinatus 154, 164
– teres minor 164
Muskelatrophie 15
Muskelfaserriss 24
Muskelkrampf 20
Muskelnekrose, ischämische 27
Muskelprellung 24
Muskelrelaxanzien 200
Muskelriss 24
Muskelstarre 16
Muskeltonus, erhöhter 24
Muskel-Venen-Pumpe 50
Muskelverletzung 24 f
Muskelzerrung 24
Muskelzittern 16
Myositis ossificans 25
– Prophylaxe 175
– traumatisch bedingte 174

## N

Nachtschmerz 61
Nahtmaterial 9
Narbenbildung 8, 12
Narbenkontraktur 15
Nasenbeinfraktur 82
Neer-Impingementtest 165

Neer-Klassifikation, Humerusfraktur, proximale 167
Neer-Operation 164
Nekrose 15 f, 69
Nekrosektomie 14, 69
Nephrektomie 104
Nervennaht 30
Nervenstimulation, elektrische, transkutane 166, 201
Nerventransplantation 30
Nervenverletzung 28 ff
Nervus
– ischiadicus, Läsion bei Hüftgelenksluxation 113
– medianus 29
– – Läsion
– bei distaler Humerusfraktur 172
– bei distaler Radiusfraktur 183
– bei perilunärer Luxation 187
– bei Skaphoidfraktur 185
– peronaeus 59
– – Schädigung bei Tibiakopffraktur 135 f
– radialis 29
– – Läsion
– bei distaler Humerusfraktur 172
– bei Humerusschaftfraktur 170
– ulnaris 29
– – Läsion bei distaler Humerusfraktur 172
Neuner-Regel 13, 69
Neurapraxie 28 f, 69
Neurodystrophisches Syndrom s. Reflexdystrophie, sympathische
Neurom 200
Neurotmesis 28, 30, 69
Neurotoxin 20
Neutralisationsplatte 44 f
Nierenquetschung 104
Nierenriss 104
Nosokomialinfektion 18, 69

Noteingriff, unaufschiebbarer 212
Null-Linien-EEG 200

## O

Oberarmfraktur s. Humerusfraktur
Oberarmverletzung 154 ff
Oberschenkelfraktur s. Femurfraktur
Olekranonausrissfraktur 46, 175
Olekranonfraktur 175 f
Operationszeit, lange 50
Opiate 15
Opisthotonus 20 f, 69
OPSI-Syndrom (Overwhelming-postsplenectomy-infection-Syndrom) 103
Orbitabodenfraktur 82
Orthese 69
Os-cuboideum-Fraktur 151
Os-lunatum-Luxation 187
Os-lunatum-Nekrose 187
Os-metatarsale-Fraktur 151 ff
Os-metatarsale-I-Fraktur 151
– Operationsindikation 152
Os-metatarsale-V-Fraktur 151
– Operationsindikation 152
Os-naviculare-Fraktur 151
Ösophagusverletzung 98
Osteoporose 31
Osteosynthese 42, 69
– biologische 43
– Stabilität 43
– Wachstumsstörung 37
Osteosynthesematerial 43
– Entfernung 56 f
Ostitis 47, 54 ff
– chronische 55

– endogene 54 f
– Prognose 58
– Therapie 56 ff
Overwhelming-postsplenectomy-infection-Syndrom 103

## P

Painful arc (schmerzhafter Bogen) 165
Pankreasverletzung 103 f
Pankreatitis 104
Parasit 69
Parenchym 200
Parierverletzung 179
Patch 27, 69
Patella 124
– tanzende 125, 201
Patellaform 134
Patellafraktur 130 ff
Patellaluxation 133 ff
– habituelle 133
– Operationsverfahren 134 f
– traumatische 133
Patellarsehne, Kreuzbandersatzplastik 126 f
Patellarsehnenausriss, knöcherner 132
Patellarsehnenruptur 27
Patellektomie 132
Patte-Außenrotationstest 166
Pauwels-Einteilung, Schenkelhalsfraktur 114
Payr-Zeichen 130
PECH 64
Pendelluft 94
Perforation 200
Perfusion 200
Perikard 200
Perikarderguss 94
– posttraumatischer 98
Perikardpunktion 98
Perineurium 28
Periost 35, 69
Peritonitis 103 f
PFN (proximaler Femurnagel) 118 f
Phantomschmerz 195, 200

Phlebothrombose 50 ff
Phlegmasia coerulea dolens 51 f
Phlegmone 18 f, 69
Phrenikuslähmung 200
Pilon-tibial-Fraktur 140 f
Pinlessfixateur 48
Pipkin-Einteilung, Femurkopffraktur 113
Pivot-Shift-Phänomen 126
Plasmaexpander 209, 214
Plattenosteosynthese 44 f
– Femurfraktur, distale 122
– Humerusfraktur, distale 173
– Humerusschaftfraktur 170
– Klavikulafraktur 156
– Malleolarfraktur 143
– Oberschenkelschaftfraktur 120
– Tibiakopffraktur 136
– Tibiaschaftfraktur 139 f
– Unterarmschaftfraktur 178 f
– winkelstabile 45
Plattensystem, dynamisches 48
Platzwunde 6
Pleuraempyem 97
Pleuraverletzung 95 ff
Plexus brachialis, Schädigung 156
PMMA-Kette, antibiotikahaltige 57
Pneumenzephalon 81
Pneumokokkeninfektion, Impfung vor Splenektomie 103
Pneumothorax 95 f
– geschlossener 95
– offener 95
– traumatisch bedingter 93
Polytrauma 207 ff
– Akutphase 208 f
– Erste Hilfe 207 ff
– Erstuntersuchung 209

- Lagerung 212
- Nachbehandlung 212
- operative Versorgung 212
Postthrombotisches Syndrom 51 f
Prädilektionsstelle 69
Prellung s. Contusio
Pridie-Bohrung 65, 69
Primäreingriff, verzögerter 212
Processus
- posterior tali, Fraktur 147
- styloideus radii, Fraktur 187
Protein, C-reaktives 18
Prothese, infizierte 57
Pseudarthrose 53 f
- atrophe 54
- hypertrophe 53 f
Pseudoparalyse 165, 200
Pulsstatus 27
Punktion 66
Pupillen, weite, lichtstarre 83
Pupillenerweiterung, einseitige 79
Pyramidenfraktur 82

## Q

Querschnittsyndrom, inkomplettes 87
Quetschwunde 7

## R

Radialabduktion, schmerzhafte 185
Radioulnargelenk, distales, Luxation mit Radiusschaftfraktur 179
Radius, distaler, Böhler-Winkel, physiologischer 182
Radiusfraktur
- distale 181 ff
- - AO-Klassifikation 182
- - Gelenkbeteiligung 182
- - Komplikation 184

- - loco classico 181, 199
- - Nachbehandlung 184
- proximale 176 f
Radiushalsfraktur 176
Radiusköpfchenluxation bei proximaler Ulnafraktur 178 f
Radiusköpfchen-Meißelfraktur 176 f
Radiusschaftfraktur mit distaler radioulnarer Luxation 179
Radiustrümmerfraktur 176, 183
Reanimation, kardiopulmonale 210 ff
- Säugling/Kleinkind 211 f
Reflexausfall 83
Reflexdystrophie, sympathische 60 ff, 183 f
- Phasen 61
- Physiotherapie 61
Reithosenanästhesie 88, 199 f
Release 134, 165
Rentenneurose 84, 165
Reparationsphase 8 f
Replantation 195 f
Reposition 69
Retention 69
Retroperitonealraum 200
Reversed-Kleinert-Schiene 195
Ringfinger-Rotationsfehler 188
Ringfixateur 57
- nach Ilizarov 47 f
Rippenfraktur 93 f, 155
Rippenserienfraktur 94
Risswunde 7
Risus sardonicus 20, 69
Röhrenknochen
- Aufbau 54
- langer, Marknagelung 46
- Schaftfraktur 35
Rolando-Fraktur 188 f
Rotationsstabilität 46 f
Rotationsverletzung, Wirbelsäule 88, 90

Rotatorenmanschette 164 f
- Sonographie 165
Rotatorenmanschettenruptur 164 ff
- Muskeltests 165 f
- Nachbehandlung 166 f
- Operation 166
- Ruhigstellung, postoperative 166
- traumatische 164
Rötung 18 f
Rubor 18
Rückenmarkverletzung 87
Rückfußverformung 148
Rucksackverband 155
Ruptur 200

## S

Salbe, antibiotische 20
Salter/Harris-Klassifikation, Epiphysenfraktur 36 f
Sarmiento-Gips 139, 200
Sauerstofftherapie, hyperbare 22, 68
Säure 7, 16 f
- Neutralisierung 17
Schädelbasisfraktur 81 f
- frontobasale 81
- laterobasale 81
Schädeldachfraktur 81
Schädelfraktur 81 ff
Schädel-Hirn-Trauma 76 ff
Schädeltrepanation 4, 78 ff, 201
Schädelverletzung 76 ff
Schaftfraktur 35
Schanz-Krawatte 85
Schanz-Schraube 47
Schenkelhals
- Abduktionsfraktur 114
- Abscherfraktur 114
- Adduktionsfraktur 114
Schenkelhalsfraktur 114 ff
- eingestauchte 115
- Femurkopfdislokation 114
- konservative Therapie 115

- mediale 113
- Operation 115
- Spätfolgen 117
Schenkelhalswinkel, physiologischer 111
Schleudertrauma 84 f
Schmerz 59
- thorakaler 52
Schmerzbehandlung 15
Schmerzlinderung 66
Schmerzsyndrom, regionales, komplexes s. Reflexdystrophie, sympathische
Schnittbilddiagnostik 209, 214
Schnittwunde 6
Schock 208 f, 214
- anaphylaktischer 208, 210
- hämorrhagischer 199, 208
- neurogener 208, 210
- septischer 208, 210
- spinaler 201
- - bei Aortenruptur 99
- Therapiemaßnahmen 209 f
Schocklagerung 209
Schocklunge 209
Schockspirale 208
Schorfbildung 8
Schraubenosteosynthese 43 f
- Bennett-Luxationsfraktur 189
- Malleolarfraktur 143 f
- Skaphoidfraktur 186
Schraubensystem, dynamisches 48 f
Schublade
- Kniegelenk 125
- Talus 144
Schuhorthese 26
Schulter
- Anatomie 154
- Kapsel-Band-Apparat-Schwäche 161
Schulterblattfraktur 159 f
Schultergelenk
- Anatomie 63
- Arthroskopie 162, 166
- Funktionsstellung 41

Schultergelenkkapsel 154
Schultergelenkpfannenplastik 164
Schultergürtelverletzung 154 ff
Schulterkonturveränderung 155, 167
Schulterluxation 160 ff
– habituelle 161
– hintere 160 f
– Operationsindikation 163 f
– Reposition 162 f
– traumatische 159, 161
– traumatisch-rezidivierende 161
– untere 160 f
– vodere 160 f
Schulterprothese 168 f
Schultersonographie 165
Schürfwunde 6
Schusswunde 7
Schwurhand 29
Segmenttransport nach Ilizarov 57 f
Sehnennaht 26, 192 ff
Sehnenruptur 25 ff
Sehnenverletzung 25 ff
Seitenbandverletzung, Kniegelenk 128
Sekret 69
Sekundärnaht 10
Sensibilitätsstörung 59
Sepsis 69
Sequester 56, 69
Sesambein 200
Silber-Sulfadiazin-Salbe 14
Sinterung 200
Skaphoid, Gefäßversorgung 185
Skaphoidfraktur 185 f
– dislozierte 186
Skaphoidnekrose 186
Skaphoidpseudarthrose 186
Skapulafraktur 159 f
Skidaumen 190
Smith-Fraktur 181 f
Spalthaut 69
Span, kortikospongiöser 186, 199

Spannungspneumothorax 95 f
Spannungsübung, isometrische 15
Spickdrahtosteosynthese 37, 46
Spiegelbildung, intraabdominelle 201
Spiral-CT 201
Spiralfraktur 31
Spitzgriff 192
Splenektomie 103
– partielle 102
Spondylodese 87, 91
Spondylolisthese 201
Spongiosa 54
Spongiosaplastik 54
– Skaphoidrevitalisierung 186
– Tibiakopffraktur 136
Spongiosaschraube 43, 136
Sprungbein s. Talus
Sprunggelenk
– Arthrose, posttraumatische 148, 150
– Funktionsstellung 40 f
– Innenbandruptur 142 f
– oberes
– – Außenband 144
– – Bandverletzung 144 f
– – Innenband 144
– – Luxationsstellung 142
– – Röntgenaufnahme 142
– gehaltene 145
– – Supinationstrauma 144
– unteres, Versteifung, operative 150
Spül-Saug-System 19, 69
SRD s. Reflexdystrophie, sympathische
Stack-Schiene 189, 194
Staphylokokken 18, 55
Stauungspapille 78
Steinmann-I-Zeichen 129
Steinmann-II-Zeichen 130
Stellschraube 44
– tibio-fibulare 144

Sternoklavikulargelenkluxation 156 f
Sternumfraktur 94
Stichinzision 69
Stichverletzung, thorakale 98
Stichwunde 6
Stoffwechsellage
– anabole 14
– katabole 13, 15
Stoma 201
Strangulationsileus 201
Straßenverkehrsunfall 5
Streckkrämpfe 80
Strecksehne 191
– Funktionsprüfung 193 f
Strecksehnenausriss, knöcherner, Refixation 190, 194
Strecksehnenverletzung 193 f
– Nachbehandlung 194
Streptokokken 18
Subarachnoidalblutung 79 f
Subarachnoidalraum 78
Subduralblutung 79 f
Subduralraum 78
Subkutis 6, 70
– Verbrennungsgrad 12 f
Subluxation 64
Subskapularistest 166
Subtraktionsangiographie, digitale 198
Sudeck, Morbus s. Reflexdystrophie, sympathische
90°-Supraspinatus-Test 165
Symphysensprengung 105
– Osteosynthese 107
Syndesmose 201
Syndesmosenausriss 142
Syndesmosennaht 44, 143
Syndesmosenruptur 142
Synovia 63

# T

Tabatière 201
– Druckschmerz 185

Talus, Gefäßversorgung 146 f
Talusfraktur 146 ff
– Nachbehandlung 147
Talusluxationsfraktur 147
Talusnekrose 146 ff
Talusschublade, positive 144
Tapeverband 64
Tarsometatarsalgelenkluxation 151 f
Tatanustoxoid 20
TENS (transkutane elektrische Nervenstimulation) 166, 201
Tetanospasmin 20
Tetanus 20 ff
– Immunisierung 22
Tetanusprophylaxe 16
Tetanustoxoid 22
Thompson-Wadenkneiftest 145
Thorakoskopie 201
Thorakotomie 201
Thoraxdrainage 96 f
Thoraxverletzung 93 ff
Thoraxwand, instabile 94
Thoraxwandverletzung 93 f
Thrombektomie 51
Thromboembolie 201
Thrombolyse 51
Thrombophlebitis 50
Thrombose 42, 50 ff, 70
– venöse 28
Thromboseprophylaxe 42, 51
Thromboserisiko 50
Thrombozytenzahl 51
– erhöhte, nach Splenektomie 103
Tibiafraktur, distale 140 ff
Tibiakopffraktur 134 ff
– AO-Klassifikation 135
Tibialis-anterior-Syndrom 59
Tibiamarknagel 138 f
Tibiaschaftfraktur 138 ff
Tibiaschaftspiralfraktur 138
Titan 43

Tossy-Einteilung, Akromioklavikulargelenkluxation 157
Totenlade 55
Toxin 70
Traktion, manuelle 66
Transplantat, allogenes 198
Traumatologie 3 ff, 70
Trepanation 4, 78 ff, 201
Trismus 20, 70
Trochanter-majus-Abrissfraktur 118
Troponin I 201
Trümmerfraktur 31 f, 170, 176, 183
Tuberculum-majus-Fraktur 167 f
Tuberculum-minus-Fraktur 167
Tumor 18

# U

Überbrückungsplatte 45
Übungsfragen 71 f, 202 f, 215
Ulkus 70
– Verschlusskrankheit, arterielle 55
Ulnafraktur, proximale, mit Radiusköpfchenluxation 178 f
Unfallart 4 f
Unfallchirurgie, Geschichte 4
Unfallversicherung 4
Unreamed Tibia Nail 138 f
Unterarmluxationsfraktur 178 ff
Unterarmschaftfraktur 178 ff
– Komplikation 181
– Operationsindikation 179
Unterkühlung 16
Unterschenkelbrace 138
Unterschenkel-Kompartimente 59
Unterschenkelschaftfraktur 138 ff

– Fixateur externe 48, 139
– Komplikation 140
– Therapie 138 f
Urogenitaltraktverletzung 104
UTN (Unreamed Tibia Nail) 138 f

# V

Vakuumversiegelungssystem 10
Varikosis 51
Vaskularisation 201
Venenverletzung 28
Verätzung 16 f, 70
Verband 10 f
Verbrennung 12 ff
– Lebensbedrohung 13
– Physiotherapie 15
– Reparationsphase 14
– Therapie 14 f
Verbrennungsfläche 13
Verbrennungsgrad 12 f
Verbrennungskrankheit 13, 15
Verbrennungsschaden
– lokaler 12 f
– systemischer 13 f
Verbrennungsschock 13
Verbrennungstiefe 12 f
Verbrennungstoxin 13
Verbundosteosynthese 43, 118
Verknöcherung 25
Verletzung
– chemische 12 ff, 16 f
– physikalische 12 ff
Vernichtungskopfschmerz 80, 201
Verrenkung s. Luxation 64
Verriegelungsmarknagel 47, 119
Verschlusskrankheit, arterielle 55
Virchow-Trias 50
Vitalparameter 209, 214
Volkmann-Dreieck 142
– operative Versorgung 144

Volumenmangel-Schock 208
– Therapiemaßnahmen 209
Vorfußverletzung 151 ff

# W

Wachstumsstörung 37
Wadenkneiftest 145
Weber-A-Fraktur 142
Weber-B-Fraktur 142, 147
Weber-C-Fraktur 142
Weber-Klassifikation, Malleolarfraktur 141 f
Weber-Operation 164
Wegeunfall 70
Weichteilverletzung 24 ff
– Einteilung 33
Whiplash-injury 84 f
Wiberg-Klassifikation, Patellaform 134
Wickelung, elastische 11
Winterstein-Fraktur 188 f
Wirbelberstungsbruch 89
Wirbelhyperextensionsscherbruch 89 f
Wirbelimpaktionsbruch 89
Wirbelkörper, Knochendefekt 91
Wirbelkörperimpression 89
Wirbelsäule
– Distraktionsverletzung 88 f
– Drei-Säulen-Modell 88
– Flexionsdistration 89
– Kompressionsverletzung 88
– Rotationsverletzung 88, 90
– Steilstellung 201
– Verletzung 84 ff
Wirbelspaltbruch 89
Wulstbruch 35, 70
Wundbehandlung, offene 10
– sekundäre 6
Wunddébridement 20, 33, 67

Wunde 6
– chemische 7
– geschlossene 6
– iatrogene 7
– mechanische 6 ff
– offene 6, 69
– thermische 7
Wundheilung 70
– Phasen 8 f
– primäre 8, 69
– sekundäre 8, 69
Wundinfektion 18 ff
Wundrandexzsion nach Friedrich 9
Wundreinigung 10
Wundschmerz 22
Wundschrumpfung 8 f
Wundsekret 8, 10
Wundspülung 9 f
Wundverband 10 f
Wundverschluss 9
– primärer 6
Wundversorgung 9 ff

# Z

Zehenfraktur 151
– Reposition 153
Zeigefingerseitenband, ulnares, Ruptur 190
Zentralisation 209
Zerrung 63 f
Zisterne 201
Zuchthaut 15
Zuggurtung 46
– Abrissfraktur, malleoläre 143
– Akromioklavikulargelenkluxation 158
– Innenknöchelfraktur 144
– Klavikulafraktur, gelenknahe 156
– Patellafraktur 131 f
Zugschraube 44 f
Zwerchfellhochstand, posttraumatischer 99
Zwerchfellruptur 99
Zystographie 201
– retrograde 106